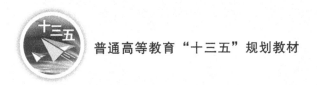

普通高等教育"十三五"规划教材

心理咨询与治疗学

PSYCHOLOGICAL COUNSELING
AND THERAPIES

赵静波 主编

中山大学出版社
SUN YAT-SEN UNIVERSITY PRESS
·广州·

版权所有　翻印必究

图书在版编目（CIP）数据

心理咨询与治疗学／赵静波主编．—广州：中山大学出版社，2018.8
ISBN 978-7-306-06384-7

Ⅰ．①心… Ⅱ．①赵… Ⅲ．①心理咨询 ②精神疗法 Ⅳ．①R749.055

中国版本图书馆 CIP 数据核字（2018）第 149334 号

XINLI ZIXUN YU ZHILIAOXUE

| 出 版 人：王天琪
| 策划编辑：金继伟
| 责任编辑：林彩云
| 封面设计：曾　斌
| 责任校对：廖丽玲
| 责任技编：何雅涛
| 出版发行：中山大学出版社
| 电　　话：编辑部 020-84110771，84111997，84110779，84113349
| 发行部 020-84111998，84111981，84111160
| 地　　址：广州市新港西路135号
| 邮　　编：510275　　　　传　　真：020-84036565
| 网　　址：http://www.zsup.com.cn　E-mail：zdcbs@mail.sysu.edu.cn
| 印 刷 者：广东虎彩云印刷有限公司
| 规　　格：787mm×1092mm　1/16　23.25 印张　538 千字
| 版次印次：2018年8月第1版　2024年7月第5次印刷
| 定　　价：68.00元

如发现本书因印装质量影响阅读，请与出版社发行部联系调换

《心理咨询与治疗学》编委会

编者机构： 南方医科大学公共卫生学院心理学系

主　　编： 赵静波

编　　者：（按姓氏笔画排名）

马倩雯　刘欢欢　刘晓秋　杜青芸　杨雪岭

陈壮有　陈建斌　陈　洁　陈熔宁　赵久波

祝超慧　盛秋萍　梁舜薇

学术秘书： 陈建斌

前 言

当今时代，我国心理咨询和治疗行业正处于飞速发展的时期，人们对于心理健康服务的需求逐步增加，但心理咨询和治疗从业人员的数量与专业性都相对不足，因此，关于心理咨询和治疗的教育和培训显得尤为重要。综观曾经出现的 400 多种心理咨询与治疗流派，随着历史的大浪淘沙，绝大多数已销声匿迹，能得到广泛应用的已为数不多。我们在广泛阅读国内外相关领域的研究文献和教材的基础上，结合高校心理咨询与治疗学课程教学的要求，编写本书。

本书分为两个部分，第一部分是总论，包括四章：绪论、首次访谈与心理评估、心理诊断、心理咨询的基本技术，着力介绍在正式进行心理咨询和治疗之前，对求助者的心理健康状况进行评估和诊断，鉴别不同类型的心理健康问题或心理障碍，避免将需要药物治疗的重症精神障碍者误认为是心理问题，并制订恰当的处理方案。第二部分是分论，包括 15 种主要的现代和后现代心理咨询和治疗流派，对于每一种流派，我们从发展概述、基本理论、基本技术、操作过程、案例分析五个方面着笔，力图呈现这些流派的特色和侧重点，旨在让读者清晰地学习和掌握各种流派的理论精髓和操作技术。

本书的编写得益于南方医科大学公共卫生学院心理学系老师们的共同努力。我们不仅致力于反映国内外心理咨询和治疗理论与技术的新发展和新成果，而且在形式上尽量结合实践，用案例呈现教学内容，突出专业性、实践性、系统性与严谨性。本书借鉴、参考和引用了国内外大量文献资料，谨此向所有相关的编者、著者和出版者表示深切的谢意。

本书可作为高等院校应用心理学、精神病与精神卫生学等相关学科学生及专业工作者学习心理咨询与治疗的专业教材，也可供临床医学、心理学、教育学专业学生和社会工作者参考使用，对心理学有兴趣的读者也可以阅读。由于编者自身能力和水平的局限，尽管在编写过程中付出了很大的努力力求完美，但是本书与我们的编写初衷还有一段距离。我们诚挚地邀请同行专家和使用本书的每一位读者提出宝贵的意见，以便本书今后进一步的修订和完善。

编者　赵静波
2018 年 5 月于广州

目 录

第一部分 总 论

第一章 绪论 ··· 3
 第一节 概述 ··· 3
 第二节 发展历程 ··· 6
 第三节 基本原则和要求 ··· 8

第二章 首次访谈与心理评估 ··· 13
 第一节 概述 ·· 13
 第二节 心理评估 ·· 14
 第三节 首次访谈和心理评估过程 ··· 17

第三章 心理诊断 ·· 22
 第一节 概述 ·· 22
 第二节 心理问题的分类及识别 ·· 25
 第三节 心理障碍的分类及鉴别 ·· 28

第四章 心理咨询的基本技术 ··· 43
 第一节 参与性咨询技术 ··· 43
 第二节 影响性咨询技术 ··· 52
 第三节 非言语咨询技术 ··· 62

第二部分 分 论

第五章 精神分析治疗 ·· 73
 第一节 基本理论 ·· 73
 第二节 基本技术与过程 ··· 82
 第三节 案例分析与应用 ··· 89

第六章 认知治疗 ·· 94
 第一节 概述 ·· 94
 第二节 合理情绪疗法 ·· 96

第三节　贝克认知治疗 ·· 104

第七章　行为治疗 ··· 117
　　第一节　行为治疗的基本理论及其发展 ·· 117
　　第二节　系统脱敏疗法 ··· 127
　　第三节　厌恶疗法 ··· 132
　　第四节　冲击疗法 ··· 135
　　第五节　生物反馈疗法 ··· 139
　　第六节　示范模仿疗法 ··· 142

第八章　以人为中心疗法 ·· 149
　　第一节　以人为中心疗法的基本理论 ··· 149
　　第二节　以人为中心疗法的作用机制 ··· 154
　　第三节　以人为中心疗法的基本过程 ··· 158
　　第四节　案例访谈及解析 ·· 162

第九章　存在主义治疗 ·· 166
　　第一节　概述 ·· 166
　　第二节　存在主义治疗的基本理论 ·· 167
　　第三节　存在主义治疗的操作过程 ·· 171
　　第四节　案例解析和关键咨询片段 ·· 174

第十章　森田疗法 ·· 178
　　第一节　概述及基本理论 ·· 178
　　第二节　森田疗法的治疗原则 ·· 180
　　第三节　森田疗法的实施 ·· 182
　　第四节　森田疗法的案例分析 ·· 184

第十一章　心理危机干预与哀伤辅导 ······································· 188
　　第一节　概述 ·· 188
　　第二节　心理危机干预 ··· 192
　　第三节　哀伤辅导 ··· 198

第十二章　催眠治疗 ··· 208
　　第一节　催眠治疗的原理及流程 ··· 208
　　第二节　催眠技术在心理治疗中的应用 ·· 212

第十三章　正念疗法 ··· 220
　　第一节　概述 ·· 220

第二节　方法与过程 …………………………………………………… 224

第十四章　叙事疗法 …………………………………………………… 232
　　第一节　概述 …………………………………………………………… 232
　　第二节　基本技术与过程 ……………………………………………… 238
　　第三节　案例对话实录与分析 ………………………………………… 252

第十五章　焦点解决短程心理咨询与治疗 ……………………………… 258
　　第一节　基本观点与对话技术 ………………………………………… 258
　　第二节　治疗架构与基本过程 ………………………………………… 269
　　第三节　案例解析 ……………………………………………………… 271

第十六章　沙盘游戏疗法 ………………………………………………… 274
　　第一节　定义及操作过程 ……………………………………………… 274
　　第二节　沙盘游戏的象征与分析 ……………………………………… 282
　　第三节　案例报告与分析 ……………………………………………… 286

第十七章　心理剧治疗 …………………………………………………… 290
　　第一节　概述 …………………………………………………………… 290
　　第二节　心理剧治疗的基本理论与技术 ……………………………… 292
　　第三节　心理剧治疗实例 ……………………………………………… 302

第十八章　家庭治疗 ……………………………………………………… 305
　　第一节　概述 …………………………………………………………… 305
　　第二节　家庭治疗的基本理论 ………………………………………… 308
　　第三节　家庭治疗的基本过程 ………………………………………… 312
　　第四节　家庭治疗常用策略和技术 …………………………………… 318

第十九章　团体心理治疗 ………………………………………………… 324
　　第一节　概述 …………………………………………………………… 324
　　第二节　团体心理治疗的作用机制 …………………………………… 332
　　第三节　团体心理治疗的理论取向及其特点 ………………………… 336
　　第四节　团体心理咨询的发展阶段 …………………………………… 344
　　第五节　领导团体的基本技术 ………………………………………… 350

参考文献 …………………………………………………………………… 359

第一部分　总　论

第一章 绪论

> 【本章要点】
> 1. 了解心理咨询与治疗的概念、具体任务、发展历程及趋势。
> 2. 熟悉心理咨询与治疗的治愈原理及作用因素。
> 3. 掌握心理咨询与治疗的基本原则和要求。
>
> 【关键词】
> 心理咨询（psychological counseling），心理治疗（psychotherapy），咨询心理学（counseling psychology），医学模式（medical model），个体咨询（personal counseling），团体咨询（group consultation），心理测量（psychological measurement），短期咨询（brief counseling）

第一节 概述

心理咨询与治疗（psychological counseling and psychotherapy）是一种专业活动，从事该类活动的人员，需接受专门的学科知识培训，遵循学科专业伦理规范。所谓专业，即这种活动有着持续发展的理论知识支撑着实践活动，并对实践活动进行持续的评估与修正。

一、心理咨询与心理治疗的概念

心理咨询与心理治疗的定义历来均比较笼统，这是因为两者各有侧重，却不能完全分离。

本书引用心理学家威廉森（E. G. Williamson）对"心理咨询"的定义，心理咨询指A、B两个人在面对面的情况下，由受过心理咨询专门训练的A向心理适应方面出现问题并企求解决问题的B提供援助的过程。这里的A就是咨询师，B就是求助者。它更加突出心理咨询是一种手段或一个过程。在这一过程中，心理咨询师运用心理学方法，凭借语言、文字等沟通形式，帮助求助者提高自我认识、增强自助能力、解决其心理问题以促进其适应和发展。

本书引用柯西尼和韦丁（Corsini & Wedding）对"心理治疗"的定义，心理治疗指双方互动的一个正式过程，每一方通常由一个人构成，也可能由两个或更多的人组成。其目的是经由精通人格源起、发展、维持与改变之理论的咨询师或治疗师，在专业与法律认可下，使用逻辑上与该理论有关的治疗方法，来改善另一方在下列任一或所有领域的无能或功能不良带来的苦恼：认知功能（思维异常）、情感功能（痛苦或情绪不舒适）或行为功能（行为的不恰当）。

二、心理咨询与心理治疗的区别与联系

心理咨询与心理治疗的概念经常被各种文献和教科书使用，有时并列使用、有时交替使用，需要加以澄清。有人认为可以清楚地在两者之间做出区分，因为心理治疗代表着针对问题较严重的患者的更深入的治疗方法；另一些人则认为心理咨询师与心理治疗师从事的工作基本一致，运用着相同的理论和技术，只不过是应他们所供职机构的要求而使用不同的名称而已。通过查阅各类书籍、文献和结合专家的看法，本书将心理咨询与心理治疗的异同点进行了简单梳理。

1. 心理咨询与心理治疗的相似点

心理健康服务这个领域内两种不同的专业人员——心理咨询师和心理治疗师，都在进行着一种专业的助人活动。体现这种专业性有如下四点：其一，心理咨询与心理治疗都是在助人者与求助者建立关系的基础上、在沟通互动的过程中进行的。助人者运用专业技能及其所创造的安全、良好的气氛，帮助求助者学会以更为有效的方式看待自己的心理活动。其二，实施这种帮助的治疗师或咨询师是受过专门训练的，且精通人格的形成与发展的理论，掌握行为改变的理论和技能。其三，这种帮助需要在专业的架构下进行。这表明心理咨询或治疗为法律和法规所认可，且活动的场所、收费、程序等都有固定规则，并受行业规范的监管。其四，求助者求助的内容是有限制的。这一受限的性质是其"心理性"，主要表现为：①求助者之所以求助，是因为某些方面的心理功能受损，并导致出现生活、学业或事业方面的适应困难；②治疗或咨询的焦点是协助求助者做出心理行为方面的改变，恢复或重建其受损的心理功能。

心理咨询与心理治疗除了在专业性方面的相似之外，还有一点相似之处是二者所遵循的指导理论和采用的方法技术常常是同源的，如心理咨询师和治疗师都可能采用心理动力学的理论来分析求助者目前的阻抗、移情，也可能都采用人本主义的思想与求助者建立关系、沟通互动。

2. 心理咨询与心理治疗的不同之处

心理咨询与心理治疗的不同之处主要表现在以下六个方面，见表1-1。

表1-1 心理咨询与心理治疗的不同之处

	心理咨询	心理治疗
工作对象	称为"求助者"	称为"病人"或"患者"
工作者性质	心理咨询师	心理治疗师
工作任务	人际关系、升学就业、家庭婚姻等困扰或发展性问题	神经症、人格障碍、行为障碍、心身疾病及康复中的精神障碍患者

（续上表）

	心理咨询	心理治疗
工作方式	强调教育与发展，耗时较短（一次至数次）	强调改善症状、矫正行为、重建人格，耗时较长（数次至数十次，甚至数年）
工作场所	学校、社区、心理咨询机构、职业培训部门等	医疗环境或私人诊所
理论起源	职业指导运动、心理卫生运动、心理测量运动和个体差异研究	弗洛伊德精神分析疗法或催眠术

（1）工作对象不同。心理咨询的工作对象主要是正常人、心理问题较轻或已康复的病人，心理治疗则主要是针对症状较重或有心理障碍的人。这使得二者对求助者的称谓也有不同，在心理咨询的过程中，求助者通常被称为"求助者"，在心理治疗的环境下，求助者通常被称为"患者或病人"。

（2）工作者性质不同。进行心理咨询工作的助人者通常被称为心理咨询师，进行心理治疗工作的助人者通常被称为心理治疗师。心理咨询师的教育背景广泛，可以在教育心理学系、社会工作系、心理学系或临床心理学系接受训练。心理治疗师的教育背景是医学及相关专业，可以由精神科医生兼任，也可以是在临床心理学系或医学院校心理学系接受培训而成。

（3）工作任务不同。心理咨询着重处理的是正常人所遇到的各种问题，如日常生活中人际关系的问题、职业选择方面的问题、教育求学过程中的问题、恋爱婚姻家庭方面的问题、子女教育方面的问题等。心理治疗的适应范围则往往是神经症、人格障碍、行为障碍、心身疾病及康复中的精神障碍患者等。

（4）工作方式不同。心理咨询强调教育和发展的原则，重视当事人理性的作用，所需的时间较短，一般为咨询一次至数次；心理治疗强调症状的消除、问题行为的矫正和人格的重建，则往往费时较长，常需数次至数十次不等，有的需要数年方可完成。

（5）工作场所不同。心理咨询的工作场所相当广泛，包括学校、社区、心理咨询机构、职业培训部门等；心理治疗工作则在医疗环境或私人诊所进行。

（6）理论起源不同。心理咨询有三个主要理论起源：①源于20世纪初的职业指导运动；②源于20世纪初由比尔斯（C. W. Beers）发起的心理卫生运动；③源于心理测量运动和心理学中对个体差异的研究。心理治疗则追溯到19世纪末弗洛伊德创立的精神分析疗法，甚至可以溯源到19世纪中叶催眠术的施行。

正如柯西尼和韦丁所说，"没有任何定义可以包括所有心理治疗法，而排除所有心理咨询的方法。许多想区分出心理治疗，排除所有咨询方法的尝试均告失败"。所以，心理咨询与心理治疗不能完全分开。随着现代社会的发展和心理科学的进步，越来越多的人认为两者没有本质的不同，各种心理咨询与心理治疗的技术、方法也在相互交融、综合应用。

第二节 发展历程

在远古时期，人们也会有一些心灵的困惑需要他人引导、解答，那时只能求助于族长、酋长或长者。到了早期文明时代，人们就常从哲学家、牧师、《圣经》、巫医那里得到劝告和帮助。如古希腊时代的哲学家苏格拉底，他常常用"产婆式"的问话形式或睿智幽默的语言来帮助人们认识自己目前的困扰；我国道家代表人物庄子，他运用充满智慧的思想为人们解除心病，历史记载"庄子之言犹药也，可以医人之病"。这些哲人、思想家的做法犹如心理咨询师或心理治疗师的工作。古代的这些活动可以说是现代心理咨询与治疗的雏形，只是尚未形成系统的理论和学科。现代心理咨询与治疗以哲学及心理学的发展为背景，建立起自身的系统理论，历史只有100多年。因此，我们常常说，心理咨询与心理治疗有着久远的过去和短暂的历史。

一、现代心理咨询与治疗的起源

心理咨询与治疗有着不同的起源。心理咨询起源于美国。20世纪初，美国的职业指导运动、心理测量技术、心理卫生运动被认为是现代心理咨询产生的三个直接根源。心理治疗起源于欧洲，弗洛伊德精神分析理论及催眠术被认为是心理治疗产生的源头。

1. 职业指导运动

19世纪末，美国资本主义经济高速发展，大批年轻人从农村流向都市，这些人面临着城市适应尤其是职业选择方面的问题。帕森斯（F. Parsons）率先在波士顿市创办了一所职业事务社，主要业务是帮助顾客（求职者）了解个人的能力倾向、兴趣、志向和局限，了解不同职业的职业要求、成功条件、机会和发展前景等，从而帮助顾客做出职业选择。帕森斯的职业指导思想很自然地先在学校中得到迅速发展，有相当一部分教师在学校内也担任职业辅导工作，"指导"一词逐渐被"咨询（counseling）"替代。职业指导发展为20世纪前半叶里美国学校咨询的主要内容，为现代心理咨询奠定了基石。

2. 心理测量技术

心理咨询的第二个源头是心理测量技术。1905年，比内（A. Binet）与西蒙（T. Simon）合作发表了世界上第一个测量儿童智力的工具——比内-西蒙量表，这个量表是可以简单地评定弱智、迟钝、健全儿童的工具。随后，各种类型的心理测验纷纷涌现，形成了以心理测验为基础的咨询模式。

3. 心理卫生运动

心理咨询的另一个源头是心理卫生运动，它的起源颇有戏剧性。心理卫生运动的发起人是一位曾因精神疾病进入精神病院的年轻人，他的名字叫比尔斯（C. M. Beers）。出院后，他四处奔走，呼吁改善精神病院的医疗条件，改革对心理疾病患者的治疗方法和手段，并从事预防精神病的活动。他的著作《一颗找回了自我的心》描述了他在精神病院住院3年期间的遭遇，如不同于其他医院的恶劣环境、不同于其他病人的非人待遇、医生对精神病人的冷漠和虐待、公众对精神病人的偏见和歧视等。比尔斯的呼吁和著作得到了很多心理学家和精神病学家的大力支持，也激起了公众要求对精神病患者人道对待和对心理疾病进行科学研究的呼声。由此开始了一场由美国发端、最后遍及全世界的心理卫生运动。

4. 催眠术

心理咨询与治疗意义上的催眠术发端于治疗歇斯底里症的实践，由麦斯麦术发展而来。维也纳内科医生布洛伊尔（Josef Breuer，1842—1925）也在自己的诊所里用催眠术治疗歇斯底里症病人。布洛伊尔常常让病人在催眠状态下自由地谈他们的问题以及各种梦境，他发现，病人往往能非常生动地再现过去的创伤性经验，并产生大量的情绪体验。当病人从催眠中醒来后，他们的病症可得到大大的缓解。因此，现代心理咨询与治疗也可以追溯至19世纪中叶发展出来的催眠术。

5. 弗洛伊德精神分析理论

精神分析治疗被公认为是人类历史上第一个正式的心理治疗流派，它由奥地利精神科医生弗洛伊德于19世纪末20世纪初创立，它的影响不仅仅局限于临床心理学领域，对于整个心理科学乃至西方人文科学的各个领域均有深远的影响。弗洛伊德系统提出了潜意识、人格结构、人格发展阶段、防御机制等理论。

二、现代心理咨询与治疗的演变

随着心理咨询与治疗作为一种专门的职业，其服务对象、工作范围及所运用的理论和方法等，都在历史的发展演进过程中逐渐变化和丰富起来。

1. 19世纪末20世纪初：精神分析一家独尊

在早期，心理治疗就是精神分析。弗洛伊德建立起精神分析的王国，他建立了一整套的理论，包括了治疗的理论、治疗规范、治疗过程以及治疗师的训练等。当时欧洲各国热衷于精神分析的医生和治疗师加入这个队伍，为精神分析在欧洲大陆的推广起着重要的作用。在此过程中，弗洛伊德的理论也被挑战和深化，此中较为突出的就是荣格和阿德勒，而英国的克莱因也在对儿童进行治疗的过程中拓展了精神分析的理论领域。

由于"二战"的迫害，相当一部分的精神分析家移居美国，并在美国的土地上出现了新的精神分析力量，以霍妮、弗洛姆和沙利文等人为代表，此时精神分析的理论得到了更大的扩充。

2. 20世纪50年代前后：心理咨询与治疗的范围逐步扩大

进入20世纪50年代，政治、经济、文化的急剧变化，给人们的社会生活带来了巨大的冲击，人们越来越渴望在社会适应、情绪调整、人际关系改善上得到帮助。这就促使心理咨询与治疗开始向更广阔的方向发展，并逐渐深入到人们的日常生活之中。除了职业选择方面的辅导外，关于社会适应、情感调适、身心健康、家庭生活等方面的心理咨询业务开始发展，很多学校和医院也设立了心理咨询或心理治疗机构。

3. 20世纪50年代：心理咨询与治疗发展历史上的辉煌时期

1952年，美国分别成立了心理学会、咨询心理学分会和美国人事与指导协会，这对心理咨询作为一种职业的成长与发展起到了重要的作用。与此同时，大量新的咨询理论和方法纷纷涌现且逐步成熟，如行为主义、认知理论、交互作用分析以及人本主义等咨询方法。这使心理咨询者的眼界大开，服务能力也得到了空前提高，心理咨询与治疗从业人员不断增多。同时，家庭治疗作为一种创新的理念，让人们对心理治疗有了新的理解。以鲍恩、米钮秦等心理学家创立的家庭治疗，与当时的认知行为治疗均得到了社会的认可。

4. 20世纪80年代：多元文化与后现代心理治疗的发展

多元文化咨询强调文化背景对人的影响，是因应美国多族裔共存的环境所产生的一种理论补充。后现代心理咨询与治疗更加重视以社会建构论的视角看待人，从人所处的历史文化背景、时代价值观等方面看待问题；并且注重语言的力量，赋予语言更多的思想性、艺术性和深刻性，使其在咨询与治疗中发挥特别的作用。其中，叙事治疗、短程焦点心理咨询与治疗及正念疗法是后现代心理咨询流派中最具代表性的三种治疗方法。

第三节 基本原则和要求

心理咨询与治疗作为一种特殊的助人活动，要遵循其固有的规则、规范和规律开展工作。掌握这些原则和要求，有利于心理咨询与治疗工作的顺利开展，也能更好地把握心理咨询和治疗的方向，保证心理咨询师和治疗师的专业性和保障求助者的利益。

一、心理咨询与治疗的基本原则

1. 保密原则

保密原则是心理咨询与治疗中最为重要的原则，也是职业道德的集中体现。它要求心理咨询师、治疗师要尊重和尽可能地保护求助者的隐私。保密原则涉及的内容很多，如求助者的个人信息及相关问题不能在咨询与治疗外被随意谈论，求助者的信息登记表也不允许带出咨询与治疗区域之外的任何地方。一般来说，未经求助者个人允许，求助者是否参加过咨询或治疗的信息不能向任何人透露。有时为了更好地帮助求助者，咨询师和治疗师需要向督导师提出个体讨论或申请督导，但仅限专业场合，同时须隐去求助者的个人信息。有时为了行业内的经验交流，咨询师和治疗师需要运用一些经典案例发表文章或进行会议交流，但是在报告求助者相关情况时，一定要对求助者的一般情况做必要的技术性处理，充分保护求助者的隐私，使其不被他人对号入座。

保密原则并不是无限度、无条件的，根据美国心理学家联合会（APA）的条例，以下几种情况属于保密例外：①求助者是性虐待或其他虐待行为的未成年人受害者；②求助者有自杀倾向，或经由一项测验显示求助者有高度危险时；③当求助者有强烈伤害他人的倾向时；④当法院要求提供求助者个人资料时。在咨询与治疗开展前，咨询师和治疗师需要明确地向求助者说明保密的原则，以及解释保密例外的情况，使之确信咨询与治疗的环境是安全的。

2. 价值中立原则

心理咨询与治疗中的价值中立，是指咨询师和治疗师不应该以自己的主观价值标准来评判求助者行为的是非善恶，不应该将自己的价值观强加给求助者。咨询师和治疗师需要观察和理解自己的价值观，在咨询和治疗过程中，随时保持自身价值的中立，观察自身有无对求助者行为或思想的强加干预。保持价值中立的意义，并不在于让求助者舒服，而是在于协助咨询师和治疗师透过表面现象，看到求助者身上的问题或症状的全貌。只有不偏不倚，保持稳定的价值中立，才能在各种道德、是非判断的诱惑下，达到深度的共情和理解。

3. 助人自助原则

"授人以鱼不如授人以渔"。助人自助原则是指咨询师和治疗师调动求助者参与解决问题的过程，帮助其自信心的增强，发掘其潜能，提高其独立解决问题的能力。如何让求助者学会、懂得寻找自身和外部的资源，相信自己可以解决问题，以这个为咨询和治疗的目标，将促进求助者调动自身的积极性，更快地取得咨询效果。

4. 个性化原则

个性化原则在心理咨询中具有重要意义，它要求咨询师在不违反其他咨询原则的前提下，视具体情况，灵活地运用各种咨询的理论和方法，以便取得最佳的咨询效果。根据不同的问题类型、问题的不同阶段以及不同的对象采用不同的方法，如根据来访者的年龄、性别、个性、文化背景等选择最适宜的方法。

5. 综合性原则

综合性原则是指在咨询与治疗过程中，心理咨询师和治疗师要有统合、整体的观念，对求助者的心理问题产生的原因做到全面考虑、系统分析，处理时既要重视心理活动诸要素的内在联系，又要考虑心理、生理及社会因素的相互制约和影响，既要重视针对求助者心理问题常见的心理流派技术，也要考虑其他可能行之有效的理论技术。

二、心理咨询与治疗的基本要求

心理咨询与治疗是一个人际交互作用的过程，咨询师和治疗师的表现会影响咨询效果，求助者也同样会影响到整个咨询与治疗过程。他们身上存在的许多因素都会影响到咨询的趋向、持续时间和效果。

1. 心理咨询与治疗对助人者的要求

（1）良好的职业道德和真诚善良的品质。心理咨询与治疗工作者在从事心理咨询与治疗时，应遵纪守法，遵守职业道德，这是成为一名良好咨询师、治疗师的首要前提。同时，心理咨询与治疗工作者要有一颗帮助别人的心，能真诚地理解求助者，平等对待求助者，有计划地围绕求助者的求助目标开展心理咨询与治疗工作。

（2）能够与他人形成和睦而深入的关系。良好的咨询师与治疗师能够欣赏他人，欣赏别人的情感、观点，不作任何评价和判断地去关爱他人，不强加条件地接受他人。他们相信求助者作为一个人应该受到尊重，值得给予帮助，也相信求助者有能力改变自己，并且善于通过关心、支持和鼓励向求助者表达自己的期待。

（3）具备专业能力和技巧。这里的专业能力和技巧既包括具体的技术技巧，又包括经过长期的经验积累而具备的各种综合能力，如同求助者维持良好咨询关系的能力、提供教育与指导的技巧和能力，调整求助者的想法、态度与信念并进行干预的能力和技巧，等等。

（4）对不同的亚文化有一定了解。我国有56个民族，尽管汉族人占绝大多数，但因居住地区和风俗习惯的差异，人与人之间表现出较大的差异性；即便是居住在同一个地区，城乡之间的人彼此也有一定的差异。咨询师与治疗师面对的求助者往往具有不同的亚文化背景以及特殊的价值观，而求助者的问题常常与其特殊的亚文化背景有关，所以心理咨询与治疗工作者对求助者问题的处理也必须考虑其文化背景的特点。

（5）敏锐的觉察能力。敏锐的觉察能力不但可以协助咨询师和治疗师本身，也可以协助求助者。因为如果咨询师、治疗师能随时随地觉察自己主观的感觉和想法，就可以避免对求助者产生偏见或特殊感受，从而及时调整自己的立场。另外，在咨询师和治疗师协助求助者探讨与了解问题时，不但要注意求助者的叙述，还要深入求助者的内隐世界，敏锐地觉察求助者的言语和非言语行为的变化，从而协助求助者觉察他们没有觉察到的感觉和想法。

咨询师和治疗师的素质是一种长期而稳定的素质，有研究调查了10位大师级的心理咨询师和治疗师，发现了他们有一些特征，详见专栏1-1。

专栏1-1

大师级心理咨询师和治疗师的特征

影响心理治疗效果的因素包括治疗者的人格特征。有研究（Jennings & Skovholt）通过对10位大师级治疗者进行研究，发现这些人的特征如下。

首先，在认知方面，他们的共性有：

(1) 饥肠辘辘的学习者。在研究中，几乎所有的大师级治疗者都是"饥渴的"，而这又往往推动着他们在这个领域的发展。他们当中有人这样说："我无法停留在我现在所知道的内容当中……我现在还在不停地参加课程，我的家人也经常笑我这样做。"

(2) 经验的汇聚者。在这些大师级的治疗者身上可以看到他们不断地积累自己的人生经验、治疗经验，同时也把这些经验反馈在治疗和咨询中——他们能有深度和更准确的共情角度，去接触求助者。经验的总结，而不是经验的重复，是他们能不断前进的原因。

(3) 重视人类认知的复杂性和状况的不确定性。他们都乐于迎接求助者复杂的情绪和不确定的认知状况。当治疗师处于理解人类生活的"极端"想法时，他们很可能会遇到复杂和未知的问题。

其次，在情绪方面，包括：①善于觉察自己和对方的情绪，接纳地、开放地反馈；②成熟的、健康的个人精神状态；③明察自己的情绪如何影响工作。大师级的治疗都有着直面自身情绪的能力，"我一直坚信的、唯一的能让我们成为优秀治疗师的信念是，希望我们愿意直面自己"。

最后，在人际方面，包括：①强而有力的人际技能；②坚信治疗关系是改变的基础；③善于在治疗中利用自己的各种人际技能。大师级的治疗师在和求助者工作的时候，善于掌握时间、节奏和"剂量"——"你相信你不会过度反应或反应不足，如果（求助者）生我的气，那么我会退回去做别的事情。这其中一部分是关于'剂量'的概念，你必须在合适的水平下进行，因为如果剂量不够，对方不会出现动力，如果太多，对方就会不知所措。"

成为大师级的治疗师和咨询师，不仅仅是经验的日积月累，希望以上的内容能让将要学习这门学科的学生了解到，"认知水平""人际能力""情绪能力"是这个专业领域相当重要的部分。

2. 心理咨询与治疗对求助者的要求

(1) 具有心理咨询与治疗的愿望。心理咨询与治疗以语言沟通为基础，这种沟通建立在求助者对咨询师和治疗师的信任和自愿的基础上。虽然心理咨询与治疗需要心理工作者的帮助，但最主要的要靠求助者自身的努力。若求助者没有沟通的愿望或是被亲朋好友带去咨询，难以主动地谈及真实的自我，或无咨询动机，将直接影响到咨询与治疗的效果。一般来说，动机越强烈，双方就越容易密切配合，越容易取得良好的效果。

(2) 一定的语言能力和智力水平。心理咨询与治疗是一个言语交流的过程，求助者要叙述自己的问题以及其他相关情况，要能够理解咨询师、治疗师言语和非言语信息的含义，还要有一定的领悟能力，能够在事件中建立联系，有能力看到过去的事件和现在问题之间的联系。一般而言，求助者的智力水平越高，文化层次越高，越适合进行心理咨询。

(3) 善于省察自身。善于省察自身是对求助者更高层次的要求。如果求助者善于省察自己的内心和言行，能够仔细思考、回想自己的动机、自己的言行，必将更有利于咨询与治疗的开展。

思考题
1. 心理咨询与心理治疗的异同点分别是什么？
2. 心理咨询与治疗的基本原则是什么？

第二章 首次访谈与心理评估

【本章要点】
1. 了解首次访谈和心理评估的定义、目标及意义。
2. 掌握首次访谈的基本技术和过程。

【关键词】
首次访谈（first interview），摄入性访谈（intake interview），半结构化访谈（semi-structured interview），结构化访谈（structured interview），积极关注（positive attending），心理评估（psychological assessment），个案概念化（case conceptualization）

第一节 概述

一、首次访谈的定义

首次访谈（first interview）是心理咨询师与求助者的第一次会面，是咨访双方建立咨询关系的第一步，在咨询工作中有着重要的作用。首次访谈将收集求助者的信息，评估其身心状态，是建立治疗联盟的基础，同时也是精神检查、心理评估的启动环节。心理咨询师根据搜集的信息，描绘求助者的初步印象，撰写访谈记录。求助者在首次访谈后自行决定是否继续咨询或治疗。虽然首次访谈的定位是评估，但操作良好的首次访谈依然具有治疗性。有经验并且具有人格魅力的咨询师在访谈过程中，既能收集求助者信息，也能建立治疗联盟，并且让求助者对将要进行的治疗或咨询过程感到有信心和有方向感。

社会心理学强调的"首因效应"也是在说明人际关系中"第一印象"的重要性。通过首次访谈，求助者信任和接纳咨询师，成功建立起良好的咨询关系，接下来的咨询工作将顺利进行，其效果也将事半功倍。反之，求助者不信任咨询师，对心理咨询工作心存疑虑，依从性差，不配合治疗，纵使再高明的咨询师也无可奈何。

二、首次访谈的方法

首次访谈常采用半结构化访谈的方式（semi-structured interview）。半结构化访谈是社会科学中最常用的一种研究方法，它是开放式的，允许被访者在谈话当中构建新的思维。与此相对应的是结构化访谈（structured interview），也称为标准化访谈，由一系列严格要求的问题组成，以收集定量的限定资料为目标。

为了能达到良好的访谈效果，采用半结构化访谈前需要考虑话题的范围以及话题的方向。访谈者往往需要在访谈前编制一份合适的操作指南，由一系列开放性的话题和问题组成，以供不同的被访者使用。访谈过程中，访谈人员可以依靠操作指南使话题集中在需要谈及的问题上，而不是限制其谈话的内容方式。同时，允许访谈者根据访谈对象、环境、情境等不同，自由调整自己的访谈内容。

良好的半结构式访谈能产生丰富的信息。心理咨询与治疗的首次访谈采用半结构式访谈的目的正在于此。其优势在于：①协助求助者和咨询师揭示问题的全貌；②通过语言和非语言的交流观察求助者的状态；③有助于建立治疗关系。

三、首次访谈的目标

咨询师与求助者的首次接触，是求助者对问题的探索和纠正的启动点。但求助者并不能在首次访谈时就准备好接受咨询和治疗，咨询师需要帮助求助者做好准备。访谈的目标既是协助咨询师了解求助者，也是为求助者做好要进行咨询或治疗的准备。因此，首次访谈的目标可以分为以下几个部分。

1. 识别、评估和发现求助者目前的问题

重点厘清求助者的问题、困难或障碍，探索问题发生、发展及影响的线索，记录求助者问题的症状、时间顺序，对问题的发生逻辑进行分析，利用概念化方式形成对求助者的个人印象，评估求助者的精神状态及心理状态，探讨求助者目前的个人需求及期待。

2. 观察和了解求助者的人际关系和成长史

理解求助者日常的人际关系处理方式以及在关系当中的心理活动情况。观察求助者在访谈过程中的行为变化，进一步对求助者的人际处理方式进行当下的评估。了解求助者的成长史、文化背景、性心理发育史，形成求助者的社会化发展过程印象。

3. 评估求助者当前的生活状况

协助求助者对目前生活角色的归纳、对目前具体问题的描述，通过求助者对过去及现在状况的描述，帮助求助者了解自己目前的精神状态和心理活动水平。

第二节　心理评估

一、概述

1. 心理评估的概念

心理评估（psychological assessment）指的是心理咨询师或治疗师通过对求助者的心

理测验、观察和访谈，对求助者的症状和问题进行评估的过程。评估是一个持续的过程，也是咨询开始的标志，其重要性可能会在治疗中的某个时刻，如评估咨询或治疗效果时再次凸显出来。在最初的心理评估中，咨询师希望识别求助者问题的主要维度，并预测在不同治疗条件下可能的结果。咨询师要在最初阶段做出决策，如求助者的问题是否需要转介或住院吃药，需要采取哪一种取向的咨询技术，求助者的家属需要在多大程度上参与协同治疗，等等。

2. 心理评估的类型

评估程序可以分为两种类型：标准化测量与非标准化测量。标准化测量包括心理测验，往往有一个标准化的常模群体；非标准化的测量没有标准化的常模群体，往往包括一些诸如临床访谈、对生活史的评估等策略。

3. 心理评估的目的

心理评估具有广泛的目的，包括对人们是否将从这种咨询中获益的评估，为求助者提供充分的信息，以整理其情绪以及咨询双方对咨询或治疗次数、进程安排和费用达成一致。心理评估主要有6个目的：①获得求助者呈现的与问题相关的信息。②辨别与问题相关的控制或混淆变量。③确定求助者对咨询结果的目标和期望。④将基础数据与之后的数据进行比较，以评估治疗效果。⑤通过分享心理咨询师处理问题的观点来"教育和激励求助者"，增加求助者对治疗的接受性，以促进治疗性的改变；利用从求助者那里获得的信息来制定有效的治疗干预策略。⑥来自评估过程的信息应该能帮助解答这些慎重考虑后的问题：什么样的治疗？谁实施的？在何种环境设置下对个体的特殊问题最有效？

4. 心理评估的内容

心理咨询师在评估的过程中，需要从求助者提供的信息中整理出关于求助者问题的11项内容。

（1）解释评估的目的。向求助者说明评估的作用和意义。

（2）确定问题的范围。用引导语帮助求助者确认所有相关的原发和继发的问题，从而得到问题的大致框架。

（3）问题的选择和排序。用引导语帮助求助者将问题排序，并找出最核心的工作切入点。

（4）明确当前存在的问题行为。用引导语帮助求助者明确问题行为的6个组成部分，即情感、躯体、行为、认知、情境、关系。

（5）明确前因。用引导语帮助求助者明确前因及其对问题行为的影响。

（6）明确后果。用引导语帮助求助者确定主要的后果及其对问题行为的影响。

（7）找出二级获益。用引导语帮助求助者发现潜藏着的影响因素，正是这些因素维持了问题行为的存在。

（8）了解以前问题解决的方法。用引导语帮助求助者回忆以前是怎样解决和尝试解决问题的,以及这些努力对问题所带来的影响。

(9) 了解求助者个人及环境的有利因素及其应对技巧。用引导语帮助求助者回忆过去及现在的影响方式或适应行为,这些技巧对解决目前问题可能起到的作用。

(10) 了解求助者对自己问题的知觉。用引导语帮助求助者描述自己对问题的理解。

(11) 明确问题的强度。用引导语或采用让求助者自我监测的方法,以明确问题对求助者生活的影响,包括问题的严重程度、问题行为发生的频率和持续时间。

二、个案概念化

个案概念化(case conceptualization)是指咨询师依据某种心理咨询理论对求助者的问题进行理论假设。具体来讲,针对求助者的问题要获得哪些信息,如何获得信息并加以有意义地综合,如何利用信息进行临床预测和假设,从而由这种判断或假设进一步形成咨询计划的雏形。个案概念化贯穿整个治疗过程,可以不断修改成熟,为每一个治疗干预措施提供连贯有效的指导。它能够帮助咨询师弄清求助者症状产生的原因以及症状之间的关系,提出工作假设,设计出一套个性化的治疗方案。下面介绍拉扎勒斯BASICID个案概念化模型。

拉扎勒斯(1976)提出了建立在行为基础上的"多重模式",他认为应该从7个具体的模式或领域来评估和治疗求助者的问题,他将这7个方面的首字母合起来称为BASICID,代表他的七重模式系统。

(1) B代表行为(behavior),即要分析特定具体的行为反应。拉扎勒斯特别强调要注意求助者表现出的过多或过少的行为,包括积极和消极的习惯或反应,可以问求助者"有没有什么事情是你不想再做的"和"有没有哪些事情是你想做得更多的",以此来判断求助者通过治疗想要增加或减少的具体行为。

(2) A代表影响(affect)。拉扎勒斯对"影响"的定义包括感觉、心情以及个体其他情绪,可以问求助者"什么会让你高兴或让你有个好心情",或者"让你最苦恼的情绪是什么"。

(3) S代表感知(sensation),是指对信息的感觉加工过程。可以问"你是否有一些不舒服的疼痛、痛苦或其他生理感受"以及"发生了什么导致你有那些不舒服的感觉"。如求助者在高焦虑状态下,通常会报告生理症状的出现(如窒息感、体温升高、心悸等)。

(4) I代表意象(imagery),指内部的视知觉过程。求助者经常体验到一些影响他们正常功能的画面或图像,这些画面或图像可能与他们自己有关,也可能与未来的事件有关。可以提问:"当你感到焦虑时,你脑海中会浮现什么想象或图像?"

(5) C代表认知(cognition)。拉扎勒斯认为,应该仔细评估求助者的思维模式和信念。这一过程通常指评估求助者歪曲的、不合理的、自动化的思维模式,这些思维模式会导致求助者的情感障碍。如咨询师可以问求助者:"当你见某个陌生人时,你心里会有什么想法?""在一天中,你会对自己说些什么积极的事?"

（6）I代表人际关系（interpersonal relationships）。这一模型涉及人际交往中的因素，如沟通技巧、人际关系模式，是在求助者与咨询师关系中或在角色扮演中体现出的自信。与之相关的问题包括："你会用什么词来描述你所拥有的积极或健康的人际关系？""你想和谁共度更多的时光，想减少和谁在一起的时间？"

（7）D代表药物（drugs），指的是会影响行为、情感和思维模式的生理化学和神经因素，也包括生理疾病和饮食模式。可以这样提问："你有没有经常进行体育锻炼？""你有没有服用一些处方药？"

拉扎勒斯的模式是广泛适用的，对于不同理论取向的咨询师都有借鉴作用。

第三节　首次访谈和心理评估过程

一、访谈前的准备

1. 了解求助者的来源

咨询师在进行访谈前须了解求助者的来源，不同来源的求助者会影响治疗的进程和治疗关系的建立。

（1）求助者自荐。求助者因感到问题或障碍的影响而自己主动寻求帮助。求助者有以下几种可能：①对自身问题感到困惑或者无助；②已经尝试去调整或者改变一段时间；③已在其他治疗师处治疗一段时间；④已经感到了绝望，但仍希望有人倾谈。以上的情况提示求助者有自省力，对咨询和治疗有动力和有自身的看法。

（2）求助者被家属带来。家属主动带求助者前来咨询或治疗，往往是家属已经发现求助者的问题或障碍，有以下的可能性：①家属和求助者共同希望问题得到缓解；②家属希望求助者的问题得到解决，但求助者不希望；③家属希望对求助者进行诊断，但求助者不希望；④求助者可能希望通过咨询或治疗过程与家属沟通，但家属并无意愿。以上的情况，咨询师需要在访谈中明确家属与求助者之间的治疗意愿，对双方关系进行信息收集，同时需要做好准备在短时间内会晤求助者和其家属。

（3）求助者源自社会机构推荐。社会机构如社工、精神康复机构、医生、政府部门等会推荐求助者进行心理咨询或治疗。在此情况下，求助者的问题已经影响其自身生活，被他人察觉，甚至已经出现了明显心理障碍或者行为障碍。鉴于此，求助者的个案已经被诊断或者被登记在册，需要被治疗或管理。咨询师往往已掌握个案的文档资料，这有助于理解求助者，但并不代表咨询师可以通过这些资料确定治疗方案或者明确求助者的问题所在，咨询师仍然需要通过面询的过程收集第一手信息来进行评估和制订方案。

2. 阅读求助者的资料

在开始访谈时，咨询师需要阅读已有的求助者资料，包括心理测量报告、转诊报告、既往病史、既往疾病诊断及治疗过程、既往咨询或治疗的进度报告。在阅读资料后，需要对求助者是否适合在咨询师所在的机构进行咨询或治疗做出判断。资料的阅读不能取代实际访谈，因为求助者的情况是动态变化的，资料上的信息和面谈搜集的信息需要结合，才能更全面地了解求助者。

3. **其他准备**

心理咨询和治疗特别强调设置，包括咨询或治疗环境的设置以及访谈内容的设置。良好的咨询或治疗环境是保证求助者能够安全表达的基础，具体的要求可以参考专栏2-1。此外，环境的设置还包括咨询物品的准备，如纸、笔、写字夹板等。咨询师可以在访谈中快速记下求助者叙述当中的关键词、关键事件，也可以记录咨询师自身的感受、想法、观察要点，这些被记录下来的资料对日后的评估和诊断有重要价值。如果咨询或治疗过程涉及录音或录像，需要得到求助者的同意方可使用。

专栏2-1

心理咨询与治疗的环境要求

心理咨询室的配置需要具备以下条件。

（1）具有专业特点。包括机构资质介绍、咨询师的介绍以及心理咨询基本的规则和流程介绍等。

（2）具有保密功能。由于求助者对于咨询私密性和保密性有相当要求，具有保密功能的咨询室将影响求助者对于咨询师的开放及信任程度。具有良好保密性的咨询室包括地处安静区域、隔音处理、等候区设置隔离遮挡装置等。

（3）提供安静、安全的空间。咨询室是咨询工作的主要场所，在布置上要把握几个关键词：温暖、温馨、平静和安全。室内环境可通过设置壁纸或粉刷墙体来实现，可以使用冷色系的浅色墙壁色（如淡绿色或淡蓝色），采用暖色调的窗帘或家具进行色调搭配，避免强烈刺激或过于灰暗的色彩。房间无须很大，一般10～15平方米就够了，过小或过大的房间容易产生压抑感。最好充分使用自然光，灯光设置也最好采用接近自然光的柔和光源，光源不要直射眼睛。室内的色彩与光环境应融为一体，创造一种温馨的气氛，以利于求助者的情绪保持平静和放松。

（4）配置舒适的座椅。可以根据房间大小配置2～3张舒适的椅子，有靠背、扶手和软坐垫，能方便地舒展身体，即使坐较长时间也不易感到疲倦。最好选择有扶手且具备舒适和柔软等特质的布艺沙发或座椅。应特别注意的是座椅的摆放角度和距离，一般夹角呈90°～135°，相距80cm～120cm，咨询师和求助者不要面对面坐着，以免求助者产生心理压力，座椅最好不能够任意旋转，以便咨询时保持固定位置。

（5）其他常用的必需物品及设备。心理咨询室的配置原则是"一切配置都应服务于咨询及求助者"，特别要注意室内不宜布置过多家居用品，以免分散求助者的注意力。常规心理咨询室的配置一般还包括：茶几或矮桌，用于摆放纸巾和水杯，也可用于放置植物等装饰品；纸巾盒及纸篓，以与环境相协调、取用方便为宜；无声钟表，挂式或台式的都可以，放在咨询师和求助者都方便看到的位置，便于合理掌控时间。

二、了解求助者的心理状态及求助原因

1. 告知求助者在咨询中的权利与义务

求助者对咨询的设置需要有一定的了解，这需要咨询师的帮助。在开始前需告知求助者：①保密原则；②预约制度；③费用情况；④自我介绍。关于自我介绍，咨询师无须在此时进行更多的自我暴露，仅需要告知求助者自己的姓名和职位信息。

初次访谈时，求助者容易紧张不安，可能急于对自己的问题进行阐述，也可能不愿意告知任何事情，也可能仅仅谈及事情的皮毛。咨询师需要明确告知首次访谈的任务是信息的收集，以使求助者确立咨询过程的角色，明确咨询关系的性质。

2. 了解和评估求助者的状态

不同状态下求助者所呈现的问题也不一样，因此，咨询师需要观察和记录求助者在进入咨询室时的状态：①情绪是紧张的、放松的，还是警惕的；②肢体动作是僵硬的、舒展的，还是不自主的；③表情是自信的、慌张的，还是夸张的；④言语是连贯的、断续的，还是沉默的；⑤着装是整齐的、邋遢的，还是精心打扮的。咨询师在倾听的同时，要对求助者的反应进行细致观察，记录必要的信息，以更好地进行评估和诊断。

咨询师在了解求助者状态的过程中，可以提问关于有关状态的问题，如"您目前感觉怎么样"，通过这个问题可以了解到求助者如何理解自身问题与现实生活的联系，求助者对自身状况的思考，求助者目前的人际交往生活等内容，从而全面地了解求助者当前的心理状态。

3. 询问求助者的求助原因

首次访谈的重点是关注求助者的需求以及求助者对问题的看法和情绪。咨询师需要通过求助者的描述，勾画出一幅清晰的问题发展主线。为此，咨询师可以适当地引导提问，多使用开放式提问，给予尽量多的空间让求助者进行自我描述。一般来说，求助者对自身问题的描述越是详细和有条理，咨询师对其问题信息的掌握就越准确。在资料准备期，若求助者的问题已经较为具体，此时咨询师可以从了解到的情况开始引导，如求助者的病历上写到"患者因丈夫患癌情绪焦虑不安半年"，治疗师可以就主诉问题进行提问："我了解到您丈夫患有肠癌半年了，关于这一件事情您能多说说吗？"

当求助者的情绪困扰、心理障碍影响到其自身生活时，可能对问题的描述不够清晰或者难以启齿。此时，咨询师可以尝试通过内容反馈和情感反馈技术，邀请求助者进一步澄清问题的描述，以明确求助者的思维逻辑；若求助者对自身问题仍然无法清晰表达，则可以从了解求助者来到咨询室的原因开始提问，如"是什么让您来到这里"，这种开放和直接的提问方式有助于促使求助者组织自身的材料，进行自我描述。

在了解求助者的求助原因时，我们可以根据不同目的参照表2-1的内容进行开放式提问，以更好地收集求助者的个人资料。

表2-1 首次访谈提纲及意义

操作阶段	问题	意义
启动	是什么让您来这里了	了解求助者求助来源
问题描述	您有什么困难或症状	了解求助者的问题
互动及了解	您对治疗有什么期待	了解求助者求助动机
深入理解	您目前的状况怎样	进一步理解求助者的问题

三、了解求助者的过往史

当求助者的心理状态、求助原因、求助问题得到澄清后，可以进一步对求助者的过往进行回顾。此过程需要谨慎操作。求助者的过去对咨询师来说是未知的，描述过程对求助者的影响也是未知的。故在其正式描述前，咨询师需征得求助者对其询问过往的同意。

在询问的过程中，可尝试了解的信息包括：①求助者的发育史、成长史、抚养史；②学习过程，性心理发育过程；③重要亲人与其相处的变化过程或身边重要亲人的相关信息；④文化背景；⑤有无创伤经历；⑥有无家族遗传病。这里提供的要点无需全部在首次访谈收集完毕，可以根据求助者目前的问题进行选择。如果求助者处于心理疾病的发作期，则有必要尽快收集求助者的家族遗传史等信息，以更好地了解求助者的发病原因。

了解求助者过去的生活史，咨询师有机会勾画出求助者目前问题或症状产生的动力学原因。但由于首次访谈的时间有限，并不可能产生完整的、有意义的动力学分析，故而此时需要谨守"理解原则"，切勿在首次访谈中展开分析。通过掌握求助者的成长背景信息，咨询师可以进一步在访谈后期尝试进行概念化的操作。如当了解到求助者的成长过程缺乏与重要抚养者的亲密接触，在访谈后期可以尝试对亲密感进行探索性的询问。

四、评估求助者问题的严重程度

评估求助者心理问题的严重程度可以从以下三个方面入手：求助动机、过度情绪反应和求助者对原因的自我描述。

1. 求助动机

当求助者对问题的解决毫无动力，或者解决方案不合逻辑时，甚至出现自杀意念时，此时认为求助者的心理问题或精神障碍已经达到严重的程度。

2. 对治疗师或咨询师出现过度的情绪反应

当求助者在首次访谈时出现过激的情绪，如莫名激动、鄙视、愤怒或崇拜，此时应当作为求助者的人际交互信息处理。咨询师通过对自身的反移情理解过程，结合求助者的情绪反应，可以从直观上理解求助者的人际互动。

3. 求助者对自身求助原因的描述

如前文所述，咨询师可以从求助者对自身求助原因及问题的描述来评估其问题的严重程度，如果求助者在回答表2-1的第1和第2个问题中较为顺利，却难以组织词语回答第3和第4个问题，此时需要考虑求助者的问题可能较为严重。

此外，要注意的是，当求助者存在危及生命的严重精神障碍时，需要关注以下问题：①有无转诊需求；②有无告知家属需求；③如无亲人，有无告知咨询机构领导或政府机构需求。当求助者在访谈过程中反复出现自杀意念及自杀计划，则需要进行相应的自杀评估。

思考题

1. 首次访谈的目标是什么？
2. 首次访谈前需要做什么样的准备？
3. 如何评估求助者问题的严重性？

第三章　心理诊断

【本章要点】
1. 了解心理诊断的基本方法及目的。
2. 精读并深度理解案例分析，重点掌握各种精神障碍的特点、识别及处理方法。

【关键词】

心理诊断（psychological diagnosis），心理健康（mental health），器质性精神障碍（organic disorder），精神分裂症（schizophrenia），心境障碍（mood disorder），情感性精神障碍（affective disorder），躁狂发作（manic episode），抑郁发作（depressive episode），双相障碍（bipolar disorder），应激障碍（stress disorder），神经症（neurosis），人格障碍（personality disorder）

心理诊断在心理咨询与治疗中起着重要的作用，心理咨询师应该对求助者进行准确的心理诊断，鉴别求助者心理问题的性质和严重程度，进而选择正确的处理方法。

第一节　概　述

一、心理诊断的概念和作用

诊断（diagnosis）是一个医学术语，意指"识别导致身体疾病的病源"。心理诊断指的是根据不同国家的精神障碍分类与诊断标准，如中国的《中国精神障碍分类与诊断标准第3版》（CCMD-3），国际的《疾病和有关健康问题的国际统计分类》（ICD-10）或美国的DAM-V，对求助者心理问题和症状进行概括性的总结分类的过程。

1. 心理诊断的目的

诊断是为了指导心理咨询师形成咨询计划。合理地运用诊断，可以达到以下目的：①描述个人现在的心理状况和技能；②在讨论求助者问题的时候，为临床医生提供一种统一的语言；③引导持续和稳定的关心；④帮助指导和聚焦于治疗计划；⑤帮助心理咨询师在治疗范围内选择合适的求助者。

心理咨询师或治疗师必须接受专业的培训和督导，需要掌握诊断的分类，还需要认识到诊断是一个动态的过程，而非静态的事件。诊断水平不够或缺乏专业的诊断训练，会被视为不符合职业伦理道德。

心理咨询师在做出诊断时，需要观察求助者的言行举止，倾听其诉说问题，并寻找他们的机能性失调，同时也需要考虑求助者生活文化、发展状况、社会经济和宗教，以及求助者的应对方式和习得性行为等。

2. 心理诊断在心理咨询中的意义和作用

心理诊断与心理咨询是不可分割的，无孰轻孰重之分。心理诊断有以下作用。

（1）有助于界定求助者的基本情况和主要问题。如果要进行正确的心理诊断与有效的心理咨询，心理咨询师需要收集求助者的资料，包括主诉、个人发展史、医疗史、家庭史等。心理评估的实施，可以提醒心理咨询师有系统地收集求助者的临床资料，去了解求助者的问题与相关信息。

（2）有助于排除生理与药物的因素。在实施诊断的时候，心理咨询师要对求助者的心理问题的起因（源于生理还是药物）保持敏感性。咨询师从事心理咨询之前，首先要排除求助者因生理疾病以及药物的影响，并且进行必要的医疗转介。

（3）有助于辨别精神病性障碍或问题，判断是否需要将求助者转介到其他咨询机构。求助者具有自我伤害或伤害他人的行为或意图、严重脱离现实的幻听或妄想、严重的抑郁或躁狂、有酒精或药物成瘾的戒断症状、体重过轻或营养失调的厌食症，以及器质性脑损伤导致失忆、错乱或意识混乱等问题，需要转介到精神卫生机构进行治疗。

（4）有助于制订合理的咨询计划，及时地了解和调控咨询过程，并检验咨询的效果。对于求助者的心理问题有了清晰的诊断和了解，才容易制订一个适合求助者情况的咨询计划。不同的心理疾病各有其不同的咨询处置。通常，评估可以告诉我们可能的病程和预后，并且隐含一些咨询的方向和策略，对求助者的问题越能够正确了解，也就越能够拟订一个完整而可行的咨询计划。

（5）有助于心理专业人员在临床工作上的沟通和相关研究。当所有临床工作者，包括医护人员和心理卫生人员，都使用同一套心理疾病诊断系统时，将有助于临床人员之间的沟通。有效而快速的沟通，有助于精神医疗与心理卫生工作的开展。临床研究常常需要针对不同的心理疾病进行患病率的调查，以及心理咨询效果的评估与比较，这些研究都需要依赖正确的评估，评估资料的提供有助于日后的相关研究。

二、心理健康水平的划分

对于心理健康水平的界定，目前学术界没有统一的标准。精神医学通常把心理健康水平分为两类，即正常心理和不正常心理，其中不正常心理主要指各类心理障碍。正常心理状态又可分为"健康"和"不健康"，即它们虽然都在"正常"范围内，但是程度不一样。心理健康是一种心理形式协调、内容与现实一致和人格相对稳定的状态。而心理不健康，即人们平常所说的"心理问题"。因此，心理问题并不是心理障碍。总的来说，我们可以将人的心理活动分为心理健康、心理不健康（心理问题）和心理异常（心理障碍）三类，如图3-1所示。

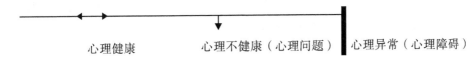

图3-1 心理健康水平的划分

健康心理涵盖着一切有利于个体生存发展和稳定生活质量的心理活动。从静态的角度看，健康心理是一种心理状态，它在某一时段内展现着自身的正常功能。而从动态的角度看，健康的心理活动是一种处于动态平衡的心理过程。

三、心理正常与心理异常的区分

在判断某个精神活动是否为正常时，必须进行以下对比分析：①纵向对比，即与其过去一贯的表现相比较，精神状态的改变是否明显；②横向对比，与周围大多数正常人的精神状态相比较，差别是否明显，持续时间是否超出了一般限度；③具体情况具体分析，即要结合当事人的心理背景和当时的处境具体分析和判断。区分心理的正常与异常，可以根据心理学对心理活动的定义，即"心理是大脑对客观事物的主观反映"，提出如下三条原则，作为确定心理正常与异常的依据。

1. 主观世界与客观世界的统一性原则

因为心理是客观现实的反映，所以任何正常心理活动或行为，在形式和内容上必须与客观环境保持一致。我们称它为同一性或统一性标准。人的精神或行为只要与外界环境失去统一，必然不能被人理解。在精神科临床上，常把有无"自知力"和"现实检验能力"作为判断精神障碍的指标。所谓"无自知力"或"自知力不完整"，是指求助者对自身状态的错误反映，或者说是"自我认知"与"自我现实"的统一性丧失。若要以客观现实来检验自己的感知和观念，必须以认知与客观现实的一致性为前提。

2. 心理活动的内在协调性原则

个体的精神活动主要包括知、情、意三个部分，但是它自身是一个完整的统一体。各种心理过程之间具有协调一致的关系，这种协调一致性保证人在反映客观世界过程中高度准确和有效。如果一个人遇到一件令人愉快的事，会产生愉快的情绪，手舞足蹈，欢快地向别人述说自己内心的体验，这样就可以认为他有正常的精神与行为。如果不是这样，用低沉的语调向别人述说令人愉快的事；或者对痛苦的事做出快乐的反应，则表明他的心理过程失去了协调一致性，称为异常状态。

3. 人格的相对稳定性原则

在长期的生活道路上，每个人都会形成自己独特的人格心理特征。这种人格心理特征一旦形成，便有相对的稳定性，在没有重大外界变革的情况下，一般是不易改变的。如果在没有明显外部原因的情况下，一个人的人格相对稳定性出现问题，需要怀疑这个人的心理活动出现了异常。如一个用钱很谨慎的人突然挥金如土，或者一个待人接物很热情的人突然变得很冷漠。如果我们在他的生活环境中找不到足以促使他发生改变的原因，那么，我们就可以说，他的精神活动已经偏离了正常轨道。

案例 3-1

一位内向而又追求完美、好胜心很强的大学生，因刚刚失恋导致近期心情不好，并因此影响睡眠和学习效率，自认为这样下去是"没出息"的表现，请求心理咨询师帮助自己早日摆脱不良情绪的困扰。

请思考：用上面谈到的三个判断标准来分析，这位大学生的心理状况是正常还是异常呢？

解析：这位大学生是在客观存在的事件刺激下导致的主观上的情绪紊乱。因为情绪是一切心理活动的背景，所以其所表现的学习效率下降是可以理解的，表现了心理活动的协调一致。其表现也符合内向、追求完美、好胜心强的个性特点。其本人对症状及其产生的因果关系有很好的自知和理解并主动求治。因此，该求助者的情绪变化是主导性症状，按"三原则"判断应属于正常人的心理活动变化。

案例 3-2

某女性，51岁，由家人陪同前来咨询。求助者本来是一位仓库保管员，已退休1年。近两个月来，求助者突然在每天深夜零点至3点都听见原来同事中的4男1女在窗外议论自己，说她当保管员时太严格，并了解他们一些违反政策的事，同事现在合伙商量要把她清除掉。于是，求助者叫来当公安干警的女婿进行侦查，但结果证明并无此事，但她不能消除这种声音和恐惧的心情。

请思考：用上面谈到的三个判断标准来分析，这位女性的心理状况是正常还是异常呢？

解析：求助者出现了非常典型的评论性幻听症状，幻听成为其主导性症状。这反映了求助者主客观不统一，显然是不正常的心理活动。

第二节 心理问题的分类及识别

心理不健康主要包括一般心理问题和严重心理问题两种类型，根据求助者所经历的刺激的性质、反应的持续时间、反应的强度和反应是否泛化四个维度进行区分。

一、心理不健康的第一类型——一般心理问题

诊断为一般心理问题，必须满足如下四个条件。

第一，由于现实生活、工作压力或处事失误等因素而产生内心冲突，冲突是常形的，并因此而体验到不良情绪，如厌烦、后悔、懊丧、自责等。

第二，不良情绪持续时间在一到两个月，仍不能自行化解。

第三，求助者虽有不良情绪反应，但仍在相当程度的理智控制下，始终能保持行为

不失常态，基本维持正常的生活、学习和社会交往，只是效率有所下降。

第四，不良情绪的激发因素自始至终仅仅局限于最初事件，即使是与最初事件有联系的其他事件，也不会引起此类不良情绪。

综上，一般心理问题的特点是：由现实因素激发，持续时间较短，情绪反应能在理智控制之下，不严重破坏社会功能，情绪反应尚未泛化的心理不健康状态。

案例 3-3

求助者，男性，22岁，由父母陪同前来，是独生子。父母以儿子上网、不读书，有时与家长顶嘴、脾气暴躁为由前来求助。

健康状况：既往体健，无重大躯体疾病史。

背景资料：求助者回忆小学及初中学习都很优秀，升入高中后因不适应寄宿生活，也未及时调整学习方法，所以学习成绩不理想，高中毕业考入一所大专。由于不是理想的大学，学习无动力，三年的时间忙于社会活动和谈恋爱。毕业后，求助者发现没有学到什么东西，女友也因分配异地而分手。

目前的状况：求助者仪容整洁，入座后说自己主要是情绪不好，后悔以往学习不努力，现在只是个专科生。一个月前，经人介绍一位正在读研究生的女友，对方愿意和自己建立恋爱关系。但求助者考虑到自己只有专科学历，有自卑感，十分犹豫不敢继续发展。求助者后悔当初不努力，造成现在的被动，心里着急，又不知从何处下手，心烦意乱，只好上网打发日子。近半个月来，求助者迟迟不能入睡。求助者虽然自小受到家长的宠爱，但家长并不知道自己的内心感受，说不到自己的心里去，因此求助者向他们发脾气。求助者很愿意通过心理咨询帮助自己走出困境。

请思考：根据目前情况，如何对求助者进行诊断？

解析：

（1）该求助者既往体健，无重大躯体疾病史，故可以排除器质性病变。

（2）根据区分心理正常与异常的原则，该求助者产生情绪困扰有明显的原因，情绪性质和强度与现实处境相符合，没有精神病性症状，有良好的自知力，也有求治愿望，心理活动协调，人格没有发生明显变化，心理状态正常，可排除精神病性问题。

（3）该求助者的内心冲突与现实处境相符，属常形冲突，故可排除神经症性问题。

（4）该求助者的焦虑情绪仅局限于与现女友的关系上，没有泛化，可排除严重心理问题。

（5）该求助者的主导症状是焦虑情绪，情绪反应在正常范围内，持续时间一个月，没有严重影响社会功能。

（6）根据以上分析，该求助者的问题属于一般心理问题。

二、心理不健康的第二类型——严重心理问题

诊断为严重心理问题必须满足如下四个条件。

第一，引起严重心理问题的原因，是较为强烈的、对个体威胁较大的现实刺激，内心冲突是常形的。在不同的刺激作用下，求助者会体验到不同的痛苦情绪，如悔恨、冤屈、失落、恼怒、悲哀等。

第二，痛苦情绪的持续时间在两个月到半年之间。

第三，遭受的刺激强度越大，反应越强烈。大多数情况下，求助者会短暂地失去理性控制；在后来的持续时间里，痛苦可逐渐减弱，但是，单纯地依靠自然发展或非专业性的干预，却难以解脱；对生活、工作和社会交往有一定程度的影响。

第四，痛苦情绪不但能被最初的刺激引起，而且与最初刺激相类似、相关联的刺激也可以引起此类痛苦，即反应对象被泛化。

综上，严重心理问题的特点是：由相对强烈的现实因素激发，初始情绪反应强烈、持续时间较长、内容充分泛化的心理不健康状态。严重心理问题的求助者，有时伴有某一方面的人格缺陷。

案例 3-4

求助者，女性，34 岁，大学教师。

案例介绍：求助者与丈夫是大学同学，夫妻感情融洽。1 年前，求助者生下女儿，其母亲前来照顾，一家其乐融融。半年前，在单位的职称评定过程中，求助者因生孩子休产假，导致其与同事相比，在工作量和科研成果方面没有优势而未评上副教授职称。这件事让求助者觉得自己的能力和努力没有得到领导和同事的肯定，心里很不是滋味。近 3 个月来，求助者心里烦躁，看什么都不顺眼，认为丈夫不理解他，经常和丈夫吵架，对母亲乱发脾气，乱扔家里的东西，甚至对女儿也疏于照顾。求助者以前经常召集同学聚会，现在却常找各种理由回避聚会，工作效率也明显降低。求助者因为最近出现胸闷、头晕、食欲下降、全身乏力、入睡困难等症状而主动前来咨询。

身体健康状况：既往体健，无重大躯体疾病史。

背景资料：求助者自幼学习成绩优异，个性好强，追求完美。求助者聪明漂亮，科研能力强，工作勤奋，人际关系好，深受领导和同事的好评。

解析：

（1）该求助者既往体健，无重大躯体疾病史，故可以排除器质性病变。

（2）根据区分心理正常与异常的原则，该求助者产生情绪困扰有明显的原因，没有精神病性症状，有良好的自知力，也有求治愿望，心理活动协调，人格没有发生明显变化，可排除精神病性问题。

（3）该求助者的内心冲突与现实刺激相关，对于晋升失败这一事件难以接受，属常形冲突，故可排除神经症性问题。

（4）该求助者的不良情绪已经泛化，看什么都不顺眼，经常和丈夫吵架，对母亲乱发脾气，乱扔家里的东西。

（5）该求助者的主导症状是烦躁情绪，持续时间 3 个月，最近出现胸闷、头晕、食欲下降、全身乏力、入睡困难等躯体化症状，对于社会功能有明显影响，工作效率明显下降，回避社会交往。

（6）根据以上分析，该求助者的问题属于严重心理问题。

第三节　心理障碍的分类及鉴别

一、器质性精神障碍

器质性精神障碍（organic disorder）最突出的特点是以躯体疾病为原发病，随着原发疾病的发生、发展和转归而变化。对于这类精神障碍患者，最重要的是及时识别，尽快去综合医院相关科室进行诊治，以治疗原发病为诊疗重点。

1. 器质性精神障碍的概念

器质性精神障碍是一组由脑部疾病或躯体疾病导致的精神障碍，以认知障碍、意识障碍和注意障碍为主，如谵妄、痴呆、遗忘，有一定特异性。脑器质性精神障碍是指由脑部病理或病理生理学改变所致的一类精神障碍，包括脑变性疾病、脑血管病、颅内感染、脑外伤、脑瘤等所致精神障碍。躯体疾病所致精神障是指由各种躯体疾病，如躯体感染、内脏器官疾病、内分泌障碍、营养代谢疾病等影响脑功能所致的精神障碍。急性躯体疾病常引起急性脑病综合征，如谵妄，慢性躯体疾病则引起慢性脑病综合征，如智能损害、人格改变等。从急性过渡到慢性期间，可有抑郁、躁狂、幻觉、妄想、兴奋、木僵等精神症状，并在躯体疾病的整个病程中具有多变和错综复杂的特点。

2. 器质性精神障碍的特征

器质性精神障碍有以下四个方面的特征：①躯体疾病为原发病，心理障碍与其有关，是继发疾病；②心理障碍的发生、发展、严重程度和转归等与躯体疾病的变化基本一致；③心理异常多呈现"昼轻夜重"的征象；④有相应躯体疾病的临床症状、体征以及实验室检查发现。

案例3-5

李某，男，35岁。1年前，他的妻子突然离家，并与另外一个男人同居。李某变得非常抑郁，近4个月来又出现焦虑、烦躁、注意力难以集中等症状。李某的生活和工作变得没有规律，个人卫生懒于自理，虽想改变，但力不从心。李某寻求咨询帮助，与刘治疗师约定每周进行两次门诊心理治疗。几次会谈后，李某感觉病情缓解了一些，能够坦白地说出自己的心事，但仍然十分焦虑。接下来的几个月治疗中，他开始谈及童年的一些创伤性经历，但注意力却更加难以集中，甚至症状有所加重。刘治疗师认为这不足为怪，因为求助者开始回忆痛苦记忆的时候，会出现注意力短暂性难以集中等现象。她建议把治疗性会谈改为每周3次，李某同意了。但此次会谈后1个月，李某突然死亡，尸体解剖发现其脑内有一个较小但是正在增大的肿瘤压迫了血管，致脑血管破裂出血死亡。

几个月后,李某的家人起诉刘治疗师并正式立案。因为没有考虑到求助者的注意力困难也有可能是器质性因素引起,并且没有建议求助者转诊或找神经科医生会诊,或者内科医生进行医学检查,最终导致误诊,刘治疗师被指控为渎职罪。

请思考:从李某的案例中,我们可以吸取什么教训,避免将来从业时再有类似李某这样的结局?

解析:

(1)心理评估是动态的、发展的,治疗师需随时根据目前情况修正初始判断。
(2)治疗师要学会怀疑自己的诊断是否正确。
(3)根据心理诊断思路进行判断,一是排除器质性病变,二是排除精神病性症状,三是考虑内心冲突类型。
(4)当求助者病情缓解与症状反复并加重同时出现,需重新根据诊断思路进行判断。器质性病变的特征常以谵妄、痴呆、遗忘为特征,并且症状反复多变,其发展速度与精神障碍的慢性变化过程不符。
(5)若治疗过程发现症状变化速度快,无论是缓解还是恶化,均需重新诊断,甚至重新进行进一步的系统身体检查。

二、精神分裂症

精神分裂症(schizophrenia)是一种最常见的重性精神病,在世界范围内公认的终身患病率在1%左右。这种障碍的主要治疗手段目前还是药物治疗,因此,心理咨询和治疗师对于此类患者,最重要的任务是尽早准确识别,之后转介到精神科进行门诊或者住院治疗。

1. 精神分裂症的概念

精神分裂症是一组病因未明的精神病,多起病于青壮年,常缓慢起病,具有思维、情感、行为等多方面障碍,而且精神活动不协调。该类求助者通常意识清晰,智能尚好,有的求助者在疾病过程中可能出现认知功能损害,自然病程多迁延,呈反复加重或恶化,但部分求助者可痊愈或恢复基本状态。

2. 精神分裂症的表现

精神分裂症的心理异常表现十分复杂而多样,其基本特点则是求助者的精神活动与现实环境相脱离,思维、情感和意志行为互不协调,甚至分裂。精神分裂症有如下表现。

(1)感知觉障碍。幻觉指的是求助者可以感知到不存在的事物,是精神分裂症的常见症状之一。精神分裂症的幻觉常在求助者意识完全清醒的状态下出现,听幻觉,特别是言语性幻觉最多见。幻觉的内容比较单调、缺乏变化,结构也简单或不完整,与现实生活缺乏联系或内容怪异。听幻觉的内容可能是对求助者下达某一指令，或对求助者的行为加以评论，也可能是讥笑、谩骂或威胁。

（2）思维障碍。这是精神分裂症最具有特征性的症状之一，主要表现在以下三个方面：①联想障碍，最初可表现为联想松散，严重时出现思维破裂，求助者谈话或写东西缺乏中心思想，上下文缺乏逻辑联系，联想逐渐变得更加支离破碎，令人不知所云；②逻辑障碍，求助者在思维过程中不能按照正常的思维逻辑规律来分析问题，而往往表现出概念混乱和一些奇怪的逻辑推理；③妄想，原发性妄想是精神分裂症的另一个特征性症状，这是一种突如其来的病理体验或直接感受，是凭空出现的，与求助者以前的思想和情感毫无联系的病理性观念。

（3）情感障碍。这是精神分裂症的常见症状之一。在疾病的急剧发作期，求助者的情感可出现不明原因的剧烈变化，多是由幻觉和妄想引发的强烈反应，可以表现为兴奋、激动、紧张、恐惧、焦虑、忧郁或突然情感爆发。随着病情逐渐发展，情感迟钝和情感淡漠往往成为求助者长期的主要症状，表现为对亲友缺乏热情，对家人态度冷淡，对是非善恶漠不关心，与别人的情感不发生共鸣。严重时，求助者对任何刺激均无动于衷。

（4）意志行为障碍。精神分裂症求助者多表现为明显的意志活动减退，对外界事物缺乏兴趣，不主动参加活动，经常处于沉思之中；不与周围人接触，整日闭门幽居或蒙头而卧；生活懒散、不修边幅、不注意整洁；孤僻、退缩，完全脱离现实。

（5）其他异常表现。注意力涣散通常在本病的早期便已出现。求助者表现出对日常生活漫不经心、工作粗枝大叶、丢三落四，与之交谈，常心不在焉。一般以随意注意障碍较为明显。

案例3-6

求助者，男性，32岁，公务员。

案例介绍：近几个月来，求助者开始自言自语，仿佛在和他人说话，同时还会伴有恐惧的表情。最近1个月，求助者的情况更加严重，躲在家里不肯出门，更不肯去上班，说是有人要谋害他。求助者要求报警，亲人朋友反复劝说无效，因此被家人强行带去心理咨询机构。

心理咨询师通过与求助者对话，获及以下资料：第一，求助者觉得有人要害他的原因："我听到的啊！总有人对我说'你是坏人，我们要为了正义除掉你'，可是我真的没做过什么坏事，但我怎么和他们解释都没有用，最近他们还派人监视我、跟踪我！"第二，求助者觉得有人在监视和跟踪的理由："我看见的啊！我每次到楼下，总能看见周围有人经过。走在路上的时候，总有各种车跟着我，这不就是在监视我、跟踪我嘛！对了，还有人经常骂我！我不知道谁在骂我！不过我每次打开电视机，就能听到里面有声音骂我'坏蛋'，只有关上电视机，这个声音才会消失。"

请思考：该求助者有哪些精神病性症状呢？你考虑他的诊断是什么？如果你是接待这位求助者的心理咨询师，下一步你该怎么做？

解析：该求助者至少具有两个典型的精神病性症状。其一是幻听，而且有两种幻听，一种是评论性幻听，如求助者听到"你是坏人，我们要为了正义除掉你"；一种是功能性幻听，如"我每次打开电视机，就能听到里面有声音骂我'坏蛋、坏蛋'，只有关上电视机，这个声音才会消失"。求助者同时听到电视机里的声音与骂他的声音，这两种声音同时出现、同时存在、同时消失。其二是妄想，如求助者感到"最近他们还派人监视我，跟踪我"。因此，该求助者具有典型的精神病性症状，最可能的诊断是精神分裂症，已经超出心理咨询和治疗的工作范围，目前最恰当的处理方法是转介到精神专科进行诊治。

三、心境障碍

心境障碍（mood disorder），旧称情感性精神障碍（affective disorder），是以明显而持久的情绪高涨或情绪低落为主的一种精神障碍。心境改变通常伴有整体活动水平的改变。其他症状大多是继发于心境和整体活动的改变，严重者可有幻觉、妄想等精神病性症状。心境障碍大多有反复发作倾向，每次发病常常与应激性事件或处境有关。心境障碍也是临床非常常见的一种精神障碍，需要进行系统治疗，心理咨询和治疗往往是辅助性的，在工作中要注意鉴别和转介。一般来说，心境障碍包括以下几种类型：躁狂发作、抑郁发作、双相障碍、持续性心境障碍等。

1. **躁狂发作**（manic episode）

这主要表现为情感高涨或易激惹、思维奔逸和精神运动性兴奋，故称"三高症状"。

（1）情感高涨。表现为一种强烈而持久的喜悦和兴奋。求助者往往眉飞色舞，谈笑风生，洋溢着欢乐之情。

（2）思维奔逸。求助者的联想过程明显加快，讲话口若悬河、滔滔不绝，但见解多肤浅片面，内容重复，自以为是。

（3）活动增多或精神运动性兴奋，严重的求助者往往日夜不停，又叫又唱又跳，甚至无法坐定进食，行为无明确目的。

2. **抑郁发作**（depressive episode）

以情感或心境显著而持久的低落为主要临床特征，伴有相应的思维与行为的改变。抑郁状态的主要特点是情绪低落、思维迟缓、言语动作减少，故称"三低症状"。

（1）情绪低落。这是抑郁症最核心的症状，抑郁心境程度不同，可从轻度心境不佳到忧伤、悲观、绝望。求助者感到心情沉重、高兴不起来、郁郁寡欢、度日如年、痛苦难熬、不能自拔。有些求助者也可出现焦虑、易激惹、紧张不安。

（2）思维迟缓。求助者表现为思维联想速度减慢、语量少、语速慢、注意力困难、记忆减退、脑子迟钝、思路闭塞，经常主诉"脑子变空了""很多事情想不起来了"。

（3）意志行为减退。求助者感到疲乏无力，甚至对洗盥、衣着等生活小事都感到困难费劲,力不从心。抑郁的大学生常表现出"不愿去上课""不愿说话""不愿做事""不愿参加社交活动"等行为。

(4) 兴趣减退、体验不到愉快感,是抑郁求助者非常常见的症状之一。求助者既往对生活、工作的热忱和乐趣减退,甚至对任何事都兴趣索然,常闭门独居,疏远亲友,回避社交。求助者常主诉"没有感情了""情感麻木了""高兴不起来了"。

(5) 自我评价过低,是对自我、既往和未来的歪曲认知,求助者往往过分贬低自己的能力、才智,以批判、消极和否定的态度看待自己的现在、过去和将来,这也不行,那也不对,把自己说得一无是处,前途一片黑暗。产生强烈的自责、内疚、无用感、无价值感、无助感,严重时可出现自罪、疑病观念。

(6) 消极悲观,内心十分痛苦、悲观、绝望,感到生活是负担,不值得留恋,以死求解脱,可产生强烈的自杀观念和行为。据估计抑郁自杀占所有自杀的比例为1/2~2/3,据长期追踪,抑郁求助者自杀身亡者约为15%~25%。

(7) 躯体或生物学症状,抑郁求助者常有食欲减退、体重减轻、睡眠障碍、性功能低下和心境昼夜波动等生物学症状,常见但并非每例都出现。典型的睡眠障碍是早醒,比平时早2~3小时,醒后不复入睡;求助者心境有昼重夜轻的变化,清晨或上午陷入心境低潮,下午或傍晚渐渐好转。

3. 双相障碍(bipolar disorder)

双相障碍主要表现为情绪高涨与情绪低落交错发作。在目前的诊断系统中,双相障碍主要分为两种类型。有一些求助者既有躁狂发作又有抑郁发作,这种情况被诊断为Ⅰ型双相障碍。另一些求助者仅有轻躁狂发作,又有抑郁发作,这种情况诊断为Ⅱ型双相障碍。

4. 持续性心境障碍(persistent mood disorder)

持续性心境障碍的特点主要有:持续性并常有起伏的心境障碍,每次发作极少严重到足以被描述为轻躁狂,甚至不足以达到轻度抑郁。因为这种障碍可以持续多年,有时甚至占据生命的大部分时间,因而造成相当大的痛苦和功能缺陷。持续性心境障碍的发作形式主要有:环性心境障碍,即反复出现心境高涨或低落;恶劣心境,即持续出现心境低落。

案例3-7

求助者,女,本科大二学生。

自诉:近一个多月来情绪低落,心情苦闷,觉得自己的思维很迟钝,记忆力下降十分明显,经常忘掉一些近来发生的事情。她经常思考自己活着的意义,发现自己的存在没有任何价值,进而想结束自己的生命,想着自己如果死了,家里人会怎样想,周围的同学会怎么看,自己生命的结束会给这个世界带来什么样的后果。近来这种想法越来越频繁和严重,每周会想两三次,有时要思考半个小时以上。不愿做任何事,觉得没兴趣,也不愿跟别人交往,就想一个人独处。上课经常睡觉,晚自习也不能坚持学习。

请思考：该求助者的症状特征是什么？你考虑她的诊断是什么？如果你是接待这位求助者的心理咨询师，下一步你该怎么做？

解析：该求助者主要的表现是情绪低落、思维迟缓、意志行为减退，而且有自杀意念，是比较典型的抑郁症的症状，最可能的诊断为抑郁症。目前最恰当的处理办法是：让其尽快去精神医学专科就诊，药物治疗和心理治疗可同时进行，密切监护是非常必要的。

案例 3-8

求助者，男性，42 岁。

因近一月来心情不好，整日长吁短叹，对于妻子催促他去上班感到愤怒。其妻陈述他年轻时是足球运动员，前些日子还热衷于组织本市各单位的足球比赛，东奔西跑，精力充沛，声称要为中国的足球事业做出贡献，但不知为什么热度突然下降。其妻回忆到这种忽冷忽热的情况以前也有过，但不像这次这么严重，脾气特别暴躁，并且有时想寻死。医院查不出病来，建议心理咨询。咨询时不断用双手捶打自己的头部，并说自己也不理解为什么会变成这个样子。

请思考：该求助者的症状特征是什么？你考虑他的诊断是什么？如果你是接待这位求助者的心理咨询师，下一步你该怎么做？

解析：该求助者主要的表现是情绪高涨和低落的波动变化，而且，有自杀意念，是比较典型的双相障碍。目前最恰当的处理是：尽快去精神医学专科就诊，以药物治疗为主。

四、应激障碍

应激障碍（stress disorder）是指一组主要由心理、社会因素引起异常心理反应导致的心理障碍，也称为反应性精神障碍，主要分为急性应激障碍、创伤后应激障碍和适应障碍。决定本组心理障碍发生的因素与生活事件和生活处境有很大关系，如强烈的精神创伤或生活事件或持续的困难处境，均可成为直接病因。

1. 急性应激障碍

急性应激障碍（acute stress disorder，ASD）又称为急性应激反应（acute stress reaction），为一过性障碍。无明显心理障碍的个体在遭受急剧而严重的应激性刺激后立刻发病，一小时内出现症状，几分钟内出现症状也很常见，临床表现的初期症状为"茫然"阶段，以茫然、注意狭窄、意识清晰度下降、定向困难、不能理会外界刺激为特点。应激源消除后 2～3 天症状消失，预后良好，缓解完全。求助者对于发作可有部分或完全的遗忘，部分求助者病程可达 1 个月左右，如麻木、情感反应迟钝、意识清晰度下降、不真实感、分离性遗忘、人格解体或现实解体等。

2. 创伤后应激障碍

创伤后应激障碍（post traumatic stress disorder，PTSD）是个体遭受异常强烈的精神应激后延迟发生的较持久的应激性心理障碍。通常在精神创伤性事件发生后数天至6个月以内起病，病程至少持续1个月，少数求助者持续多年不愈，成为持久的精神病态。其主要表现为反复出现闯入性的创伤体验、回避与情感麻木、持续的高警觉状态。

（1）闯入性再体验，主要有闯入性回忆。指与创伤有关的情境或内容在求助者的思维、记忆中反复地、不由自主地涌现，闯入意识之中，萦绕不去，也可在梦中反复再现。有时会出现"重演"性发作，再度恍如身临其境，出现错觉、幻觉、意识分离性障碍等。有时发生"触景生情"式的精神痛苦。持续时间可从数秒钟到几天不等，这种现象被称为闪回（flashback）。如曾有过直接参战经历的一位退伍军人，某天当一架直升机低空飞过时，他立刻匍匐在地，认为敌机即将发动进攻，惊恐万状地寻找掩身之处。求助者面临、接触与创伤性事件相关或类似的事件、情境或其他线索时，通常出现强烈的心理痛苦和生理反应。如事件发生的周年纪念日、相近的天气及各种场景因素都可能促发求助者的心理与生理反应。

（2）回避。为了减轻闪回带给求助者的痛苦，求助者会对创伤相关的刺激存在持续的回避反应。回避的对象不仅限于具体的场景与情境，还包括有关的想法、感受及话题，求助者不愿提及有关事件，避免有关的交谈，在创伤性事件后的媒体访谈及涉及法律程序的取证过程往往给当事人带来极大的痛苦。个别求助者会对创伤性情境出现心因性遗忘，经历的事件被排除于记忆之外，即使经过提醒，亦予以否认，或无法回忆其重要部分。回避的同时，还有被称为"心理麻木"或"情感麻痹"的表现。求助者在整体上给人以木然、淡漠的感觉。求助者自己感到似乎难以对任何事情发生兴趣，过去热衷的活动同样兴趣索然；感到与外界疏远、隔离，甚至格格不入；难以表达与感受各种细腻的情感；对未来意懒心灰，轻则听天由命，严重时可能万念俱灰，甚至自杀。这种回避反应一方面是个体的一种自我保护机制，但另一方面也会延缓个体PTSD的复原。

（3）警觉性增高。表现为过度警觉，惊跳反应增强，易激惹性增高，很难集中注意力，对声音敏感，容易受到惊吓。遇到与创伤事件相似的情境，会出现明显的焦虑躯体症状，如心悸、出汗、肌肉震颤、面色苍白或四肢发抖；还有睡眠障碍，主要是入睡困难和易惊醒；往往伴有焦虑、抑郁情绪和睡眠障碍，少数人会出现消极意念或有自杀企图。

3. 适应障碍

适应障碍（adjustment disorder，AD）是一种主观痛苦和情绪紊乱的状态，通常出现于明显生活改变，如考入大学，或者应激性事件后，包括患有或可能患严重躯体疾病的适应期间。求助者常常具有一定程度的人格缺陷，症状以烦恼、抑郁等情感障碍为主，同时有适应不良的行为障碍或生理功能障碍，社会功能通常受损。临床症状与年龄有某些联系，成年人以抑郁症状多见，青少年以品行障碍常见，即攻击或敌视行为，儿童则表现为退行性现象，如尿床、幼稚言语或吸吮拇指等。应激源可能影响到个体社会网络的完整性，也可能影响到较广泛的社会支持系统及价值系统；也可能仅涉及个体本人或其所属的团体或社区。

案例 3-9

小谭，男，大学生，朋友评价他是个热心的阳光大男孩。汶川地震时，小谭报名赴灾区做志愿者，帮助了很多人，当时整天忙碌，并未感觉到不适。他回到家睡了一觉起床后，突然感到心情非常低落，眼前不时地出现灾区的惨烈情境，晚上常常在噩梦中惊醒。之后小谭整日窝在家中不出门，也不愿与人交谈，不看电视，生怕听到有关汶川、地震、孩子等敏感词汇，一旦听到，就会出现心动过速、出汗、面赤的症状，同时眼泪止不住地流。

请思考：小谭的症状特征是什么？你考虑他的诊断是什么？如果你是接待这位求助者的心理咨询师，下一步你该怎么做？

解析：小谭是在赴灾区进行救援之后出现了明显的精神症状，头脑中经常出现创伤性场景，并伴有噩梦惊醒、不敢外出等症状，是比较典型的创伤后应激障碍。目前最恰当的处理是：尽快去精神医学专科就诊，做出明确的诊断以及严重程度的判断，密切监护和家人的支持也是非常必要的。

五、人格障碍

人格障碍（personality disorder），指个体人格特征明显偏离正常，具有一贯的反映个人生活风格和人际关系的异常行为模式，但这种模式显著偏离特定的文化背景和一般认知方式，明显影响其社会功能与职业功能，造成对社会环境的适应不良。有些求助者对此感到痛苦不已，虽然无智能障碍，但适应不良的行为模式难以矫正。仅少数求助者成年后，通过社会学习，不良行为模式在某种程度上可有部分改善。人格障碍通常开始于童年期或青少年期，并长期持续发展至成年或终生。常见的人格障碍有以下几种。

1. 偏执型人格障碍

偏执型人格障碍者以猜疑和过度敏感为特征，求助者的心理语言是这样的：他人是不可信的，他人是狡诈的、欺骗的、危险的，他人总想算计我、贬低我、嘲笑我、背后议论我，他们对我好是想利用我，我不能相信任何人。因此，在生活和工作中，这类人格特征求助者容易与别人发生摩擦，难与领导相处，也易与同事不和，多见于男性。

2. 分裂型人格障碍

分裂型人格障碍者性格孤僻、行为怪异，不能适应环境，他们不想与其他人保持什么关系，十分冷漠，别人难以接近。

3. 反社会型人格障碍

反社会型人格也称精神病态或社会病态、悖德型人格。反社会型人格障碍是心理学家和精神病学家最为重视的。此类人格障碍者引起的违法犯罪行为最多，其共同心理特征是：具有情绪的爆发性，行为的冲动性；对社会对他人冷酷、仇视、缺乏好感和同情心；缺乏责任感，缺乏羞愧悔改之心；不顾社会道德法律准则和一般公认的行为规范，经常发生反社会言行；不能从挫折与惩罚中吸取教训，缺乏焦虑感和罪恶感。

4. 冲动型人格障碍

冲动型人格障碍，又称爆发型或攻击型人格障碍，是青少年和中青年人中常见的一种人格障碍。此类人格障碍者主要表现为情绪不稳定，常因微小的精神刺激突然爆发非常强烈的愤怒情绪和冲动行为，且自己完全不能克制。冲动型人格障碍求助者的心理语言是这样的：我可不是好惹的；我控制不了自己的情绪；我一冲动起来就失去了自控力，做事丝毫不计后果。他们在情绪爆发的间歇期是正常的，而且对发作时的所作所为感到懊悔，但不能防止再次发生。

5. 表演型（癔症型）人格障碍

表演型人格障碍又称癔症型、戏剧化人格障碍，各种年龄段都可能发生。该病较多发生于少年期后半阶段，随着年龄的增长，人格逐渐趋向成熟，到中年期可以明显缓解。此类人格障碍者的特征表现：情绪带有戏剧化色彩，易变化；具有高度的暗示性和幻想性和自我中心；喜欢得到别人的注意和夸奖，只有投其所好才满足自己的心意，并表现出欣喜若狂。

6. 强迫型人格障碍

强迫型人格障碍是指因刻意追求完美，自我常有不完善感。此类人格障碍者的心理语言是这样的：我追求完美；我需要秩序、规则；我必须按照规则做事，每一个环节都十分重要；我十分重视细节，每件事我都必须做得十分完美；如果我哪次失败了，我就完蛋了；我对别人十分苛刻，总是挑剔他人；我告诉别人：你们必须做得更好些，哪怕一点点的失误我都不允许，你们应该做得十分完美，你们不应该出现任何失误。

7. 焦虑型人格障碍

焦虑型人格障碍者以一贯感到紧张、提心吊胆、不安全及自卑为特征，总是需要别人表现出喜欢和接纳，对拒绝和批评过分敏感，因习惯性地夸大日常处境中的潜在危险而表现出回避某些活动的倾向。

8. 依赖型人格障碍

依赖型人格障碍是一种过分顺从别人的意志、严重缺乏独立性的人格障碍。主要临床表现是自感无能、极端顺从和缺乏活力。

案例 3-10

文平，男，19岁，因拒绝上学及外出两年来到咨询室。家长诉两年前，即高中二年级开始,文平不想上学了,然后一直因各种理由把自己关在房间内,不愿意和其他人接触。经询问病史发现,文平自小便很害羞,不愿意在众人面前说话。小学的时候甚至不敢和高一年级的学生说话,初中时成绩不错,能有两个朋友说得上话。高中后成绩不如别人,曾经暗恋过一个女孩,但是被同班同学发现,并且宣传了出去,开始成绩下滑,总是担心别人会批评他,担心自己说话不正常,去便利店购物也要担心一段时间,准备好台词和动作后才能走进店铺。拒绝上学后一直在家中,与父母很少沟通,只是一直在上网和玩游戏,偶尔弹钢琴。两年内没有与朋友交流,仅有的交流是网络上未曾见面的网友。文平对咨询师说,自己是一个怪人,虽然在家中非常孤独,但是如果要外出和其他人见面和说话,则感到非常痛苦和难受,因为总是要担心被指正、被批评,所以倒不如一直在家。

请思考:文平的症状特征是什么?你考虑他的诊断是什么?如果你是接待这位求助者的心理咨询师,下一步你该怎么做?

解析:文平的症状特征是高度敏感的负性评价预期和持续出现的社交回避。目前考虑他存在焦虑(回避)型人格障碍,较为恰当的处理是:尽快去精神医学专科就诊,做出明确的诊断以及针对严重程度的判断进行持续的心理治疗。

六、神经症

神经症(neurosis)是一组心理障碍的总称,主要表现为焦虑、烦恼、抑郁、恐怖、强迫、疑病症状或各种躯体不适感,求助者深感痛苦且妨碍心理功能或社会功能,但没有任何可证实的器质性病理基础,病程大多持续迁延或呈发作性。神经症主要包括恐怖症、焦虑症、强迫症、神经衰弱等类型。

1. 恐怖症

恐怖症(phobia)是指接触到特定事物或处境时具有强烈的恐惧情绪,求助者采取回避行为,并伴有焦虑症状和植物性神经功能障碍的一类心理障碍。求助者所害怕的物体或处境是外在的,尽管当时并无真正危险,但求助者仍然极力回避所害怕的物体或处境。求助者知道自己的害怕是过分的、不应该或不合理的,但这种认知并不能阻止恐怖发作。引起恐惧的物体或情境非常多,概括起来主要包括三种类型:场所恐怖症、社交恐怖症和特殊恐怖症。恐怖症在人群中非常常见。

(1)场所恐怖症(agoraphobia)。求助者害怕的对象主要为某些特定的环境,如广场、闭室、黑暗场所、拥挤的场所、交通工具(如拥挤的船舱、火车车厢)等,其关键临床特征之一是过分担心处于上述情境时没有即刻能离开的出口。

(2)社交恐怖症(social phobia)。主要表现为对一种或多种人际处境持久的强烈恐惧和回避行为。恐惧的对象可以是某个人或某些人,也可以相当泛化,包括除了某些特别熟悉的亲友之外的所有人。具体可表现为:恐惧被别人注视,恐惧自己会做出丢脸的言谈举止或尴尬表情;或者由于旁边有人而恐惧得手发抖以致无法写字等。由于害怕,他们拒绝参加各类聚会，也可能回避所有公众场合，如餐厅、剧场和公共车辆等。除了焦虑外，还有面红、心慌、震颤、出汗、恶心、尿急等症状。

（3）特殊恐怖症（specific phobia），又称为简单恐怖症，是指对存在或预期的某种特殊物体或情境的不合理恐惧。最常见的恐惧对象包括某些动物，如狗、猫、蛇、老鼠；昆虫，如蜜蜂、蜘蛛；高处、雷电、黑暗、外伤或出血、锐器等。特殊恐怖症以儿童为常见。

案例3-11

志强，男性，39岁。一天，他在开车的时候遇上塞车，在路上塞了半个小时，他突然感到心慌、呼吸困难，感到非常害怕，而且在路上无法立即下车，于是恐慌持续很久。待到可以路边停车时，志强害怕极了，不停地打电话给家人，过了10多分钟才慢慢缓过来。自此之后，志强非常害怕塞车，每次塞车均出现心慌、出汗、手抖、呼吸困难，甚至当塞车时间久了，会担心自己死在路上，故而频繁出现濒死体验，需要立刻停车下车。志强曾经在医院检查，未发现任何异常。找不到原因的难受，这让志强更为痛苦。

请思考：志强的症状特征是什么？你考虑他的诊断是什么？如果你是接待这位求助者的心理咨询师，下一步你该怎么做？

解析：志强的症状特征是场所恐惧，在塞车时有明显的担忧，害怕不能走出塞车处境，伴有明显生理反应。虽然知道身体无异常，但却持续出现症状，担心无法消除，并有明显痛苦感。较为恰当的处理是，在精神医学专科就诊，做出明确的诊断后进行药物治疗和心理治疗。

2. 焦虑症

焦虑症（anxiety disorder）是一种以焦虑情绪为主的神经症。主要分为惊恐障碍和广泛性焦虑两种。

（1）惊恐障碍（panic disorder），指的是突然出现的急性焦虑发作，通常伴有一些躯体症状和灾难临头的想法，以反复出现的惊恐发作为原发的和主要临床特征，并伴有持续地担心再次发作或发生严重后果。惊恐发作常突然产生，通常持续20～30分钟，极少有超过1小时者，在10分钟左右症状达到高峰。最主要的精神症状是极度的恐惧，好像即将死去或失去理智，而且求助者不知道自己恐惧由何而来。同时伴有许多急性发作的躯体症状，如感到心悸，好像心脏要从口腔里跳出来；胸闷、呼吸困难，透不过气来，好像即将窒息；面部潮红或苍白、步态不稳、震颤、出汗、恶心等植物神经过度兴奋症状。

惊恐障碍大多在成年早期发病，年龄范围为15～40岁，不过此障碍在各个年龄段均可发生。长期随访发现，大约50%求助者完全缓解，约20%基本无变化。多数求助者发病前功能状况良好。症状持续时间短暂者，大多预后较好。

（2）广泛性焦虑障碍（generalized anxiety disorder，GAD）。主要表现为经常和持续

的无明确对象或具体内容的紧张不安，或对现实生活中的某些问题过分担心或烦恼，同时以伴有显著的植物神经功能兴奋和过分警觉为特征的一种慢性焦虑障碍。求助者总担心未来有什么不测的事情将要降临在自己或亲人的头上，终日心烦意乱，这被称为期待性焦虑，是本病的核心症状。

求助者的症状与现实生活似乎有些联系，然而其担忧的内容及严重程度跟日常生活中的琐事是很不相称的。焦虑的内容完全取决于日常生活环境中的变动，没有中心主题，也没有明确的社会倾向性。焦虑的同时常伴有易激惹、注意力集中困难、难以作决定以及害怕犯错误。求助者常诉记忆力减退，实际上是因注意力不能集中导致的识记困难。由于过度焦虑妨害了工作效率和生活，反过来更加重了求助者的焦虑症状。

3. 强迫症

强迫症（obsessive-compulsive disorder，OCD），主要特征不能为主观意志所克制，反复出现冲突性的观念、意向和行为。求助者能够认识到这些观念和行为是毫无意义的、不合理的，但仍然会引起显著的焦虑或痛苦。此病大多在青春期前后或成年早期起病，但也有些病例起病年龄更早，在儿童中也不少见。

临床上根据其表现，强迫症状分为强迫观念（obsessions）和强迫行为（compulsion）两类。如求助者对日常生活中的一些事情或自然现象，寻根究底，反复思考，明知缺乏现实意义，没有必要，但又不能自我控制，如"到底是先有鸡还是先有蛋""刷牙必须每次刷8个来回，多了或少了都要重来？"等。求助者对自己言行的正确性反复产生怀疑，明知毫无必要，但又不能摆脱。而强迫行为指的是求助者为克服内心焦虑而不断重复一些明知不必要的琐事行为，如出门时因怀疑煤气是否关紧而反复关煤气，因担心门和抽屉是否锁好而反复检查，等等。求助者因为这些行为耗费了时间和精力，明知不必要而无法控制，直到焦虑缓解方能停止。

强迫症状常常迁延发展，随着时间推移常常影响与其他人，尤其是与求助者家属之间的人际关系，妨害正常的工作和生活。焦虑症状几乎在每一强迫症求助者中均存在，只是程度不同而已。仪式行为有时可能缓解焦虑，有时却加重焦虑，这取决于若干不同的情况和因素。继发性抑郁也不少见，大约1/2的求助者表现出抑郁症状。

案例3-12

小芳大三时在一家医院实习期间，不小心身上沾到了病人的呕吐物，她感到非常恶心，立刻找地方洗澡并换掉所有的衣服和鞋子。当晚回家后，她仍感觉自己身上很脏，反复洗澡五六次，晚上睡觉的时候感觉整个床上都有病人呕吐物的残留，又换洗了所有的床单和被子。尽管理智告诉她，已经很干净了，但是她就是控制不住自己的行为。后来发展到不戴手套就不接触任何东西，坐椅子前先用酒精消毒，别人不小心碰到了她，她就把所有衣服扔掉并不停洗澡，直到认为洗干净为止。每天如此的"清洁"使她疲惫不堪，严重影响了工作，小芳感到很痛苦，但就是控制不住自己。

请思考：小芳的症状特征是什么？你考虑她的诊断是什么？如果你是接待这位求助

者的心理咨询师，下一步你该怎么做？

解析：此案例是典型的强迫症。小芳的行为伴有强迫与反强迫特征。一方面，她难以停止地去清洗床单和其他密切接触的衣物；另一方面，她想停下不去清洗却感到痛苦。小芳对症状有自知力，但无法控制。这类求助者符合强迫症特征，可在精神科就诊服药，配合心理治疗。

4. 神经症性表现与神经症的区别

（1）促发因素不同。各种神经症最基本、最核心的症状表现是焦虑症状。正常人的焦虑反应与客观威胁密切相关，如面临一次严峻的考验和重大考试之前，紧张、焦虑是非常正常的，没有任何紧张和焦虑的个体，考试时不能充分调动自己的心理能量，反而成绩不佳；而神经症性的焦虑往往没有明显的客观威胁。如某一大学生恐高、恐电梯，其实，高楼、电梯本身并不会威胁到他的生命安全，他自己也非常清楚这一点，但是就是控制不了自己，每到要登高、乘电梯时，他就表现得惶恐不安。

（2）症状产生的原因和转化规律不同。神经症性症状与现实刺激的影响密切相关，当生活事件解决时，如严峻考验过去，或者重大考试结束，正常人的神经症性症状会自然缓解，情绪恢复到原来轻松愉快的状态；而神经症求助者症状的产生与个性特征和早年经历等密切相关，症状可能持续存在，迁延难愈，如果个性不发生改变，不经过长程系统的心理治疗或者药物治疗，神经症的症状很难治愈。

（3）持续时间不同。一般人的神经症性表现有一定的时限性，通常是非常短暂的，人们通过自我调适，充分发挥自我心理防卫功能，能恢复心理平稳。如大学生在某段时间内，头脑里反复思考某一问题，或者洗手次数增多，但如果只持续一两周或者偶尔有这些症状，则属于正常的神经症性症状；而真正确诊的神经症求助者的症状常持续存在，少则几个月，很多长达数年或者数十年，甚至不经治疗难以自行缓解，症状还会逐渐恶化。

（4）严重程度不同。正常人的神经症性症状程度一般较轻，自己能够控制，如感到紧张、恐惧时，通过向人倾诉、参加体育锻炼，转移注意力后，症状很快消失，或者虽有神经症的症状，但能够坚持正常的学习、工作和生活，对社会功能的影响不大。神经症求助者程度较为严重，并且影响求助者的工作、学习和生活，自己很难控制症状，无法适应社会，严重影响其社会功能。

七、躯体形式障碍

躯体形式障碍（somatoform disorders）是一类以各种躯体症状为主要临床表现，但不能证实有器质性损害或明确的病理生理机制存在，反而有证据表明或者至少有理由怀疑其是与心理因素密切相关的一种心理障碍。这类求助者常反复陈述躯体不适，四处求医不断要求给予医学检查和治疗，但实验室检查结果阴性，即使有医生的解释也难以打消其顾虑。本障碍通常女性居多，为慢性波动性病程。

1. **躯体化障碍**

躯体化障碍是一种以多种多样、经常变化的躯体症状为主的心理障碍。症状可涉及身体的任何系统或器官，最常见的是胃肠道不适（如疼痛、打嗝、反酸、呕吐、恶心等）、异常的皮肤感觉（如瘙痒、烧灼感、刺痛、麻木感等）、疼痛不适等，性及月经方面的主诉也很常见。求助者反复求医，但各种医学检查都不能证实任何器质性病变，或器质性病变程度不足以解释其躯体症状的严重程度。要诊断此症，病程需在两年以上，长期的病程往往导致求助者在社会、人际及家庭方面出现严重障碍。

2. **疑病症**

疑病症是一种对自己身体健康状况过分关注，担心或相信患有一种或多种严重躯体疾病，经常述说躯体不适，反复就医，但经各种医疗检查均不能证实疾病存在的心理障碍。它的核心表现是焦虑或恐惧，特别是对自己患有严重疾病可能性的焦虑或恐惧，但其担忧的严重程度与求助者实际健康状况很不相称。这类求助者对自己身体的变化十分敏感，身体功能任何微小变动，如心跳、腹胀等都会引起求助者注意，进而引发焦虑或恐惧。

3. **持续性躯体形式疼痛障碍**

持续性躯体形式疼痛障碍又称为心因性疼痛，主要表现为各种部位的持久性疼痛，求助者感到痛苦或影响社会功能，但对其不能用生理过程或躯体疾病做出合理解释，经检查也未发现与主诉相应的躯体病变。求助者主诉疼痛常见的有头痛、腰背痛、慢性盆腔痛等，其他任何部位也可发生疼痛。临床有证据表明，心理因素或情绪冲突直接导致了疼痛的发生。求助者常以慢性疼痛作为其突出症状反复求医，往往使用过多种药物治疗或其他治疗，但不能得到确切疗效。求助者发病高峰年龄在 30～50 岁之间，女性是男性的 2 倍，病程迁延常持续 6 个月以上。

4. **躯体形式自主神经紊乱**

躯体形式自主神经紊乱是一种主要受自主神经支配的器官系统，如心血管、胃肠道、呼吸、泌尿生殖系统发生躯体障碍所致的神经症样综合征。求助者在自主神经兴奋症状（如心悸、出汗、口干、脸部潮红）基础上，又发生了非特异的，但更有个体特征和主观性的症状，如部位不定的疼痛、心前区不适、呼吸困难、上腹部不适或烧灼感、尿频或排尿困难、沉重感等，经医学检查这些症状都不能证明有关器官和系统发生了躯体障碍。

案例 3-13

李某，男，28 岁。初中时，他听老师上课讲广东是全世界鼻咽癌发病率最高的地区后，一直担心自己会患鼻咽癌。从此，只要鼻子有一点点感觉不舒服，他就到医院进行检查，几乎每周要去一次医院检查鼻子。曾先后去省级、市级、县级等 20 余家医院，经过多位医生的检查，做过多次所有鼻病有关的检查，均没有发现任何异常，但就是打消不了他可能患有鼻咽癌的想法，他心里非常苦恼、担心。前段时间，因为重感冒连续几天鼻塞，更加深了他的怀疑，他认为自己一定是鼻咽癌晚期，无法医治了。

请思考：李某的症状特征是什么？你考虑他的诊断是什么？如果你是接待这位求助者的心理咨询师，下一步你该怎么做？

解析：这个案例具有典型的疑病症临床表现，总是觉得自己罹患了身体疾病，尽管各种检查均为阴性，仍无法打消其虑疑。疑病症属于躯体形式障碍的典型代表。由于疑病症的药物治疗并不理想，目前较好的建议是在小剂量的药物治疗下，有一个长期就诊的医生随诊，配合心理治疗。

思考题
1. 简述鉴别分析求助者心理问题的要点。
2. 简述器质性精神障碍与功能性精神障碍的区别。
3. 怎么样界定心理不健康的类型？

第四章 心理咨询的基本技术

【本章要点】
1. 了解心理咨询的各种基本技术。
2. 重点掌握参与性技术、影响性技术的定义，学会运用参与性技术澄清问题，启发、引导求助者进行自我探索和实践，学会运用影响性技术对求助者实施干预，帮助求助者解决心理问题，促进咨询目标实现，促进求助者成长与发展。

【关键词】
参与性技术（participatory technology），重复技术（repeating technique），内容反应（content reaction），情感反应（emotional reaction），具体化（specific），面质技术（confrontation），影响性技术（influence technology），一般化（general），即时化（instant），指导技术（guidance technology），情感表达技术（emotional reflection technology），内容表达技术（content reflection technology），自我开放（self opening），非言语咨询技术（non-verbal counseling techniques）

心理咨询与治疗是为了达到预定目标的一种交流方式，这种交流是通过言语和非言语的形式来进行的。为能够更有效地促进求助者的变化，咨询师应该学会运用心理咨询的基本技术。本章介绍参与性咨询技术、影响性咨询技术和非言语咨询技术。

第一节 参与性咨询技术

参与性技术（participatory technology）是指咨询师在心理咨询的过程中为了实现咨询目标，促进求助者成长与发展而使用的用来澄清问题，引导、启发求助者进行自我探索和实践的技巧。参与性技术有很多，其中常用的有倾听、提问、鼓励、重复、情感反应、内容反应等技术。

一、倾听

倾听（attending），有参与、专心、注意之意，是指借助言语或非言语的方法和手段，使求助者能详细叙述其所遇到的问题，充分反映其所体验的情感，完全表达其所持有的观念，以便咨询师对其有充分和全面的了解和准确把握的过程。

倾听是心理咨询的第一步，是咨询师的基本功，也是建立良好咨询关系的基本要求。倾听既是咨询师职业理念的体现，也是咨询师咨询技能的展现。倾听不只是单纯地听，还包含着更多的反应，咨询师还要借助言语的引导，不但要真正"听"出，还要真正"感悟"到求助者所讲述的事实、体验的情感和持有的观念等。

1. 如何倾听

正确的倾听要求咨询师以机警和共情的态度深入到求助者的感受中去，细心地注意求助者的言行，注意对方如何表达问题，如何谈论自己及与他人的关系，以及如何对所遇到的问题做出反应，还要注意求助者在叙述时的犹豫停顿、语调变化以及伴随言语所呈现出的各种表情、姿势和动作等，从而对言语做出更完整的判断。

【倾听举例】

求助者谈及自己的人际关系时，可能有以下不同的表述方法：一是"我和他人有矛盾"；二是"我没有处理好某些事情，造成人际关系紧张"；三是"别人故意找我的茬，造成人际关系紧张"；四是"真倒霉，自己赶上这么一个破单位"。

从这些不同的表述中，可以洞悉有关求助者的自我意识与人生观的线索。第一种是对人际关系客观的描述；第二种可看出，求助者内归因倾向非常明显，并以负责的态度作了自我批评，表明求助者遇事可能容易内归因、自省自责、自卑退缩；第三种表明是他人过错，不是自己的责任，表明求助者遇事可能容易外归因，可能推诿，容易有攻击性；第四种则表明宿命论色彩，遇事易认命。所以，求助者在描述人和事时所使用的词语或结构，有时往往会比事件本身更能反映出求助者的特点。通过倾听，咨询师可以很好地把握这些内容。

（1）倾听应有一个框架。倾听至少包括三个方面：一是求助者的经历，即到底发生了什么事，如求助者谈到自己无缘无故被老板批评了一顿，这就是他的经历；二是求助者的情绪，如求助者谈到受批评后心里感到委屈，还有些愤怒；三是求助者的行为，如他谈到当时想不通，忍不住与老板顶了几句等。除了这三个基本方面，还有求助者的认知和人格特点等，咨询师可以根据求助者的特点，归类掌握这些信息。

（2）倾听要认真和深入，关注求助者所有的心理和行为信息。也就是说，倾听不仅要理解求助者的言语信息，包括表层含义和深层含义，或者说字面之意与言外之意，还要关注、留意他的非言语信息，要深入到求助者的内心世界，细心注意他的所思所想和所作所为，注意他如何表达自己的问题，如何谈论自己与他人的关系，如何对所遇到的问题做出反应。只有将倾听与关注这两个方面结合起来，才有完整、准确的理解。通过倾听，咨询师可以把握求助者的问题、原因、程度、个性等，把握事情的前因后果、内在逻辑关系等。

（3）倾听应该积极与接纳，摒弃偏见。倾听不应带偏见和限制，不能作价值评判。对求助者要无条件尊重和接纳，在他诉说时，为获取完整的信息，对其谈话的内容不要表现出惊讶、厌恶、奇怪、激动或气愤等神态和情绪反应；不要随便打断他的话，不要过早地做出反应。带着偏见的倾听通常会使倾听的内容因过滤和选择而不全面和不准确，容易导致信息交流的歪曲或双方会谈的中断。对求助者的谈话要无条件地尊重和接纳，只有接纳了，才能用心倾听，才能真正做到倾听。

（4）倾听者应该参与其中，敏于反应，给予鼓励性回应。倾听最基本的作用在于鼓励求助者把他的观念和感受表达出来，因此，倾听应是积极地对求助者传达的全部信息做出反应的过程。尤其要注意观察求助者在叙述时的犹豫、停顿、语调变化以及伴随着语言出现的各种表情、姿势、动作等，从而做出更完整的判断。

2. 倾听的注意事项

咨询师出现以下错误行为时，往往被视为不重视倾听、不愿意倾听。

（1）打断求助者，作道德或正确性判断。咨询师如果不能把握倾听的正确含义，可能不接纳求助者，表现为打断求助者，同时作道德或正确性判断。

【评判性倾听举例】

一位与多人存在婚外感情的求助者表达其困惑，咨询师可能因道德观不同而不愿意进行倾听，很可能打断求助者，连声叫停，并对求助者的言行作道德上或正确与否的评判。

错误的回应："你这么缺德啊，这不是害人害己吗！""你这种想法完全是不符合社会道德的！"由于打断了求助者，自然影响了求助者的表达。

正确的回应："我听明白了，你和其他人士有婚外感情，请你继续讲。"咨询师接纳了求助者与多人存在婚外感情，但没有做出评价。

尽管强调咨询师的价值观是中立的，但是并非说不能作评判，咨询师应理解的是：第一，不作或尽量少作这样的评判。第二，不要轻易做出评价，咨询师是否对求助者进行评价，应该遵循是否有利于咨询的原则。第三，不要在求助者还在叙述问题时就评判，应该等到求助者完整地表达完某一方面的问题时再进行评价。第四，不要仅仅只作判断而没有具体、有说服力的解释。

（2）干扰和转移求助者的话题。咨询师在倾听时，抓不住关键问题，容易发生不愿意倾听某些方面的内容，而常常打断求助者的叙述而转移话题，求助者可能无所适从，不知道该怎样表达。这需要咨询师加强理论学习，厘清逻辑关系，同时应有耐心，认真地倾听，仔细地思考和判断。

（3）不适当地运用咨询技巧。常见的失误是询问过多。有些咨询师没有很好地理解倾听，在咨询中不断提出问题，求助者只是被动提供资料，且处于一种被询问而无奈的状态之中，则不利于充分表达自己。让求助者充分表达自己是非常重要的，一是起到宣泄作用，二是提供资料。许多情况下，求助者往往不知道自己的问题在哪里，根源是什么，咨询师只有倾听得当，才会渐渐理出头绪，找到问题及根源所在。所以在通常情况下，咨询师应尽量多听少问，待非问不可时再问。

另外，常见的失误是概述过多。有些咨询师在咨询中非常主动、过多地进行概括。这样做的结果一是占用时间太多，二是让求助者觉得咨询师的领悟力不足，一定要通过概述和得到求助者多次反馈才能搞清楚问题。咨询中应尽量促使求助者表达，启发引导求助者自己进行概括，尤其对于那些文化程度较高、表达能力强的求助者，更应避免概述过多。对于倾听，咨询师应该把握的原则是：可问可不问时，少问或不问；可说可不说时，少说或不说；求助者讲的都要倾听。

（4）不适当的情感反应。咨询中需要对求助者共情，适当表达情感反应。但如果次数过多或程度过重，反而对求助者产生某种不良的心理暗示，强化了其不良情绪。如"你感到很伤心""你觉得很委屈""你心里觉得受了很大的污辱"等，有时反而煽起或扩大了求助者的情绪，使求助者觉得似乎真是这样。尤其当求助者比较信任或崇拜咨询师时，咨询师的话就更有分量，其暗示作用就更强。而对于那些自知力、判断力较强的求助者，则会觉得咨询师太啰唆，反应不准确，心里可能会感到不舒服。因此，情感反应适时适度很重要，表达情感需要因人而异，对于有的求助者，询问、概述、情感反应20次都不算过度，而对有的求助者，或许10次就过多了。重要的是，咨询师要多体会、多思考、多实践，逐渐摸索出适合不同求助者的不同方法。

（5）轻视求助者的问题。有些咨询师对求助者缺乏共情，认为求助者的问题是小题大做、无事生非、自寻烦恼，因而流露出轻视、不耐烦的态度。如某位求助者诉说自己在单位不受重视，有时别人请吃饭不叫自己，有些好事没有自己的份。咨询师可能认为求助者幼稚，居然为请客吃饭的问题苦恼，因而不愿意倾听下去。虽然求助者的有些问题在他人看来没有什么，但对于求助者而言却是极其困扰的难题，因为求助者的思维方式、认知模式影响了他对事物做出客观、理智的评价，这也就是其心理问题的特点。对于咨询师来说，重要的是如何让求助者真实地感知到问题的性质，转变其观念。轻视求助者的问题，从某种意义上说明咨询师还不了解心理问题的实质，也说明咨询师还缺乏共情的特质。

（6）急于下结论。不进行倾听的咨询师往往在真正了解求助者所述事情真相之前，便急于下结论，匆忙开始咨询，提供咨询意见。这有许多弊端：求助者感到咨询师没有耐心听自己述说，会因为讲话被打断而扫兴，容易影响良好咨询关系的建立；咨询师对求助者问题的把握会因此不够全面、准确，若求助者意识到了这一点，就会对咨询师所作的判断和提供的意见表示怀疑；由于倾听不够，咨询师对求助者的个性、思维方式、情感特点等就可能缺乏了解，把握不准，从而影响工作的针对性和有效性等。

二、提问

咨询师为了了解和把握求助者的问题、原因、程度等，需要对求助者进行提问，常用的提问方式有开放式提问和封闭式提问两种。

1. 开放式提问

所谓开放式提问（open questions），就是咨询师提出的问题没有预设的答案，求助者也不能简单地用一两个字或一两句话来回答，它能引出一段解释、说明或补充资料，从而尽可能多地收集求助者的相关资料信息。开放式提问一般在收集资料时使用。开放式问题常以什么、怎样、为什么、能不能、愿不愿告诉我等形式发问。开放式提问是多数咨询师认为较适用的一种提问方式。

一般来说，咨询开始或转换话题时大都采用开放性提问，这类问题被一些咨询师认为是最有用的咨询技术之一，它能促使求助者主动、自由地敞开心扉，自然而然地讲出更多的有关情况、想法、情绪等，而无须搜肠刮肚地回忆和思考。咨询师以不同词语开始的提问，得到的求助者回答也不同，包括以下几种具体的形式，不同的询问用词可导致不同的结果。

【开放式提问举例】

（1）以"什么"来提问，往往引出一些与问题有关的特定的事实资料。如"当时你有些什么反应？""还有什么人在场？""那么以后又发生了什么事情？""你为解决这个问题做了些什么呢？"

（2）以"怎样""如何"来提问，会引出求助者对事情经过的描述及其对此问题的想法和情绪反应，往往牵涉某一事件的过程、次序或情绪性状况。如"对这件事你是怎样看的？""你是如何知道别人的这些看法的呢？"

（3）以"为什么"来提问，会引出一些理由、原因及合理的解释，从中找出求助者对某事所产生的看法、做法、情绪等原因。如"你当时为什么那样做？""为什么你觉得这样不公平？""为什么你说别人都看不起你？"

（4）以"能不能""愿不愿意"等来提问，可以说是最为开放的问题了，一般都会得到一个较为满意的答复，这种问题可促使求助者的自我剖析、自我探索。如"能不能告诉我，这事为什么使你感到那么生气？""可不可以告诉我，你是怎样想的？"

开放性提问要建立在良好的咨询关系的基础上，否则求助者可能产生被讯问、被窥探、被剖析的感觉，从而产生怀疑和抵触情绪。

2. 封闭式提问

封闭式提问（closed questions），是指提出答案有唯一性、范围较小、有限制的问题，提问时给求助者一个框架，让求助者在可选的几个答案中进行选择。在咨询活动中，当会谈内容较为深入，需要进一步澄清事实、缩小讨论范围或集中探讨某些特定问题的时候，可以适当采用封闭性提问。当求助者的叙述偏离正题时，还可以用封闭式提问适当地中止其叙述，并避免会谈过分个人化。封闭式提问所提出的问题经常使用"是不是""对不对""要不要""有没有"等词，而回答也是"是""否"式的简单答案。如"你读了多少年的书？""你出生在哪里？"等，答案只能是一个具体的数字或信息。

在晤谈中，封闭式提问虽属必要，但由于它限制了求助者进行内心探索和自由表达，使谈话趋于非个人化，因而不宜多用。而且，一连串的封闭性提问后，求助者常常变得被动、迷惑和沉默。过多的封闭性提问会使求助者产生被讯问的感觉，压制求助者自我表达的愿望和积极性，甚至对咨询关系产生破坏性影响。因为求助者前来咨询的目的之一是向咨询师表达自己的感受，若总是处于被动回答的地位，就会降低它的求助动机。同时，还要考虑一次不要提出多个问题，否则会使求助者产生混乱，结果可能只回答了最不重要的那个问题。

三、鼓励技术

鼓励（encourage）是指咨询师通过言语或非言语等方式对求助者进行鼓励，促使其进行自我探索和改变的技术。鼓励具体可以表现为咨询师直接、简明地重复求助者的话，尤其是重述求助者回答中最后一句话，或以某些词语，如"嗯""好""接着说""还有呢""以后呢""我明白"之类过渡性短语来强化求助者叙述的内容，它首要表达出对求助者的接受，对所谈的内容感兴趣，并鼓励其进一步表达和探索。鼓励除了能促进会谈继续外，还对话题具有某种程度的选择作用。当求助者叙述出一系列问题时，咨询师可以通过对求助者所讲内容中的某一点或某一方向深入展开作选择性的引导。选择的依据不同，其中较常用的是求助者的情绪反应。情绪反应最强烈的问题常优先考虑。因此，选择情绪反应最强烈的主题或最后一个主题作为鼓励，较为可靠。

四、重复技术

重复技术（repeating technique）就是咨询师直接重复求助者刚刚所陈述的某句话，引起求助者对自己某句话的重视或注意，以明确要表达的内容。咨询中有些求助者的表达常常是令人不解的，或与事实不符，或与常理不符，对此，咨询师可以应用重复技术澄清。

【重复技术举例】

一位男士因学习困难前来咨询，咨询师进行开放式提问："请你谈谈你受教育的情况吧？"求助者回答："我6岁上小学，12岁上初中，15岁上高中，18岁大学毕业。"显然，18岁大学毕业明显与常理不符。此时，咨询师使用重复技术，直接重复求助者的这句话"你18岁大学毕业？"，以此引起求助者的重视，强调其刚刚陈述的内容。由于咨询师的重复，求助者要进行解释，咨询师就可以明确求助者真正想表达的内容，至于求助者是如何解释的并不重要。

求助者的可能回答1："啊，18岁大学毕业？我口误了，我是18岁上的大学。"此时，咨询师明确了求助者只是出现了口误。

求助者的可能回答2："我是真想18岁大学毕业啊，今年21岁了还没有走出大学的门。"此时，我们明确的是求助者的愿望。

求助者的可能回答3："我是大学少年班毕业的，毕业时刚好18岁。"此时，可以明确求助者讲的是事实。

五、内容反应技术

内容反应（content reaction）是咨询师把求助者的言语与非言语的思想内容加以概

括、综合与整理后，再用自己的言语反馈给求助者，使求助者有机会再次来剖析自己的困扰，重新组合那些零散的事件和关系，深化谈话的内容。咨询师选择求助者陈述的实质性内容，经过概括整理后，用自己的语言将其表达出来，最好是引用求助者最有代表性、最敏感、最重要的词语。

运用内容反应技术，可以让求助者有机会再回顾自己的叙述；对求助者所叙述的进行归类、整理，找出重要内容；加强咨访双方的理解，促进沟通，向求助者传达一种信息"我在认真地倾听你的叙述，并理解了你的意思"；把话题引向重要的方向，使得求助者有机会再次剖析自己的困扰，重新组合那些零散的事件和关系，深化会谈的内容。

【内容反应技术举例】

一位求助者谈到自己与母亲的关系时说道："我现在已经是快30岁的人了，我母亲还是像管小孩一样管我，她不允许我和其他男士交往，有时回来晚了，总是追着我问，又和谁出去吃饭了。她不允许我穿她不喜欢的衣服，连花钱也要限制我，我实在无法忍受，有时我想这是我的亲妈吗？她究竟是爱我，还是在满足她自己的控制欲啊？"

咨询师的内容反应是："你说了你母亲对你的限制，你因为受到限制而无法忍受，甚至怀疑她是否你的亲生母亲，是这样吗？"

求助者对咨询师的反应进行了思考，觉得咨询师是理解自己的，又继续进行深入的探索，说："我主要是认为作为母亲，怎么就不相信自己的女儿呢？女儿都这么大了还什么都要管。"此时求助者的问题从抱怨母亲限制自己的表层，深入到了自己已经长大，母亲应该相信而不应该限制的深层了。

总之，内容反应技术可以使用在心理咨询的任何阶段；咨询师所做的内容反应，不能超过或减少求助者叙述的内容；语言简洁明了，尽量用自己的语言，不重复求助者的话。

六、情感反应技术

情感反应（emotional reaction）是咨询师把求助者言语与非言语行为中包含的情绪和情感加以概括、综合与整理后，再用自己的言语反馈给求助者，以达到加强对求助者情绪和情感的理解，促进沟通的目的。情感反应的功能体现在：协助求助者觉察和接纳自己的感觉；使咨询师进一步正确地了解求助者，或使求助者更了解自己；有助于建立良好的咨询关系。

【情感反应技术举例】

求助者：（边说边哭）我很想跟同宿舍的同学处好关系，但是，我发现她们总是在排斥我，躲避我，我很伤心。我尝试了很多办法跟她们沟通，但是都没有效果，我心里很不好受。

咨询师：你很渴望跟同宿舍同学关系融洽，而且，想了很多办法，但都没有达到效果，因此，你很难过，就在此时，跟我谈话时，你仍然泪流不止，看起来你真的很在乎与她们的关系，是这样吗？

情感反应的内涵在于咨询师辨认求助者言语与非言语行为中明显或隐含的情感，并且回应给求助者，协助求助者觉察、接纳自己的感觉。情感反应最大的作用就是捕捉求助者瞬间的感受，最有效的方式是针对求助者现在的而不是过去的情感，如在上面的例子中咨询师说"就在此时，跟我谈话时，你仍然泪流不止"，这样的反应就能共鸣到求助者的情感。

虽然情感反应技术表面看与内容反应技术很相近，都是咨询师将求助者陈述的内容进行综合后再做出反馈，但有所区别。内容反应着重于求助者言谈内容的反馈，而情感反应则着重于求助者的情绪反应。情绪往往是求助者内心的外露，经由对求助者情绪的了解可进而了解或体验求助者的思想、态度等。一般地说，内容反应与情感反应是同时的，上面的举例就是同时应用了这两种技术。

求助者的情绪性词语，是观察其对周围环境认知的很好线索。如某求助者谈及自己的某同事时，可能用"他可真有趣"或"他真讨厌"，这些词语往往表达了求助者的心境。咨询师可由此了解到求助者的思想和情感，同时通过情感反应，使求助者更为清晰、深刻地认识自己。

总之，情感反应可以使用在心理咨询的任何阶段，咨询师所做的情感反应，要准确反映求助者的感受，所用言语尽量不要重复求助者的用词，情感反应的焦点放在此时此刻的情感上。

七、具体化技术

具体化（specific）是咨询师帮助求助者清楚、准确地表述自己所持的观点、所用的概念、所体验到的情感以及所经历的事件，澄清那些重要和具体的事实。求助者因为各种各样的原因，其所叙述的思想、情感、事件等常常是模糊、混乱、矛盾、不合理的，也使问题变得越来越复杂，纠缠不清，这些常常是引起求助者困扰的重要原因之一。由于求助者的不具体，咨询师把握的信息很可能是模糊的、错误的，难以有针对性地工作。咨询师借助于具体化这一咨询技术，澄清求助者所表达的那些模糊不清的观念及问题，把握真实情况。同时，也使求助者弄清自己的所思所感，从而促进咨询的顺利进行。询问也有助于咨询师不将自己的理解和解释投射到求助者身上，因为自己的理解可能是不准确的。具体化技术主要应用在求助者问题模糊、过分概括和概念不清三个方面。

1. 问题模糊

有些求助者因为文化程度、逻辑能力、分析能力等原因，可能对自身存在的问题缺乏深入、准确的认识，甚至搞不清自身问题所在。也有些求助者不愿意谈具体问题，只愿意概括。有时，求助者表达不清楚自己想要表达的思想、情感和事情经过，或者自己也搞不清事情是怎样的、自己究竟是怎么思考的，其体验到的感觉就是不确定的、模糊的。因此，求助者常常用一些含糊的、笼统的概念来陈述自己的问题，如"我快烦死了""我很伤心""我感到绝望"等，并由此形成自我暗示，自己被自己所界定的这种情绪笼罩，陷入困扰之中。此时，咨询师应该使用具体化技术使之明确上述问题，如"能具体说说你烦什么吗？""什么让你感到伤心吗？""什么让你感到绝望吗？"

2. 过分概括

引起求助者心理困扰的一个普遍原因是过分概括化，即以偏概全的思维方式。如把对个别事件的意见上升为一般性结论，把对事的看法发展到对人的看法，把"有时"演变为"经常"，把"过去"扩大到"现在"和"未来"，这就需要予以澄清。

【具体化技术举例】

求助者：我在人际交往中有好多问题，我想我是一个不受欢迎的人。

咨询师：你能不能给我举个例子，比如最近一次使你感到焦虑，认为自己不受欢迎的社交情境？

求助者：前不久，公司同事聚会，他们玩得都很高兴，而我感到没人愿意跟我说话，我被丢在一边。那时候我感到很焦虑。

咨询师：哦，我听到的事实是你们聚会时大家开心地玩，与你说自己是一个不受欢迎的人是两回事啊？

求助者概括化的认知特点决定了其看问题时往往不是抓住事物的本质、整体、主流，而是现象、局部、支流，求助者常常概括地陈述问题，如"他伤透我的心了""她这个人太糟糕了"等，这些概括化的结论性语言可以具体化表述为："他出差一个多星期都没有主动给我打过电话，我很伤心。""她不努力工作，但是却总是争功劳。"当求助者把个别概括为全部、把偶然当作必然、把"一次"看成"永远"等，就会使矛盾扩大化、问题复杂化，面临扩大化、复杂化的问题，必然引起情绪困扰。咨询师明白这一点后，需要及时在求助者表达后使用具体化技术，了解事情真相，有针对性地进行咨询。具体化技术重在调整求助者概括化的认知方式，使其具体而不是概括地看问题。

3. 概念不清

求助者因文化程度等原因，可能在某一个概念的内涵和外延上与咨询师的理解不同，因此所使用的某一概念、所陈述的问题等有时与咨询师的理解相距甚远。如求助者对咨询师说"我得了抑郁症"，很可能是求助者根据通过各种途径看到的一些资料来判断的。此时，咨询师需要使用具体化技术澄清，而不能主观地认为求助者就是抑郁症。咨询师可以通过具体化技术来询问："你说自己有抑郁症，请告诉我有哪些具体的表现使你觉得自己是抑郁症呢？"以此来澄清和判断求助者究竟是否为抑郁症。咨询师要促进求助者准确地讲述其所面临的情境及对情境的反应，可以借用开放式提问进行。如"你的意思是……""你说你觉得……你能说得更具体点吗？""你是怎么知道的？""你所说的……是指什么？""你能给我举个例子吗？"等等。

上述的各项参与性技术都在于引导求助者深入、有序、准确地探讨自身的问题，可起到促进探讨、澄清的作用，使求助者对自身的问题、原因、程度等有深入和准确的认识，也使咨询师对求助者的理解、把握深入、准确，并易于接受。

第二节　影响性咨询技术

影响性技术（influence technology）是咨询师在心理咨询过程中为了实现咨询目标，促进求助者成长与发展而使用的对求助者实施干预，帮助求助者解决心理问题，促进咨询目标实现的技巧。影响性技术主要包括面质、解释、一般化、即时化、指导、情感表达、内容表达、自我开放等。

一、面质技术

面质技术（confrontation）又称"质疑、对质、对峙、对抗、正视现实"等，是咨询师运用言语反应描述在求助者的感受、想法和行为中存在的明显差异、矛盾冲突和含糊的信息。在咨询实践中，面质常常涉及求助者理想自我与现实自我、内在体验与实际行动、想象世界与现实世界等方面的矛盾。面质其实就是要指出求助者存在于各种态度、思想、行为之间的矛盾，向求助者直接指出其存在的混乱不清、自相矛盾、实质各异的观点、态度或者言行。同时，帮助求助者挖掘出认识自己的不同方法或引导他们采取不同的行为。求助者因为自身的原因，常常存在各种矛盾，而这种矛盾往往就是求助者的问题所在。咨询师需要使用面质技术，促进求助者的统一，至于统一到哪里，其实已经不重要了。咨询中使用面质技术是必要的，但要谨慎，面质要和支持结合起来，没有支持的面质会发生灾害，而没有面质的支持则是软弱的。

1. 面质的步骤

进行有效的面质需要四个步骤：首先，仔细观察求助者，确定他所表现出来的矛盾类型，探查出矛盾之处，不要过早地做出面质。其次，评估面质的目的，确定这是因为求助者需要被挑战；评估咨询关系是否安全，以便使求助者能从面质中受益。再次，总结矛盾中的不同因素，解决冲突，促进和谐。最后，评估面质的效果。面对面质，求助者可能否认、困惑、假装接受、真正接受。然而，面质效果可能不是立即发生的，同时要关注求助者可能更为防御的迹象。

【面质技术举例】

咨询师：最近这一段时间你好吗？

求助者：不好，还是不好！临近期末我估计又有3门功课不及格。我上学期已经有2门课程没有及格了，要这样下去，学校可能让我退学。

咨询师：你已经是大二学生，退学对于你来说肯定不是好事情，但从你的表情上看，你似乎很平静，并不着急。（温和对峙，揭示内容与情绪表达不一致）

求助者：其实我并不是不急，我知道这样下去的后果。

咨询师：你指的后果是什么呢？你这次如果再有3门课程不能通过期末考试，会有什么结果？

求助者：重修或者退学。事实上，我有好几门课已经重修过，但没有过关，退学也许难以避免。

咨询师：退学以后，你准备怎样安排自己的生活？

求助者：没想过。也许我会在成都租一间房子，继续接受您的咨询……我的意思是我即使不工作，还是要接受咨询。

咨询师：那你的经济来源问题怎么解决？毕竟咨询费加上租房、生活费，对于你来说不是一笔小数，你母亲靠打工负担你和你弟弟的学费和生活费，她有能力长期承受这样的开支吗？

求助者：没有能力（低头不语）。

咨询师：那你怎么办呢？

求助者：不知道！

咨询师：你说你可能面临退学，你也知道退学的后果，一方面你说自己其实很着急，但另一方面你告诉我自己没有想过一旦退学该怎么办。你知道母亲没有能力负担你长期咨询的费用，但你却计划退学后在某某地方租房专门接受心理咨询，一个不现实的计划（中等程度对峙）。你怎么解释自己的行为？

求助者：我在努力避免退学，也在认真复习，可我没办法学好。

咨询师：那你最近这十几天怎么过的，在复习吗？

求助者：我学不进去，一打开书我就什么都不知道，进考场脑袋里一片空白，所以有些课都没有去听，也没参加考试。我的状态很不好，一个人东走西逛，什么都没做，实在无聊就去打打电子游戏……没有办法。

咨询师：你知道课程考试不及格的后果，你说你在努力避免退学，但是你的行为告诉我，你什么都没做，什么都不想做，在临近期末考试的这一个星期里，你不复习、不参加考试，而是一个人漫无目的地游荡（尖锐对峙）。你想一想，这种矛盾的行为究竟意味着什么？

求助者：（沉思良久）我想……是在逃避，也在自我惩罚……或者……

2. 面质的类型

（1）理想与现实不一致。求助者的理想与现实可能是不一致的，由此产生混乱。如"我最近很忙，感觉非常累，我真想找一个度假村，关掉手机，踏踏实实地睡上三天三夜"。求助者的理想是到度假村睡觉，可现实中因工作繁忙并没有去，求助者内心的动机冲突造成理想与现实的不一致，从而产生苦恼。咨询师："你很想到度假村踏踏实实地睡觉，但因为忙你并没有去，你的理想和现实是矛盾的，你能解释一下吗？"咨询师明确指出了求助者的矛盾所在。求助者通过思考，认识到了自己的问题所在，自己去进行统一，进而解决问题。至于是统一到放弃睡觉的理想去忙工作，还是统一到放弃工作而去休息并不重要。

（2）言行不一致。主要有以下几种类型：①言语和非言语之间的矛盾。如求助者在叙述父母离婚让自己很痛苦，可是在谈论时却面带喜色。②言语和行为之间的矛盾，如一个很长时间与父母断绝联系的求助者说"我早就想给他们打电话了"，可是到现在为止，他并没有这样做。③两个言语信息之间的矛盾，如一个受爱情困扰的求助者说"我很喜欢我女朋友，但是我不愿她离我太近"。④两个非言语信息之间的矛盾。如求助者说"小时候，妈妈经常打我（悲伤地哭泣）……妈妈打完我以后，自己也很悲伤（释然的表情）"。⑤两个人（夫妻、父子、母女）之间的矛盾。如一对家庭冲突严重的夫妻，丈夫喊着要离婚，妻子也说再也不想回到那个家，可是他们还是为了重归于好前来咨询。⑥言语信息和背景之间的矛盾。如一个因父母离婚受到创伤而害怕与男朋友结婚的求助者说，其实她很想早点嫁人，可是她男朋友不爱她。

（3）前后言语不一致。求助者可能搞不清自己的问题所在，因此前后叙述的事实存在矛盾。"我很担心这次考试通不过，因此在十一假期要抓紧时间好好学习……我已经和同学约好了，十一假期到外地旅游。"求助者在假期的安排上前后矛盾。咨询师应使用面质技术，促进求助者的统一。"你前面讲要利用假期努力学习，后面又讲到要在假期去外地旅游，在时间安排上前后是矛盾的，对此你如何解释呢？"通过面质技术，促进了求助者的思考，最终实现了统一。

（4）求助者、咨询师的意见不一致。咨询中有时出现咨询师对求助者的评价与求助者的自我评价不一致，或咨询师所见与求助者的陈述存在矛盾。某求助者认为自己丑，咨询师觉得求助者属于漂亮型的。某求助者在谈到自己被婚姻问题困扰时，咨询师却从其表情中观察到求助者的喜悦的成分。这明显存在矛盾，需要使用面质技术。咨询师："你告诉我你因为婚姻问题很苦恼，可是我从你的表情中却看出你有些快乐，这似乎存在矛盾，你可以解释一下吗？"通过面质技术促进了求助者的思索，最终达到统一，求助者明确了自身的问题，咨询师对求助者的理解也深入、准确了。

3. 面质的目的

咨询中，使用面质技术的目的在于：①协助求助者促进对自己的感受、信念、行为及所处境况的深入了解；②激励求助者放下自己有意无意的防卫心理、掩饰心理来面对自己、面对现实，并由此产生富有建设性的活动；③促进求助者实现言语和行动的统一、理想自我与现实自我的一致；④使求助者明确自己所具有而又被自己掩盖的能力、优势，即自己的资源，并加以利用；⑤通过咨询师的面质，给求助者树立学习、模仿的榜样，以便将来自己有能力去对他人或者自己作面质，而这是求助者心理成长的重要部分，也是健康人生所需学习的课题。

4. 面质的注意事项

面质必须谨慎使用，以免给求助者成长带来不利。首先，面质使用的动机是只针对问题中的矛盾。其次，面质前应建立良好的咨询关系和信任度，选择合适的面质时机，不要在很短的时间内用面质给求助者施加太大压力。再者，使用面质应考虑求助者的文化背景和性别差异。最后，无论任何时候，在面质中都要让求助者把咨询师当作同盟者，而不是当作敌人。

（1）以事实根据为前提。使用面质技术时，一定以了解到的事实为前提。有矛盾的事实存在才可以使用该技术，在事实不充分、矛盾不明显时，一般不宜采用。

（2）避免个人发泄。面质的目的是促进求助者统一，促进其成长，故应以求助者利益为重，不可将面质变成咨询师发泄情绪乃至攻击对方的工具或理由。如"你一会儿说要利用假期学习，一会儿又说要去旅游，像你这样我有什么办法帮你？""你一会儿说好，一会儿又说不好，到底是好还是不好？说话怎么可以这样出尔反尔？"等等，这不是正确的面质技术，应该避免。

（3）避免无情攻击。有些咨询师不是在诚恳、理解、关怀的基础上应用面质，而是把面质当作表现自己智慧与能力的机会，因此没有考虑求助者的感情，一味地、无情地使用面质，致使求助者无法招架，陷入尴尬、痛苦状态。如："你说你爱她，可你为何最终又离开了她？你自认为自己是个爱情至上者，为什么就不能排除父母的反对意见呢？"如此的面质，使求助者感觉到自己像在法庭上被批判指责，而不是在咨询。求助者极有可能产生防卫、掩饰心理，阻碍表达，破坏咨询关系。

（4）要以良好的咨询关系为基础。面质所涉及的问题对求助者来说有可能具有应激性，具有一定的威胁，有可能导致危机出现。故咨询师的共情、尊重、温暖、真诚等是非常重要的，因为良好的咨询关系会给求助者以心理支持，而充满理解、真诚的面质会减弱面质中的有害或危险成分。

（5）可用尝试性面质。一般来说，在建立良好的咨询关系前，应尽量避免面质。若不得不用，应使用尝试性的面质。如："我不知道我是否误会了你的意思，你上次似乎说你学习挺轻松，成绩亦好，可刚才你却说学得很累，老担心学习成绩，不知哪一种情况更确切？"在此运用了"似乎"这一不肯定的用词，而开始时又先说明自己可能误会了对方的意思，最后又用问题作结束，这样的面质就为求助者留有了余地。若求助者不愿面对面质中所提的问题，也有机会避开。若求助者故意避开，这时就不必再追问下去，以免使求助者难堪、恐慌，可在适当时候再作尝试。

二、解释

解释（interpretation）就是咨询师对求助者的思想、情感、行为和事件之间的联系或其中的因果关系的阐述，从而产生领悟，提高认识，促进变化。解释内容包括：①是否有心理问题及其性质；②问题的主要原因，演变过程；③咨询的过程和原则。解释是最重要的影响技术之一，它能帮助求助者超越个人已有的认识，以一种新的视角重新看待他们自身的问题，从而对问题有更好的理解，甚至还可能使他们的世界观产生认知性的改变。

1. 解释的应用

解释是最复杂的影响技术之一，解释方法多种多样，常用的有两种：一是来自各种不同的心理咨询与治疗的理论，采用各种不同的理论观点会有形形色色、极不相同的解释产生。要依据各种心理咨询和治疗理论，要灵活而富有创造性地运用，不能生搬硬套、牵强附会，要针对求助者的不同问题，最终给予真正符合求助者情况的合理解释。二是根据咨询师个人的经验、实践与观察得出的。咨询师根据掌握的理论和经验，针对不同求助者的不同问题做出各种不同的解释，这是一项富有创造性的工作。

【解释技术举例】

一位男性求助者，小时候一直被寄养在某地农村的亲戚家中，因其姓氏与村中人们不同，作为外姓人而常常受欺负；长大以后与人相处不是很好，没有交往很深的朋友。与别人谈自己感兴趣的事情还可以，如谈的东西自己不太了解就会感到索然无味、离群自走。他希望改变这种状况，但又不知道问题出在什么地方。

精神分析学派的解释：可能是要追溯求助者的童年经历，认为求助者从小与人交往就缺乏安全感，以避开或不与儿时伙伴一起玩耍的方式躲避欺辱。成人后与人交往仍是如此，当别人谈的东西自己不知道时，害怕的心理占上风，因此一走了之。与他人没有深交也源于潜意识之中安全感的缺乏。

行为学派的解释：可能是与人交往使求助者感到害怕、紧张、焦虑，采取某些逃避措施之后，紧张害怕的心情有所缓和，焦虑感下降。最初是偶然的、无意识地这样做，以后则形成了条件反射，一有类似的情况出现，就采用同样的逃避措施以减轻焦虑。

认知学派则更关心求助者在面对他人时是怎样想的，也就是说关心他的认知结构，求助者当时的认知使他产生了离开人群的行为。求助者的认知可能是：别人聊的东西自己不知道，如果别人知道自己不懂，他们会怎样看自己？自己可受不了别人那种看不起自己的眼光，等等。有了这样的想法，求助者才会产生逃避的行为。

解释可以使求助者借助于咨询师的帮助，从另一角度去了解和认识自己及周围事物，看到一个全新的世界，从而有助于他的认知以至行为、情绪的改变。正如人们常说的"不识庐山真面目，只缘身在此山中"。求助者在其参照系中，从未了解到的事情，借助于咨询师的帮助达到了新的认识，这就是解释的作用。

2. 解释的注意事项

进行解释时，首先应深入了解情况，准确把握，否则，做出的解释势必产生偏差。同时应明确自己想解释的内容是什么，若对此也模糊不清或前后矛盾，则效果就差。还要把握对待不同的求助者，在什么时间运用什么理论怎样解释最好。

（1）解释应因人而异。解释要注意循序渐进，解释的内容不要与求助者的信念、文化背景存在过大差异或产生严重的冲突，措辞要适合求助者。有些求助者文化水平较高，有一定的心理学修养，领悟能力较强，解释时可以深些、系统些、全面些。对于理解能力不够强、文化水平较低的求助者，应尽量解释得通俗易懂，少用专业术语，多打比方，多举例子，这样更容易被求助者接受。因此，解释时应考虑求助者的文化程度、理论修养、个性特征、领悟能力、问题特征等。

（2）咨询师不能把解释强加给求助者。一方面，不能在求助者还没有心理准备的时候就匆忙地解释，这样往往会使求助者不知所措，难以接受；另一方面，不能把求助者不同意或有怀疑的解释加在他的身上。某咨询师说："你问题的原因就是这样，你不理解是因为你不懂心理学。"强迫求助者接受，这样难以达到咨询效果。最好的办法是经咨询师富有技巧性的帮助后，求助者有了足够的思想准备，水到渠成。最有效的解释是与求助者的思想基础、理论取向有某种程度的吻合。一位相信弗洛伊德理论的求助者比一位不懂此理论甚至反对此理论的求助者更容易接受幼年性体验影响的观点。

（3）解释应建立在与求助者的良好关系的基础上。解释应该在充分收集了求助者问题有关的资料之后进行，且求助者表示愿意倾听和接受解释。因为解释基于与求助者不同的参考系，可能导致求助者的阻抗。但是，解释技术的妥善使用会提高咨询师在求助者心目中的可信度和权威性，从而加强咨询关系。

解释是面谈技巧中最复杂的一种，它与内容反应技术的差别在于，内容反应是从求助者的参考框架来说明求助者表达的实质性内容，而解释则是在咨询师的参考框架上，运用心理学的理论和人生经验来为求助者提供一种认识自身问题以及认识自己和周围关系的新思维、新理论、新方法。解释技术属于内容表达，解释侧重于对某一问题做理论上的分析，而内容表达则是指咨询师提供信息、建议、反馈等。

三、一般化

一般化（general）即咨询师根据求助者所述提供相关的专业信息，让求助者看到他的问题具有普遍性，其他一般人也会遭遇，以减少心理压力。咨询师可以告诉求助者许多人都遇到过与他类似的问题或困境，最后都可以走过来，这是一种发展阶段常见的暂时性的困境，而不是病态的、无法控制的灾难，借此缓解求助者的不良情绪，进而接纳自己的问题。运用一般化技术，可以协助求助者改变认知，释放求助者被恐惧、焦虑占据的心理能量和空间，并代之以信心、勇气、决心和行动。

【一般化技术举例】

求助者：我从毕业到现在一直找不到工作，我想我一定是找不到工作了。

咨询师：你目前还没有找到你想要的工作，让你觉得很失望。许多刚毕业的同学在开始找工作时都会经历不太顺利的阶段，也会觉得未来十分渺茫。

很多时候，人之所以心理失衡，是因为认为自己受到了不公平的待遇或遭遇，觉得自己的问题是独特的，自己的痛苦是别人没有的，自己是最倒霉的。为了消除这样的想法，通常采用一般化技术。

四、即时化

即时化（instant）是咨询师在咨询中描述此时此刻发生事情的一种言语反应特点。

即时化也被认为是一种真诚和直接相互的谈话，虽然也涉及自我流露，但是它只与当前情感的自我流露有关。求助者往往过多地关注过去的经历和将来的情况，对将来的期望以及对过去的不断回想变成了访谈的主要内容。所以，咨询师需要帮助求助者关注当前的想法和感觉，帮助求助者注意此时此地的情况，即从现在双方的情感、感觉、认知出发，有效地帮助求助者暴露内心，澄清问题。

1. 即时化的种类

（1）咨询师即时化。在咨询过程中，当咨询师的情感或想法出现的时刻，咨询师要把它们表达出来。如："对不起，刚才你说的我没有完全理解，你能再说一遍吗？"

（2）求助者即时化。咨询师将求助者正在表现出的行为和情感告诉求助者，给求助者反馈。如"刚才谈话时，你的眼睛看着我，小腿很放松、很舒服。"

（3）关系即时化。咨询师表达出当前对咨访关系的看法和情感。关系即时化涉及"此时此地"的相互作用和咨访关系的发展情况。如："我在这次咨询中感觉很好，记得咨询开始的时候我们彼此间都小心翼翼，觉得不太容易表达自己的想法。今天我们交流得很好，彼此都很舒服。"

2. 即时化的目的

即时化有两个目的，一个目的是公开表达咨询师对自己、对求助者或者咨访关系的现时感觉，包括分享咨询师的情感，以及咨询师观察到的、正在发生的、可能影响求助者的一些事情，而这些感觉以前从没有表达过。在这方面，即时化可以减少由于不承认潜在的问题而可能疏远的咨访关系。但是，如果不假思索地将相互间的关系感受表达出来，就有可能阻碍咨访关系的进一步发展，特别是这种感受带有消极色彩时。第二个目的是帮助来访者进一步认清自己与他人的关系，以及这种人际关系出现问题的原因。通常，求助者与咨询师相处的方式，就是他们生活中与他人相处方式的真实再现，即时化反应可以帮助求助者遵从咨询师所展现出来的人际关系模式。

3. 即时化的步骤

即时化反应是一套比较复杂的技能，不仅需要批判性思维，而且需要灵巧的使用。即时化反应的步骤：第一步是一种意识能力，一种感觉到咨访关系中正在发生的事情的能力，应针对咨访关系中正在发生的事情，而不是对求助者的反移情进行的反应。要求咨询师能够读懂各种线索，不仅看到求助者的表面，而且要把握表面背后的潜意识含义。第二步是与求助者分享此时此刻的感受。即时化句子应使用现在时态，表达当前的感受。第三步是描述咨询师所看到的此时此刻正在发生的事情，以描述性而不是评价性的形式叙述情境或靶行为。第四步是识别问题情境的具体特点、关系问题或者求助者的行为模式。最后是了解求助者在即时化反应后做出的反应。

五、指导技术

指导技术（guidance technology）指咨询师直接地指示求助者做某件事、说某些话或者以某种方式行动。指导技术是对求助者影响力最明显的一种咨询技术。心理分析学派常指导求助者进行自由联想以寻找问题的根源。行为主义学派常指导求助者做各种训练，如系统脱敏法、满灌疗法、放松训练、自信训练等。人本主义中的完形学派习惯于做角色扮演指导，使求助者体验不同角色下的思想、情感和行为。理性情绪学派针对求助者的各种不合理信念予以指导，用合理的观念代替不合理的观念。

【指导技术举例】

背景资料：求助者针对儿子的学习问题前来咨询，如上课不认真听讲、做小动作，回家后先看电视、不写作业等。

求助者：我主要是督促他。他每天一回到家我就催他写作业。但是孩子并不听我的话，所以有时急了我就会打他几巴掌。

心理咨询师：既然您来咨询，说明您的方法效果不太理想。我现在教给您一个方法：您先做一张带日历的表格，贴在孩子书桌前的墙上；孩子放学回家后只要做到先完成作业，就奖励他一面小红旗，并贴在相应的日期下面。等攒够5面小红旗，就奖给他一颗金五星；集齐4颗金五星，就满足他一个事先商量好的愿望或他希望得到的物品。

求助者：好的，我今天回去马上就做。

心理咨询师：如果某一天他没有做到回家先写作业，就不贴小红旗，但是也一定不要责骂他或是打他。另外，我感觉您现在非常焦虑，我再教您一些放松训练的方法，缓解您的焦虑情绪。

使用指导性技术时，咨询师应十分明确自己对求助者指导些什么以及效果怎样，叙述应清楚，要让求助者真正理解指导的内容。同时，不能以权威的身份出现，强迫求助者执行，若求助者不理解、不接受，效果就差，甚至无效，还会引起反感。指导时的言语和非言语行为都会对求助者产生影响。

六、情感表达技术

情感表达技术（emotional reflection technology）就是咨询师将自己的情绪、情感及对求助者的情绪、情感等，告之求助者，以影响求助者。情感表达技术的作用是通过情感的表达，促进求助者的探索和改变，促使咨询顺利进行。如咨询师说"听了你的话，我很难过"。情感表达可以针对求助者、自己或其他的人和事。情感表达和情感反应完全不同，前者是咨询师表达自己及对求助者的喜怒哀乐，而后者是咨询师将求助者的情感内容整理后进行反馈。咨询师所作的情感表达，其目的是为求助者服务的，而不是为作反应而反应，也不是为了自己的表达和宣泄。因此其所表达的内容、方式应有助于求助者的叙述和咨询的进行。

咨询师的情感表达既可以针对求助者。如："看到你经过三次咨询，已经找到了自己的问题所在，而且已经发生了明显的改变，我为你的变化感到高兴。"此时，咨询师明显地通过情感表达对求助者进行鼓励。有时情感表达也可以是针对咨询师自己的。

如："如果我能够以全市第一的成绩考上大学，我也会非常高兴。"但是，咨询师应该注意，一般只对求助者做正性情感表达，如"我很欣慰你做出了积极的选择"，而不能做负性情绪的表达。如："你虽然明白了自己的问题所在，但经过五次咨询，你没有主动解决问题，我很生气。"这样的情感表达只能阻碍咨询而不是促进。当然，为表达共情时的负性情感表达除外。如："听到你如此惨痛的遭遇，我也为你感到难过。"咨询师通过情感表达，理解了求助者，表现出共情。正确使用情感表达，既能体现对求助者设身处地的理解，又能传达自己的感受，使求助者感受到一个活生生的咨询师形象，也了解了咨询师的人生观。同时，咨询师这种开放的情绪分享方式为求助者做出了示范，易于促进求助者的自我表达。

七、内容表达技术

内容表达技术（content reflection technology）指咨询师传递信息、提出建议、提供忠告、给予保证、进行解释和反馈，以影响求助者，促使求助者实现咨询目标。如咨询开始阶段，咨询师介绍心理咨询是什么、解决什么问题、怎样解决等，面对求助者关于近来总做噩梦，咨询师说"梦是怎么回事"等都是内容表达。咨询过程中，各项影响技术都属于内容表达，都是通过内容表达技术起作用。广而言之，指导、解释、自我开放、影响性概述等都是一种内容表达。

内容表达技术与内容反应技术不同，前者是咨询师表达自己的意见，而后者则是咨询师反映求助者的叙述。虽然内容反应中也含有咨询师所施加的影响，但比起内容表达来则要显得隐蔽、间接、薄弱得多。

反馈是一种内容表达，反映咨询师对求助者的种种看法，借此可使求助者了解自己的状况，也可从求助者的言语和非言语反应中得知自己的反馈是否正确，从而相应地做出调整。

提出忠告和建议也是内容表达的一种形式，但应注意措辞要和缓、尊重。如："我希望你能改变对……的看法""如果你能用积极、合理、有效的行为模式解决你的困扰，或许比你现在所做的要好。"切不可说"你必须……""你一定要……""只有……才能……"，否则，求助者可能产生不愉快的感觉，感觉是被咨询师教育。同时，咨询师应该知道自己的忠告和意见只是解决问题的方式之一，不一定是唯一正确、必须实行的，否则会影响咨询关系。

八、自我开放技术

自我开放（self opening）技术也称自我暴露、自我表露，是指咨询师提出自己的情感、思想、经验与求助者共同分享，或开放对求助者的态度、评价等，或开放与自己有关的经历、体验、情感等。

自我开放技术在咨询会谈中十分重要，咨询师的自我开放与求助者的自我开放有同等价值。它能促进建立良好的咨询关系，能使求助者感到有人分担了其困扰，感受到咨询师是一个普通的人，能借助咨询师的自我开放来实现求助者更多的自我开放。

自我开放一般有两种形式，一种是咨询师把自己对求助者的体验感受告诉求助者。若感受是积极、正面、赞扬性的，则为正信息。如："对于你刚才的坦率，我非常高兴。"一般地，正信息能使求助者得到正强化，使求助者感到愉悦和受到鼓励，但传达的正信息必须是实际的、适度的、真诚的，不然会适得其反。若感受是消极、反面、批评性的，则为负信息。如："你迟到了20分钟，我觉得有些不愉快。或许你有什么原因，你能告诉我吗？"传达负信息的自我开放时，应注意到它可能会产生的副作用，也就是说，不能只顾自己表达情绪而忽视了体谅求助者的心情。所以，上例中后半句是必要的。

第二种形式的自我开放是咨询师暴露与求助者所谈内容有关的个人经验。如："你所提到的考试前紧张，我以前也有体验。每到大考前，我就开始烦躁不安，晚上睡不好……但不知这时候你的看书效率怎么样？"一般来说，这种自我开放应比较简洁，因为目的不在于谈论自己，而在于借自我开放来表明自己理解并愿意分担求助者的情绪，促进其更多地自我开放。为此，咨询师的自我开放不是目的而是手段，应始终把重点放在求助者身上。

此外，自我开放需建立在一定的咨询关系上，有一定的会谈背景，若突如其来，可能会超出求助者的心理准备，反而效果不好。自我开放的内容、深度、广度都应与求助者所涉及的主题有关，若咨询师自我开放的数量太多，就可能占用求助者太多的时间，故应适可而止。咨询师，尤其是初学者务必注意，是否对求助者开放，一般应以求助者请求为准，不要过于主动地自我开放。有些咨询师认为应该给求助者树立榜样，遇到求助者的问题时，主动把自己的经验开放出来。如某求助者连续两年没有考上自己理想的大学，但他没有询问咨询师的教育情况，某咨询师进行了自我开放："我是……大学毕业的，我当年考试时全市第二，披红戴花的别提多风光了"。求助者的问题是连续两年没有考上大学，而咨询师却炫耀自己当年的辉煌，这可能使求助者不悦，甚至反感。

【自我开放技术举例】

某女性求助者30多岁了，还没有男朋友，她自己总结的原因之一是自己不漂亮，对异性缺乏吸引力。

求助者主动问咨询师："您从男人的角度看，觉得我长得怎么样？"

面对这样的主动询问，咨询师可以选择是否应用自我开放技术。

真诚的自我开放："作为男人，我们都希望找的女朋友漂亮，但漂亮不是唯一的因素。"

也可以不开放："我觉得你长得怎么样不重要，重要的是你怎样评价自己。"

应该注意避免自我开放可能带给求助者的不利影响。如："我不知该如何描述你的长相，但我可以告诉你我的感觉，我要是没结婚，肯定不会娶你。"

咨询师是否进行自我开放，要考虑开放后对咨询的影响。自我开放应以有助于促进咨询关系、促进求助者进一步自我开放和深入地了解自己、加强咨询效果为准则。

影响性技术与参与性技术不同，前者是咨询师表达的观点，后者是求助者叙述的内容。因而前者较后者对求助者的影响更为主动、积极和深刻。影响性技术既可在面谈中间使用，也可在结束时使用，有时常和参与性技术一起使用。如当用于面谈结束时，咨询师可总结求助者的主要问题、原因及影响等，然后小结双方所做的工作，概述自己所阐述的主要观点。这样会使整个咨询过程脉络清楚，条理分明，有利于求助者把握咨询全局，加深印象。当然，有时也可以让求助者做这一工作，咨询师可由此了解求助者所把握、所理解的程度，咨询师可在此基础上做出概述或某些修正。

第三节 非言语咨询技术

言语表达是咨询双方交流信息、沟通感情、建立咨询关系的基本条件之一，也是咨询师帮助求助者的主要工具之一，因而言语行为在咨询中占有重要地位。然而，咨询过程中会出现大量的非言语行为，或伴随言语内容一起出现，对言语内容作补充、修正；或独立出现，代表独立的意义，在咨询活动中起着非常重要的作用。

非言语咨询技术（non-verbal counseling techniques），是指在咨询中所要取得的信息，不仅来源于谈话的言语内容，更重要的是来源于非言语的表情动作。有人提出，信息交流的总效果中只有7%来自于所用的语词，38%来自说话的语气，55%来自身体语言。故在咨询时要特别注意对求助者察言观色，既要注意求助者的谈话内容，又要细心观察其谈话态度、姿势和表情动作。

咨询师应重视把自己的非言语行为融入言语表达中去，渗透在咨询过程中。通过非言语行为传达的共情态度比言语还多，影响更大。因此，并非只是口头语言在参与咨询，而是整个人在参与咨询。咨询师是否能赢得求助者的信任、好感，很大程度上取决于非言语行为的表达。咨询时，倘若咨询师说"我尊重你，我关心你的喜怒哀乐"，然而眼睛却是东张西望，双手交叉胸前，跷着二郎腿，晃荡着椅子，这种动作、神态很难使求助者相信咨询师对他的关注。有时，求助者正兴致勃勃地叙述着什么，而咨询师对叙述的东西不感兴趣或心中有事，就会有意无意地表现出不耐烦，这种信息会影响到求助者的积极性，使之觉得扫兴、失望。

一、非言语行为在咨询中的作用

1. 加强言语

重音、手势和面部表情与言语一起出现，可使言语的意义更丰富，情绪色彩更鲜明，加强了言语的理解和表达。

2. 配合言语

非言语行为将配合言语，促进交流。如求助者如果想继续表达，那么他会把手停在空中，此时咨询师不应打断，而是应该进行倾听。

3. 实现反馈

听话者对讲话者做出持续的反应，如面部表情可表示同意、理解、惊讶、不满等信息，使对方感知到自己的反应。

4. 传达情感

交流者常用非言语形式表达自己对对方的喜欢、理解、尊重、信任的程度，像面部表情和声调这样的非言语暗示比言语信号影响更大。

咨询中，求助者或咨询师可能会试图隐藏其真实情感，但却无意识地通过难以控制的非言语行为暴露出来。双方的情绪状态如愤怒、压抑、焦虑、恐惧、不安、厌恶、鄙视、愉悦、兴奋、满意等，通过非言语交流往往会更清楚。作为咨询师，非言语行为也是表达共情、积极关注、尊重等的有效方式之一。非言语行为与咨询技巧（即参与性技术和影响性技术）之间指向的一致性是提高咨询效果的重要保证，不然会削弱、破坏咨询技巧的作用。因此，咨询师在咨询过程中要讲、听、看、想，缺一不可，并将其协调使用、合理搭配，才能最大限度地发挥整体效能。

二、目光接触

目光接触（eye contact）往往是交流的起点，它不但在心理咨询中具有重要的作用，在人际交往中也处于重要位置，人们相互间的信息交流，总是以目光交流为起点。

1. 目光传递信息的作用

目光使用很重要。在心理咨询活动中，要注意目光与目光的接触，这对求助者和咨询师均至关重要。咨询师可以从求助者的眼中看出焦虑、恐惧、失望、无助和疑虑，也可看出期待、满意、喜悦、自信和信任。在咨询中，咨询师应当让求助者从自己的眼睛中"读出"温暖、信心、理解、同感和希望，为此，咨询师的目光应当始终是亲切的、自然的、善解人意的。目光接触作用主要在于：①作为一种认识手段，表明对说话者十分感兴趣，并希望知悉、理解他们的话题；②控制、调整沟通者之间的互动；③用来表达人的感情及其在沟通情境中的投入程度；④作为提示、告诫以及监视的手段。人们交谈的时候往往通过目光接触来了解自己的话语对他人的影响或者说他人对自己话语的反应。

2. 在心理咨询中的目光接触

咨询中的目光使用很重要。一般来说，目光大体在求助者的面部为好，给对方一种舒适的、很有礼貌的感觉，并且表情要轻松自然。目光范围过小会使求助者产生压迫感，而目光范围过大则会显得太散漫、随便。目光接触可以是想要暂停谈话或想要说话的信号；同时，互相看的次数越多，感情投入和舒适程度就越高；目光接触较少或眼看别处，是回避、尴尬或者不安的信号，可以用来掩盖在表达被视为文化或社会禁忌情感时的羞愧；瞪眼或凝视意味着思维的僵化或全神贯注。眼球的快速运动可能是兴奋、愤怒或者是隐形眼镜不合适；眨眼过多可能与焦虑有关；集中注意力和专心思考时眨眼频率一般会减少；目光转移，如从咨询者身上转到墙上，可能表示求助者在思索或在回忆某件事。

三、面部表情

面部表情（facial expression）是反映人的情绪状态自然特性的最重要的部位。面部表情是一种普遍使用的语言，比其他任何部位的表达都要丰富。人类的面部肌肉十分丰富，它们能够帮助人类做出各种不同的表情（据估计有 25 万多种），是反映人的情绪状态自然特性的最重要的部位。在心理咨询中，从面部表情获得的信息量将近一半，通过面部表情所传递的情绪反应往往决定着交流的进程及方向，其重要性是显而易见的。求助者的面部表情会有多次变换，咨询师应体察表情的变换，引导交谈的进行。

1. 面部表情的普遍意义

达尔文在他的著作《人和动物感情的表达》中，探讨"是否相同的表情和姿态，通用于人类的各个种族"，他对世界各地的观察材料进行分析，认为人类在面部表情的沟通上极为相似。也就是说，眼睛和嘴巴张大、眉毛上扬，是惊愕的表情；害羞会脸红；愤慨或挑衅时会皱眉头、昂首挺胸并紧握拳头；人在深思问题或竭力解开疑惑时会皱起眉头或眯起眼睛；不愉快或迷惑时可以借助皱眉来表达；嫉妒或不信任时会将眉毛上扬；一条眉毛扬起是怀疑信号，双眉扬起是惊讶的信号，双肩下垂则是沮丧和忧伤的信号；冲突、挑战、敌对的态度用绷紧下颚的肌肉和斜眼瞪视来表示，这时嘴唇也是紧闭的，表示已摆出一种防御姿态，头和下颚常挑衅地向前推出，眉毛下垂，眉头皱起。

笑是脸部表情中重要的一点，不同的笑可体现人不同的心情，有会心的、愉悦的、满足的、兴奋的、害羞的、不自然的、尴尬的、解嘲的等。

2. 面部表情的特殊意义

在理解面部表情时需要注意的是，有些人体动作在某种情况下可能根本没意思，而在另一种情况下却十分有内容，但内容含义可能很不一样。如皱眉可以简单地理解为一句话的中间停顿，在另一种情况下也可能是"心里冒火"或"讨厌"的信号，或者是思想集中的表现。如果仅仅研究皱眉或面部表情，就难以确切把握其含义，还要知道这位皱眉者在干什么，要联系其他一系列的非言语行为所表达出来的含义。

虽然面部表情能够非常诚实地表现个体的感觉，但个体能够在一定程度上进行控制，也可以做出违心的表情。在心理咨询的过程中，咨询师要注意面部表情可能存在的虚假成分。从求助者的面部表情，咨询师可以判断是消极表情还是积极表情。咨询师可以通过颊肌紧缩、鼻翼扩张、眯眼、嘴巴颤抖、嘴唇紧闭、目光锁定及脖子僵硬等线索，从求助者的面部表情中发现各种消极感情，如不愉快、厌恶、反感、恐惧和气愤等。面部表情线索可能稍纵即逝，特别是微表情很难被发现，需要咨询师在咨询中保持敏感和警觉。积极表情较容易辨认，但有时这些非语言信号会被抑制或隐藏。

四、身体语言

身体语言（body language）主要包括手势、躯干姿势、腿脚的动作、点头或摇头等。身体语言受一定文化传统的影响，通过模仿学习获得。交流中，最起作用的身体语言是手势、躯体姿势和腿脚的动作。咨询师和求助者的身体、手势的运动和位置在相互沟通中起着重要作用，它们的变化往往能反映咨询状况的某种变化。

身体语言具有丰富的含义，身体动作不仅表现出求助者此时此刻的思想、情感、行为，在一定的程度上，体态还反映一个人的心理状态。以肩膀为例，亚历山大·洛温博士在《人体动态与性格结构》一书中认为，耷拉着的肩膀表示内心受到压抑，耸着的肩膀和害怕心理有关，肩膀平齐说明能承担责任，弯曲的肩膀是沉重的精神负担的反映。他认为，没有任何语言比人体语言更能表达人的个性，关键就在于正确认识人体语言。

1. 想要结束会谈的身体语言

一般来说，低头表示陈述句的结束，抬头表示问句的结束，而较大幅度的体态改变表示相互关系的结束，表示思维过程或较长的表达的结束。如果体态的改变到了不再正视对方的地步，则表示不愿再交谈下去，想把注意力转移到其他对象上去。如同小孩在听父母训斥时，嘴巴在说"是的，是的，我知道了"，但他同时把身子转了过去，其实是在发射另一种信号："够了，够了，我要走了。"咨询师要善于发现求助者身体传达的信息。有时，咨询师会发现求助者移动身体，把脚及整个身体对着门口，这个姿态很可能是求助者想结束交谈。他的体态正是想表达：我想离开。

2. 手势和手的动作所传达的信息

咨询中，若求助者的双手紧绞在一起或反复摆动，加之身体坐立不安，往往表明求助者情绪紧张而难以接近。这时，咨询师应设法使其放松。颇为简单的方法是在会谈时将身子略微倾向他，会使其感到被接近、被理解。面谈过程中，求助者若搓起两只手来，很可能是有所期待。如由于咨询师给予的理解、尊重、真诚，求助者受到感动而期望得到更多的共情或得到某种指点。若求助者移坐到了椅子的前端，踮起脚尖，很可能是求助者跃跃欲试，预示某种行为即将发生，予以疏导。

3. 身体姿势的变化所传达的信息

若求助者的身体由紧缩、僵化转为松弛自在，紧靠在一起的双腿开始分开，交叉的双手放了下来时，往往是求助者内心由紧张、不安、害怕、封闭开始变得平静、轻松、开放。如果这一步骤反过来了，则表明咨询增加了求助者的紧张情绪，可能是咨询师言谈举止不当或不被对方所接受，或触动了对方的敏感要害处，也可能是求助者将涉及或已经涉及了自己痛苦的、隐秘的问题。这种信息对于咨询师来说具有重要的价值。

一个人的心理过程影响着人体行为和人体功能，人的心理僵化通过姿势和动作也僵化人的举止，一个始终感到不幸的人会终日皱眉，皱眉成了他固定的表情。一个好侵犯、好管闲事的人老是探头探脑。一个温和、慈祥的人常常面带微笑。学者由此认为，当人情绪低落时，仅仅以挺胸和挺直腰杆的动作，就可使自己由颓丧的感觉转变为充满信心。咨询中，那些较自信的求助者往往能正视咨询师，而且正视时间较长，而缺乏自信、心中不踏实者则相反。自信的人眨眼的次数亦少，那些非言语行为尤其是代表消极意义的非言语行为亦少，因此显得是更好的听众。

五、声音特质

声音（vocal qualities）是有声的非言语交流，伴随言语产生，有第二言语的功能，亦称副语言，它是语言表达的一部分。声音包括音质、音量、音调和言语节奏的变化等，其中音质相对稳定不变，其他部分都可以变化。人们在言语交际中，借助于音量、音调及言语速度的改变，表达丰富的、复杂的、细微的情绪和情感的变化。咨询师和求助者双方的声音亦是交流信息的重要窗口，声音对言语起着加强或削弱的作用。

1. 音量即音强的大小

声音的大小，即音强的改变，会影响言语的词、句子或某段话表达的意思。一般来说，讲话声音放大，常表明一种强调，往往表示警告、厌烦或激动的情绪；声音强度减轻，则可能表示一种失望、不快或软弱、心虚。

2. 音调即声音的高低

音调的提高表明对所谈内容的强调，也表明某种情绪，如激动、兴奋或烦躁之意；音调降低也可以是一种强调，以引起听者注意，也可以表示一种怀疑、回避，或者是因为涉及敏感、痛苦、伤心的事情。在会谈的音调中，音域的扩大或压缩，通常可能显示出对交谈内容的夸大或缩小；音调中夹带着的摩擦音可能表现出说话人的紧张和不安，语言杂乱、断裂，而喜悦开朗声则可能表现出说话人的轻松和快乐，语言完整、流畅。

3. 语速即言语的速度

语速的快慢，表示言语的节奏特征和表达方式。通常，言语节奏加快，往往表示紧张、焦虑、急躁的心情或表示情绪的激昂、兴奋；而言语节奏变慢，则随具体情况而异，或心平气和，或表示深思熟虑，或表示表达确切，或表示冷漠、沮丧，或表示正在思考是不是要表述，或表示产生了心理上的阻力，等等。

4. 声音的停顿

咨询师要善于利用声音停顿的效果。这种停顿有时是一种强调，以引起求助者的重视；有时是一种询问，以观察求助者的反应；有时则是为了给求助者提供一个思考的机会。而有时这种停顿则是咨询师想更清楚、更准确地表达自己的意思，或者是思维受到了干扰。对于学习咨询的人来说，和对于形体动作一样，我们并不缺少理解和运用声音特性的能力，我们要加强的是对它的敏感性并有意识地理解这种特性的意义。

六、空间距离

咨询时双方的空间距离（space distance）也具有非言语行为的特征。每个人都拥有一个自己的空间，以保持自己的独立、安全和隐私的需要。如果他人不适宜地闯入，就可能引起不满、愤怒、反抗。咨询师与求助者间亦是如此，双方距离是彼此关系的反映。

一般来说，在专用咨询室里，座位可能相对固定，双方按各自位置就座即可。但座位的布置则应符合有助于咨询关系建立、彼此感到适宜的原则，距离以1米左右为好。有些人喜欢面对面交谈，觉得这样有更多的目光和面部表情交流，言语沟通比较直接。最好是成直角或钝角而坐，这样可以避免太多的目光接触所带来的压力。

双方距离其实因人、因时、因事而异。如一般来说，若双方同性别时，其间的距离会小于异性间的空间距离，而且两女性间的距离会小于两男性间的距离；青年或成年男性咨询师在面对年轻的女性求助者时距离会大于面对儿童、少年时的距离；有些对此敏感、防御性强的求助者希望距离大些；有些希望寻求依靠、帮助的求助者则希望距离小些，以得到一种安慰。

咨询的不同阶段，其间的距离也会变化。一般来说，初次见面，彼此不了解，间距会大些；随着咨询关系的建立，间距会小些；若求助者对咨询师不那么信任，或对效果不那么满意，求助者会自觉不自觉地加大彼此的间隔。然而另一方面，适当地缩短距离是一种希望加强关系的表示，若使用得当，有助于咨询。但无论如何，咨询师不可忘记彼此间是咨询关系，而不是一般的朋友关系。如果面对的是危机咨询或寻求感情支持的求助者，则缩短距离可以最大限度地表示咨询师的关切，咨询师微微前倾的身姿能使求助者感到咨询师愿意接纳他、帮助他。

七、衣着及步态

衣着（clothes）也可以视为非言语交流的一部分，因为衣饰能反映一个人的个性、经济地位、文化修养、审美情趣等，尤其是较能体现出求助者来访时的某种心情。如一位大学生穿着一件好些天没洗的衣服，皱巴巴而且衣衫不整。这或许可以反映出该求助者心中的困扰已经干扰了他的正常生活，致使他没有时间和精力去料理自己的生活，而且他对此也不在乎；或者反映了他的一贯生活风格，即随随便便，缺乏料理自己、管理自己的能力。这样的人在集体生活中可能被一些人看不惯，因而可能会发生矛盾。

同样，求助者的步姿、动作、神情对于咨询师把握求助者亦是有价值的。那些垂头丧气、痛苦不堪的求助者从他们进门的一刹那就暴露无遗。一位求助者进门之后又退出去，之后又进来，进来后又出去，这样反复了五六次之后才坐下来，这个人进门的举动很可能存在强迫症状；有些求助者见到咨询师后手足无措，站立不安，支支吾吾，脸涨得通红，反映了其内心的紧张不安。这样的求助者可能出现人际交往上的困难，给人以缺乏自信、胆小害怕的感觉，也可能面临难以自我调节的冲突和紧张情绪。

一个人的个性、心理健康状况以及当时的情绪，往往可以通过人的一言一行、一举一动表现出来，咨询师只要善于观察，往往能真正了解到求助者内心的活动，这对于咨询非常重要。

八、沉默

沉默（silence）是指当需要求助者进行自我探索而回答问题时，求助者出现了停止回答与探索的现象，阻碍了咨询的顺利进行。在咨询中，沉默现象属于非言语行为，是咨询过程中经常出现的现象，沉默使得整个咨询过程仿佛突然中断，使咨询双方陷入僵持甚至是尴尬的境地，从而给双方带来无形的压力，特别是轮到说话的一方。如何处理和运用沉默，使咨询顺利进行下去，是咨询成败的关键。不同的沉默需要不用的处理方法，在心理咨询中，主要有六种类型的沉默。

1. 怀疑型沉默

由于求助者还不完全信任咨询师，因而没有把某些信息说出来或尚在犹豫之中，他们往往会表现出不安的神情，用疑虑、探索的眼光打量咨询师。

如果求助者是怀疑型沉默，咨询师应重视良好咨询关系的建立，同时注意提高面谈的技巧。咨询师发现求助者吞吞吐吐、欲言又止、犹豫不决，应给予鼓励和必要的保证。如："你不必担心。""你放心，我们会给你保密的，保密是我们的原则。""你不必怕，有什么尽管讲出来，我们可以一起来分析、解决。"有时或许需要再三的保证，有时也可以暂时搁一下。这种情况一般发生在面谈开始，或所谈问题在求助者看来很严重、内心很矛盾时。

2. 茫然型沉默

有些求助者因为不知道该说什么好，什么是咨询师希望知道的，什么是重要的叙述内容；有时则是求助者搞不清自己到底是什么问题，故无法表达或表达不清；也有可能是想表达的东西很多，却不知从何说起；有时是咨询师的提问失误"请你告诉我关于你内心冲突的心理机制是什么？"，求助者因茫然而陷入沉默状态。这时，求助者的目光常常是游移不定的，含有询问的色彩。

如果是茫然型沉默，咨询师应进行很好的倾听，通过内容反应和表达技术，促进求助者的充分表达，帮助求助者深化认识，明确自己的问题、原因、表现所在。咨询师提出的问题尽量简洁、通俗、易懂。

3. 情绪型沉默

由求助者的气愤、恐惧或羞愧等情绪所致，就像求助者害怕出现某种情况。如当谈论自己不愿谈及的话题时，沉默表达了这样一种信息："我不想涉及这个话题。""我不想待在这儿了。"也可能是求助者由于谈到或回想起自己过去做错的事而非常羞愧，从而用沉默来躲避。这时他可能会回避与咨询师的眼光接触，低着头或手脚不停地乱动。当求助者对咨询师感到气愤时，也可能用沉默来传达信息，同时还可能对咨询师瞪眼、气呼呼地看着周围。

如果是情绪型沉默，咨询师应多使用情感反应和表达技术，通过共情，缓解情绪。当求助者以沉默表示气愤、对抗时，咨询师要及时发现，主动寻找原因，采取主动和好、鼓励宣泄的方针。若是由自己失误所引起，可以主动道歉。若有可能是误会，则应予以解释、消除。

4. 思考型沉默

此时求助者正在反复体会咨询师说的话，并且似乎有所领悟；或正在回忆某一件对咨询有重要意义的往事；或正在体验某种情绪、情感。这类沉默是由于求助者正处于一种积极的自我探索之中。在外显动作上，求助者可能会睁大眼睛，使劲地想；也可能眯起眼睛，自言自语。这类沉默的标志性行为是凝视空间的某一点。

如果求助者的沉默是思考型，由于思考问题所引起，咨询师可以等待，同时以微笑、目光、微微点头等表示自己的关注、理解和鼓励。一般来说，不宜打断求助者的思维。如果思考、沉默时间过长，咨询师可关切地询问，协助对方思考。

5. 内向型沉默

这种沉默源于求助者比较内向、不善言谈的个性原因。沉默是他与人交往的经常性方式，尤其是在不熟悉的环境和人面前更是如此。这样的求助者容易表现出沉默，即使有话也是三言两语，即使在来之前已经反复考虑过应该怎么讲，可一到询问室，很可能就什么都讲不出来了，会显得欲言又止，颇为不安。

如果是内向型沉默，因个性原因导致的沉默，咨询师应以极大的热情和耐心加以引导，多用倾听技巧，多作鼓励性反应，鼓励求助者表达，并善于领会他已说的和想说的。切不可急躁、不耐烦，否则，求助者可能会更退缩、更沉默。

6. 反抗型沉默

求助者本人不愿意或不想接受咨询，没有咨询动机，不想进行咨询，用沉默表达对咨询的反抗态度。表现出怀疑、无所谓、随心所欲、很不耐烦，甚至是气愤、敌意等。沉默的出现，将使咨询暂时无法进行，还会导致气氛紧张、压抑或尴尬，阻碍咨询的进行。对此，咨询师应针对不同情况采取主动、有效的措施。咨询师在沉默出现时，要保持镇静，咨询师的急躁不安会加强求助者沉默时的紧张，有时甚至产生对立的气氛，同时亦会降低咨询师在求助者心目中的形象。反过来，给求助者一种不慌不乱、沉着冷静的印象，则会给求助者一种可信、充满信心和力量的感觉。

如果是反抗型沉默，求助者本人不愿咨询引起沉默，咨询师的处理就更应注意方式方法。首先应辨明沉默原因：一是求助者对别人让他来咨询表达不满，并把这种不满转移到咨询中，但对咨询本身无偏见；二是对咨询本身也存在偏见，不愿配合。对前者，若咨询师工作经验丰富，态度诚恳、耐心，方法得当，善于理解求助者的心情，一般来说，沉默会慢慢被打破。而后者，偏见不深时还不复杂，亦可消除；若逆反、对抗情绪很严重，则效果很差。可以向求助者讲明，心理咨询是向其提供帮助，咨询建立在自愿的基础上，如果此时不想咨询也没有关系，可以在自己想来时再做咨询；对于强烈反对咨询的，咨询师也可以终止咨询。

沉默现象有可能是咨询过程中的一种危机，但也可能是一种契机。沉默传达了许多信息，沉默有时是激战前的寂静或黎明前的黑暗，有时则是问题的爆发或无声的交流。咨询师对沉默现象应予以高度重视，把握机会、仔细分析，往往会有所突破。

面临沉默时，咨询师要以真诚的态度与求助者相处，表达出自己的想法："我们遇到了这个问题，以最快最简便为原则，这就是我解决问题的方式。"如果对方拒绝配合，那么咨询师要等待一下，直到对方改变主意。此时的时间并未白白浪费，因为沉默的持续在不断增加着对方内心情绪紧张的程度，直至对方感到无法再沉默了。这种信息也会有助于以后的咨询工作。

沉默现象在心理咨询中时有发生，咨询师不必害怕，也不必回避，而要正视和面对沉默，很好地利用沉默。因为沉默也是一种传递信息的方式，处理得好，也许能获得解决问题的最有效、最有价值的信息，从而改变和提高咨询的质量。

总之，非言语行为的观察远不止上述几个方面，一个人的仪表、习惯、气质、行为举止，以及与人保持的空间距离等，都有信息传递，都是需要留意观察的内容。在心理咨询中，非言语行为传递的信息往往是一条通向人们内心真实世界的桥梁，它如同书写言语中的标点符号那样栩栩如生，可以表示停顿、感叹、强调和完结。因此，非言语行动的表现力是非常生动的。它可以是肯定或否定、加强或减弱、复杂或易化、控制或调整、显示或隐蔽、真诚或虚假等。

综上所述，对于非语言性行为的知识及观察能力是咨询师必须具备的条件之一。作为一个咨询师，在观察人的非言语行为上一定要下功夫。在生活中的每时每刻都有意识地模仿或观察非言语行为，就好像你常常能从镜子里看到你自己一样，如果你注意观察你自己在不同心境时的身体语言的变化，你也常常会发现你的求助者在某种情况下，也常常会有相似的反应出现。如能在以上几个观察方面达到很高的水平，那么你对求助者的共情也有可能达到更高一级的水平。

思考题

1. 常用的参与性技术包括哪些？每一种技术的核心是什么？
2. 常用的影响性技术包括哪些？每一种技术的核心是什么？

第二部分 分 论

第五章 精神分析治疗

【本章要点】

1. 了解精神分析治疗的主要特点。
2. 重点掌握精神分析疗法的基本理论和关键技术。
3. 精读并深度理解案例分析，体会精神分析疗法起作用的内在机制。

【关键词】

精神分析治疗（psychoanalytic psychotherapy），潜意识（unconscious），防御机制（defense mechanism），客体关系理论（object relations theory），自体心理学（self psychology），自由联想 free association），梦的解释（dream interpretation），移情（transference），修通（working through）

精神分析治疗作为现代心理治疗的第一个主要流派，在心理咨询和治疗的学科中起到非常重要的奠基作用。本章重点介绍精神分析治疗的核心理念及关键操作技术。

第一节 基本理论

精神分析治疗（psychoanalytic psychotherapy）由奥地利心理学家西格蒙德·弗洛伊德（Sigmund Freud）于19世纪末创立，强调潜意识中幼年时期的心理冲突在一定条件下（如精神刺激、环境变化等）可转化为各种神经症症状及心身转换症状。通过精神分析师与求助者为治疗而构筑的工作联盟，在耐心而长期的治疗性关系中，通过"自由联想"等内省方法，帮助求助者将压抑在潜意识中的各种心理冲突，主要是幼年时期的精神创伤和焦虑情绪体验挖掘出来，使其进入到意识中，转变为个体可以认知的内容进行再认识，可以使病人重新认识自己，发展更具建设性的适应方式，并改变原有的行为模式，达到治疗的目的。其核心是研究精神动力和精神动力如何驱动人类行为的科学，所以也称为精神动力学或心理动力学。基于这种理论的心理治疗，称为精神分析治疗或心理动力治疗。

一、经典精神分析理论

1. **精神层次理论**

弗洛伊德（图 5-1）将人类的精神活动划分为理论上的三个区域，即意识（conscious）、前意识（preconscious）和潜意识（unconscious）。这些区域好像深浅不同的地壳层次，故称之为精神层次或人格层次。意识是我们可以觉察的思想、情感和对外在环境的感觉。前意识是我们在注意力高度集中时才能被觉察的精神活动。它的基本功能是，监督和防备那些会引起焦虑的潜意识内容侵入我们的意识当中。它的工作方式有两种，要么完全阻挡潜意识内容的通过，要么将潜意识内容改头换面以后再予以放行。潜意识是意识无法触及的思想、本能冲动、情感以及幻想等，是高度集中注意力也无法觉察的内容。

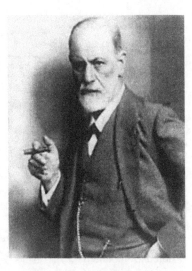

精神分析学界常用冰山现象（图5-2）来形象地描述这个理论。冰山大约有1/3的部分浮现在海面上，这一部分相当于人的意识部分。冰山另外的2/3是位于海面之下，靠近海平面的那一小部分相当于人的前意识部分，其余的部分都相当于人的潜意识部分。弗洛伊德用这种理论推断出了一个令人悲观的事实，即人的行为大多是由潜意识控制的。因而，学术界也将弗洛伊德的发现列为人类近代史上继哥白尼的"日心说"、达尔文

图5-1 西格蒙德·弗洛伊德（Sigmund Freud, 1856—1939）

的"进化论"之后，人类经过的第三次严重的打击——人的行为并不是完全由意识控制的。但弗洛伊德也并不认为人的行为大部分是由潜意识支配的、信马由缰的过程。人生活在现实世界上，人的生存必须面对现实世界的制约，比如时间和空间关系就是现实世界的最基本的制约。人与现实世界的接触必须遵循"现实原则"（reality principle）。弗洛伊德认为，人的思维活动经过了两种处理过程——前期处理和后期处理。前期处理由潜意识支配，它不尊重逻辑因果关系，没有时间概念，自相矛盾而反复无常。后期处理接受现实世界的制约，是意识的活动形式，是我们与他人交往并对世界进行理解的精神基础。因而，弗洛伊德精神分析疗法的目的，也是通过分析潜意识，使潜意识意识化，扩大个体意识的疆域，最终使个体的行为更为理性，更多地被自己和他人理解和接受。

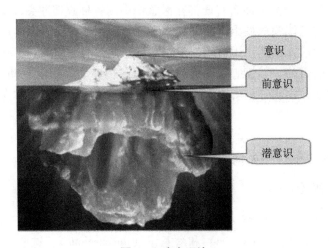

图5-2 冰山理论

2. 人格结构理论

弗洛伊德在人格层次理论的三分法基础上，又提出了本我（id）、自我（ego）与超我（superego）的人格功能结构的三分法。

本我是接受快乐原则的最原始的生命冲动和力量，是一切心理能量之源，按快乐原则行事，不理会社会道德、外在的行为规范。它唯一的要求是获得快乐，避免痛苦。本我是遗传的，是生来就有的。而首要的是，本我是由本能构成的，它是无意识的，不被个体所觉察。

自我，其德文原意是指"自己"，是自己可意识到的执行思考、感觉、判断及记忆的部分。自我的机能是寻求"本我"冲动得以满足，而同时保护整个机体不受现实社会的伤害，它遵循的是"现实原则"，在本我和超我中进行协调。自我是内在需要与外部现实之间的中介，自我功能很大部分是意识的。

超我是人格的最高管理机构，其功能是审视和评价我们的思想、感情和行为。它是个体在成长过程中通过内化道德规范、内化社会及文化环境的价值观念而形成。其机能主要在监督、批判及管束自己的行为。超我的特点是追求完美，所以它与本我一样是非现实的，超我大部分也是无意识的。超我要求自我按社会可接受的方式去满足本我，它所遵循的是"道德原则"。超我的内容因人而异，如果缺乏一个基本的超我功能，则往往对生活中的他人构成妨碍；而过分严格的超我，又会使人显得固执、刻板、焦虑。拥有一个相对健康的超我的人，知道哪些原则、哪些界限需要遵守，哪些是个人局限，需要宽容对待。

当然，人格结构中的上述三部分不是一成不变的，而是动态变化着的。本我和超我的活动常常不能被我们所觉察，但是，来自本我的不恰当冲动所导致的焦虑或来自超我的批评所引发的罪恶感，会被我们意识到。超我基本上体现着个体所承继的前人的影响。

3. 性本能理论

弗洛伊德认为人的精神活动的能量来源于本能，本能是推动个体行为的内在动力。人类最基本的本能有两类：一类是生的本能，包括性欲本能与个体生存本能，其目的是保持种族的繁衍与个体的生存；另一类是死亡本能或攻击本能。弗洛伊德是泛性论者，在他的眼里，性欲有着广义的含意，是指人们追求一切快乐的欲望。性本能冲动是人一切心理活动的内在动力，当这种能量（弗洛伊德称之为力比多）积聚到一定程度就会造成机体的紧张，机体就要寻求途径释放能量。在此基础上，弗洛伊德将人的性心理发展划分为五个阶段。

第一，口唇期（0～1岁）。刚生下来的婴儿就懂得吸乳，乳头摩擦口唇黏膜引起快感，称为口唇期性欲。

第二，肛门期（1～3岁）。1岁半以后儿童学会自己大小便，粪块摩擦直肠肛门黏膜产生快感，称为肛门期性欲。

第三，性蕾期（3～6岁）。儿童到3岁以后懂得了两性的区别，开始对异性父母眷恋，对同性父母嫉恨，这一阶段叫性蕾期。其间充满复杂的矛盾和冲突，儿童会体验到俄狄浦斯（Oedipus）情结（也称恋母情结）和厄勒克特拉（Electra）情结（也称恋父情结），这种感情更具性的意义，不过还只是心理上的性爱而非生理上的性爱。

第四，潜伏期（6岁—青春期）。只有经过潜伏期到达青春期，性腺成熟才有成年的性欲。

第五，生殖期（青春期以上）。成年人成熟的性欲以生殖器性交为最高满足形式，以生育繁衍后代为目的，这就进入了生殖期。

弗洛伊德认为，成人人格的基本组成部分在前三个发展阶段已基本形成，所以儿童的早年成长环境、早期经历对其成年后的人格形成起着重要的作用，许多成人的变态心理、心理冲突都可追溯到其早年创伤性经历和压抑的情结。弗洛伊德在后期提出了死亡本能，它是促使人类返回降生前非生命状态的力量。死亡是生命的终结，是生命的最后稳定状态。生命只有在这时才不再需要为满足生理欲望而斗争。只有在此时，生命不再有焦虑和抑郁，所以，所有生命的最终目标是死亡。死亡本能派生出攻击、破坏、战争等一切毁灭行为。当它转向机体内部时，导致个体的自责，甚至自伤自杀；当它转向外部世界时，导致对他人的攻击、仇恨、谋杀等。

4. 心理冲突理论

精神动力理论认为，那些在特定情境下引起人们矛盾情感的事件，会被压抑到潜意识中去。布洛伊尔曾用催眠法治疗一个癔症女患者安娜。这位当事人有一个特殊的症状，就是有长达6个星期的时间在干渴得无法忍受时，也不能喝水。在催眠状态中，她叙述自己童年时如何走进她不喜欢的女家庭教师的房间，看见她的狗从玻璃杯内喝水，引起了她的厌恶，但由于受尊敬师长道德观的影响，只好压抑这种厌恶。她在催眠状态恢复了对这个往事的回忆，尽量发泄了她的愤怒情绪，此后她不能喝水的怪病才消失。面对自己厌恶的女家庭教师所激起的愤怒情感和尊敬师长的道德观之间无法协调，心理的防御机制（defense mechanism）为了减少现实的不适和意识上的痛苦，只有将这种冲突压抑到无意识中去。因而，冲突是精神分析理论中的一个核心概念。

所谓冲突，是指两种同时存在的力量之间的矛盾对立。这种内心矛盾可能引起心理功能的失调，并发展成为精神症状。这一发展过程主要包含三个阶段：首先是无法解决的冲突的出现，如安娜对女教师的厌恶与需要尊重的矛盾，这被称为心理冲突的常形；接着这些冲突被强行压抑；最后这些被压抑的冲突以变化了的方式表达出来，如安娜潜意识地用长达6个月不饮水的精神症状，来表达她对女教师的厌恶和愤怒，这被称为心理冲突的变形。

5. 防御机制理论

防御机制是精神分析学说中的一个基本概念。它是一个人直接的、习惯性的心理保持机制，即当个体潜意识中本我的欲望与现实或超我之间出现矛盾、造成心理冲突时，会出现焦虑反应。此时，自我通过一些手法、技巧来控制本我的欲望和冲动，从而起到减轻焦虑的作用。这些手法、技巧具备某种心理保护的功能，所以称为自我的心理防御机制。弗洛伊德认为，防御机制是在潜意识中进行的，是一种"无意识"的过程。

（1）心理防御机制的分类，根据发展过程中出现的早晚可分为四大类。

1）"精神病性"防御机制（psychotic defense mechanism）也称为自恋性防御机制，这类防御机制在婴儿期就开始被使用。因为婴儿尚不能区分自我与客观现实间的界线，婴幼儿常轻易地通过否定、歪曲"现实（reality）"来保护自己。正常成人偶尔也会暂时使用这种机制，如在遇到重大的精神压力或打击时。精神求助者则常常极端地使用，故得名。这种类型的防御机制包括否认、歪曲、外射等。

2）幼稚的防御机制（immature defense mechanism）出现于婴幼儿期，成人中多见于较轻的精神求助者或人格障碍者，也称为不成熟的防御机制，包括倒退、幻想、内向投射等。

3）神经症性防御机制（neurotic defense mechanism），在少年期得到充分利用。因为这时儿童能分辨自己的欲望和现实要求间的区别，但需要处理内心的矛盾、冲突，故常使用压抑、隔离、转移、反向形成、抵消、补偿、合理化等防御机制。因为在成人中常被神经症求助者使用，故得名。

4）成熟的防御机制（mature defense mechanism）出现较晚，是个体成熟之后才能表现出的。这种防御方法不但有效，能解除现实的困难，满足自己的欲望，也能被社会所接受，具有积极意义，包括理智化、幽默、升华等。

（2）常见的心理防御机制。

1）潜抑（repression）是指把不能被意识接受的念头、感情和冲动不知不觉抑制到潜意识中去的一种心理防御作用，它是各种心理防御机制中最基本的方法。潜抑常常是焦虑的来源。弗洛伊德解释潜抑是无意识的，并认为人在5岁之前的痛苦事件均已被排除干净，然而这些事件仍因隐伏在潜意识而影响着往后的行为。

2）否认（denial）是最原始简单的心理防御方法。指对某种痛苦的现实无意识地加以否认，以减轻心理上承受的压力，可以暂时起到缓解焦虑的作用。如小孩子不小心打碎了碗，发觉自己闯了祸，会马上蒙起眼或把手背在背后说"不是我打的"。一些心脑血管疾病患者或癌症求助者开始往往都采取否认来拒绝接受自己患病的现实。

3）反向形成（reaction formation）。为了防范具有威胁性的行动，人们可能会主动地表现出相反方向的行动。借助在意识的层次上形成与不安的欲望截然相反的态度与行为，人们无须去面对令人不安的欲望所带来的焦虑。例如，表现出强烈的爱来掩饰心中的恨，在心中浮起负面的反应时表现出特别的亲切，以及用超乎寻常的仁慈来掩饰残忍的念头，等等。

4）外射（projection），即以个人想法推断客观事实，或认为别人的想法也是如此，常将自己认为要不得的观念、品质归于他人。如一个经常对他人怀有敌意的人会找出许多理由说别人对他都不友好，以减轻自己内心的不安和痛苦。这种外射作用是产生妄想的基本机制，常见于精神病求助者。

5）内向投射（introjection）是与外射相反的心理防御机制，即把原本是外界的东西吸收到自己内心，变为自己人格的一部分。如一个尚未涉世的小孩子就对周围人都不信任，保持高度警觉，是因为他已通过潜移默化，从父母那里获得了"防人之心不可无"的观念,并把它吸收(内射)到自己的脑子里,成为自己的观念了。

6)投射性认同(projective identification)是指个体将自我不能接受的部分分离出来,投射到一个幻想或真实的客体身上,然后再将这个客体内化。这个过程就是投射性认同。

7)退行(regression)是指一个人不能适当地应对紧张的情境,其行为表现出人格发展不成熟阶段的某些特点。如一个人排队买火车票时要"加塞儿",当大家纷纷指责她这种自私行为的时候,她感到无地自容,竟然一下坐在地上又哭又喊,声称大家合起来欺负她。又如,一个已经能控制大小便的孩子,不满意母亲生了另一个孩子后很少照料他而又开始尿床。这种放弃已经习得的技能,而恢复不成熟的应对方式,是由于不这样做就会引起内心的恐慌和不平衡。成年癔症求助者的"童样痴呆"也可被看作极端的倒退。

8)转换(conversion)是将潜意识的内心冲突转变成躯体化的一种防御机制。例如,一个成就感很强的人在接受了一项重大科研课题后不久便出现血压升高、心律不齐的症状。临床上也常见心因性疼痛、痉挛、皮疹、感觉缺失甚至瘫痪等症状。这些躯体症状均由心理冲突、情绪紧张焦虑变换而来,没有相应的疾病为基础,但可以帮助求助者摆脱暂时的困境,以求心理平衡。如上述课题负责人的症状是由于潜意识中对任务的难度与自己能力进行比较后出现焦虑、信心不足才导致的。他不愿意承认自己能力有限、不能胜任。故通过症状既可以获得别人同情,又可以安慰自己"即使任务完不成也是由于有病而不是自己低能",从而缓解了内心的矛盾和冲突。

9)抵消(undoing)是用来摆脱不愉快经验及其后果的自我防御方式。临床上常见的强迫性洗手、洗衣服等行为就是抵消这种防御失效了转而表现为症状。日常生活中常见于对一个不能接受的行为象征性地、反复地用相反的行为加以解释,以图解除焦虑。在中国民间,如果有人在除夕夜不小心摔碎了东西,人们会念叨"岁岁平安",说了不吉利的话就吐口水。

10)情感隔离(isolation of affect)是指个体将自己与某种不愉快的情境隔离开来,以避免由此引起的焦虑与不安。通过这种隔离,当事人使自己相信什么也没有发生,也无须因此而做什么。此时那些不愉快的情境并不是被遗忘了,而只是与该情境有关的联系被阻断了。

11)转移(displacement)也称为"置换",人们有时对某一对象的情感,因某种原因(不合习俗或有危险)无法向对象表达,便会转移到其他比较安全、为大家所能接受的对象上去。如丈夫在工作中受了上级责备,回家可能把气愤、不满向妻子或孩子发泄,因为他不敢直接反驳上级。小婴儿感到孤独时就哭闹,家长可能会给他嘴里塞个奶嘴来代替母亲暂时安慰他。孩子长大些没有奶嘴就改为啃手指,再大些可能转为用其他替代物含在嘴里。从这个角度讲,有人认为吸烟行为可能是幼年情感缺失或障碍的一种转移。心理治疗过程中,求助者也往往会在无意中把自己与亲人、密友之间的关系转移到医师身上。这种特殊关系被称为"移情"(transference)。心理医生对这种移情关系要有充分的认识并能妥善处理。

12)补偿(compensation)是指个人理想受挫或因生理缺陷、行为过失而遭失败时,转而努力发展其他方面，借以弥补因失败或失误而丧失的自信。如身体有残疾的学生不能在文艺、体育方面施展才能，便加倍努力使自己在数学或文学方面才华出众。一位其貌不扬的姑娘，特别在学问和修养方面下功夫，最终成为令人敬仰的科学家。动乱年代没有得到学习机会的父母不惜一切代价给子女创造学习条件，也是给自己的一种心理补偿。这一机制运用得当，可以获得巨大的动力，而过度补偿也会导致病态。

13）合理化（rationalization）又称为"文饰作用"，是最常见的心理防御机制，指人在遭受挫折或做了不符合社会规范的事，往往会为自己找一些能被自我和社会接受的理由来解释，尽管这些理由常常不值一驳，但个人却据此说服自己，从而免遭精神上的痛苦。如伊索寓言中的故事，狐狸吃不到葡萄就说葡萄是酸的。自己孩子智力有缺陷，就说"傻有傻福"。没考上医学院校就说医学院毕业不过是个天天与求助者、死人打交道的技工。这种自我宽慰方式可以帮助人接受难以接受的现实，但用得过度也妨碍人对远大目标的追求。

14）幽默（humor）是一种积极的心理防御形式，指以诙谐的语言行为应对尴尬处境，使自己摆脱困境，维持心理上的稳定。如一位丈夫在餐馆里遭到妻子责骂。最后她尖声叫道："在世界上所有可耻的人中，你是最卑鄙的一个！"这时餐馆里所有人都投来吃惊的目光。丈夫觉察后马上提高声音说："骂得好，亲爱的！你还对他说了些什么？"他的机智与幽默为自己解除了窘迫。比较有修养的人常使用这种方法把僵持、尴尬的局面转为轻松自然。

15）升华（sublimation）是把不易实现的本能欲望经改头换面指向能为社会所接受的、比较高尚的目标和方向。如考场落榜、情场失意，若不顾一切地坚持自己的强烈要求，势必违背社会公德或触犯法律。但如果能把这些欲望引导到高层次的科学发明、文学艺术创作等活动中，既使自己的欲望间接得到满足，又有益于社会和他人。所以升华是最具有积极意义和建设性的防御机制。

二、客体关系理论

客体关系理论（object relations theory）认为，所有的驱力都来自于母婴关系。因此，寻求客体的动力相当于甚至更重要于寻求内驱力的释放。自我心理学认为内驱力是第一位，客体关系是继发的。客体关系理论强调的是潜意识的内在客体关系，是指人际关系转换为内化的精神结构。因而，我们需要对其基本概念有所了解。

1. 基本概念

当孩子成长时，他们不是简单地内化第一个客体或个人，他们更多的是内化整个的关系。喂养的体验或许可算是内化过程中最好的原型。当一个饥饿的婴儿哭喊着寻找母亲时，一种不愉快的体验模式进入他的大脑。在这种模式内，婴儿将自体体验为愤怒、贪婪等负性印象，将客体（母亲）也体验为匮乏和忽视等负性印象。而当母亲最终喂饱了婴儿时，喂饱带来的愉快和满足感让婴儿体验自己为正性印象，同时也体验母亲是个正性客体印象。这个时期，强大的情绪反应构造了这种自体客体结构。

当孩子的认知和感觉功能得到足够的发展时（大约16个月），这两种体验就被内化为两种完全相反的、由自体印象和客体印象组成的客体关系（好的客体关系包含好的自体印象和客体印象，坏的则相反），以及与好坏相对应的情感体验。客体关系总是包含着自体和客体之间情感的互动。

2. 对内化的潜意识理解

客体关系理论认为，内化的自体印象和客体印象不会出现疏离。内化积极的、爱的母亲印象，主要是因为婴儿恐惧失去母亲。婴儿内化坏客体的原因则是：第一，幻想借此来控制坏客体；第二，有一个坏客体比没有好；第三，与内化的坏客体关系激烈的亲附是由于渴望将这种坏客体关系变成好的客体关系。客体关系理论同时强调，被内化的客体不一定与真实的外在客体相关，内化的客体有婴儿幻想加工过的成分。

3. 内化的机制

客体关系理论认为，孩子内部世界自体—客体印象的发展与两种不同的内化机制有关，即内射（introjection）和认同（identification）。所谓内射，更多的是指吸收一个客体进自己的精神世界，但仍将其体验成一个他者，或是体验成一个宽慰的同伴，或是体验成一个严厉的父亲或母亲。认同则相反，更多的是将外在的某个重要的客体当作一个榜样，通过内化将其当作自体的部分。客体关系理论认为，这两种机制不仅仅见于生命发展的初期，它们始终贯穿个体精神发展的全过程。

4. 冲突模式

客体关系理论认为潜意识冲突不只是冲动和防御之间的挣扎，也是两种相反的内在客体关系（好与坏）之间的冲突。

三、自体心理学理论

自体心理学（self-psychology）的模式认为，人需要从环境中的他人那儿获得特殊的反应，才能发展和保持自尊和安全感。过失与匮乏比冲突占据了更加中心的位置，有缺陷的心理结构被看作是对有缺陷的功能的反应，强调婴儿需求的满足基于压抑的欲望和内驱力。因此，治疗师的治疗目标更多的是去理解那些需要，以及在治疗中去面对这些需要，而较少地去挫败那些在治疗中最终会放弃的婴幼儿欲望。建造这种精神结构和修复自体的不足，被认为比消除冲突重要得多。早年养育的过失与匮乏会导致自恋的病态发展，其表现如下。

1. 自体客体关系

这类当事人与客体显现一种特殊的人际关系。在这种关系中，主体潜意识地将客体当作一个从属于自己的个体，当作自己身体的一部分。这种人际关系表现为严重的自我界限混乱或没有自我界限。

2. 无所不能的自身

在心理发育的早期，孩子需要养育者同感的接纳和肯定他们带有幻想的雄心，并允许将养育者理想化。随着与养育者的互动，孩子学会分别哪些是幻想，哪些可成为真实，并发展出正常的自尊、雄心和自我理想。这个阶段正常发展，才能保障随后与他人的关系的正常发展，才有能力区分自己与他人。反之，如果养育者不能同感地接纳，就会导致正常发展必需的早期的雄心和理想化父母印象的缺失。缺失导致的后果为此种需要代偿性地加强，表现为在随后的人际交往中对他人过分理想化，以及自认为无所不能。

3. 对赞美的无限需要

将他人过分理想化反映了早年的心理创伤，是由于当事人希望以此来代替自身缺失的那部分精神结构。也就是说，他们需要一个全能的、神化的他人，并潜意识地将其当作自己的一部分。这类人，在他们随后的人际关系中出于对早年缺失同感接纳的补偿，以对赞美无限的需要来证实自己无所不能。

4. 缺乏同感的能力

所谓同感，是指能站在他人角度体验他人苦和乐的能力。自恋者由于与他人之间缺乏人际界限，他们无能力去理解他人行为的意义，他们理解和体验他人是将他人当作自己或自己身体的一部分。

一个客观的事实是：在所有正常爱的关系中，都包含有自恋的因素。如何区别正常与异常不太可能有一个定量的尺度。但是，正常的爱的关系与病态的自恋的区别在于：正常的爱的关系中，虽然有时也将自我理想投射到对方身上，但能意识到对方是一个独立的个体，有不同于自己的欲望和需要；对自己来讲是很好或很坏的东西，对他人就不一定好或坏。这被称之为同感的能力。

但病态的自恋者则不同，在人际关系中，他们没有同感的能力，他们全按自己的欲望来认知他人。极端一点地说，病态自恋者无视周围人的存在。他们眼中只存在自己，周围的人对于他们来说只是一个用具；或仅作为一面理想化的镜子，从中可照出同样理想化的自身。美国当代精神分析家肯伯格认为，自恋者似乎除了自己之外不爱任何人，但事实上他们爱自己也像他们爱别人一样无能，因为他们根本无爱的能力。

第二节　基本技术与过程

一、基本技术

1. 自由联想

所谓自由联想（free association），就是要求当事人将进入自己意识中的任何内容，无论其性质如何，都能无所顾虑地讲出来。在经典的精神分析中，最重要的收集当事人临床材料的方式，就是鼓励当事人努力地自由联想。当要求病人自由联想时，他们意识、无意识里产生的一切有关事情都被治疗师所斟酌。自由联想的内容可能是身体的感觉、情绪、幻想、思维、记忆、近来的大事件以及分析师本人。让病人睡在躺椅上，比让他坐在一张椅子上可能使自由联想更多、更流畅，应用自由联想推测出无意识的东西可影响行为，并通过自由表达把潜意识的东西引入到有意义的意识状态中。

当事人在大多数时间都会自由地联想，但他也会报告梦和生活中的其他事情或过去的生活史。精神分析的特点就是将上述这些内容也包括在自由联想中。在心理治疗过程中，许多当事人都能努力地进行自由联想，但是有些当事人在意识或潜意识中，并不是那么愿意与治疗师合作，他们常常在自由联想的过程中诉说大脑内一片空白，没有什么好联想的。这种情形即是阻抗，因而在自由联想的过程中，处理分析这些阻抗是非常必要的一环。

治疗师利用当事人自由联想的材料，可以观察和理解当事人潜意识的欲望、思想和情感，从而可以达到分析其内心潜在冲突的目的。

2. 梦的解释

梦的解释（dream interpretation）是发生在求助者自由联想的过程中。弗洛伊德发现，求助者在此过程中谈及症状和一些其他的生活事件时，有时会谈到梦，而梦有着极其重要的意义。他认为梦不是一种躯体的现象，而是一种心理的现象。梦，如同做梦者所回想的，是当事人在睡眠中发生的潜意识的心理活动的结果。

在精神分析治疗中，梦是揭示无意识资料和洞察一些未解决问题的最重要手段。梦是"了解思想中无意识活动的捷径"。通过对做梦过程的分析，愿望、需要、恐惧都能被揭示出来。弗洛伊德认为，一些不被自我所认可的动机或记忆常常在梦中以象征性形式表达出来。梦是本我冲动的压抑和自我防御之间的一种调和产物。梦的内容包括显性内容——做梦者所记起的这个梦境，以及隐性内容——包含在梦中的无意识动机和象征意义。在析梦时，分析师或治疗师鼓励病人对梦进行多方面的自由联想，并回想被梦的各部分激起的感受。当病人对梦境进行探究时，治疗师处理了他们的联想，并帮助他们认识到这些被压抑资料的内涵，这样来重新看待他们的问题。弗洛伊德关注的是性压抑和攻击性驱力，而其他分析师使用其他的方法进行释梦并且着重于自我、客体关系或自我心理学方法的研究。

3. 移情与反移情的处理

（1）移情（transference）是精神分析资料的最有价值的来源之一，是最重要的动力之一，也是成功的最大障碍。在分析性治疗场所，当事人目前体验到对某个人的冲动、欲望、态度、幻想和防御等与早年生活中某个个体有密切的相关性。移情是过去的再现，是依照过去的经验对目前情况的错误理解。我们可以把它比作按照旧地图找新路的过程。如果能适当地控制，对移情的分析会引起回忆、重建和内省，并最终停止重现。因而分析性治疗的技术理论认为：如果能对当事人的移情反应进行合适的处理，当事人将能够体验到无法有意识获得的过去重要的人与人之间的关系。

在精神分析的过程中出现的移情有两种情况，一种是正性移情（positive transference），表现为当事人对分析师产生不同形式的性渴望或喜欢、爱、尊敬等；一种是负性移情（negative transference），当事人对分析师产生攻击、讨厌、憎恨或藐视等。但与此同时，移情也是分析过程中阻抗的最大来源。由于所有的当事人在过去生活中都经历过被拒绝，当事人潜意识里面就会把过去被压抑的仇恨感或青少年期被禁止的性渴望唤起，以对抗分析师的治疗工作的强大心理趋势。

为了识别移情，你通常需要对来访者的具有个人特色的表现格外留意。一个线索是当来访者似乎以当时情境或内容不相称的方式对你做出情绪反应。另一个线索是当来访者开始在毫无信息和基于很少或毫无现实的情况下对你做出设想。另一个信号是当来访者表达对你或对治疗缺乏基础和现实性的期望。

治疗师可以简单地问："过去你什么时候有过类似的感觉？"回答如："噢，你也使我紧张"或"似乎那是来自你过去的老问题"。如果来访者确实表现出移情反应，那么它与来访者及其历史的关联比与你的真实关系的关联更大。来访者对这个温和问话的反应可提供机会去探究过去的重要关系。考察来访者的移情反应使治疗师有了一个特殊的机会窥究来访者的关系，如过去与重要客体的关系或当下与咨询师面谈时候的关系。

（2）反移情。即体现在治疗师身上的移情反应。有时表现为治疗师与当事人的感情认同，有时表现为与当事人过去生活中的某一个人（通常是父母的一方）的认同。经典精神分析理论认为，反移情是治疗师自己的阻抗，所以提倡治疗师首先要接受分析。现代精神分析理论则认为反移情是不可避免的。认识到反移情是正常而不可避免的。如果你对一位来访者体验到强烈的情绪反应、持续的想法和行为冲突，并不等于你是个"病态"的人或者是个"坏的"治疗师。治疗师可以通过反移情来觉察并理解当事人对自己的移情反应，来理解当事人的内心冲突。如果治疗师对自己的内心冲突认识不清，则妨碍治疗。

反移情与移情类似，只是它发生于治疗师而非来访者身上。像移情一样，反移情来自于通常处于治疗师意识范围之中的无意识的冲突、态度和动机。反移情也包括在程度、频率和持续时间上不适当的情绪、态度和行为反应。对治疗师来说，意识到自己的反移情模式是一项挑战也是有益处的。如在精神病院，一位患者对她的治疗师做出了令人难忘的指责："你是我遇见过的最冷酷、最像计算机的人。你像个机器人，我说话时你只是坐在那儿，像机器一样点头，我打赌要是我切开你的手臂，我看到的不是血管，而会是电线。"在大多数情况下，这种指责可能纯出于移情。来访者这样对待她的治疗师也许是因为过去她对男性的感觉是不付出情感的，另外，正如俗话说，一个巴掌拍不响。作为治疗师，需要检查自身对来访者的反应有何影响。

治疗师对移情的反应方式是自己无意识冲突的独特表现。他们的反应又会引起各个来访者的独特反应。因此，由移情和反移情产生的具体关系扭曲和动力学都是存在于每个治疗师与每个来访者的独特互动之中的。在前面的例子中，有些男性确定是不让来访者触及他们的情感，她对这种男性的愤怒常常使得与她有关系的男性做出情绪上（有时是躯体上）的反击。她的治疗师持续退缩到情感中立性中对她来说是不寻常的。因此她不断做出愤怒的攻击，很可能是为了从他那里获得某种反应。

反移情反应可以告诉我们许多关于自己和自己的潜在冲突与问题的信息。我们认为，最好把反移情看成是关于我们自己和我们的来访者的信息来源。尽管它对于面谈和治疗过程可能是一种阻碍，而且使得区分自己与来访者的个人问题变得困难，但反移情也具有促进治疗过程的潜力。

4. 解释

所谓解释（interpretation），是治疗师运用自己的潜意识、同感和直觉以及理论知识，对当事人呈现的精神现象进行说明和解释。解释通常超越显而易见的东西，指出这些精神现象的含义和原因，而且，需要当事人的回应来确定。

从自由联想、梦、口误、症状或移情等所得到的资料必须向病人解释，这对病人是极有意义的。根据资料的性质，分析师可以解释性压抑，解释无意识的防御方式——个体对创伤或困扰情境记忆的压抑，或者解释儿童早期由于对双亲不满所形成的关系障碍。分析师需要注意解析的内容，以及对病人转达解析的过程。病人为接受资料或不知不觉地把它变为自己的观点做的准备状态是要重点考虑的方面。如果解析太深奥，病人也许不能接受它并且把它引到自觉的意识状态中去。调和病人无意识的资料常常需要分析师调和自身的无意识过程以评估病人的无意识资料。一般而言，资料越接近前意识，病人接受它的可能性就越大。

5. 修通

所谓修通（working through），就是由于当事人的领悟而导致行为、态度和结构的改变，使得某一情结得以解决。这项工作内容包括：①重复地解释，尤其是对移情性阻抗的解释；②情感冲动、体验和记忆之间的隔离，使其在心理上具有同一性；③拓展解释的疆域，掌握一个行为的各种决定性因素；④重建过去，将当事人和当事人成长环境中其他重要人物呈现于活生生的背景下，重建过去各个时期的自我形象；⑤促进情感反应和行为的变化，使当事人在面对他曾经认为是危险的冲动和客体时，勇于尝试新的情感反应模式和行为模式，并将这些新的模式用于精神分析之外的现实人际关系之中。

二、基本过程

随着精神分析治疗的持续发展，对治疗过程的态度也发生了根本性的变化。弗洛伊德时代，认为治疗过程中，治疗者只处于不卷入、中立的观察者地位，治疗过程只关注当事人单方面的精神过程。发展至今，治疗者们已经认识到治疗过程需要关注当事人和治疗师之间的深层互动，焦点集中于双方的关系。其治疗过程从只关注一人的心理发展到关注两人的心理。在治疗过程中，治疗师和治疗者双方同时起着重要的作用。精神分析治疗，及后来发展起来的心理动力学治疗主要过程包括如下几个重要的方面。

1. **签订治疗合约**

心理动力治疗最初的治疗目标之一是在治疗师和当事人之间协商一个治疗合约。治疗合约可以建立一个治疗的框架，并定义治疗师和当事人各应担负的责任。合约至少要明确治疗的规则，并保证一个治疗的环境。在这种氛围内，治疗过程方能展开。当事人的能力和内在的欲望，常常使他们不能明白在心理治疗过程中到底该如何做，所以在治疗开始前，我们必须让当事人明白一些必须遵守的规则。

为了建立治疗合约，治疗师必须遵守下列的步骤：对当事人的病情、病史、家庭背景、个人成长史、心理治疗的领悟力以及反省能力进行一个全面的评估，上述的内容一般需要3次治疗时间。在此基础上，花1～2次治疗时间与当事人讨论建立一个治疗合约，在当事人同意这个合约后，方可开始治疗。

在制定合约的过程中，对有些不太独立或家庭成员卷入过深的当事人，需要安排一个由父母、配偶或任何当事人的法定保护人参加的座谈。在这个座谈中，要告诉当事人及家属：治疗中不能确保当事人不再发生像当事人往常曾发生的诸如自毁、自残、自伤和自杀行为。治疗师常常容易陷入一种误区，像全科医生一样去治疗当事人。而实质上，心理治疗要做的是帮助当事人理解心理障碍的实质，探索内心的真正冲突，去领悟和建立面对困境的能力。

在建立治疗合约的过程中，必须明确当事人的责任和治疗师的职责。一般而言，当事人的责任必须包括：①按时接受治疗；②按规定付费；③在治疗中尽力做到将想法和情感自由地表达出来。治疗师的责任则包括：①遵守约定的治疗时间；②帮助当事人理解自己，较深刻地了解自己的人格以及面临的困难；③澄清治疗中对卷入的限制。

在遵守上述普遍原则的基础上，要针对当事人的个人史和精神病理，评估可能出现的危险及对治疗构成威胁的因素，并对这些威胁制定一些相应的措施和限定。如对一个与她的前治疗师过分卷入而出现自杀倾向和行为的当事人，治疗师要清楚地告知当事人，治疗师该处在一个什么位置，针对当事人的情况，评估当事人是否能进行精神分析治疗或提供其他形式的心理治疗。

总之，制定治疗合约的第一步是要制定一个对所有当事人通用的基本合约；第二步是根据每个当事人的不同病理表现和个人史制定特殊的合约。治疗师要清楚的是，在治疗过程中，当事人常常会打破合约使治疗师过分卷入，治疗师对此要始终保持清醒的认识。

2. 建立工作联盟

工作联盟（work alliance）是关系到精神分析治疗成败的重要的因素。如果当事人意识到接受分析式治疗不仅是治疗师的事情，自己的努力与合作的态度也是影响治疗成功的重要因素；如果没有自己的参与，治疗根本不可能进行，那么我们就可以说治疗师与当事人正在以一种较成熟的方法在一起工作，也就是建立了一种工作联盟。

接受动力性治疗的当事人，是因为他的痛苦才迫使他来接受这一困难的历程，这也为当事人以合作的态度参与治疗、建立工作联盟提供了保障。严格地讲，工作联盟既不是技术程序也不是治疗过程，但二者均不可少。工作联盟的实质是一种关系，这种关系是逐渐在当事人过去有问题的客体关系上注入新的内容、新的体验，最终达到一种健康成熟的人际关系状态。

来访者进入治疗工作联盟的能力在某种程度上可预测治疗的有效性以及他们经过治疗最终成长和改变的潜力。换言之，如果来访者不能或不愿与治疗师建立工作联盟。有益改变发生的希望很小。相反，来访者越能全心投入这样的关系，有意义的变化发生的可能性越大。

3. 治疗的深入

（1）阻抗的处理。病理性的冲突包含内驱力和其他的动机以及反抗这些动机的禁忌。它们通常与早年的生活有关。心理动力性治疗的设置和程序，激励出那些早年的婴儿式的冲突。在当事人比较自由地谈论他的困惑时，通常意识、前意识和潜意识的动机混合在一起。如当一个当事人开始告诉治疗师有关他童年的创伤性经历时，在意识层面，他可能是想告诉治疗师一些事件，以便治疗师能了解他；在前意识层面，他或许是要按分析的步骤来；而潜意识里，他可能是希望治疗师会对他的伤痛感到抱歉。

病理性的冲突唤醒痛苦的情感，由于禁忌的力量，当事人会下意识地压抑这些导致冲突的情感，并阻止心灵真实地显现。在治疗过程中，当事人这种对治疗过程有意或无意地对抗，被称之为阻抗（resistance）。阻抗是心理动力性治疗过程中必见的一环。当事人由开始积极地配合治疗师到有意无意地对抗治疗，表现为自由联想时头脑一片空白、对过去的记忆也是空白、治疗中迟到等。阻抗是心理动力性治疗过程的基本部分，且是有价值的部分，它是当事人处理日常生活、人际关系中遭遇苦恼的方法。让当事人理解自己的阻抗是重要的。同样，让当事人理解是怎样的方法在支持自己摆脱痛苦也是重要的。在治疗结束后，当事人是否有能力去继续自我探索，也依赖于对自己阻抗的了解。

处理阻抗的一种方法是讨论阻抗本身，而不是更深入地探究其背后的冲突或焦虑，经典精神分析治疗师把这称为对防御的解释，根据我们的目的，称这一过程为"注意"阻抗就足够了。例如，如果通过讨论无关紧要或无意义的话题表现出了阻抗，你可以选择说："我注意到，当我们开始讨论你的配偶可能对你的抑郁有何影响时，你通常开始谈论电视节目、这间办公室的装饰、国际问题，以及其他似乎与你和配偶的关系无关的事情。"有时，只要注意阻抗的模式就具有一定面质功能，并鼓励了来访者审视自己的行为并开始作了建设性改变。

（2）退行（regression）。在阻抗之后，随着治疗关系的深入，当事人将出现退行。退行意味着当事人的精神功能，在治疗场景中退回到了较早期的水平（较幼稚）。随着退行的出现，早期的导致冲突的动机也被激活。

临床表明，可导致退行的情形主要有：①痛苦的情感，诸如疼痛、苦难、疲劳和强烈的精神刺激。②当事人寻求帮助。寻求帮助的情感和需要，也可促进退行。精神分析的过程激活内心的伤痛和苦难，当事人对童年生活的回忆常使当事人处于婴幼儿的位置，这本身就导致退行；③治疗的基本方法——自由联想和分析师激烈的关系，也会妨碍通常的精神功能，并促进退行。在心理动力性治疗中，有些观点认为悟性是导致精神变化的主要机制；有的认为促进发展也是重要的。但一致的看法是退行在这些过程中起了必不可少的作用。在这个过程中，许多卷入病态冲突的潜意识记忆和幻想被唤醒。退行激活了这些情感并将其转换进入移情中，这些被唤醒的情感和冲突因而成了分析工作的切入点，并为修通带来契机，也为治愈当事人提供了机会。同样地，当事人也可能会意识或潜意识地利用退行，有些当事人不太可能去允许自己退行，另外一些当事人不太能限制退行，以致出现有害的退行，对这样的退行需要特别的控制。

（3）移情与反移情的识别与处理。随着当事人与治疗师之间更加密切关系的建立以及冲突的衍生物更加婴儿化，当事人的情绪变得更加集中于分析师身上。在治疗过程中，移情一旦发生，整个治疗的进程似乎立即集中于一个方向——对治疗师的关系。随着移情关系的逐渐加剧，治疗师被当事人体验成自己生命中最重要的一个人，通常是父亲或母亲。这是当事人早年生活模式被激活的结果。移情作用一旦发展到这个程度，那么对于当事人回忆的工作便退居次要的地位，而是诊治新发生的移情性神经症。按现代观点来看，就是关注治疗师和当事人之间的关系。

移情是心理动力治疗中最具特征性的过程。移情被定义为一种反应，它具有不适当的，情绪激烈的并总是具有意识或潜意识的矛盾情感，有时反复无常和黏着的特征。虽然在治疗师和当事人之间现实的关系中通常也具上述特征，但这种关系比移情关系更具现实一般人际关系的特征。

治疗师保持对反移情的觉醒，理解它们的源泉，特别是它们内在精神对应的互动形式，即对方什么样的内在精神激起了自己如此的反应。保持对这些情感的觉醒，对于帮助理解当事人的内心世界是非常重要的。在这个过程中，节制和中立是治疗师需要采取的态度。

在精神分析的末期，一个较戏剧性的变化在移情里发生。在长达几年的治疗过程中，当事人慢慢地开始越来越多地看清分析师的真实状况，发现治疗师不像自己先前想象的那样理想化，将其看成一个善良但与其他常人一样的个体。当事人逐渐认识到，不实在的情感、幻想、欲望和恐惧，是来自于过去的执着。当事人在刚刚发现这些变化时，也常常会激起他们抗拒的情感。但是，这些抗拒逐渐地变少了，以至可以更容易地去理解和处理这些发现。这些变化被称之为移情性神经症的修复（the resolution of the transference neurosis）。这种当事人与治疗师之间移情性情感的消失，意味着当事人精神领域决定性变化的完成。

（4）认同与内化。精神分析与客体关系理论家用认同与内化概念描述学习理论家认为与榜样有关的过程。具体来说，个体会与他们所爱、所尊敬或认为与自己相似的人认同。经由这一认同过程，个体将所爱或尊敬的人思考、行为和感受的独特而具体的方式内化或吸收。在某种意义上，认同和内化过程导致同一性的形成；我们变得像那些我们亲近的人，也像那些我们爱、尊敬或自己认为相似的人。

当来访者感到他们的治疗师或治疗者能够在他们提到最深的价值观或最深切的痛苦时理解他们，认同会增强。一旦获得了这种认同，表面上的差异性不会使他们贬低治疗关系。换句话说，共情增进了认同而减低了表面差异的重要性。来访者内心会说："我可以对这个人认同，即使我们在某些方面有差异，但她理解我的感受。"

认同是内化的前提，客观关系理论假设，在我们的成长过程中，我们内化了我们的各个照料者和早期环境中其他人的一些成分。这些内化结果成了我们对自己的感受和我们与他人的互动方式的基础。如果我们内化了"坏的客体"（如虐待的父母、疏于照料的照料者、有复仇心的兄弟姐妹），我们会体验到令人痛苦的自我知觉和人际关系。心理治疗则包含一种可以用更适应或好的内化代替不适应或坏的内化的关系，这一关系主要来自于相对健康的治疗者。

认同和内化过程在治疗师与来访者有相当持久而大量的接触的长期心理治疗案例中非常重要。要使来访者放弃他们对童年早期客体的忠诚，而忠诚于新的、更适应的客体，可能是需要长期的治疗。

（5）修通。在移情性神经症发展之后，冲突再现于大量的衍生形式中，随着治疗师的解释，当事人得到进一步的理解，这个阶段被称作"修通"。在这个阶段，当事人的各种内心冲突以或多或少的退行形式显现。为了有意义且充分了解求助者的心理与病情，在治疗过程当中，治疗师常要注意一些原则，徘徊于不同的层次，以便连贯各种资料，全盘地体会了解。

1）要从"过去"来了解"现在"。由于一个人的所作所为、心思或态度都与过去有关，根源于过去的经验，因此仔细研讨过去的生活与体验，常可了解目前的行为动机与理由。当求助者描述幼小或过去的事，治疗师要帮助求助者去思考如何影响现在；而谈现在的事，就要考虑与过去的经验有何关联。如此徘徊且连接过去与现在，可增加了解。

2）连接"有意识"与"无意识"。当求助者在披露自己内心潜意识的欲望或行动时，要去思考如何与意识层面的表现有关。如此寻找各层次意识活动的相关关系，可帮助我们体会与说明心理与行为的真面目。

3）发掘"理智"与"情感"的相关。假如求助者一直很理智地思考、说明、解释，则要注意没表达出来的感情，或被隐饰的感情是什么；假如求助者满腔都是情感，很生动丰满的情绪，则替求助者连贯所缺少的逻辑关系，调整前后的因果。

4）比较"会谈"里的实际观察与"外界"的行为。求助者在会诊场合跟治疗师所发生的行为表现或关系，是实在且很珍贵的资料，可用来与求助者口头所描述的，在外面的生活环境里所发生的心理行为，作为对照之用。特别是当求助者与治疗师表现特殊的"移情关系"时，最好能好好运用。所谓移情，乃指求助者把过去自己幼小时，在自己生活经验里，把对自己很重要的人物，如养育自己的父母的情感关系，在不知不觉之中转移而表现在跟治疗师之关系上。这种转移出来的关系，不但可供诊断了解之用，体会幼小时与父母等重要人所经历的关系，还具有纠正和改变之用。过去所发生的关系、在会诊里所观察到的关系表现、在外界实际生活里所呈现的关系反应，这三者资料可用来相互验证，同时供治疗上的应用。如何善用"移情关系"来纠正求助者的对人关系，是分析性心理治疗的特色之一。

在治疗过程中，治疗师让当事人去观察理解和体验：产生于移情状态下被当事人频繁表达的内心冲突也出现在他们的日常生活中，而更早的源泉则是在他们的幼年时代。当这种变形的内心冲突被一次又一次地解释时，当事人逐渐变得清晰内心欲望并接纳这些欲望。当修通已取得足够的进展时，治疗师与当事人就可以共商一个结束治疗的时间。

4. 治疗的终止

在终止期（termination），当事人会呈现用较适应的方法去处理以前不能接受的动机。治疗师逐渐越来越多地看到当事人生活在真实而不是移情性神经症中。症状消除、不良的性格特征被改变，最终当事人和治疗师双方都同意结束治疗。这个时期要面对的主要冲突是分离的焦虑，个体与某种有意义的关系的分离会有丧失反应。但谈到分离的焦虑则是指较严重的丧失体验，它是一种忧伤的反应，忧伤的原型通常是生命中某个至爱的人。怎样面对终止，反映了当事人已达到的自我功能水平。较理想的长程治疗的结束是：当事人能感受悲哀、丧失和忧伤，但同时也能体验自由和安宁。

第三节　案例分析与应用

小洁，女，24岁。近两年来，经常发作性地与男友大吵大闹、痛哭流涕、顿足捶胸、双手砸头，而后离家出走，要男友把她找回。刚刚谈恋爱时，小洁的男友十分爱她，每当她发作时，男友总是忍让、哄她开心，并把她找回来。但是，两年后男友不堪忍受小洁总是"发疯"的表现，开始冷淡她，并坚决要求分手。小洁非常痛苦，明明知道男友真心喜欢自己，她不应该那样发作，但是，每当发作时就是无法自控。她已经有过两次失败的恋爱经历，每次都是由于男友忍受不了自己的发作而分手。小洁接受了19次精神分析治疗，明白了自己发作性哭闹与早年经历的联系，也明白了她与男友的相处模式与早年跟自己父亲的互动模式极其相似经过，一段时间的分析和调节后，小洁开始了稳定而快乐的生活。

1. 治疗初期（前 5 次治疗）

主要采取支持性治疗，以倾听、反馈为主，逐渐稳定小洁的情绪。由于男友坚决要求分手，并且在小洁一次发作离家出走后，拒绝她再回来，所以，小洁的情绪非常不稳定，每次咨询时都面容愁苦、憔悴。她诉说自己很后悔，总是说："这么好的一个人，我怎么能这样呢？伤了他的心，我很对不起他。"晚上小洁经常失眠，非常无助与困惑。她的男友拒绝跟她有任何联系，不再关心她，就连她的信息也不回，表现得冷若冰霜。

来访者兄弟姐妹3人，她是老大，下面有2个弟弟。她回忆起从小家里所有人都不喜欢她，尤其她的奶奶总是骂她。家里人如有不开心，都会把气撒在她的身上，她成为爸爸、妈妈、爷爷、奶奶的出气筒，他们还经常打她。她最喜欢自己一个人躲在角落里，她觉得那是她唯一能够感到安全、不会被打的角落。从读初中开始，小洁开始住校，之后千方百计想办法尽量不回家。

小洁童年在原生家庭的创伤，压抑在潜意识里。小洁与男友在一起，男友对其百般呵护，她感到从未有过的被尊重和幸福的感觉。她无法理解，在好端端的一段感情中，她为什么总是不能自控地发作，以致最后失去了那份感情。这次已经是第三次跟男友分手了。她担心以后再谈朋友，再建立亲密关系时会重蹈覆辙，因此前来进行心理治疗。

治疗的前5次，由于小洁处在情感极端起伏的状态中，无法进行分析性治疗，因此，治疗师对其主要进行支持性心理治疗，以倾听她诉说为主，待她情绪稳定下来，再进入治疗的核心阶段。

2. 治疗中期（从第6～14次治疗）

治疗的核心阶段，通过对小洁梦的分析、重复的关系模式的解释，揭示她心理问题产生的原因，小洁获得领悟，不再重复原来的关系模式。

第6次心理治疗片段：

治疗师：在心理治疗时，分析性治疗要求求助者想到什么就说什么，甚至是对治疗师感到不满，也可以自由表达，还有就是自己的梦，尤其是印象深刻的梦和反反复复做的梦，都可以说出来，作为分析的资料。

求助者：我有一个反反复复做的梦，非常深刻，前几天又做了，跟男友相处的这两年只有前几个月做过一次，后面就没有再做这个梦了。现在分手了，又开始做了。

治疗师：什么梦呢？

求助者：就是梦见一个男性强迫我。

治疗师：强奸吗？

求助者：是的。

治疗师：具体的情节是怎样的？

求助者：我坐在床上，一个男的向我走来，撕我的衣服，然后就……（求助者说话断断续续，需要治疗师猜后面她想要表达的是什么）

治疗师：然后就强奸吗？

求助者：是的。

治疗师：你当时的情绪怎样？

求助者：刚开始时非常害怕，我会反抗，但是，由于反抗也没有用，我后来就不反抗了。

治疗师：做这个梦的频率怎样？

求助者：一周都有一到两次。
治疗师：从什么时候开始？
求助者：从初中开始，我开始发育时。
治疗师：当时发生了什么事吗？
求助者：没有，突然有一天开始就做这个梦了。
治疗师：梦里那个男性，你认识吗？
求助者：梦里的男性，我不认识，看不清他的脸。
治疗师：你能判断他大概多大年龄吗？
求助者：像我爸爸那样的年龄。
治疗师：是你爸爸吗？
求助者：不是，身体还是很年轻的，但是，那种感觉像是我爸爸。
治疗师：梦里什么感觉让你觉得他像你爸爸呢？
求助者：害怕的感觉。开始做这个梦时，有挣扎，但是，挣扎也没有用，后面就没有挣扎了，但是，害怕还是一样的。
治疗师：那种害怕的感觉，在现实生活中，你什么时候有过？
求助者：在小的时候，我爸爸总打我，我也是那样害怕。
治疗师：你爸爸经常打你吗？
求助者：是的。
治疗师：什么时候经常打你？
求助者：开始上小学的时候，印象里他第一次打我，是我在上学前班的时候，一次，我跟弟弟吵架，推了弟弟一下，弟弟的腿摔伤了，流了一点血。我爸爸下班后知道了这件事，就狠狠打了我一顿。这件事给我的印象很深，我每次想起来都很伤心。
治疗师：你爸爸为什么总是打你呢？
求助者：他那时总是喝酒，喝醉了，回到家，看到我就打，他总是把我绑起来，我动弹不得，然后用皮带抽。
治疗师：打得很疼吗？
求助者：是的，打得很痛，我又动弹不得，所以很害怕。
治疗师：跟梦里一样吗？也是动弹不得？
求助者：一样。

上段治疗，在对小洁的整个心理治疗过程中非常重要，通过对她一个反反复复做的梦的解析，与早年她父亲对待她的方式联系在一起，使她能明白她为什么总是做同样的梦，也使她明白早年的经历如何影响她现在的生活。

第9次心理治疗片段：
求助者进入治疗室，面部表情看起来很开心。
求助者：上周我逛街看到一条皮带，很好看，就给我男友买了，托朋友转给他。
治疗师：他怎样回应呢？

求助者：他在微博上给我留言，让我以后别再费心了，说我们不可能了，不要再打扰他的生活。

治疗师：你的感觉怎样？

求助者：预料之中的事，没什么，我打算把他忘掉了。不过，这周做了两个梦，梦里都有他。

治疗师：具体梦的状况怎样？

求助者：一个是我们开始在一起，一下子他就不见了，我找不到他；一个梦是他不理我。

治疗师：这两个梦很明显都是你们现在状态的反映。

求助者：嗯，是的。

治疗师：你们之间的关系很有意思，现在是你一直去试图挽回、讨好他，但是，他完全不予理睬，而且不顾及你的感受，总是没有任何回应。他让你做什么，你就做什么，你似乎没有反抗的余地。但是，似乎他越是这样对你，你越是想他，越想跟他在一起。也就是说，对你造成伤害的男性，让你毫无反抗余地的男性，对你有强烈的吸引力。

求助者点头。

治疗师：你跟男友之间的互动，就像你跟你爸爸之间的互动一样。小的时候，你爸爸打你，你很害怕，而且，总是绑起来打，你没有任何反抗的余地。但是，他是你爸爸，你知道他又是爱你的。所以，你的心里很矛盾，似乎爱总是跟伤害连在一起的，你习惯了跟这样的男性交往，因为二十几年的互动给你留下的印象太深了。所以，才会有那个反反复复的梦，才会有这个男友反复拒绝你，毫不犹豫、毫不顾忌对你感情的伤害。但是你却乐此不疲，总是找一些事情去跟他联系，明知道他会那样对你，但是，你还是会找机会讨好他，也就是说，有些伤害是你自找的。

求助者的表情先是吃惊，进而不停地点头，然后是流泪。

第9次治疗对求助者的震动很大，她在回去的路上，由于专心思考，在路上差点撞到人，在商场门口差点被小偷得逞。那次治疗后，她思考了很多，觉得治疗师说的话很有道理，心里开始有轻松的感觉，觉得自己的生活不再像原来那样很沉重、很无奈，似乎找回了自在的自我。

3. 治疗后期（从第15～19次治疗）

治疗的结束阶段，对于重复的主题继续进行分析，处理治疗结束前的分离情绪。在后几次治疗中，小洁有时候仍然会诉说她思念她的前男友，虽然她明明知道已经分手了，但是有时仍然有强烈的思念的情感。与前一段刚分手时所不同的是，小洁不再试图与前男友联系，不再讨好他，而是能够去观察自己的情绪，进而思考这些情绪和表现，不再有大哭大闹、顿足捶胸式的发作。小洁在其所在的城市找到了一份非常稳定的工作，领导非常欣赏她。工作之余会跟朋友一起逛街、聊天、学英语，生活过得平静、充实、快乐。

思考题

1. 精神分析治疗的理论精髓是什么？
2. 简述精神分析疗法的关键技术。
3. 怎样利用移情和反移情来帮助求助者？

第六章 认知治疗

【本章要点】
1. 了解认知治疗的定义和特点。
2. 掌握合理情绪疗法和贝克认知治疗的操作过程和关键技术。
3. 精读和深度理解案例分析,体会认知疗法起作用的内在机制。

【关键词】
认知治疗(cognitive therapy),功能失调性假设(dysfunctional assumption),负性自动思维(negative automatic thoughts),认知歪曲(cognitive errors),合理情绪疗法(rational-emotive therapy),RET 自助表(RET self-help form),合理自我分析报告(rational self-analysis)

认知治疗强调个体的认知过程对情绪和行为的重要作用,一个人对某种情境的情绪和行为反应大部分取决于他对该事件如何理解、解释并赋予意义。认知治疗种类很多,本章主要介绍被广泛应用的合理情绪疗法和贝克认知治疗。

第一节 概述

一、认知治疗的定义

认知治疗(cognitive therapy)是随20世纪60~70年代认知心理学的兴起、发展而形成的一种新型的心理治疗方法。所谓认知(cognition),是指一个人对某个对象或对某件事情的认识和看法,如对环境的认识、对事件的见解,对自己、对他人的看法,等等。个体认知的产生总是离不开自身的情感、意志、动机、行为;同时它又反过来强有力地影响着个体的情绪、行为等。认知治疗是根据认知过程影响情感和行为的理论假设,通过认知和行为技术来改变求助者不良认知的一类心理治疗方法的总称。认知治疗强调认知过程对情绪和行为的重要作用,个人对某种情境的情绪和行为反应大部分取决于他对该事件如何理解、解释并赋予意义。其认为认知过程是心理障碍产生的重要原因,情绪障碍者往往存在重大的认知曲解,而治疗的目的就在于帮助患者识别、检验和矫正歪曲的、不合理的、消极的信念或想法,让患者学会对目前的境遇进行符合实际的思考和行动,从而减轻或消除症状,增强社会适应能力,使求助者的情感和行为得到相应的改变,以达到治疗目的。埃利斯和贝克等都断定:内在对话决定对压力事件的反应。

认知治疗种类很多,常见的有贝克(Beck)的认知治疗、埃利斯(Ellis)的理性情绪疗法、梅肯鲍姆（Meichenbaum）的自我指导训练等。这些具体的认知治疗尽管在治疗程序、治疗原理及治疗重点上有所差别，但是治疗形式、原则具有一致性。

二、认知治疗的主要特点

相对于心理动力取向的心理治疗理论和存在—人本取向的心理治疗方法，从整体上看，认知治疗有以下一些特点。

1. 限时、短程

认知治疗的疗程一般为治疗师与求助者接触交谈15～24次，开始为每周1～2次，以后每周或两周一次，结束治疗前每2～3周一次。这样，总的治疗持续时间为3～4个月，一般不超过6个月。

2. 结构化会谈

认知治疗的会谈一般为结构化的，即每次会谈一般分为3个阶段：首先是与求助者复习回顾自上次治疗以来求助者在家中的行为表现及家庭作业完成情况，了解哪些状况有好转，哪些还没有变化，哪些加重了。然后，治疗师和求助者共同针对某一目标问题进行讨论和质疑，作为本次治疗会谈的重点。最后在治疗会谈结束前进行本次会谈的小结，并安排布置一定量的家庭作业。总之，每次会谈均根据一定的"议事日程"来合理地分配会谈的时间。

3. 以现在为中心和问题取向

治疗师和求助者在整个认知治疗过程中均围绕着明确和解决问题这一目标，处理"此时此地"的问题，而不是追究求助者很早以前的病史。

4. 平等合作的治疗关系

同其他心理治疗方法一样，治疗关系在认知治疗中也很重要，求助者和治疗师之间的关系为合作、平等和互助的模式。治疗师的角色是积极和指导性的，虽然有时给予一些说教，但主要的任务乃是帮助求助者明确和解决问题。

5. 苏格拉底式对话技术

认知治疗的主要技术特点便是苏格拉底式对话，治疗师并不对求助者的困境提供答案，也不和求助者争辩，而是通过提一系列的提问，使得求助者逐步认识到自己的认知错误，动摇原有的不恰当想法，接受可能的解决方法或矫正其错误观念。苏格拉底式对话的实质是关注思考过程本身。

6. 家庭作业

认知治疗在每次治疗会谈的间歇期都会给求助者布置适当的作业，目的是为了收集资料、验证假设和练习新的认知结构，巩固会谈的效果。

7. 科学的研究方法

与行为治疗一样，认知治疗的临床实施过程是按照实验研究的方法学来进行的，即治疗过程中包括资料收集（求助者的问题、想法、态度和行为等）、提出假设（认知模型）、进行验证（认知诘难、现实性检验）和结果评价。正是由于采用了科学实验的方法学，使认知治疗的疗效研究得以进行，也有利于认知治疗的推广。

第二节 合理情绪疗法

合理情绪疗法（rational-emotive therapy，简称 RET）是美国著名心理学家阿尔伯特·埃利斯（Alber Ellis）（如图 6-1 所示）于 20 世纪 50 年代首创的一种心理治疗理论和方法，也被称为理性情绪疗法。这种方法旨在通过纯理性分析和逻辑思辨的途径，改变求助者的非理性信念，以帮助他解决情绪和行为上的问题。这种理论强调情绪来源于个体的想法和观念，使人们难过和痛苦的，不是事件本身，而是对事情不正确的解释和评价。事情本身无所谓好坏，但当人们赋予它偏好、欲望和评价时，便有可能产生各种烦恼和困扰。因此，只有通过理性分析和逻辑思辨，改变造成求助者情绪困扰的不合理信念，建立起合理而正确的理性信念，才能帮助求助者克服自身的情绪问题，并以此来维护心理健康，促进人格的全面发展。

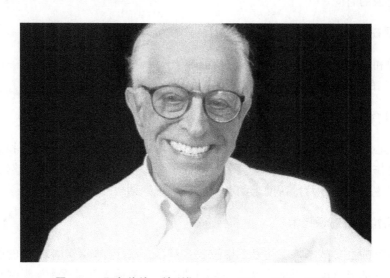

图 6-1 阿尔伯特·埃利斯（Alber Ellis，1913—2007）

一、合理情绪疗法的基本理论

合理情绪疗法的核心理论是 ABC 理论，或者 ABCDE 理论（如图 6-2 所示）。它是埃利斯关于非理性思维导致情绪障碍和神经症的主要理论，其主要观点是强调情绪或不良行为并非由外部诱发事件本身所引起，而是由于个体对这些事件的评价和解释造成的。其中，A（activating events）代表诱发事件；B（beliefs）代表信念，即个体对这一事件的看法、解释及评价；C（consequences）代表个体对事件的情绪反应和行为结果；D（disputing）代表个体对不合理信念进行辩论；E（effecting）代表咨询效果。

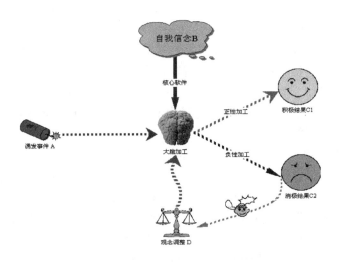

图 6-2 合理情绪疗法 ABC 理论模式

1. ABC 理论概述

一般情况下，人们都认为是外部诱发事件 A 直接引起了情绪和行为反应的结果 C，但合理情绪疗法认为 A 并不是引起 C 的直接原因，继 A 发生之后，个体会对 A 产生某种看法，做出某种解释和评价，从而产生关于 A 的某些观念即 B。虽然这一过程因自动化而经常不被人所意识，但正是由这个过程所产生的 B，才是引起情绪和行为反应的直接原因。也就是说，抑郁、焦虑、愤怒和沮丧等情绪结果 C 并不是由所发生的事件 A 直接引起的，而是由想法 B 所产生。如两个人都在高速公路上遇到塞车（事件 A），甲认为"为什么那辆卡车不驶入慢车道？真气死我了。为什么我总是遇到塞车？"（信念 B），结果（C）是甲猛按喇叭，紧握方向盘，然后加速，试图超车，血压和脉搏升高，到达单位后工作起来心烦意乱。乙认为"我才不会为此而不安，因为我不能为此做些什么"（信念 B），结果（C）是等待交通堵塞结束，等待的同时，边放松边听广播，然后按正常速度行驶，保持安静与轻松状态，到达单位后工作起来神清气爽。

对于同一个诱发事件，不同的观念可以导致不同的结果。如果 B 是合理的、现实的，那么由此产生的 C 也就是适应的；若 B 是不合理的，就会产生情绪困扰和不适应的行为。ABC 理论认为个体的认知系统对事物产生的不合理、不现实的信念是导致其情绪障碍和神经症的根本原因。人们可以通过改变自己的想法和观念（B）来改变、控制其情绪和行为结果（C），这是咨询实践的核心，其中所用的重要方法是对不合理信念加以驳斥和辩论，使之转变为合理的信念，最终达到新的情绪及行为的治疗效果。这样,原来的 ABC 理论就可以进一步扩展为 ABCDE 治疗模型。

2. 不合理信念的三个主要特征

许多学者对上述埃利斯总结的 11 类不合理信念进行了归纳和简化,指出绝对化的要求、过分概括化以及糟糕至极是这些非理性信念的三个主要特征。

(1) 绝对化的要求,是指个体以自己的意愿为出发点,认为某一事物必定会发生或不会发生的信念。这种特征通常与"必须"和"应该"这类词联系在一起,如"我必须获得第一名""我的朋友应该维护我的利益"等。这种绝对化的要求通常是不可能实现的,因为客观事物的发展有其自身规律,不可能依个人意志而转移。人不可能在每一件事上都获得成功,他周围的人和事物的表现和发展也不会依他的意愿来改变。因此,当某些事物的发生与其对事物的绝对化要求相悖时,他就会感到难以接受和适应,从而极易陷入情绪困扰之中。

(2) 过分概括化,是一种以偏概全的不合理思维方式,就好像以一本书的封面来判定它的好坏一样。它是个体对自己或别人不合理的评价,其典型特征是以某一件或某几件事来评价自身或他人的整体价值。如有的人一次失败,则认为自己"一无是处"或"我是一个失败者";有些学生一次考试失利,就认为自己"很愚蠢"或"我不是一个好学生"。这种片面的自我否定往往会导致自责自罪、自卑自弃的心理以及焦虑和抑郁等情绪。而一旦将这种评价转向他人,就会一味地责备别人,并产生愤怒和敌意的情绪。针对这类不合理信念,合理情绪疗法强调世上没有一个人能达到十全十美的境地,每一个人都应接受"人是有可能犯错误的"这种信念。因此,应以评价一个人的具体行为和表现来代替对整个人的评价,也就是说"评价一个人的行为而不是去评价一个人"。

(3) 糟糕至极,是一种把事物的可能后果想象和推论到非常可怕、非常糟糕,甚至是灾难性结果的非理性信念。如一次重要的考试失败后就断言"我的人生已经失去了意义",一次失恋后就认为"我再没有幸福可言了",几次求职失败后就恐慌"我今后再也找不到工作了",等等。对任何一件事情来说都可能有比之更坏的情况发生,因此没有一种事情可以被定义为百分之百的糟糕透顶。当人们坚持这样的信念,遇到了他认为糟糕透顶的事情发生时,就会陷入极度的负性情绪体验中。

二、合理情绪疗法的操作过程与基本技术

1. 心理诊断阶段——明确求助者的 ABC

在这一阶段,咨询师的主要任务是根据 ABC 理论对求助者的问题进行初步分析和诊断。通过与求助者交谈,找出他情绪困扰和行为不适的具体表现(C)以及与这些反应相对应的诱发性事件(A),并对两者之间的不合理信念(B)进行初步分析。这实际上就是一个寻找求助者问题 ABC 的过程。其中,求助者遇到的事件 A、情绪及行为反应 C 是比较容易发现的,而求助者的不合理信念 B 则难以发现。咨询师应向求助者

解说 ABC 理论，使求助者能够接受这种理论，认识到 A、B、C 之间的关系，以及其对自己的问题的解释，并使他能结合自己的问题予以初步分析。如果求助者不相信自己的问题的根源在于他对事物的看法和信念，那么以后的咨询都将难以进行。因此，在这一阶段，咨询师应注意把咨询重心放在求助者目前的问题上，如果过于关注求助者过去的经历，可能会阻碍合理情绪疗法的进行。如有一位大学生，在一次考试不及格（A）后变得很沮丧（C），其不合理信念可能是"我应该是个出色的好学生，这次不及格真是太糟糕了"（B）。在此阶段，咨询师的任务是让求助者意识到她的沮丧（C）是由她的不合理信念（B）"我应该是个出色的好学生，这次不及格真是太糟糕了"造成的，而不是事件（A）考试不及格造成的。

2. 领悟阶段——实现三种领悟

咨询师在这一阶段的主要任务是帮助求助者领悟合理情绪疗法的原理，使求助者真正理解并认识到：第一，引起其情绪困扰的并不是外界发生的事件，而是他对事件的态度、看法、评价等认知内容，是信念引起了情绪及行为后果，而不是诱发事件本身。第二，要改变情绪困扰不是致力于改变外界事件，而是应该改变认知，通过改变认知，进而改变情绪。第三，求助者可能认为情绪困扰的原因与自己无关，咨询师应该帮助求助者理解领悟，引起情绪困扰的认知恰恰是求助者自己的认知，因此，情绪困扰的原因与求助者自己有关，他们应对自己的情绪和行为反应负有责任。

咨询师在这一阶段的任务和前一阶段没有严格区别，只是在寻找和确认求助者不合理信念上更加深入，而且通过对理论的进一步解说和证明，使求助者在更深的层次上领悟到他的情绪问题不是由于外界事件产生的，而是他现在所持有的不合理信念造成的，因此，他应该对自己的问题负责。

3. 修通阶段——改变不合理的信念

这一阶段是合理情绪疗法中最主要的阶段。所谓修通，就是咨询师运用多种技术，以修正、改变求助者不合理信念为中心进行工作，使求助者修正或放弃原有的非理性信念，并代之以合理的信念，从而使情绪症状得以减轻或消除。常用的方法有以下三种。

（1）与不合理信念辩论。改变求助者不合理的信念，可以通过与求助者辩论的方法进行。这种辩论的方法是指从科学、理性的角度对求助者持有的关于自己、他人及周围世界的不合理信念和假设进行挑战和质疑，以改变他们的这些信念。辩论是合理情绪疗法中最常用、最具特色的方法，它来源于古希腊哲学家苏格拉底的辩证法，即所谓"产婆术式"辩论技术。苏格拉底的方法是先让你说出你的观点，然后依照你的观点进行推理，最后引出你的观点中存在的谬误之处，从而使你认识到自己先前认知中不合理的地方，并主动加以矫正。这种方法主要是通过咨询师积极主动的提问来进行的，咨询师的提问具有明显的挑战性和质疑性，其内容紧紧围绕着求助者信念中的非理性成分，具体的提问举例见表 6-1。

表6-1 针对不合理信念的苏格拉底式提问举例

不合理信念	绝对化要求的信念	以偏概全的信念	糟糕至极的观念
提问举例	有什么证据表明你必须获得成功（或得到别人的赞赏）？别人有什么理由必须友好地对待你？事情为什么必须按照你的意志来发展？如果不是这样，那又会怎样呢？	你怎么才能证明你（或别人）是一个一无是处的人？毫无价值的含义到底是什么？如果你在这一件事情上失败了，就认为自己是个毫无价值的人，那么你以前许多成功的经历表明你是个什么样的人呢？你能否保证每个人在每件事情上都不出差错？如果他们做不到这一点，那么又有什么理由表明他们就不可救药了？	这件事到底糟糕到什么程度？你能否拿出一个客观数据来说明？如果这件可怕的事发生了，世界会因此而灭亡吗？你会因此而死去吗？如果你认为这件事是糟糕至极的话，我可以举出比这还要糟糕10倍的事，你若遇到这些事情，你又会怎样？你怎么证明你真的受不了啦？

"产婆术式"的辩论的基本思路是从求助者的信念出发进行推论，在推论过程中会因不合理信念而出现谬论，求助者必然要进行修改，经过多次修改，求助者持有的将是合理的信念，而合理的信念不会使人产生负性情绪，求助者将摆脱情绪困扰。"产婆术式"的辩论有其基本形式，一般从"按你所说……"推论"因此……"，再推论到"因此……"，即所谓的"三段式"推论，直至产生谬误，形成矛盾。咨询师利用矛盾进行面质，使求助者不得不承认其中的矛盾，迫使求助者改变不合理信念，最终建立合理信念。

在上述辩论过程中，当涉及求助者对周围的人或环境方面的那些不合理信念时，咨询师可运用黄金规则来反驳求助者对别人或周围环境的绝对化要求。所谓黄金规则，是指"像你希望别人如何对待你那样去对待别人"，这是一种理性观念，可以理解为：你希望别人对你好，你就对别人好；你希望有困难时别人帮助你，在别人有困难时你去帮助别人。某些求助者常常错误地运用这一定律，他们的观念是一些不合理的、绝对化的要求，如"我对别人怎样，别人必须对我怎样"或"别人必须喜欢我，接受我"等，而他们自己却做不到"必须喜欢别人"。因此，当这类绝对化的要求难以实现时，他常常会对别人产生愤怒和敌意情绪——这实际上已经违背了黄金规则，构成了反黄金规则。因此，一旦求助者接受了黄金规则，他们很快就会发现自己对别人或环境的绝对化要求是不合理的。

与求助者的不合理信念进行辩论是一种主动性和指导性很强的认知改变技术，它不仅要求咨询师对求助者所持有的不合理信念进行主动发问和质疑，也要求咨询师指导或引导求助者对这些不合理信念进行积极主动的思考，促使他们对自己身上存在的问题深有感触，这样辩论的结果会比求助者只是被动地接受咨询师的说教更有成效。

（2）合理情绪想象技术。求助者的情绪困扰，有时就是他自己向自己传播的烦恼，如他经常给自己灌输不合理信念，在头脑中夸张地想象各种失败的情境，从而产生不适当的情绪体验和行为反应。合理情绪想象技术就是帮助求助者停止传播不合理信念的方法，其具体步骤可以分为以下三步。

第一步，使求助者想象进入到产生过不适当的情绪反应或自感最受不了的情境之中，让他体验强烈的负性情绪反应。

第二步，帮助求助者改变这种不适当的情绪体验，并使他能体验到适度的情绪反应。这常常是通过改变求助者对自己情绪体验的不正确认识来进行的。

第三步，停止想象。让求助者讲述他是怎样想的，自己的情绪有哪些变化，是如何变化的，改变了哪些观念，学到了哪些观念。对求助者情绪和观念的积极转变，咨询师应及时给予强化，以巩固他所获得的新的情绪反应。

上面的过程是通过想象一个不希望发生的情境来进行的。除此之外，还有另一种更积极的方法，即让求助者想象一个情境，在这一情境之下，求助者可以按自己所希望的去感觉和行动。通过这种方法，求助者可拥有一个积极的情绪和目标。

（3）家庭作业。认知性家庭作业也是合理情绪疗法常用的方法，它实际上是在咨询师与求助者之间咨询性辩论结束后的延伸，即让求助者与自己的不合理信念进行辩论，主要有以下两种形式：RET 自助表（RET self-help form）和合理自我分析报告（rational self-analysis，简称 RSA）。

RET 自助表是先让求助者写出事件 A 和结果 C；然后从表中已列出的十几种常见的不合理信念中找出符合自己情况的 B，或写出表中未列出的其他不合理信念；要求求助者对 B 逐一进行分析，并找出可以代替那些 B 的合理信念，填在相应的栏目中；最后一项，求助者要填写出他所获得的新的情绪和行为。完成 RET 自助表实际上就是一个求助者自己进行 ABCDE 工作的过程。

合理自我分析（RSA）和 RET 自助表基本上类似，也是要求求助者以报告的形式写出 ABCDE 各项，只不过它不像 RET 自助表那样有严格规范的步骤，但报告的重点要以 D 即与不合理信念的辩论为主。下面举一个 RSA 报告的例子，见表 6-2。

表 6-2 合理自我分析报告的步骤和分析

基本步骤	具体分析
事件 A	失恋，女友离开自己和别人谈恋爱
情绪反应 C	悲伤、难过、痛苦、生气
信念 B	我那么爱她，可是她却不再爱我，做出这样的事，真是太不公平，太让我伤心了
驳斥 D	①我有理由要求她必须爱我吗？难道仅仅是因为我曾爱过她 ②我爱她是我自愿的，她并没有强迫我这样做，那我有什么理由强迫她？难道这对她公平吗 ③她做出这样的选择一定有她的原因，我有什么权力要求她必须按我的意愿做事呢？ ④如果我爱过谁，就要她一直爱我，那简直是不可能的事。这种绝对化的要求真是太不合理了

(续上表)

基本步骤	具体分析
新观念 E	①每个人都有选择爱的权利,她可以去选择别人,我也可以有新的选择 ②要像希望别人如何对我那样去对待别人,而不是我对别人怎样,别人就必须对我怎样 ③虽然互相爱慕、相守一生是件好事,但并非每个人都能做到这一点,这就要看各人的缘分了 ④感情上始终如一是值得赞赏的,但人的感情也会变化,不能要求事情必须按自己希望的那样始终不变地发展下去

除认知性的家庭作业外,合理情绪疗法还包括许多其他形式的家庭作业,如情绪或行为方面的家庭作业,要求求助者在咨询师的指导下,自己进行练习,并对自己每天的情绪和行为表现加以记录。对那些积极的、适应的情绪和行为,求助者要及时予以自我奖励。

4. 再教育阶段——巩固效果和重建认知反应模式

咨询师在这一阶段的主要任务是巩固前几个阶段治疗所取得的效果,帮助求助者进一步摆脱原有的不合理信念及思维方式,使新的观念得以强化,从而使求助者在咨询结束之后仍能用学到的思维方式、合理信念等应对生活中遇到的问题,更好地适应现实生活。此阶段治疗的主要目的是重建,即帮助求助者在认知方式、思维过程以及情绪和行为表现等方面重新建立起新的反应模式,减少以后生活中出现的情绪困扰和不良行为倾向。

在这一阶段,咨询师可采用的方法和技术与前几个阶段的相同,如继续使用与不合理信念辩论的技术,合理情绪想象的方法以及各种认知、情绪和行为方面的家庭作业。除此之外,咨询师还可应用技能训练,使求助者学会更多的技能,提高其应对各种问题的能力,这也有助于改变他们那些不合理的信念,强化新的、合理的信念。这类训练具体包括自信训练、放松训练、问题解决训练和社交技能训练。前两种技术主要是为了提高求助者应对焦虑性情绪反应的能力,后两种则主要帮助求助者提高寻求问题解决的最"优"方法的能力以及社会交往的能力。

三、案例解析和关键咨询片段

1. 案例简介

求助者,女,23岁,大四学生。咨询的目的:我的情绪总是不稳定,经常哭,我想通过咨询使自己的情绪稳定,尤其想改变爱哭的问题。咨询师在了解了求助者的基本背景情况后,决定对其采用合理情绪疗法。

2. 关键咨询片段摘录及解析

求助者在第二次咨询时诉说："这周我大哭了一次，其实是一件非常小的事情，周三我发现分配下来分组实践的名单中没有我的名字。我说出来后，课代表马上就加上了我的名字，没有造成任何不良后果。但是，晚上在没人的时候，我大哭了一场。"针对求助者的这次大哭，咨询师进行了下面的干预。

咨询师：那天晚上在没人的时候你哭了，然后怎么样了呢？
求助者：我觉得我不应该哭，自己也太小题大做了。
咨询师：什么叫小题大做呢，你觉得发生多大的事情哭，才不是小题大做呢？
求助者：至少也应该是大事吧，这么一点小事就哭，太矫情了吧，太脆弱了吧！
咨询师：怎样衡量什么是小事，什么是大事呢？对你来说，哭的标准是什么？
求助者：我不能允许自己一点小事就哭。

解析：这个片段，咨询师运用了苏格拉底式提问，即步步紧逼技术，先让求助者说出她的观点，即"如果发生的是小事情，我就不应该哭，哭是要发生大事才可以的"，然后按照她的观点进行层层递进式的提问，目的是使求助者领悟到她的不合理信念的作用。

咨询师：其实，哭是人很正常的情绪反应，我们有时候没有发生什么大事，但就是想哭，不可以吗？你的问题不在于你哭了，而在于你对于自己哭的批判性评价，其实是你觉得自己不应该哭的想法，给你造成了困扰。

解析：此处咨询师运用合理情绪疗法的基本原理来给求助者解释她的心理问题产生的原因。

求助者：是的，我是觉得自己太爱哭了，一点小事就哭，还能做成什么呢？
咨询师：请你思考，一点小事哭了，又怎么样呢？
求助者：我觉得这样很不应该。
咨询师：好，你哭了，然后你觉得这个哭不应该，之后你的情绪会怎样呢？
求助者：我的情绪会很不好。
咨询师：怎么不好呢？
求助者：就是很心烦。
咨询师：很心烦之后，你又怎样想呢？
求助者：我觉得我真是很糟糕的人。
咨询师：好了，你给自己下了一个定义，"我是很糟糕的一个人"。
求助者：是的，我小的时候就很自卑，觉得自己不好，觉得自己是一个糟糕的人。
咨询师：或许这就是你的一个核心信念，它不知不觉在起作用，哪怕是再正常不过的事情，你也会批判自己，非要自己做得像个超人一样，自己才算罢休！
求助者：是的，我一直对自己的要求都比较高，好像只有严格要求自己，才能肯定自己。

解析：这个片段咨询师又运用了苏格拉底式提问，即步步紧逼技术，之后引出了求助者"以偏概全"的核心信念，正是这个从小形成的不合理信念在起作用，求助者对于自己似乎软弱的行为就不能容忍。

咨询师：针对小事情后哭的行为表现，我们刚刚谈了很多，我现在想问你，除了认为自己不应该哭，你还有什么不同的想法呢？

求助者：我还可以告诉自己：哭就哭吧，哭出来也是一种发泄，哭出来就轻松了，可以更好地做事了。

咨询师：如果这样想，你觉得心情会怎样呢？

求助者：我觉得心情就会轻松和平静些。

咨询师：平静和轻松的心情又会激发你怎样的想法呢？

求助者：我会觉得其实很多情况都是挺美好的，就是哭也并不一定是软弱的表现，它可以是一种很好的调节手段。

咨询师：太好了，就是这样，情绪——正性想法——正性情绪——正性想法，如此就改变了你原来的负性循环模式了。

求助者：（点头）这的确很不一样。

解析：这个片段咨询师通过询问对于因为小事哭的行为，还可以有什么信念，然后又运用了苏格拉底式提问，引出合理信念之后，继续追问，引出正性情绪，然后再继续追问，又引出正性想法，使求助者获得了从没有过的心理体验。

第三节 贝克认知治疗

一、贝克认知治疗的理论基础

1. 理论假设

认知治疗的理论基础是阿伦·贝克（Aaron Beck）提出的情绪障碍认知理论。很多人认为贝克（如图6-3所示）最大的贡献在于重新将个人经验带回正统的科学研究之中，这是对精神分析的心理动力模式和行为主义的条件反射模式的修正。这一修正，将理论的焦点从行为主义的环境决定论转变为内在决定论或现象学途径。内在决定论和精神分析模式不一样，不是建立在生物驱力或潜意识动机上，而是建立在"个人建构自己的经验上"。

贝克提出，每个人的情感和行为在很大程度上是由其自身认知外部世界、处世的方式或方法决定的，

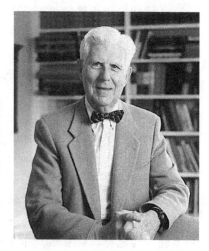

图6-3 阿伦·贝克（Aaron Beck, 1921—）

也就是说，一个人的想法决定了他的内心体验和反应。图 6-4 显示了认知、行为和情感三者的关系。

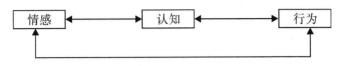

图 6-4　认知、情感与行为的相互作用关系

认知理论的出发点在于确认思想和信念是情绪状态和行为表现的原因。贝克论证说，抑郁症求助者往往因为做出了逻辑判断上的错误而变成抑郁，因歪曲事情的含义而自我谴责，如一件在通常情况下很小的事件（如溅出饮料）会被看成生活已完全绝望的表现。因此，抑郁症求助者总是对自己做出不合逻辑的推论，用自我贬低和自我责备的思想去解释所有的事件。

2. **情绪障碍的认知模型**

贝克关于情绪障碍的认知模型包含两个层次，即深层的功能失调性假设或图式和浅层的负性自动想法。认知治疗家认为，个体的信念在儿童期开始形成，在一生中发展（如图 6-5 所示）。

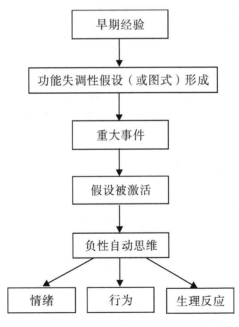

图 6-5　情绪障碍的认知模型

（1）认知图式或功能失调性假设（dysfunctional assumption），个体是如何看待他们的世界的，他们对人、事件和环境有什么重要的信念和假设，这些组成了他们的图式。早期儿童经验引起了对自己和世界的基本信念。一般情况下，早期儿童经验受到父母的

支持，带来如"我很可爱""我有价值"的信念，这使他们到成年后对自己有积极的信念。那些有心理障碍的人，过去有消极的信念，如"我不可爱""我无能"。这些经验与被批评的经验和创伤性经验一起，影响了个体的信念系统。消极的经验如被老师嘲笑，引起了诸如"如果别人不喜欢我做的事情，我就没有价值"的思维。这些信念会成为个体的基本的消极信念图式。

贝克认为，人们从童年期开始通过生活经验建立起来的认知结构或图式，是一种比较稳定的心理特征，通常不予表达，在其后的生活中继续得到修改和补充；并且人们倾向于选择与图式一致的信息，忽略无关的、不一致的信息，并依据图式理解现实，做出判断和预测事件的后果。

人们的有些假设是僵硬的、极端的、消极的，因而就表现为功能失调性态度。如，一个人抱着一种消极的自我图式，认为自己不善于演讲，那么即使他的一次演讲，群众报以热烈鼓掌，他也不相信自己取得了成功。因为图式排斥与它不符的经验。当人们消极的期望与积极的现实相矛盾时，过去的经验往往获胜。假如认为自己有价值，就必须把所有的事都做成功，这种假设可能导致行为的高质量操作，但也造成了对失败和挫折的过度敏感，一旦受挫则易于产生消极情绪反应。贝克认为，抑郁求助者早年形成的这种潜在的认知结构，已不再经过意识审查，可认为存在于潜意识内，使他们倾向于过多地采取消极的评价和解释事件的方式，构成了抑郁的易患倾向，在抑郁症发生发展中起着决定性作用。虽然它们通常不予表达，是潜在的假设，但它们却支配着人们的日常行为和处理事情的方式。以此为基础，贝克把功能失调性假设分成三类，即成就（需要成功、高的表现标准）、接纳（被人喜欢、被人爱）和控制（要左右事物的发展变化、要成为强者等）。这种潜在的功能失调性假设或图式，是人们评价生活事件、赋予经验事实以特殊意义，以及主宰人们处理事情方式的基础，是支配人们行为的规则。

（2）负性自动思维（negative automatic thoughts）。贝克自动化思维（automatic thoughts）的含义是指个体在一些情境之中（或在回忆事件）时迅速流过头脑的判断、推理和思维，很像一些自动化的反应所产生的思维流，显得模糊、跳跃。自动化思维通常是简洁的、稍纵即逝的、以"速记"的形式出现，可表现为语词性的和/或形象性的。虽然自动化思维是自发涌现的，但大部分时间我们是意识不到的。负性自动思维就是贝克情绪障碍两层次模型的表层，能为求助者所觉察，是贝克的认知理论的重要概念。潜在的功能失调性假设一旦被激活，便有大量"负性自动思维"产生。如图6-6所示，原发性假设"如果我很完美，不幸的事情就不会发生在我身上"一旦被激活，一系列负性自动思维就出现了。"负性"是指这些思维总是和不愉快的情绪有关，"自动"是因为它们突然出现于人们脑内，不是周密推理的产物。负性自动思维的内容可以是对目前经验的解释，也可以是对未来的消极预期，或是对过去事件的消极解释。情绪障碍的发展，又使负性自动思维更加频繁和强烈，形成恶性循环。再如，一个高中生成绩优秀，经常考班上第一名，但他认为自己除了成绩好，别无所长。他认为目前他的价值取决于学业的成功。这种认知假设使他产生了许多积极行动，刻苦学习，但同时他也害怕失败。一次语文课上，他没能正确回答老师的问题，于是他的内心突然产生了"完了，我回答不出老师的问题，我唯一的长处没有了，老师和同学们再也不会信任我了"

的想法。一次没有回答出老师的问题被体验为重大的失落，一连串的负性自动思维频繁出现，如"我已一无是处""我是一个失败的人""我没有用处了"。他随之感到情绪低落、失眠、茶饭不思，对一切事情不感兴趣，觉得自己"成了废物""累赘"，以致认为自己"活着没有价值，不如一死了之"。

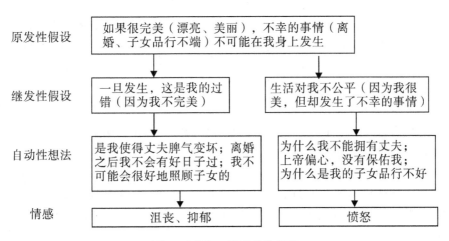

图6-6 认知-情感发生框架

负性自动思维具有以下一些特点：①它是自动的，不经逻辑推理突然出现于脑内；②它的内容消极，常和不良情绪相联系；③它随时间、地点而有变化，能为意识所察觉，具有认知过程的特征，为临床表现的一部分；④它貌似真实，因为它由潜在功能失调性假设或图式派生而来；⑤它存在于意识边缘，稍纵即逝；⑥它存在时间短暂，但力量很大，并且不能由自己意愿选择或排除；⑦它蕴涵着认知曲解，而求助者却信以为真，不认识它正是情绪痛苦的原因。

3. 认知歪曲的形式

贝克认为，对有情绪障碍的人们来说，在他们的自动化思维和其他想法的逻辑中有一些特有的错误，这些错误将客观现实向自我贬低的方向歪曲。在他的研究中也证实了这种病理的信息加工模式所产生的认知歪曲（cognitive errors），以下是在认知过程中常见的认知歪曲的几种形式。

（1）任意的推断（arbitrary inferences）。即在证据缺乏或不充分时便草率地做出结论。如一个人说朋友不再喜欢他了，因为他发现朋友不再和他一起购物。实际上，这个朋友不和他去购物有好多其他可能的原因。

（2）选择性概括（selective abstraction）。仅根据个别细节而不考虑其他情况便对整个事件做出结论。如某位年轻的女性买了件新衣服，很多人都夸她的新衣服很漂亮，但她的另外一个朋友却说不喜欢她的新衣服。这个意见让她郁闷了好几天，并最终不再穿那件衣服。

（3）过度引申（over-generalization）。指在一事件的基础上做出关于能力、操作或价值的普遍性结论，即从一个具体事件出发引申做出一般规律性的结论。如一个高二学生总结说:"因为我在第一次考代数时没有考好,所以说明我不会数学。"

(4) 夸大或缩小(magnification or minimization)。对客观事件的意义做出歪曲的评价。个体夸大自己的失误、缺陷的重要性,而贬低自己的成绩或优点。偶尔出现的一次失误,如拍照时手抖了一下,一张照片拍坏了就觉得不得了,别人要把他看成无用的人了。而在做成一件事时,他又觉得微不足道、纯属侥幸。

(5) "全或无"的思维(all-none thinking)。即要么全对,要么全错,把生活往往看成非黑即白的单色世界,没有中间色。一件事要么是全然成功,要么就是彻底失败。例如,一个学生说"除非我考试得第一名,否则就是失败"。这样,即使得了第二名或者第三名,他也觉得自己失败了。

(6) 灾难化。个体把一个事件夸大使之变得很可怕。如某个成功的公司经理即将在公司的会议上进行工作汇报,但他却执着地想他将汇报得一团糟,让公司失望,并最终丢掉工作,最终变得穷困潦倒。

(7) 乱贴标签。根据过去的不完美或过失来决定自己的真正的身份认同。一个人有几次和熟人交往较笨拙,他就总结说"我不善于交际,我有社交障碍",而不是说"我和某位同事说话时感到笨拙"。这样对自己乱贴标签,个体就形成了对自己个性的错误的感觉。

(8) 个人化。求助者把那些和自己无关的事件看成是有意义的。如"我一出门旅行,总会下雨","我每次去购物中心,总是遇到塞车"。人不会引起下雨或塞车,这些事件是我们无法控制的。而且,如果仔细询问,会发现并不是每一次他出门都下雨,也不是每一次他购物都遇到同样程度的塞车。

以上这些认知歪曲是比较常见的,如果发生频繁,这些认知歪曲会引起心理压力或障碍。从一个行为中得到推论或结论是人类的重要功能。如果个体经常认知歪曲,他就无法完成这个活动,就会产生抑郁、焦虑和其他障碍。通过分析客观事实和负性自动想法的关系,常常可以将其中的逻辑错误揭示出来。

二、贝克认知治疗的基本技术

认知治疗的重点在于减轻或消除功能失调性活动(activity of dysfunction),同时帮助求助者建立和支持适应性功能;鼓励求助者监察内在因素,即导致障碍的思想、行为和情感因素。根据贝克1985年归纳的认知治疗基本技术,共有下述五种。

1. **识别自动性想法**(identifying automatic thoughts)

自动性想法是介于外部事件与个体对事件的不良情绪反应之间的那些思想,大多数求助者并不能意识到在不愉快情绪之前会存在着这些想法,并已经构成他们思考方式的一部分。求助者在认识过程中首先要学会识别自动性想法,尤其是识别那些在愤怒、悲伤和焦虑等情绪之前出现的特殊想法。治疗师可以采用提问、指导求助者想象或角色扮演来发掘和识别自动性想法。

其中最常用的方法是,可以通过对近期事例的回忆,治疗师向求助者询问事件发生时他内心的想法。如对于社交焦虑的求助者，治疗师首先请他回忆最近一次或印象最深的一次出现焦虑情形的事件，包括周围的情境与自己的行为表现以及情绪体验，然后请求助者报告自己当时出现心境变化时（由平和到紧张焦虑）内心的想法。治疗师常用的提问有：当时你在想什么？你推测一下当时在想什么？你认为你当时是在想……或……吗？你是不是在想可能会发生什么事情？

2. 识别功能失调性假设（identifying cognitive errors）

焦虑和抑郁求助者往往采用消极的方式来看待和处理一切事物，他们的观点往往与现实大相径庭，并带有悲观色彩。一般来说，求助者特别容易犯概念或抽象性错误，基本的认知错误有任意推断、选择性概括、过度引申、夸大或缩小、全或无思维。大多数求助者一般比较容易学会识别自动性想法，但要他们识别认知错误却相当困难，因为有些认知错误相当难评价。因此，为了识别认知错误，治疗师应该听取和记下求助者诉说的自动性想法以及不同的情境和问题，然后要求求助者归纳出一般规律，找出其共性。功能失调性假设通常比自动化思维更不容易被求助者觉察到。识别功能失调性假设的方法很多，常用的方法举例如下。

（1）假设求证法。治疗师可要求求助者对自动化想法加以概括，以抽出其背后隐藏的原则；治疗师也可从这些资料中推出假设，然后向求助者求证这些假设。一旦某个假设被识别出来，修正就比较容易了。可以连续向求助者提问：这个假设是否合理？要求求助者提出支持或反对这个假设的理由，治疗师提出和假设相矛盾的证据。尽管每个特别的假设在某特定的情况下似乎言之成理，但广泛地应用时，这个假设就可能显得功能失调。举例来说，工作时应该努力，一般而言是合理的，但是在应该休息的时候也努力工作，则可能不合理。

（2）箭头向下技术。首先，治疗师将他认为是直接从一个不合理信念中派生的思维确认为自动思维，然后假定这种自动思维是真的，问求助者这种想法对他的意义。一直这样做下去，直到找到一个或更多重要的信念。问求助者某一想法对于他的意义可以得出一个中介信念；再问这一信念对他的意义通常能发现核心信念。"即使真的是这样，那又如何呢？""在……中，什么东西那么糟糕呢？""在……中，最坏的部分是什么？""那对你意味着什么呢？"治疗师怎么判断何时可以停止使用箭头向下技术呢？一般来说，当求助者在感情上出现反向的变化和/或开始以相同或相近的语词来陈述信念时，就可以说治疗师找到了重要的中介信念和（或）核心信念。

（3）细节追问法。有些求助者往往用极端化的表述方式表现抑郁，"所有人都比我能干"，这样的描述常使用"所有人""总是""从来不""没有人"等词汇。治疗师质疑这些绝对化的言辞是有好处的，求助者可以学到更正确的思维。如下面的例子：

求助者：所有人都比我能干。

治疗师：所有人？你单位里每一个人都比你强？

求助者：啊，也许不是。有的人我不是太了解，但是我的老板就比我强。她好像非常明白事情是怎么样进行着。

治疗师：注意，我们从"所有人都比你强"变成了"老板比你强"。
求助者：我猜测也就是老板比我强。她好像在这个领域很有经验，很知道该怎么做。

当然，认知的范围包含思维和意象。对某些求助者而言，图画式的影像比思维更好掌握，更容易描述。焦虑症的求助者就常常是这种情形。根据一项调查，90%的焦虑症求助者报告在焦虑发作之前和焦虑发作当时会产生视觉影像。所以，收集有关意象的资料也为我们提供了了解求助者概念系统的另一条途径。

3. 真实性检验（reality testing）

识别认知错误以后，接着同求助者一起设计严格的真实性检验，即检验并诘难错误信念。这是认知治疗的核心，非此，不足以改变求助者的认知。在治疗中鼓励求助者将其自动性想法作假设看待，并设计一种方法来调查、检验这种假设，结果他可能发现，95%以上的调查时间里他的这些消极认知和信念是不符合实际的。

（1）行为实验。可以直接测试求助者的自动化思维或功能失调假设的信度。这些实验可以在治疗室内外使用，用于测定求助者的自动思维。以下是一个真实性检验行为实验的例子。

治疗师：你坚信难以集中注意力阅读，仅仅是有时候还是所有时间？
求助者：所有时间。
治疗师：我不知道能否立刻测验你的想法。我这儿有今天的报纸，看一下这篇文章《它让我疯狂》。这篇文章讲述的是他们如何再次提高电费（治疗师选择了一篇短文，他认为求助者能够理解）。
求助者：好的（阅读文章）。
治疗师：好了吗？你在想什么？应该提高费用吗？
求助者：我不能确定，作者认为冬天大风暴之后需要足够的开支来重新接电线。
治疗师：也许这是对的。我推测，当一个公用设施部门建议提价的时候，我会自动地怀疑……无论如何，你现在对你不能集中注意力的观点有何想法？
求助者：我想我做的比我想的好。

（2）苏格拉底式提问法。治疗师通过提问引导求助者对自己的自动思维进行重新思考，而非教导说服。在找到一些并不支持该自动思维的反面证据后，求助者原有的歪曲或消极的想法就有可能得以松动和改变。治疗师在运用苏格拉底式提问法时，可针对自动思维的不同特点，分别从以下不同方向进行提问：支持这一想法的证据是什么？反对这一想法的证据是什么？有没有其他可能的解释？最坏的结果是什么，我是否能够承受？最好的结果是什么？如果相信这一自动思维结果会怎么样？如果改变了想法，结果会怎么样？自己能够做什么？如果是自己的一个朋友遇到同样的情况，自己会怎样和他讲？

4. 去注意（decentering）

大多数抑郁和焦虑求助者感到他们是人们注意的中心，他们的一言一行都受到他人的"评头论足"，因此，他们一致认为自己是脆弱的、无力的。如有些求助者错误地以为自己是众人注意的焦点，并且对"为何他人会注视并能看穿自己的心思"自成一套逻辑。在检验其背后的逻辑后，可设计行为实验来检验这些特定的信念。举例而言，一个学生相信班上同学时时在看着他，也注意到他的焦虑，因此不敢在课堂上发言。当他开始去观察同学，而不再只专注于自己的不自在时，他发现有些学生忙着记笔记，有些看着教授，更有些在做白日梦。他因此下结论："同学们各有所思，各有所为。"如某一求助者认为他的服装式样稍有改变，就会引起周围每一个人的注意和议论。治疗计划则要求他衣着不像以往那样整洁地去沿街散步、跑步，然后要求他记录不良反应发生的次数，结果他发现几乎很少有人会注意他的言行。

5. 监察苦闷或焦虑水平（monitoring distress or anxiety level）

许多慢性甚至急性焦虑求助者往往认为他们的焦虑会一成不变地存在下去，但实际上，焦虑的发生是波动的。如果人们认识到焦虑有一个开始、高峰和消退过程的话，那么人们就能够比较容易地控制焦虑情绪。因此，鼓励求助者对自己的焦虑水平进行自我检测，促使求助者认识焦虑波动的特点，增强抵抗焦虑的信心，是认知治疗的一项常用手段。

6. 角色扮演

角色扮演是一项应用广泛的技术。一些求助者社会技能缺乏，或者虽熟悉某一种形式的交流方式，然而当需要时却缺乏应用技巧，通过角色扮演可以练习以后在生活中需要运用的技巧与方法。例如，求助者不知道该如何与教授交谈，于是，治疗师和求助者进行角色扮演，治疗师扮演求助者，求助者扮演教授。

7. 家庭作业与活动规划表

家庭作业让求助者在会谈外的时间里有机会去应用所学的认知原则。典型的家庭作业包括自我观察和自我监视、有效地规划时间以及设定处理具体问题的程序。自我监视是求助者在各种不同情况下监视当时出现的自动化想法及反应。新习得的技巧（例如向自动化想法挑战）也可以在家庭作业中练习。

活动规划表不仅可以用来评估情绪，还可以用来计划活动。当求助者每天对每项活动就熟练和愉快的程度用 0～10 的尺度来加以评量时，可达到几个目标：求助者原本认为自己的抑郁程度一直保持不变，却会发现相反的证据；而那些相信自己天生缺乏活力所以动不起来的人，会发现其实活动需要规划，而且活动本身就有强化作用。功能失调性思维记录表是认知作业的一种，也是认知治疗最为常用的技术之一，见表6-3。

表 6-3 功能失调性思维记录

日期和时间	情 境	自动思维	情 绪	适应性反应	结 果
	描述： 1. 导致不愉快情绪的日常生活事件 2. 或思想、回忆等	1. 记下与情绪有关的自动思维 2. 自动思维或信念的等级 0%～100%	1. 特别悲观、焦虑、愤怒的情绪 2. 情绪等级 1%～100%	1. 写下对自动思维的适应性反应 2. 合理信念的等级 0%～100%	1. 再次评价自动思维的等级 0%～100% 2. 评价情绪的等级 0%～100%

三、贝克认知治疗的基本过程

认知治疗比其他治疗理论更结构化，包括早期收集资料、界定问题、设定目标、建立关系，随着治疗的深入，使用引导发现的方法帮助求助者确认他们的自动思维，检验功能失调性假设。确定自动思维和指定家庭作业，在治疗中是要不断进行的。一旦求助者达到了目标，就要计划如何终止治疗，还要让求助者知道如何在治疗结束后使用这些在治疗中学到的方法。在治疗过程中，求助者从发展对自己信念的领悟转到改变这些信念。

1. 初期会谈

初期会谈的目标是：与求助者建立关系，收集重要的资料，以及协助减轻求助者的症状。从第一次会谈开始，与求助者建立相互信任的关系是必要的，治疗师应通过含蓄或直截了当的方式传达他对求助者的关心和重视；他有信心与求助者合作；他相信他能帮助求助者并使求助者学会自助；他真心地想了解求助者正经历着什么困扰，他不会被求助者的问题所吓倒。进一步，治疗师应表示对求助者的尊重和愿意与求助者合作，在每一次会谈结束时，应检查求助者对治疗过程的感知，以及他本人作为咨询师对求助者的感知。

资料的收集包括问题诊断、过去经历、目前生活情境、心理问题、对治疗的态度及接受治疗的动机。虽然这些资料可能要经过好几次会谈才能收集到，但问题的界定从第一次就要开始，问题的界定包括对问题作功能上及认知上的分析。

功能分析包括：问题是怎样发现的，在什么情况下发生，它的频率、强度、持续时间如何，它的后果怎样。认知分析则包括识别和调查：当一个人的情绪被触发时，他的想法和意象是什么；这个人觉得能掌控自己的想法和意象的程度；在痛苦的情境中，他会想象什么样的事会发生；这些预期的结果真正发生的可能性有多少。

2. 中期会谈

随着认知治疗的进展，治疗重心由求助者的症状转移到他的思维模式。主要通过检验自动化的思维，思维—情绪—行为三者间的关系得以显示。一旦求助者可以对干扰正常功能运作的想法挑战，他就能考虑产生这些想法的根本假设。

通常，后期的会谈较着重认知技巧的运用，治疗的焦点放在复杂的问题上，这些问题均涉及好几种功能性失调的思维。通常，这些思维较容易用逻辑分析来处理，行为实验则较难派上用场。例如，求助者的预言"我永远都没法得到生命中我想要的"，并不容易去实际检验。但是，我们可以质疑这种类化的逻辑性，并探讨持续这种信念的利弊。

我们发现，尽管求助者的意识无法察觉，这类假设却是自动化思维的主题。经过多次观察自动思维后，就可以看出或推论出他们的假设。一旦辨别出这些假设及其威力之后，治疗就以修正这些假设为目标——检验其对求助者的有效性、适应性及实用性。

3. 后期会谈

在后期的会谈里，求助者要负起更多的责任来确认问题及解决方案，并设计出家庭作业。随着求助者愈来愈能够运用认知技巧来解决问题，治疗师也愈来愈像个顾问，而不是老师的角色。在求助者愈来愈能依靠自己时，会谈的次数将减少。当治疗目标达成，求助者觉得自己能够运用新的技能和观点时，治疗即告结束。

4. 结束治疗

治疗期间的长短主要取决于求助者问题的严重性。对单相抑郁症的治疗，通常每周会谈一次，共15～25次。中度至重度的抑郁症求助者，通常需要每周2次，进行4～5周，然后再每周1次，进行10～15周。大多数焦虑症求助者所接受的治疗时间长短也与此相仿。

四、案例解析——贝克对一位焦虑症的治疗案例

贝克对一位患有焦虑症的21岁的大学男生进行治疗的记录如下。

1. 呈现的问题

求助者的主要症状为难以入睡且常常醒来、口吃、战栗、神经紧张、眩晕以及担忧。其睡眠问题会在考试或体育竞赛前特别严重。至于言语的问题，他的解释是由于他想找到"完美的字眼"。

求助者成长于一个重视竞争的家庭，身为家中的老大，父母希望他赢得所有的比赛。他的父母坚信，他们的子女必须在成就与成功方面超越他们。正因为他们是如此强烈地认同求助者的成就，使得他深信"自己的成功就是父母的成功"。

他的父母教导他跟家里以外的孩子竞争，父亲常提醒他"不要让任何人胜过你"。把别人都当作竞争对手的结果是无法交到朋友。他常常觉得孤单寂寞，于是便使尽浑身解数来吸引同伴，他经常和别人开玩笑，并用撒谎来提升自己及家族的形象以增加吸引力。虽然在大学里他认识一些人，但几乎没朋友，因为他没有办法袒露自己，生怕别人发觉真正的他和他表现的自我有一段差距。

2. 初期的会谈

在收集了有关诊断、行为情境及相关历史的初步资料后,治疗师试图界定"求助者的认知如何导致他的困扰"。

治疗师:什么样的情境令你最不舒服?

求助者:当我在运动上表现不佳时,尤其是游泳,我是游泳队队员。另外就是,如果我犯了错误,即使只是和室友玩牌打错了牌;如果我被女孩子拒绝了,那我会觉得非常不舒服。

治疗师:在当时你心里是怎么想的?譬如说,当你游泳表现得不理想时?

求助者:我觉得如果我不是第一或优胜者,那别人会不把我看得那么重。

治疗师:那玩牌时你打错了牌呢?

求助者:我会怀疑自己的智力。

治疗师:如果一个女孩子拒绝了你?

求助者:那表示我并没有什么特殊的地方,我失掉了作为一个人的价值。

治疗师:从这些想法之间,你看得到什么关联吗?

求助者:嗯,好像我的心情全由别人怎么看我而决定。但这很重要啊,我不希望我是孤孤单单一个人。

治疗师:孤孤单单一个人,对你意味着什么呢?

求助者:那表示,我这个人某些地方不对劲,我是一个失败者。

解析:此刻,治疗师开始假设求助者上述想法下的基本信念:①他的价值是由别人决定的;②他天生有些不对劲的地方,所以他没有吸引力;③他是个失败者。治疗师寻求证据来支持他的假设——这些是求助者的核心信念,但不排除其他可能性。

治疗师协助求助者列出一份治疗目标的清单,其中包括:①降低完美主义的心态;②减少焦虑症状;③减少睡眠困扰;④增强和朋友的亲密程度;⑤发展出有别于父母的、属于自己的价值观。首先要处理的是焦虑问题。治疗师以即将到来的考试为目标情境。通常,这位学生会用功准备考试,往往准备到超过需要的程度。上床睡觉时心里还一直担心着;终于睡着了,但半夜又会醒来想着考试的枝枝节节或自己表现的可能结果;等到赴考场时已经精疲力竭了。为了减少他对自己表现的反复思虑,治疗师请他列举出"老想着考试"的好处。

求助者:嗯,如果我不一直想着考试,我可能会忘掉一些事情。如果我一直想它,我想我可能会考得比较好,我会准备得更充分。

治疗师:有没有一些你"准备"得不够充分的情况?

求助者:考试时倒没有出现过。但是,有一次参加一场游泳大赛。比赛前一晚我和朋友们外出,没有想到比赛,回家后上床就睡。

治疗师:结果呢?

求助者：很好，我觉得很棒，而且游得很好。

治疗师：基于这样的经验，你认为试着少担忧自己的表现是不是有点道理？

求助者：好像是，不去担心并不会对我有所伤害。事实上，担忧倒是很令人分心，往往最后我专注于做得怎样多过我正在做的。

治疗师：你提到，当你担心考试时，就觉得非常焦虑。现在我要你想象，在考试的前一天晚上，你躺在床上。

求助者：好，我可以想象出这一幕。

治疗师：想象你正想着这次考试，而你觉得准备得不够。

求助者：好……好啦。

治疗师：你现在觉得怎么样？

求助者：觉得很紧张，心跳开始加快。我想我需要起床再看看书。

治疗师：好。当你想到你没准备好，你就会紧张并想要起床。现在，我要你想象，在考试的前一天晚上，你躺在床上，你就像以往一样已准备妥当。你提醒自己，想想已经做好的。想着自己已经准备好，该知道的都知道了。

求助者：好，现在我觉得我有信心。

治疗师：你能够看出来你的想法如何影响到你的焦虑的感觉吗？

解析：求助者自己提到了降低反复思虑的基本理由，因此他愿意考虑放弃这种适应不良的行为，并且尝试新的行为。于是治疗师教导求助者渐进性放松法，求助者也开始利用身体运动作为减轻焦虑的方法。治疗师还让求助者了解到"认知是如何影响行为和情绪的"，并就求助者所说的"忧虑能使人分心"这一点继续深入。

治疗师指导求助者记录自动化想法，识别出其中的认知扭曲并予以回应。他的家庭作业是：如果在考试前很难入睡，记下当时的自动化想法。有一次躺在床上，求助者出现的一个自动化想法是"我应该想着考试"，他的回应是"在这个时候想着考试并不会改变现状，我已经用过功了"。另一个自动化想法是"我必须现在马上睡着，我必须要有8个小时的睡眠"，他的回应是"我已经留下充裕的时间，所以时间还够。睡眠没这么重要，现在不需要去担心它"。并且他能把他的思考转换成一个正向的影像——想象自己漂浮在清澄碧蓝的水面上。

接着，观察他在各种情境下的自动化思考——学业、运动和社交等方面——求助者发现极端的思考方式是他常有的认知扭曲（譬如"我不是胜利者，就是失败者"）。这种思考方式——把行为的后果看成不是全好就是全坏——会导致情绪上的大起大落。有两种技巧可用来改善他的极端思考方式：一是从新的角度来建构他的问题，二是在两个极端的类别间建立起一个连续的向度。

以下是重新建构求助者的问题：

治疗师：有人没理会你，除了因为你是失败者之外，你可以想出有什么别的原因吗？

求助者：没有。没人会被我吸引的，除非我让他们相信我真的很棒。

治疗师：你怎样让他们相信的？

求助者：坦白地说，我会把我做的事夸大一些。我会不舒服，而对方也会被我的故事搞得迷迷糊糊。有时候人家似乎漠不关心，有时候人家转头就走开，因为我说了太多关于自己的事情了。

治疗师：因为你老是谈自己，所以有时候别人就不想对你有所反应。

求助者：对。

治疗师：这和你是一位胜利者或失败者有没有关系？

求助者：没有。人家对真正的我根本就一无所知。只因为我讲得太多，所以人家不愿意理睬。

治疗师：对呀。听起来好像只是因为你的这种谈话方式让他们做出这种反应。

治疗师重新建构求助者的问题——从"求助者天生有不对劲的地方"转为"社交技巧的问题"。更进一步地，"我是个失败者"这个主题似乎对求助者影响深远，以至于他称之为"主要信念"。这个假设可回溯到他的早年经验，父母因为他犯错以及他们认为的缺点而不断地批评他。通过回顾他的过去，求助者能清楚看到他之所以说谎，是为了使人无法认识真正的他，因而更加使他自己相信别人不想亲近他。此外，他相信他的任何成功都是父母所促成的，没有一点成就是属于他自己的。这种想法令他气愤而且缺乏自信。

3. 后期会谈

随着治疗的进行，求助者的家庭作业越来越以社交互动为重心。他练习主动与人交谈，问别人问题以便更了解别人。他也练习"咬紧舌头"不再撒谎吹嘘自己。当他检验别人对他的反应时，看到尽管有各式各样的反应，但大致上都是正向的。透过倾听他人，他发现他很佩服有些人能够坦承自己的缺点，而且把自己的错误拿来幽默一番。这些经验帮助他了解到"没有必要把人——包括他自己——分类为胜利者或失败者"。

在后期的治疗会谈中，求助者叙述了他的一个信念是：他与他的父母为一体的两面，彼此的行为相互映照。他说："如果他们看来很好，表示我也不错。如果我表现良好，他们也觉得自己有功劳。"治疗师给求助者一项作业，要他列出自己与父母不同的地方。他评论道："认识到父母和我是分开的个体，我想可以停止撒谎了。"通过能识别出他是怎样和父母不同，他能够从父母的绝对标准中解放出来，并且让自己在和别人互动时不那么神经过敏。

接下来，求助者能够开始从事一些与成就无关的兴趣与爱好，对学业也能建立适度且合乎现实的目标，并且开始和女孩子约会了。

思考题

1. 认知治疗的理论精髓是什么？
2. 简述合理情绪疗法的操作过程和关键技术。
3. 简述贝克认知治疗的操作过程和关键技术。

第七章 行为治疗

【本章要点】
1. 掌握行为治疗的基本原理，尤其是经典条件反射和操作性条件反射理论。
2. 掌握行为治疗的基本技术，重点掌握系统脱敏疗法、厌恶疗法和示范模仿疗法的操作技术。

【关键词】
行为治疗（behavioral therapy），经典条件反射（classical conditioned reflex），交互抑制理论（reciprocal inhibition），系统脱敏技术（desensitization），操作性条件作用理论（operational conditions），社会学习（social learning），系统脱敏疗法（systematic desensitization），厌恶疗法（aversion therapy），冲击疗法（flooding therapy），示范模仿疗法（therapy of modeling and imitation），自我管理（therapy of self-management）

行为治疗（behavioral therapy）是伴随着20世纪初行为主义心理学的出现和兴起而逐步发展起来的，距今已有100多年的历史。心理学的研究表明，个体的行为在本质上并非固定不变的。求助者通过行为治疗，可以矫正适应不良的行为，发展出更加健康、更具适应性的行为习惯。行为治疗种类繁多，本章主要介绍被广泛应用的行为治疗理论和技术。

第一节 行为治疗的基本理论及其发展

一、经典条件作用理论

巴甫洛夫（I. P. Pavlov）是一名伟大的俄国生理学家，他曾因为对消化腺生理学的卓越贡献而获得1904年的诺贝尔奖。同时，他对狗的消化道的系统研究，促使他发现了著名的经典条件反射理论，也使他无意中成为最伟大的心理学家之一。巴甫洛夫的研究为行为主义心理学奠定了基础，也为行为治疗拉开了序幕。

1. 巴甫洛夫的经典实验

在巴甫洛夫的经典实验中，他将狗置于经过严格控制的隔音实验室内（如图7-1所示）。

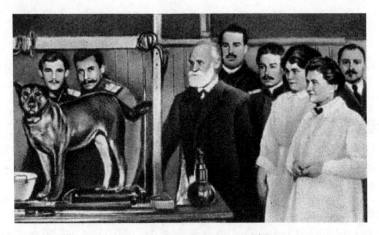

图7-1 巴甫洛夫和他的实验团队

食物通过遥控装置被送到狗面前的食盘中。狗的唾液分泌量通过仪器可以得到随时测量并记录。实验开始后,首先向狗呈现铃声刺激,铃响半分钟后便给予食物,于是可观察并记录到狗的唾液分泌反应。实验开始时,食物可以诱发狗的唾液分泌反应,而铃声不能诱发狗的唾液分泌,这时食物叫作无条件刺激(UCS),铃声叫作中性刺激(NS),诱发的唾液分泌反应称为无条件反应(UCR)。在铃声与食物经过多次匹配之后,单独呈现铃声而没有食物时,狗也分泌唾液。此时,中性刺激铃声具有了诱发唾液分泌的能力而变成了条件刺激(CS),单独呈现条件刺激即能引起的反应则叫作条件反应(CR)。这就是经典条件反射形成的过程(如图7-2所示)。

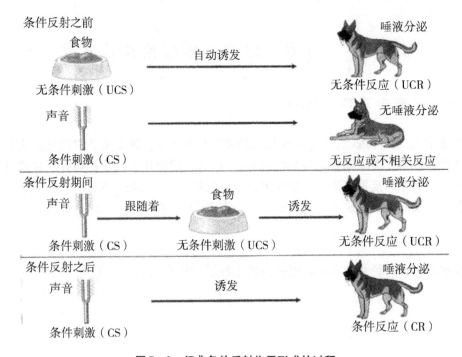

图7-2 经典条件反射作用形成的过程

巴甫洛夫研究的虽然是狗的唾液分泌反应，但经典条件作用在人类的日常生活中也十分常见，如望梅止渴、谈虎色变等。一些原本并不引起有机体反应的中性刺激，由于在过去曾反复与能够引起有机体反应的无条件刺激相伴出现，因而变成了预示无条件刺激到来的信号，所以也能引起有机体的反应。

2. 经典条件作用的主要规律

（1）行为获得律与消退律。条件作用是通过条件刺激反复与无条件刺激相匹配，从而使个体学会对条件刺激做出条件反应的过程而建立起来的。在条件作用的获得过程中，条件刺激与无条件刺激之间的时间间隔非常重要。一方面，条件刺激与无条件刺激必须同时或几乎同时呈现，时间间隔太久则难以建立联系；另一方面，条件刺激作为无条件刺激出现的信号，必须先于无条件刺激而呈现，否则也难以建立联系。

在条件反射建立以后，如果条件刺激重复出现而没有无条件刺激相伴随，则条件反应会变得越来越弱，最终消失。但这种消退现象只是暂时的，等休息一段时间后，条件刺激再次单独出现时，条件反应仍会以较微弱的形式重新出现。当然，随着进一步的消退训练，这种自发恢复了的条件反应又会迅速变弱，直至彻底消失。总的来说，要完全消除一个已经形成的条件反应比获得这个反应要困难得多。

（2）刺激泛化与分化律。人和动物一旦学会对某一特定的条件刺激做出条件反应以后，其他与该条件刺激相类似的刺激也能诱发其条件反应，这就是泛化。如曾经被某个中年男性性侵犯过的女生，以后见到年龄、体貌特征类似的中年男性，都会不自主地产生恐惧反应。泛化条件反应的强度取决于新刺激与原条件刺激的相似程度。新刺激与原条件刺激越相似，其诱发的条件反应就越强。事实上，在自然生活中，刺激很少每次都以完全相同的形式呈现，这就需要借助于刺激泛化将学习范围扩展到原初的特定刺激以外，这对生物体的生存至关重要。这就是"一朝被蛇咬，十年怕井绳"。

刺激的过度泛化也会给生物体带来麻烦。如草木皆兵对个体来说常常会消耗不必要的体力和精力，不利于个体的生存和繁衍。这就需要生物体具有一种能力，把类似的刺激区分开来，不同的刺激给予不同的反应，这就是分化。所谓刺激分化，指的是通过选择性强化和消退，使有机体学会对条件刺激和与条件刺激相类似的刺激做出不同反应的一种条件作用过程。在巴甫洛夫的实验研究中，为了使狗能够区分开来圆形和椭圆形光圈，实验者只在圆形光圈出现时才对无条件刺激进行强化，而在呈现椭圆形光圈时则不给予强化。经过一段时间的训练以后，狗便学会只对圆形光圈做出唾液分泌反应，而不理会椭圆形光圈。

刺激泛化与分化是互补的学习过程，泛化是对事物相似性的反应，分化是对事物差异性的反应。泛化能使我们的学习从一种情境迁移到另一种情境，而分化则能使我们对不同的情境做出不同的恰当反应，从而避免无效盲目的行动。

（3）恐惧性条件作用律。在经典条件作用实验中，以引起个体恐惧的刺激（如强电击、高噪音）作为无条件刺激来建立条件反应，结果发现它们不仅能够建立持久的条件反射，而且还会形成泛化的、一般性的恐惧反应，这种恐惧反应非常难以消除，但很容易建立，有时条件刺激与无条件刺激一次匹配即可建立起牢固的恐惧性条件反射。如小王在5岁时被一条大狗严重咬伤过，从此他一辈子都害怕所有的狗，即使后来他的妻子帮助他学习如何与狗形成良性的互动，他的恐惧反应依然难以消除。即使他认知上相信，在一般情况下，狗不会无缘无故地攻击他，但在躯体反应上，他依然在见到狗的瞬间就会出现远古时代的祖先在见到危险时出现的一系列反应。事实上，很多人从未被蛇或蜘蛛咬过，但在见到这些动物时，依然会不自主地产生恐惧反应，这就是我们远古时代的祖先已经获得的恐惧性条件反射通过遗传机制传递给了子孙后代。毕竟，躲避这些危险的动物所带来的生存优势，远远大于过度警惕可能付出的成本。

3. 华生和琼斯等人的研究和实践

约翰·华生（John B. Watson）（如图7-3所示）和他的同事琼斯（M. C. Jones）也是行为主义心理学的重要创始人之一。他们在巴甫洛夫工作的基础上，进一步发展了经典条件反射理论在临床上的应用。其中一项重要的研究是由华生和雷娜（R. Rayner）在1920年合作完成。其实验对象是一名叫作阿尔伯特（Albert）的婴儿，阿尔伯特本来不害怕老鼠，而且非常喜欢和老鼠玩耍。但在实验过程中，每当阿尔伯特伸手要触摸小白鼠时，华生便在他身后敲击一个巨大的铁锤，发出让人恐怖的噪音。连续多次的匹配之后，阿尔伯特变得只要看见小白鼠就会哭叫着躲避。甚至实验后期，阿尔伯特的恐怖症状泛化了，他学会了害怕所有白色的、

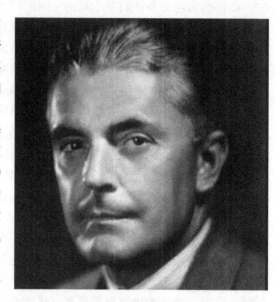

图7-3 约翰·华生（John Broadus Watson, 1878—1958）

毛茸茸的物体，包括圣诞老人的白胡子。1913年，华生在美国《心理学评论》杂志上发表了题为《一个行为主义者所认为的心理学》的论文，阐明了他的行为主义观点，这篇论文被公认是行为主义心理学正式成立的宣言。从此以后，行为主义心理学得到了广泛的关注，行为治疗也开始兴起了。

另一项研究是由琼斯在1924年完成的。琼斯的研究其实是华生研究的继续，即消除那些已经形成了的恐惧反应。琼斯的实验对象是一个名叫皮特（Peter）的男孩，他对白色玩具和其他白色物品有恐惧反应。开始时只要皮特出现任何趋近这些物品的反应时，实验者即给予强化。进而只有皮特出现任何接触这些物品的反应时，才能够得到强化。经过这一训练过程，皮特最初的恐惧反应彻底消除了。琼斯的研究显示了运用行为治疗改变恐惧反应的巨大潜力，并已经蕴含了系统脱敏疗法的基本思想，具有重要的意义。

虽然行为治疗显示了巨大的临床应用潜力，但在20世纪30年代，西方的精神分析疗法正处于鼎盛时期，这些新兴的行为心理学思想与精神分析疗法不相容，并未引起人们的重视。大多数的行为主义实验都以动物为研究对象，故而不易为人们所接受。但

是，这些早期的工作为行为治疗后来的发展奠定了最重要的基础。

4. 沃尔普的临床实验

最早把经典条件作用理论与临床心理治疗结合起来的是南非的沃尔普，他创立了交互抑制理论（reciprocal inhibition）和系统脱敏技术（desensitization）。

（1）交互抑制原理。沃尔普在1947年进行了有关猫的神经官能症实验。他发现，实验性神经官能症实际上是个体在特定情境中通过条件作用而形成的强烈的焦虑反应。如对关在笼子里的猫进行电击时，猫就产生了焦虑反应，表现为拒绝进入实验笼，拒绝在实验笼里吃东西。猫一旦形成焦虑反应，即使停止电击也会在相似的情境中产生同样的焦虑反应。在另一个实验中，当猫走近食物时，立即给予电击，这同样能引起猫产生焦虑性神经官能症，使猫不敢吃东西。这样的实验固然有些残忍，但可以解释大量人们日常生活中遇到的神经官能症。如有些人只要走进幽闭的环境就呼吸急促，有些人则在考试中紧张到无法正常思考。

根据以上实验，沃尔普认为，焦虑症状可能和"抑制吃东西"发生联系。由此，他又推论，在不同情境中，吃东西或许可以抑制焦虑反应。换言之，"吃东西"和"焦虑"两项反应或许会形成交互抑制。运用交互抑制原理可以治疗猫的实验性神经官能症。其方法是，在曾经造成猫产生神经官能症的实验笼内放上猫最喜欢吃的东西，以诱导已患上神经官能症的猫进食。沃尔普发现，当猫开始吃东西时，它的焦虑症状就暂时消失了。不过，他发现并非所有实验猫都能借此方法得到治疗。

（2）系统脱敏原理。由于交互抑制原理并不能治疗所有的焦虑症，于是沃尔普又想出了另一套方法。他将猫放在与实验室布置完全不同的房间里，环境的改变缓解了猫的焦虑，犹豫后开始毫无顾忌地进食。接着，沃尔普把进食的地方移到一间与实验室相似的房间里。猫开始焦虑不安，但后来继续进食，他又把进食的地方升级为那间实验室，但是远离实验笼。猫重返受伤害之地后表现出焦虑不安是可想而知的。然而，又经过一番努力，猫再次完成了进食。最后，把进食位置越来越移近实验笼乃至移到笼里，猫仍然完成了进食。但是，如果此时铃声大作，猫又会惊恐万状拒绝进食。于是，沃尔普又采用同样的方法，让铃声由远及近，由弱变强，使猫逐步适应，消除了猫对铃声的焦虑反应。这就是沃尔普发展的"系统脱敏原理"。

除了沃尔普之外，艾森克（Hans J. Eysenck）的工作被誉为行为治疗历史上的另一个里程碑。艾森克在经典条件作用的临床应用上也发挥了重要作用。他以实验研究的方法，以科学结果为依据，开展了大量的行为矫正研究，论证了行为治疗的效果远远优于精神分析的疗效，引起了人们的广泛关注。在临床应用方面，他根据经典条件作用原理发展了"对抗性条件作用"和"厌恶疗法"。前者通过训练后形成新的良好行为来对抗原来的不良行为，后者通过施加厌恶刺激来消除不良行为。他曾经提出一套渐进工作的方法，以治疗诸如恐惧、头痛、抑郁症等，收到了良好的效果，该方法要求行为者从事一连串具有渐进层次的工作，以缓慢克服行为者遇到的适应性问题。艾森克还是一名很好的宣传家，他发表了大量论文来传播行为治疗的效果，为行为治疗被大众广泛接受做出了贡献。

总之，经典条件作用原理能够有效解释个体是如何学会在两个刺激间建立联系的，以及这些联系是如何影响我们的焦虑和恐惧反应。但是，经典条件作用无法解释个体为了得到某种想要的结果而主动做出某种随意的行为，如学生为了取得好的成绩而努力学习，工人为了获得高收入而主动加班。

二、操作性条件作用理论

斯金纳（B. F. Skinner）是行为主义心理学的杰出代表（如图7-4所示），他的操作性条件作用理论（operational conditions）是在批判地继承巴甫洛夫、华生和桑代克的研究成果的基础上建立起来的，他在1938年《有机体的行为》一书中系统阐述了操作性条件作用理论，并在后来的研究中开创性地把操作性条件反射原理应用于临床，认为问题行为可以通过发现和改变那些强化了该问题行为的环境刺激而得到矫正。他阐明了"奖励性"或"惩罚性"操作条件对行为的塑造。他指出，要形成儿童或成人符合社会要求的良好行为，最重要的方法就是对行为进行奖励和强化。他对行为治疗的主要贡献

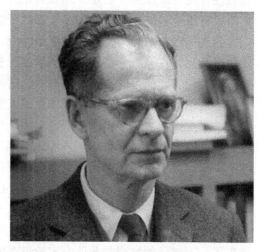

图7-4 伯尔赫斯·弗雷德里克·斯金纳
（Burrhus Frederic Skinner, 1904—1990）

体现在两个主要方面：一是提出了操作性条件反射的基本原理，二是创造了行为分析的科学方法。

1. 斯金纳的操作性条件作用实验

斯金纳在桑代克迷笼的基础上，改进设计了一款精巧的实验装置——斯金纳箱（如图7-5所示）。

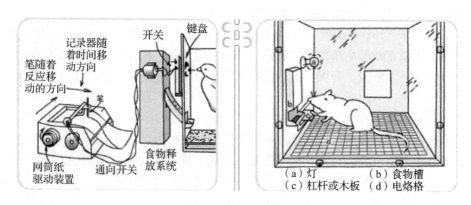

图7-5 斯金纳箱

斯金纳箱内有一个伸出的杠杆，下面有一个食物盘，只要箱内的动物按压杠杆，就会有一粒食丸滚到食物盘内，动物即可得到食物。斯金纳将饥饿的白鼠关在箱内，白鼠便在箱内不安地乱跑，活动中偶然按压到了杠杆，则一粒食丸滚到食物盘中，白鼠便吃到了食物。以后白鼠再次按压杠杆，又可得到食物。由于食物强化了白鼠按压杠杆的行为，因此白鼠后来按压杠杆的速率迅速上升。由此，斯金纳发现，有机体做出的反应与其随后出现的刺激条件之间的关系对行为起着控制的作用，它能影响以后该反应发生的概率。通过更为复杂的设计，动物还可以学会分化行为。如当灯亮时按压杠杆可以得到食物，而灯灭时按压杠杆得不到食物，动物学会了只在灯亮时才按压杠杆。

通过大量的实验，斯金纳将条件作用的学习分为两种类型：一种是由刺激情境引发的反应，斯金纳称之为应答性反应（respondent behavior），与经典条件作用类似；另一种是操作性条件作用，是由有机体的自发行为引发的，即实验者针对有机体在刺激情境中自发性的多个行为反应中选择性地给予强化，从而建立起刺激—反应联结。斯金纳认为，在日常生活中，人的绝大多数行为属于操作性行为（operant behavior），这些行为主要受到强化规律的支配。

2. 操作性条件作用的基本规律

（1）正强化。在斯金纳的操作性条件作用原理中，强化是最重要和基础的部分。他认为，任何学习（行为）的发生、变化都是强化的结果，因而可以通过控制强化物来控制行为。其强化理论可概括为：有机体行为的结果（刺激）提高了该行为以后发生概率的过程。斯金纳所指的强化，是一个客观中性的概念，指的是在条件作用中，凡是能够使个体操作性反应的概率增加的一切刺激和事件。他区分了两种类型的强化：正强化和负强化。当环境中某种刺激增加而行为反应出现的概率也增加时，这种刺激的增加就是正强化，如给予食物或奖励。当环境中某种刺激减少而行为反应出现的概率增加时，此种刺激的减少就是负强化，如回避电击或处罚。

正强化的技术在现实教育教学过程中已经得到了广泛的应用。在日常生活中，人们常在自觉或不自觉地运用奖励对他人的行为进行正强化。如家长为了训练孩子的社会交往能力，开始可以对孩子给客人开门的行为予以强化；然后，当孩子与客人打招呼后，才予以强化；再后，当孩子主动与客人交流后，再予以强化。这样，家长通过有步骤地强化可以教会孩子良好的社交行为技巧。特别要注意的是，强化物不仅包括食物或玩具等物质奖励，也包括表扬、拥抱等精神奖励。对于生活在物质极大丰富环境的当代孩子来说，精神奖励具有更好、更持久的强化效果。精神奖励的另外一个好处是，当家长不再对孩子的良好行为进行正强化时，孩子仍然可以在自己的内心对自己进行精神奖励。

（2）负强化。当厌恶刺激或不愉快情境出现时，有机体做出某种反应，从而逃避了厌恶刺激或不愉快情境，则该反应在以后类似情境中发生的概率便增加。这类条件作用称为逃避条件作用（escape conditioning），它揭示了有机体是如何学会摆脱痛苦的。在日常生活中，逃避条件作用也不乏其例，例如，只要见到妈妈开始唠叨就赶紧去做作业，只要见到爸爸想要打人就马上承认错误并讨好爸爸。

然而，当预示厌恶刺激或不愉快情境即将出现的刺激信号呈现时，有机体也可以自发地做出某种反应,从而避免了厌恶刺激或不愉快情境的出现,则该反应在以后的类似情境中发生的概率便增加。这类条件作用称为回避条件作用(avoidance conditioning),它是在逃避条件作用的基础上建立的,是个体在经历过厌恶刺激或不愉快情境的痛苦之后,学会了对预示厌恶刺激或不愉快情境的信号做出反应,从而免受痛苦。如只要看到妈妈唉声叹气或皱眉头,就赶紧去做作业。因为妈妈的不良情绪可能意味着随后的唠叨,故孩子学会了通过一些信号来辨别妈妈的情绪,从而避免了妈妈对自己的唠叨。

回避条件作用与逃避条件作用都是负强化的不同形式,但二者又有着明显的区别。在逃避条件作用中,厌恶刺激或不愉快情境在个体做出反应之前就已经出现了,个体实际上经受了由厌恶刺激带来的痛苦;而在回避条件作用中,厌恶刺激或不愉快情境因有机体事先做出的反应而得以避免,个体实际上并未遭受厌恶刺激的袭击。正因为如此,采用回避条件作用来维持行为比采用逃避条件作用更为主动,这也就是我们在行为治疗中的过程中要"防患于未然"的理论基础。

(3)惩罚。当有机体做出某种反应以后,呈现一个厌恶刺激,以消除或抑制此类反应的过程,称为惩罚。惩罚与负强化有所不同,负强化是通过厌恶刺激的解除来增加反应在将来发生的概率,而惩罚则通过厌恶刺激的呈现来降低此类反应在将来发生的概率。但是,实验研究和大量的生活经验表明,惩罚对于消除不良行为并不一定十分有效。当厌恶刺激停止作用后,原先建立的反应会逐步恢复。如每次孩子上网玩游戏,家长就会打骂孩子,或者剥夺孩子喜欢的事物。这样的惩罚只能暂时抑制某种行为,但难以根除该行为,甚至还可能引发孩子的消极敌对情绪。因此,惩罚必须慎用,惩罚一种不良行为应与强化一种良好行为结合起来,这样方能取得预期的效果。

(4)消退。有机体做出以前曾被强化过的反应,如果在这一反应之后不再有强化物相伴,那么,此类反应在将来发生的概率便降低,称为消退。在操作性条件作用中,无论是正强化的奖赏,还是负强化的逃避与回避条件作用,其作用都在于增加某种反应在将来发生的概率,以达到塑造行为的目的。而消退则不然,消退是一种无强化的过程,其作用在于降低某种反应在将来发生的概率,以达到消除某种行为的目的。因此,消退是减少不良行为、消除坏习惯的有效方法。如当孩子开始无理取闹的时候,父母既不打骂孩子,也不给予关注,孩子自然就会明白,无理取闹不会得到任何想要的结果,因而该行为会趋于消退。然而现实生活中,孩子的无理取闹常常会得到父母的关注甚至正强化,这就会助长孩子的不良行为。根据操作性条件反射原理,在行为矫正过程中,应多用正强化来塑造良好行为,用消退来减少消极行为,慎用惩罚,因为惩罚只能让行为者明白什么不能做,但不能让他知道什么可以做和如何做。

3. 经典条件作用与操作性条件作用的比较

经典条件作用与操作性条件作用有很多共同点,但也有不少差别。在经典条件作用中,无条件刺激与条件刺激几乎同时出现,无条件刺激即是强化物,无条件刺激与条件刺激共同诱发行为的发生。在操作性条件作用中,在条件反射形成之前不给予强化物,只有在条件反应发生后才给予强化物。因此,经典条件作用是强化决定反应,而操作性条件作用则是反应决定强化。也就是说,经典条件作用是一种由前提刺激引起的条件反射,而操作性条件作用则是由结果决定的,虽然这种行为可能受到前提刺激的控制,但它并不是由前提刺激引起的。当然,任何行为都可能同时包括经典条件作用和操作性条件反射。在某些情境中,我们可以从行为系列中选择某种刺激和反应来研究经典条件反射,也可以从同一行为系列的另一个不同方面来研究操作性条件反射。事实上,这两种反射活动是整个行为系列的不同环节,是连续的、不能分的。如一个孩子吃过某种冰激凌后,感到味道很好,以后只要路过卖这种冰激凌的店铺,就会产生唾液分泌的行为反应,这就是经典条件作用。而由于这个孩子长期爱吃零食,得了蛀牙,因此只要他一吃冰激凌,父母就让他感受一下疼痛的蛀牙,那么这个孩子就倾向于少吃冰激凌了,这就是操作性条件作用。

综上所述,人类的大量行为是建立在经典条件作用和操作性条件作用原理之上的。在这两种基本的行为反应原理基础上,临床心理学家发展了多种有效的行为治疗技术来改善或消除适应不良的行为,同时也尝试建立新的适应性行为。但是,这两种行为反应原理并不能解释全部的有机体行为。如,为什么家庭中的暴力行为会传递给下一代呢?孩子是如何学会早恋的呢?下面将介绍另外一种非常重要的行为治疗原理——社会学习理论。

三、班杜拉的社会学习理论

阿尔伯特·班杜拉(Albert Bandura)(如图7-6所示)之前的行为主义者忽视了人与动物行为的一个重大不同:人受到动机的影响,会选择性地通过观察学习或不学习某一类行为。他在大量实验研究的基础上,提出了观察学习(observational learning)理论,也称为社会学习(social learning)理论。儿童的行为并非全部由经典条件作用或操作性条件反射作用而学习,相反,大部分行为是通过观察成人的行为而学习的。班杜拉和同事在20世纪60年代通过一系列的实验发现,观察或模仿学习是儿童重要的学习方式。如一个儿童经常目睹父亲打骂母亲,母亲大部分时间都乖乖地服从,这个儿童就通过观察学习的方式习得了采用暴力来达到自己想要的目标。在另一些情况下,儿童可能

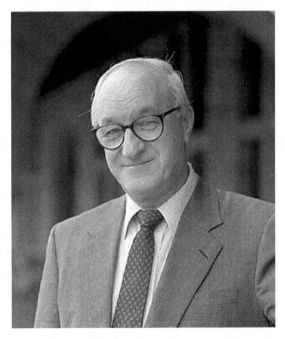

图7-6 阿尔伯特·班杜拉(Albert Bandura, 1925—)

非常憎恨父亲,同情母亲,从而成为反对暴力的孩子。班杜拉的实验证明,人类的动机等认知因素在儿童观察学习中起到了不可忽视的作用。班杜拉的工作为行为主义和正在

兴起的认知心理学建立了一座相互沟通的桥梁。同时，他的工作也很快被临床心理学家运用于心理治疗中，发展成为替代性强化技术，即示范模仿疗法。班杜拉于1969年出版了《行为矫正原理》一书，系统阐述了这一方法。该方法的一个显著特点是，在临床应用中能够与行为治疗已有的其他方法结合起来使用，更有效地解决有关问题。

1. 班杜拉的观察学习实验

在早期的一项实验中，班杜拉把儿童随机分成了两个组，每个组的儿童性别、年龄、暴力水平等特征基本相同。接着，班杜拉让实验组的儿童观察成人榜样，即对一个充气娃娃拳打脚踢，然后把儿童带到一个放有充气娃娃的实验室，让其自由活动，并观察他们的行为表现。结果发现，实验组儿童在实验室里对充气娃娃也会拳打脚踢。对于控制组的儿童来说，他们观察到成人榜样，即非常友善地和充气娃娃玩耍，结果当他们单独和充气娃娃待在实验室里面时，也表现出友善的行为。这说明，成人榜样对儿童行为有明显的影响，儿童可以通过观察成人榜样的行为而习得攻击性行为。

在稍后的另一项实验中，他们对上述研究做了进一步的延伸，想深入了解以下两个问题：①榜样攻击行为的奖惩后果是否影响儿童攻击性行为表现；②儿童是否能不管榜样攻击性行为的奖惩后果而习得攻击性行为。在实验中，班杜拉把儿童分为三组，首先让儿童看到电影中的成年男子的攻击性行为。在影片结束后，第一组儿童看到成人榜样被表扬，第二组儿童看到成人榜样受批评，第三组儿童看到成人榜样的行为既不受到表扬也不受到批评。然后，把三组儿童都带到一间游戏室，里面有成人榜样攻击过的对象。结果发现，受表扬组儿童的攻击行为最多，受批评组儿童的攻击行为最少，控制组居中。这说明，榜样攻击性行为所导致的后果是儿童是否自发模仿这种行为的决定因素。

2. 观察学习的基本过程

在大量实验研究的基础上，班杜拉提出，人类大多数的适应性和非适应性的行为是通过观察而习得的。人们通过观察他人的行为，可获得榜样行为的符号性表征，并在今后做出与之相似的行为。这一过程受到注意、保持、动作再现和动机四个子过程的影响。注意过程调节着观察者对示范活动的探索和知觉，保持过程使得学习者把瞬间的经验转变为符号概念，形成示范活动的内部表征；动作再现过程是以内部表征为指导，完成自身的行为；动机过程则决定哪一种经由观察习得的行为得以表现。

（1）注意过程。这是观察学习的首要阶段。如果人们对榜样行为的重要特征不加以注意，就无法通过观察进行学习。班杜拉认为，注意过程决定着在大量的榜样中选择什么作为观察的对象，并决定着从正在进行的榜样活动中抽取哪些信息。研究表明，不仅榜样及其行为特性会影响到注意过程，观察者本身的能力和人格品质也会影响到观察学习的效果。

（2）保持过程。如果人们只注意观察他人的示范行为而不能把这种示范以符号编码的形式保存下来，那么对示范行为的观察就不会对他们产生多大的影响，因此观察学习的第二个心理过程就是保持。观察者如果想要在以后什么时候再现榜样行为，就必须把这种反应模式以符合的形式保存在记忆系统中。这样，以后个体才能根据言语符合来唤起表征，并指导自己的行动。班杜拉认为，示范信息的保持主要依赖于两种符号系统。其一是表象系统，其二是言语系统。在儿童发展早期，视觉表象在观察学习中起着重要作用；但在他们的言语技能发展到一定阶段后，言语编码就成为主要的信息保存形式。

（3）动作再现过程。观察学习的第三个子过程就是把符号表征转换成适当的行为。一个人即使已经充分意识到了榜样行为，并把它经过编码后良好地保持在记忆中，但如果没有适当的行动能力，个体仍不能再现这种行为。因此，动作再现过程决定那些已经习得的动作转变为行为表现的范围和程度。在动作再现过程中，个体会尝试不断地把编码保存的符号表征用实际行为表现出来，其间会经历试误与动作矫正的过程。受到认知因素的调节，个体也可以对观察的榜样行为进行加工改编，变成具有自身特征的动作表达。如在学习开车的过程中，学员需要把教练演示的一系列动作编码保存，然后多次试误之后，变成自己连贯的动作，但学员的动作总是和教练的动作有所差异。

（4）动机过程。个体是否会再现观察到的行为，受到动机的调节。如果一个儿童非常认同父亲的形象，那么在他观察到父亲的暴力攻击行为之后，他更有可能习得父亲的攻击性行为；如果一个儿童非常厌恶父亲的形象，那么即使他大量观察到父亲的暴力攻击行为，也不太可能习得父亲的攻击性行为。班杜拉把习得和行为表现相区分，认为行为表现是由动机变量控制的。动机过程包括外部强化、替代强化和自我强化。首先，如果按照榜样行为去行动会导致有价值的结果，而不会导致无奖励或惩罚的后果，人们倾向于展现这一行为。这是一种外部强化。其次，学习者如果看到他人成功、获得奖励的行为，就会增强产生同样行为的倾向；如果看到失败的行为、受到惩罚的行为，就会削弱或抑制发生这种行为的倾向。这样一来，对榜样行为的强化，通过学习者的观察、体验而可以转化为学习者自身的动机作用。最后，人们对自己的行为所产生的评价反应，也会调节他们将表现出哪些可观察到的习得行为，他们倾向于做出自我满意的行为，拒绝那些个人厌恶的行为，这实际上是一种自我强化。

第二节 系统脱敏疗法

【案例导入】

小梁，男，21岁，大学三年级学生。小梁在7岁左右曾经被一只凶恶的大狗咬伤过。而且在他被狗咬伤之后，爸爸妈妈都不在身边，邻居家的大哥哥吓唬他说，被狗咬了之后就会得狂犬病。大哥哥还添油加醋地说，得了狂犬病的人会像丧尸一样到处咬人，非常可怕，无药可救。小梁记得，当时他非常恐慌、无助。后来，等爸爸妈妈闻讯赶回来，带他到医院打了狂犬疫苗。实际上，他并没有得狂犬病。但是，他从此见到狗就全身紧张、心跳加快、呼吸急促，感觉难以忍受。即使他现在已经长成一名高大的男生，但见到狗之后还是吓得躲开，无法近距离和狗接触。最近小梁谈了一个女朋友。女朋友家里不仅养狗，而且女朋友还特别不能理解为什么小梁因为怕狗不敢去她家里玩，认为小梁是个胆小鬼。小梁非常痛苦，为此还差点和女朋友分手。他非常希望自己能够摆脱这种对狗的过分恐惧，恢复正常的生活。

小梁对狗的这种强烈的、非理性的、不能自控的惧怕情绪，心理学上称为恐怖症。消除恐怖症并非易事，即使他知道自己的恐惧是不必要的，甚至是荒谬的，并尽量控制自己，但就是不能成功。小梁的这种情况适合采用系统脱敏疗法来治疗。下面将介绍系统脱敏疗法的基本操作技术。

一、系统脱敏疗法简介

所谓系统脱敏疗法（systematic desensitization），就是在来访者处于全身放松的状态下，让来访者想象自己处于所恐惧的刺激情境之中，并让来访者从最不恐惧的情境到最为恐惧的情境逐步脱敏，从而减轻来访者对原来所惧怕的情境的敏感性。由于来访者是逐步想象自己处于从低到高的各种焦虑水平的情境，因此这一方法也称为缓慢暴露法。

系统脱敏疗法主要是建立在经典条件反射基础上的，同时结合了交互抑制原理。沃尔普发现，全身的肌肉放松有对抗焦虑的作用，同时，结合来访者想象自己暴露于可怕的刺激物面前，从而创立了系统脱敏疗法。神经性焦虑和恐惧属于情绪反应，是来自自主神经系统的反应，如呼吸急促、心跳加快、血压增高、肌肉紧张等，因此可以通过一套能完全放松肌肉的活动作为"不相容行为"来抵制焦虑和恐惧情绪。实践表明，系统脱敏疗法在治疗神经性焦虑症和恐怖症方面具有很好的疗效。这是由于在肌肉放松的状态下，个体的生理变化和焦虑状态正好相反，这时肌肉松弛、呼吸缓慢、心率降低、皮电反应不明显。由于这些生理变化受交感神经所控制，不受个人意愿所支配，所以来访者很难自控。因此，如果要矫正来访者的恐惧反应，光靠说教不行，唯有让来访者开始先接触较为微弱的焦虑刺激，等来访者适应这种微弱的刺激后，再接触较强一级的刺激，这样逐步增加来访者接触焦虑刺激的强度。最后，使之在遇到强烈的恐惧刺激时也不再感到焦虑，生理上亦不会再发生剧烈的变化。因此，系统脱敏疗法是以肌肉放松为前提的。

二、系统脱敏疗法的基本步骤

一般而言，系统脱敏疗法包括三个基本步骤：肌肉放松训练、焦虑等级排序、实施系统脱敏。也就是说，首先要使来访者获得肌肉的深度放松能力，并做好放松的准备。其次，来访者应和治疗师一起，对引起其焦虑的刺激情境从低到高排序。最后，来访者根据焦虑等级，从最小的焦虑情境开始，逐步体验焦虑情境。当来访者完成了等级脱敏表中最后情境的体验时，系统脱敏过程就结束了。

1. 肌肉放松训练

首先，应选择一处环境优雅、光线柔和、气温适宜、隔音较好的房间作为训练场所，并以轻松、舒缓的音乐作为背景。来访者在训练之前可少量进食，但应排空大小便，宽松衣袖和颈部的纽扣，并摘掉眼镜、手表、领带等容易妨碍身体放松的物品。请来访者坐在舒适的椅子上，头向后靠，双手放在椅子扶手上或垂于双膝上。两腿自然分开，整个身体保持舒适、自然的姿势。然后就可以正式开始肌肉放松训练了。

下面主要介绍渐进性肌肉放松训练的操作步骤。一般在开始训练之前，治疗师用平稳、镇静、低沉的声调对来访者说明训练的目标和要求："从事这项放松训练，可以帮助你完全地放松身体，但你必须根据下列步骤耐心地进行。当你收紧身体的某一肌肉时，如果感觉到了紧张，必须再持续进行5秒钟，直到感觉紧张达到了极点，方可完全松弛下来，让有关部位的肌肉显示出十分无力，特别要用心体验放松后的感觉。"

渐进性肌肉放松训练的指导语内容一般为：紧握你的左拳，注意手和前臂的紧张，（5秒后）放松；紧握你的右拳，注意手和前臂的紧张，（5秒后）放松；自左腕关节向上弯曲你的左手，尽量使手指指着肩部，注意手背和前臂肌肉的紧张，（5秒后）放松；自右腕关节向上弯曲你的右手，尽量使手指指着肩部，注意手背和前臂肌肉的紧张，（5秒后）放松；举起双手，用力将手指触及双肩，注意双臂肌肉的紧张，（5秒后）放松；耸起肩膀，越高越好，注意肩膀的紧张，（5秒后）放松；皱起额头，注意额头肌肉的紧张，（5秒后）放松，并略微闭上眼睛；紧紧地合上双眼，体验紧张的感觉，（5秒后）放松，并轻轻闭上眼睛；用力将舌头抵住口腔上部，注意口腔内肌肉的紧张，（5秒后）放松；紧闭双唇，注意口腔与下颚的紧张，（5秒后）放松；用力向后仰头部，注意背部、肩膀以及颈部的紧张，（5秒后）放松；用力低头，尽量将下巴靠住胸部，注意颈部和肩膀的紧张，（5秒后）放松；作弓形弯曲背部并离开椅背，双臂向后推，注意背部和肩膀的紧张，（5秒后）放松；做一次深呼吸，并持续一段时间，注意背部和胸部的紧张，吐出空气，放松；做两次深呼吸，持续一段时间，吐出空气，放松；用腹部吸入空气，注意腹部的紧张，放松，感觉到你的呼吸更加稳定；收紧腹部的肌肉，注意腹部肌肉的紧张，放松；臀部用力压住椅座，注意到臀部肌肉的紧张，放松；抽紧腿部肌肉，伸直双腿，注意到腿部肌肉的紧张，将双腿放回原姿势，放松；双脚脚趾向上，并逐渐抬起双脚，注意双脚和小腿肌肉的紧张，放松；向下拱起脚趾，犹如要将脚趾埋入沙土一般，注意双脚弯曲时的紧张，放松。

除了渐进性肌肉放松训练，也可以采用其他放松肌肉的方法，如中国气功中的放松方法等。当然，所有的肌肉放松方法，其基本目的一致，即放松和紧张交替进行，按照一定的部位和顺序进行训练，最终达到全身肌肉的深度放松。在经过多次练习之后，有些人可以在短时间内快速放松全身的肌肉，达到运用自如的境界。

2. 建立焦虑等级量表

建立焦虑等级量表是系统脱敏疗法的又一重点工作，也是系统脱敏疗法的难点所在。焦虑等级量表是系统脱敏进行的依据，它直接影响到脱敏的成败。一般来说，焦虑等级量表是将引发来访者恐惧的一连串刺激，按照其引发焦虑的强弱程度，按等级或层次排列的一种表示方法。在排列强弱刺激的等级方面，一般将引发最小焦虑程度的刺激排在等级量表的最上端，然后依照个体所感觉到的焦虑程度由弱到强依次往下排列，将最强的刺激排在最下端。

在建立焦虑等级量表之前，需要先收集引发来访者焦虑刺激的原始资料。收集资料可以采用面对面访谈的方式进行，也可以采用问卷调查的方式协助收集资料。收集资料的目的是尽可能全面地了解来访者的信息，探寻造成恐怖症状的各种原因，以及来访者可以依赖的积极正性资源。问卷的目的在于了解来访者具体的恐惧对象及其严重程度，并获得在访谈中可能遗漏的信息。常用的问卷有社交焦虑问卷和恐惧调查量表等。

接着，在收集来访者资料的基础上，与来访者共同制定焦虑等级表，以便确定系统脱敏的操作顺序。治疗师通常会给来访者一些卡片，要求在每张卡片上描述产生各种不同程度焦虑的情境，再把这些焦虑情境从低到高排序。通常以5分制、10分制或100分制来评定。现在以小梁的情况为例，采用10分制建立焦虑等级量表（见表7-1）。

表7-1 一位恐怖症（怕狗）来访者的焦虑等级

焦虑等级	刺激情境
1	在电视上看到狗
2	远远地听到狗的叫声
3	远远地看到狗经过
4	远远地看到狗走近
5	发现狗距离自己10米左右
6	发现狗距离自己5米左右
7	发现狗距离自己3米左右
8	狗试图接近自己
9	有一条狗直接站在身边，且主动接触自己
10	身处多条狗中间无处脱身

如果引起来访者焦虑的有多种刺激因素，那么焦虑等级量表也可以由多种刺激来源所组成。如某位患有社交恐怖症的来访者的焦虑等级见表7-2（采用5分制）。

表7-2 一位社交恐怖症来访者的焦虑等级

焦虑等级	刺激情境
0	自己一个人待着
1	和熟悉的宿舍同学待在一起
2	和班上的同学在一起
3	和异性单独待在一起
4	和很多陌生人待在一起
5	在公共场合公开发言

当然，在进行焦虑等级排列时，一般只列出来访者认为最重要、最常见的刺激情境，不可能包罗求全。应该注意的是，最低层次的刺激情境所引起的焦虑感，应小到足

以能被全身肌肉放松所抑制的程度；而且各层次之间的级差要均匀适当。级差过小会拖延治疗进程，级差过大则会欲速则不达，甚至导致治疗的失败。

3. 系统脱敏的具体实施

在实施系统脱敏时，开始先让来访者进入到深度的放松状态。如果来访者已经进入到相当放松的状态，可以举一下右手示意。此时，治疗师可以要求来访者想象焦虑等级量表中第一个引起最小焦虑的情境。想象尽可能清晰、具体、生动，包括见到的、听到的、闻到的和其他感官的反应，犹如身临其境。与此同时，来访者尽可能保持放松状态。

如果来访者在想象过程中体验到了焦虑，就举起左手示意。举手示意，而不用言语表达，可以不破坏来访者的放松状态。此时，应该让来访者回到前面的放松状态，并想象进入安全的情境，直到举右手表示再次处于放松状态，才可以再去想象焦虑等级量表上的情境。

如果来访者表示没有焦虑产生，约 7～10 秒钟后，治疗师就示意来访者放松并停止想象这一情境。然后再次放松 10～15 秒钟后，再次请来访者想象那个情境。每一情境重复 3～4 次，如果每一次的情境想象都不会引发来访者的焦虑，就可请来访者想象等级表中下一个情境。如果来访者连续两次不能通过某一情境，则应立即让来访者停止想象，等来访者再次完全放松时，想象前一个情境；如果这次没有焦虑产生，再重新进入下一个情境。就这样，放松—想象情境—停止想象—放松……使来访者逐渐经历从最小焦虑到最大焦虑的各个等级。在某次脱敏训练即将结束时，即治疗师决定不再呈现新的情境进行脱敏时，应该在来访者能成功通过的某项刺激情境上终止，并持续放松一段时间。

一般而言，一次脱敏应持续 30～40 分钟。在大多数情况下，一次脱敏过程要呈现 3～4 项焦虑等级上的不同情境，约需 15～20 分钟。在其余的时间内，治疗师应与来访者交流，共同探讨难以通过某项情境的原因和对策，商讨是否需要修改和补充焦虑等级表。在脱敏训练的每一步骤中，放松抑制了情境所引发的焦虑。在来访者完成了等级表中最后的焦虑情境时，他就基本上能够对实际的恐惧情境不再感到恐惧了。其后，只要将这种想象中的成功泛化到生活情境中，来访者遇到真实情境时，也不会感到过分恐惧了。

三、系统脱敏疗法的注意事项

首先，在任何系统脱敏过程中，来访者身心的放松状态和焦虑等级的合理排序，是有效实施脱敏的前提。在进行放松训练时，必须注意来访者的反应。如果来访者不能有效地放松全身的肌肉，可以借助于生物反馈的技术来协助来访者深度放松。治疗师也可以向来访者的亲朋好友了解来访者的焦虑等级信息，以制定更为全面合理的焦虑等级量表。

其次，在脱敏的实施过程中，注意焦虑等级的过渡要缓慢，要建立在完全放松的基础上，避免引发来访者强烈的焦虑反应。在脱敏的开始阶段，要防止来访者受脱敏进展的诱惑而贸然进入真实情境。只有在进展顺利的前提下，方可逐渐持鼓励的态度，但也只能限于等级量表中已经成功通过的那些情境。

最后，在整个脱敏过程中，当面对引起焦虑的情境时，要鼓励来访者不采取回避的态度，而应勇敢去面对，因为回避只能强化恐惧反应。另外，在每一次脱敏训练后，应及时和来访者交流心得体会，并对其进步给予表扬和鼓励。随着系统脱敏训练的不断深入，应不断增强来访者的自信心，因为对控制恐惧的自信与恐惧反应是相对抗的，从而有助于恐惧反应的进一步减弱乃至消失。同时，系统脱敏疗法必须有一个追踪阶段，保证治疗能维持一个较长的有效时间。如果来访者旧病复发，则需要进行必要的再脱敏。

第三节 厌恶疗法

【案例导入】

小君，女，17岁，高二学生。从初中开始，小君在学习压力大或紧张的场合，她都会不自觉地咬自己的指甲。由于长期这样做，小君的指甲变得又秃又丑，甚至有些指甲已经破裂，露出了鲜红的嫩肉。随着小君变成一个亭亭玉立的少女，她越来越意识到自己的指甲严重损害了她在异性中的形象，甚至使小君变得退缩起来，刻意避开和男生交往的场合。小君非常希望自己能够戒除咬指甲的坏习惯，她的父母也威胁她说，如果小君不能改掉这个坏习惯，就不给她买手机和漂亮衣服。然而，小君一想到高中生活的紧张和压力，就变得焦虑不安，不停地咬指甲。如果控制自己不咬指甲，小君就会感觉痛苦得想要发疯。

小君的问题固然与压力有关，减轻压力会对她戒除咬指甲的坏习惯有所帮助。然而，高中的学习压力不是轻易就能减轻的，咬指甲的动作已经成为习惯化的自动行为，要想戒除远非易事。下面介绍的厌恶疗法，比较有希望帮助小君解决目前的困扰。

一、厌恶疗法简介

所谓厌恶疗法（aversion therapy），是将欲戒除的目标行为与某种不愉快的或惩罚性的刺激反复多次结合起来，通过厌恶条件作用过程，从而达到戒除或减少目标行为的目的。在这里，欲戒除的目标行为原本对个体具有强烈的强化作用，但是给个体的生活带来很多的麻烦，因此目标行为实质上是一个不良的强化物。

小君咬指甲的行为能够给她缓解压力，甚至曾给她带来莫名其妙的快感，但持续这样做却损害了她的健康和形象。甜食往往具有很强的吸引力，但是吃得太多会导致肥胖。香烟和白酒对某些人具有自动强化的作用，但会损害他们的健康。有些强迫症患者，反复重复某一行为（例如洗手）或观念，起初可以减轻焦虑和罪恶感，但后来发展到病理状态后，使他们深受其苦。要想摆脱这些不良强化物的刺激作用，我们可以采用厌恶疗法来消除他们。因此，厌恶疗法实际上是一种抵制不良强化物的方法。它通过不良强化物和厌恶刺激反复多次配对出现，使不良行为逐渐失去强化作用，同时诱发出和厌恶刺激相同的反应，从而获得厌恶特性。

二、厌恶疗法的操作步骤

厌恶疗法是建立在经典条件反射原理之上的。下面以戒酒为例来说明厌恶疗法如何操作。首先，我们可以把酒精（包括酒的色香味）看作条件刺激（CS），把见酒就贪杯的行为看作习得的条件反射（CR）。接着，我们需要找出合适的厌恶刺激作为无条件刺激（UCS），以引起个体的痛苦反应，即无条件反射（UCR）。由于饮酒是一种进食行为，因此把能够引起强烈恶心呕吐反应的刺激作为厌恶刺激会比较合适。临床上常常采用阿扑吗啡或呋喃唑酮来作为厌恶刺激。后来也有人尝试在酒中放入戒酒硫（antabuse），此药能够阻止体内乙醇氧化成乙醛后不再继续氧化成乙酸，导致体内乙醛积聚而引起恶心呕吐、呼吸急促、出汗、胸痛等痛苦症状。

然后按照经典条件反射的原理，要将条件刺激（酒）和无条件刺激（引发呕吐反应的药物）反复多次进行匹配（CS + USC）。一般的操作步骤为，在酗酒者每次饮酒之前，先服用或注射引发呕吐反应的药物（厌恶刺激），然后请他开始饮酒。在饮酒后大概5分钟之内，酗酒者即出现强烈的恶心、呕吐、心悸等不适反应。在操作中，护士要把握好给药时间，最好能使贪饮行为与躯体的痛苦反应同时或几乎同时出现。经过多次结合之后，新的条件反射就会建立起来。以后只要酗酒者见到酒，就会出现难以控制的恶心反应，使酗酒者对酒产生厌恶和恐惧的情绪，从而成功消除原来酗酒的不良行为。当然，为了巩固厌恶疗法的疗效，需要对将要消退的条件反射重新进行强化。对于酗酒者来说，当成功建立了对酒的厌恶反应之后，还需每年进行1～2次的巩固性治疗。

厌恶疗法同样可以治疗小君对咬指甲的依赖。步骤大致和戒酒的操作相似，但厌恶刺激的选择不同。临床大量研究表明，对于强迫行为和强迫观念，可以采用电击或橡皮筋自弹手腕作为厌恶刺激。首先，需要确定合适的厌恶刺激。由于小君正在读书，采用电击作为厌恶刺激受到客观条件的限制难以实施，因此可以选择采用橡皮筋自弹手腕作为厌恶刺激。具体方法是：预先在小君的左手腕（一般采用非利手侧）套上一根橡皮筋，橡皮筋要足够粗，并能产生足够引发小君疼痛、不适感的弹力。当小君发现有想咬指甲的冲动，或已经在咬指甲时，马上用力拉弹橡皮筋，务必要有痛感，并计算所弹次数，直到咬指甲的冲动和行为停止，并进行记录。在症状彻底消失后，还要再巩固一段时间，以强化新建立的条件反射。在治疗过程中，小君的家人需要承担监督者和支持者的角色，协助小君对治疗树立信心，在小君感到无助时给予理解和支持。

三、厌恶疗法的适用范围

厌恶疗法常常用来消除酒精依赖、吸烟或其他成瘾行为、各种性变态行为以及强迫观念等。通过对来访者的条件训练，使其形成一种新的条件反射，以此消除来访者的不良行为。在治疗时,厌恶性刺激应该达到足够强度。通过刺激能使来访者产生痛苦或厌恶性反应,治疗持续的时间应为直到不良行为消失为止。

治疗以上不良行为时,需要选择合适的厌恶刺激。一般来说,临床上常用的厌恶刺激包括电击、针刺、催吐剂以及拉弹橡皮筋等。总之,厌恶疗法可用于戒除各种不良行为,包括咬指甲、拔毛癖、吸烟、酗酒、药物成瘾、各种性变态行为等,也可用于强迫观念或强迫行为的矫正。对于婴儿孤独症或重度精神发育迟滞儿童的自伤行为,也可采用厌恶疗法。厌恶疗法也曾于精神科病房用来矫正病人的适应不良行为。例如,有一名女病人患过度着衣癖,全身衣服总重量达23斤。治疗方法是,在饭厅门口处放置一个磅秤,首先规定衣服在21斤以下才准进去吃饭,否则挨饿。达到此标准后,继续提出下一步减轻衣服重量的指标。病人为了免于饥饿,逐步丢掉身上多余的衣物,最后恢复正常穿着。在此案例中,厌恶刺激就是饥饿感。

四、厌恶疗法的注意事项

由于厌恶疗法和惩罚一样,都需要应用厌恶刺激,因此在应用时需注意以下事项,以免引发不良后果。

1. 慎用厌恶疗法

由于厌恶疗法中需要运用厌恶刺激,因此使用时必须十分小心谨慎,如果使用不当会产生危险。因此,只有那些懂得在什么时候和怎样使用厌恶刺激,以及懂得应该怎样保证避免危险的合格专家,才能使用厌恶疗法。同时,由于运用厌恶刺激容易产生副作用,因此和惩罚一样,在可能的情况下应尽可能少用或不用。

2. 慎选厌恶疗法

如果经过充分实验证明其他行为矫正方法无效,必须使用厌恶疗法的话,在保证疗效的前提下,我们应尽量运用想象厌恶疗法,其次选用符号厌恶疗法,最后才考虑实物厌恶疗法,以尽量避免对来访者的伤害,并有效地根除其不良行为。不过,为了达到治疗的效果,在使用想象厌恶疗法时,必须鼓励来访者尽量生动、逼真地想象。如果来访者不能生动逼真地想象不良强化物的厌恶特性,则不能达到治疗的效果。

3. 科学实施厌恶疗法

在厌恶疗法中,首先要把握好施加厌恶刺激的时机。为了在厌恶刺激和不良强化物之间建立稳固的联系,应尽可能保证厌恶体验和不良行为同时出现。但是,并不是每一种厌恶刺激在呈现后都能立即产生厌恶体验,因此时间的控制非常重要。例如,在治疗酗酒时,恶心呕吐反应最好和饮酒行为同时或几乎同时出现。电刺激容易控制,可以在不良行为冲动出现时立即给予电击,厌恶体验随之出现。不良行为停止,电击停止,厌恶体验也停止。较难控制的是药物,治疗师需要了解药物的特性,懂得何时给药,以及采用何种给药途径。如在运用阿扑吗啡治疗酒瘾者时,一般宜在注射药物5分钟之后开始饮酒，饮酒后 1～2 分钟药效发作，开始恶心呕吐，这样就可以在厌恶体验和饮酒之间建立紧密的联系。如果已经呕吐了才开始饮酒，效果就会差很多。

其次，在来访者经受厌恶刺激时，应鼓励他尽可能地去体验不良强化物的厌恶性。因为厌恶刺激要有足够的强度，才能把它的效果传递给不良强化物，而来访者的想象可以加快这种效果的传递速度。同时，在停止使用厌恶刺激后，应立刻伴随出现良性强化物来替代不良强化物，这样可以加强治疗效果。在行为矫正过程中，我们把需要的良性强化物和厌恶刺激的解除相匹配的过程，叫作厌恶释放条件作用。它可帮助厌恶疗法在消退不良行为的同时，建立良性的替代行为。当然，强化过程最好在自然环境中进行，这样可使来访者以后能在自然环境中挑选需要的良性强化物而避免不良强化物。

4. 巩固厌恶疗法效果

在治疗结束后还应该偶尔地进行巩固性厌恶治疗，以维持不良强化物的最低厌恶值。同时，要定期进行追踪观察，以确定有没有必要进行巩固性治疗，同时对治疗效果做出评价。

第四节　冲击疗法

【案例导入】

汪生，男，35岁，某企业中层技术管理人员。一直以来，畏高症困扰着汪生，让他苦不堪言。好在汪生目前的公司只有6层楼高，办公室位于2楼。之所以选择这家公司，主要是因为他可以回避站在高楼的那种可怕的感觉。汪生还记得前两年有一次他被迫站在38楼往下看的感觉。当时他感觉自己快要死了，几乎不能呼吸、双腿发抖、大口喘气。为了逃避有时候见客户不得不爬上高楼的恐惧，汪生放弃了很多次升迁的机会。多年以来，领导因为汪生出色的技术能力多次想要提拔他，但都因为畏高症，汪生主动放弃了这些机会。为了解决畏高症的问题，汪生曾经尝试过系统脱敏疗法，但效果不佳。每次想象进入高处的情境，他可以做到不再害怕，但当他真的从高处往下看时，还是无法控制地产生恐惧反应，这让汪生几乎产生了放弃治疗的想法。直到有一天，他了解到困扰他十几年的畏高症可以通过冲击疗法得到治疗。

一、冲击疗法简介

所谓冲击疗法（flooding therapy），是指把能引起来访者最大恐惧的刺激直接暴露给来访者，使其置于极其恐惧的情境之中，以收到物极必反的效果，从而消除恐惧。冲击疗法主要是建立在消退性抑制的原理之上，即由于惧怕刺激的"泛滥性"来临，个体面对过分的惧怕刺激，恐惧反应可能会逐渐减轻，甚至最终消失。临床医生早就观察到，即使没有放松的过程，只要持久地让病人暴露在惊恐刺激面前，恐惧反应也终究会自行耗尽。在此基础上，临床医生发展出了冲击疗法，主要用于恐怖症的治疗。冲击疗法也称为满灌疗法（implosive therapy）、情绪充斥法（emotional flooding）、快速暴露法。也就是说，为了使来访者更快地收到疗效，把引发恐惧的事物或刺激大剂量地暴露在来访者面前，给予持续的猛烈刺激，使恐惧反应在短期内由高度紧张而渐趋消退，从而在短期内使恐惧和焦虑的症状消除。冲击疗法的假定是，正是来访者对恐惧对象的回避，成了他们内心紧张和焦虑的强化物。如果来访者敢于面对自己所恐惧的情境并坚持足够长的时间，那么恐惧和焦虑就会减轻。因此，冲击疗法不需要经过任何放松训练，而是一开始就让来访者直接进入最使他们恐惧的情境之中。

和系统脱敏疗法一样，冲击疗法也是暴露疗法的一种形式，但它们两者实际上有着诸多不同。从方法上来看，系统脱敏疗法多采用闭目想象的方式来呈现刺激因素；而冲击疗法则往往需要真实的刺激物，否则便不能产生置人于惊恐之极的效果。从治疗程序上来看，冲击疗法程序简洁，没有繁琐的刺激定量和焦虑等级设计，而且不需要全身松弛这一训练过程。从原理上来看，系统脱敏疗法是每次设法引起一点微弱的焦虑，然后用全身放松的方法去对抗它，即所谓交互抑制，因而总把危害最小的刺激物首先呈现；而冲击疗法则是尽可能迅猛地引起来访者极其强烈的焦虑和恐惧反应，并且对这种强烈而痛苦的情绪不给任何回应，任其自然发生，最后等待情绪反应自行减轻乃至消除，即所谓的消退性抑制，所以冲击疗法总是把危害最大的刺激放在第一位。冲击疗法和系统脱敏疗法虽然有以上诸多差异，但也有相同之处。有时，冲击疗法也可以利用非真实的情境进行，治疗师可以鼓励来访者尽可能逼真地想象最使他恐惧的情境，也可以利用录像或幻灯片等形式来放映最令来访者恐惧的情境。

行为主义心理学认为，恐怖症是通过条件反射的过程而学习得来的，个体的恐惧反应是非自主的。一种刺激物，由于它与恐惧的心理体验在时间上多次联系，而逐渐变成恐惧反应的条件性刺激物。此后每当这个刺激物出现，就会引起恐惧反应。如每次父亲喝醉酒就会打骂孩子，久而久之，孩子只要见到父亲喝酒，甚至只是闻到酒精的味道，都会全身紧张发抖。每当个体感到恐惧时，通常会做出逃避的行为反应，以离开令他恐惧的刺激物。随着个体与恐惧刺激物的距离加大，恐惧体验便逐渐减弱。恐惧体验的减弱反过来强化了个体的逃避行为，从而形成一个恶性循环。其结果是，个体对这个刺激物产生持续和不必要的恐惧，不得不采取回避行动。甚至为了能事先避开恐惧刺激物，个体对与这个刺激物有关的一切事物和刺激都变得极为敏感。

因此，要治疗恐怖症就必须打破上述的恶性循环。可采取的治疗方法之一就是冲击疗法。冲击疗法要让来访者直接面对引起他高度恐惧的情境，不允许他采取逃避的行动。虽然开始阶段常常会造成来访者强烈的焦虑甚至惊恐反应，但随着暴露时间的延长，恐惧反应就会逐渐减弱。最后，该刺激物同恐惧反应之间的联系就会清除，恐怖症便随之解除了。值得注意的是，冲击疗法也有可能引起来访者无法承受的焦虑而导致恐惧反应加剧。例如，为了教会小孩游泳，有的父母会将乱踢乱叫的孩子从岸上一下子扔到水里，这是生活中的冲击疗法。有的小孩经过一番挣扎，喝几口水，然后不再怕水，并学会了游泳；有的孩子却变得比以前更加怕水，甚至对本是一片好意的父母也惧怕起来。显而易见，在决定应用冲击疗法之前，需要综合考虑多方面的影响因素，例如个体的性格和认知特征、社会支持程度、既有的成功经验等。

总之，冲击疗法的优点是方法简单、疗程短、见效快；缺点是冲击疗法完全无视个体的心理承受能力，个体体验到的痛苦程度高，实施较难，有可能欲速则不达。因此，冲击疗法不宜滥用，它应该是其他的办法都失败之后才求助的对象。

二、冲击疗法的操作程序

1. 筛选确定治疗对象

由于冲击疗法是一种较为剧烈的治疗方法，应做详细体格检查和必要的实验室检查，如心电图、脑电图等。必须排除以下情况：①严重的心血管病，如高血压、冠心病、心瓣膜病等；②中枢神经系统疾病，如脑瘤、癫痫、脑血管病等；③严重的呼吸系统疾病，如支气管哮喘等；④内分泌疾患，如甲状腺疾病等；⑤老人、儿童、孕妇及各种原因所致的身体虚弱者；⑥各种精神病性障碍。

2. 签订治疗协议

治疗师仔细地向来访者介绍治疗的原理、过程和各种可能出现的情况，尤其要清楚地向来访者说明在治疗过程中可能承受的痛苦，不能隐瞒和淡化。同时说明冲击疗法的疗效迅速，是其他任何心理治疗所不及的。如果来访者和家属下定决心接受治疗之后，医患双方应签订治疗协议。有效的协议应包含以下四个方面。

（1）知情同意。医生（治疗师）已经反复讲解了冲击疗法的原理、过程及效果，来访者（病人）和家属已经充分了解，并愿意接受冲击疗法。

（2）预告痛苦。治疗过程中，来访者（病人）将受到强烈的精神冲击，经历不快甚至是超乎寻常的痛苦体验。为了确保治疗的顺利完成，必要时医生可强制执行治疗计划。这些治疗计划包括所有的细节都应该是经来访者（病人）及其家属事前明确认可的。

（3）治疗师应本着严肃认真的态度对治疗的全过程负责，对病人求治的最终目的负责。

（4）如来访者（病人）家属在治疗的任何阶段执意要求停止治疗，应立即中止治疗。

3. 进行治疗准备

（1）确定刺激物。刺激物应该是来访者最害怕和最忌讳的事物，因为这些事物是引发症状的根源。有时刺激物不止一种，那么就选择那种在来访者看来最可怕的事物。根据刺激物的性质再决定治疗的场地。如果刺激物是具体的、无害的而且可以带到室内的，最好在治疗室内进行。如对利器恐怖症的来访者进行治疗时，可将尖锐锋利的剪刀带到治疗室内；对羽毛恐怖症的来访者，可以事先准备好若干种来访者最害怕的羽毛。

（2）治疗室的布置：不宜太大，布置应简单，一目了然，除了特意安排的让来访者最感恐惧的刺激物外，没有任何别的东西。要使来访者在治疗室的任何地方都能感受到刺激物，不能使来访者有回避的地方。治疗室的门原则上由治疗师把守，使来访者无法随意夺门而逃。

有时，恐惧刺激并非某种具体的物体，它可能是一种气氛或一个特定的环境。这时的治疗就应在某一特定的现场进行。比如对案例中的汪生进行治疗，可以选择在广州最高的地点——广州塔（小蛮腰）上面进行。对恐癌症的来访者进行治疗，可以选择在肿瘤医院的候诊室进行。

（3）其他治疗前准备。为了防止意外，应准备安定、心得安、肾上腺素等应急药品若干。

4. 实施冲击治疗

在接受治疗之前，来访者应正常进食、喝水，并排空大小便。穿着应简单、宽松。如果有条件的话，可以在治疗过程中同步进行血压和心电图监测。来访者进入治疗室后，治疗师应该迅速、猛烈地向病人呈现令来访者感到恐惧的事物或情境。来访者在受惊之后，可能会出现惊叫、失态等激烈反应，治疗师不必顾及这些，应持续不断地向来访者呈现令他恐惧的刺激物，或者应持续地让来访者暴露于令其恐惧的情境之中。如果来访者出现闭眼、塞耳、面壁等回避行为时，应该劝说并制止其回避行为。

治疗过程中，要严密观察来访者的生理变化。因为冲击疗法会引起来访者最强烈的焦虑和恐惧，因此，来访者在生理上会有与强烈焦虑相对应的变化，包括交感神经处于强烈兴奋状态所具有的一系列症状，如呼吸急促、心悸、出汗、四肢震颤、头晕目眩等情况。除非情况特别严重，例如血压、心电图监测出现异常指标，否则应坚持进行治疗。

如果来访者提出中止治疗，甚至出言不逊的话，治疗师应该冷静处理，谨慎对待。如果来访者总体情况比较好，病史较长，反应并不是十分激烈的话，治疗师应给予鼓励、规劝，甚至漠视。特别是在来访者的应激反应高峰期之后，更加不要轻易放弃治疗，治疗师应劝说来访者或采取适当的强制手段，促进来访者完成治疗，避免前功尽弃。

每次冲击治疗的时间应视来访者的应激反应情况而定。其情绪反应要超过来访者既往任何一次的焦虑紧张程度，力求达到极限。在生理反应方面，应出现明显的植物神经系统的变化，所谓极限，以情绪的逆转为标志。如果来访者的情绪反应和生理反应高潮已过，逐渐减轻的话，就表明已经基本达到本次治疗的要求。此时，再呈现 5～10 分钟的刺激物，来访者将显得筋疲力尽，对刺激物视而不见、听而不闻。此时便可停止呈现刺激物，让来访者休息。通常一次治疗持续时间为 30～60 分钟。

冲击疗法一般实施 2～4 次，1 日 1 次或 2 日 1 次。少数来访者只需治疗 1 次即可痊愈。如治疗过程中来访者未出现应激反应由强到弱的逆转趋势，原因之一是刺激物的刺激强度不够，应设法增强刺激效果；另一个原因是，该来访者可能不适合冲击疗法，应停止冲击治疗，改用其他治疗方法。

三、冲击疗法的注意事项

训练场所应选择安静的房间，避免干扰。训练前准备，每次训练前应根据对来访者的评定结果及上次训练的反应制订具体训练计划。预先准备好训练用品，应尽量减少来访者视野范围内的物品，避免杂乱无章。

在治疗过程中，来访者将体验到极大的精神痛苦，有时会难以坚持下去而放弃治疗，故在治疗开始前必须做好充分的解释工作，并签订治疗协议。但如果在治疗过程中来访者实在无法忍受而反复要求退出治疗，或家属提出取消治疗，经治疗师劝说无效时，治疗应立即停止。治疗师既要宽容来访者的弱点和缺陷，又要重视和欣赏来访者的长处和优点。对来访者要真诚地理解、尊重和认同，得到来访者的信任，与来访者建立一种具有治疗意义的亲密关系。

注重远期疗效。成功的治疗应重视来访者今后对克服各种困难能力的提高，要增进来访者的自尊、自信、独立自主和对自己负责的精神。此外，虽然该方法简单、疗程短、收效快，但它忽视了来访者的心理承受能力，来访者痛苦大，实施难。因此，此法不宜滥用和作为首选。

第五节　生物反馈疗法

【案例导入】

阿猛，男，24岁，研究生一年级。从初中开始，阿猛经常感觉自己在紧张的时候能够听到自己心跳的声音。有一次在体育模拟中考时，阿猛感觉到自己的心率过快，出现了眩晕、呼吸急促、非常惊恐的感觉。此后，阿猛经常感觉到全身紧张、难以放松、心跳加快、呼吸急促。特别是高三那年，紧张和失眠让阿猛高考发挥不理想，没有考上理想的学校。整个大学期间，阿猛都在焦虑和失落中度过，有时会出现头痛头晕的症状。经过紧张备考，阿猛终于考上了研究生。但是，在研究生入学体检时，阿猛发现自己的血压高于正常值的上限，医生建议阿猛定期监测血压变化，如果血压持续升高，则需要服用降压药物治疗。这对于阿猛来说无异于是晴天霹雳。多年以来，阿猛一直担心自己会像爷爷那样患上心血管疾病而过早死亡，现在的体检结果让阿猛寝食难安。接下来的一个月，阿猛每天监测血压，大多数时候高压都高于上限，阿猛不得不挂了心血管专科号进行治疗。幸运的是，阿猛的医生不仅是一名出色的心血管病专家，而且深谙心身疾病的心理治疗。在详细了解病史之后，医生建议阿猛先尝试采用生物反馈治疗。医生认为，阿猛的血压升高与长期的精神紧张密切相关，生物反馈治疗有着降压药物无法比拟的优点，即治疗引发血压升高的真正元凶——长期焦虑紧张引起的交感神经系统功能失调。

一、生物反馈疗法简介

生物反馈疗法是利用现代生理科学仪器（如图7-7所示），通过人体内生理或病理信息的自身反馈，使患者经过特殊训练后，进行有意识的"意念"控制和心理训练，从而消除病理过程、恢复身心健康的新型心理治疗方法。该疗法能够在电子仪器的帮助下，将我们身体内部的生理过程、生物电活动加以放大，放大后的生物电活动以视觉或听觉的形式呈现出来，使人得以了解自身的生理状态，并学会在一定程度上随意地控制和矫正不正常的生理变化。生物反馈仪可以反馈给人的信息主要包括肌肉紧张度、皮温、脑电波活动、皮肤电阻、血压、心率、心率变异性等指标。我们身体的每一部分都影响着放松感。一个人的肌肉松弛，皮肤温暖，但不一定完全放松，也许心跳还是快的，脑电波频率还是高的。生物反馈可以帮助人们发现神经系统哪一部分没有放松，提高对身体松弛状态的全面觉察。日常生活中，一般人难以觉察到体内的生理活动变化，有的人可能只是感觉到心烦意乱，有的人可以感觉到心脏的快速跳动，但无法依靠自己的意志力来调节这些生理活动。借助于放大的视觉或听觉信号的反馈，我们有可能学会主动地控制机体的内在生理活动，达到治疗生理功能失调的目的。

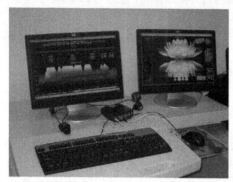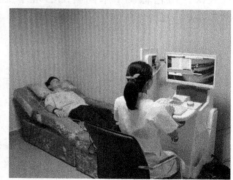

图 7-7　生物反馈治疗设备

生物反馈疗法是建立在控制论和操作性条件反射原理基础上的。从控制论的角度看，有机体的通信和控制系统与机器类似，人体各种功能的调节是在自动控制下进行的。机器的自动控制（如恒温控制），机体的稳态维持，其共同点是都需要信息的反馈。操作性条件作用可用于解释动物内脏活动的学习。研究表明，实验动物可以操作自己的内脏活动以得到奖赏；同理，人通过训练完全可以学会控制自己的内在生理活动，以达到身心放松的目的。

生物反馈法的运用一般包括两方面的内容：一是让来访者学习放松训练，以便能减轻过度紧张感，使身体达到一定程度的放松状态；二是当来访者学会放松后，再通过生物反馈仪，使其了解并掌握自己身体内生理功能改变的信息，进一步加强放松训练的学习，直到形成操作性条件反射，解除影响正常生理活动或病理过程的紧张状态，以恢复正常的生理功能。

二、生物反馈疗法的适应证

生物反馈疗法对多种与社会心理应激有关的身心疾病都有较好的疗效。研究报道称，某医院用此疗法治疗高血压264例，有效率达80%以上。生物反馈疗法的适应证概括如下：①神经系统功能性病变与某些器质性病变所引起的局部肌肉痉挛、抽动、不全麻痹，如咀嚼肌痉挛、痉挛性斜颈、磨牙、面肌抽动与瘫痪、口吃、职业性肌痉挛、遗尿症、大便失禁等；②焦虑症、恐怖症及与精神紧张有关的一些身心疾病；③紧张性头痛、血管性头痛、偏头痛；④心血管疾病的辅助治疗，如高血压、心律不齐；⑤其他，如雷诺氏病、消化性溃疡、哮喘病、性功能障碍等，也可缓解紧张、焦虑、抑郁、失眠等症状。

三、生物反馈疗法的操作程序

1. 求治者填写调查表

要求求治者填写调查表，对其进行包括病史和心理社会因素的调查，目的是全面了解与求治者现患疾病有关的生物、心理、社会因素。如一般的健康状况、接受手术史、用药史、生活方式和工作习惯、睡眠和饮食状况、娱乐活动、体育锻炼和家庭婚姻情况等。在和求治者交流时，注意了解求治者对生物反馈疗法的认知和期待，并向其解释，促使求治者有足够的求治动机和合理的期待。

2. 测定基础值并确定训练方案

在向求治者介绍生物反馈的原理后，测定几种相关的生理参数基线值，据此确定最佳的生物反馈训练方案，并作为以后疗效的评价标准。测定的生理参数依治疗目的而定。例如，对肌肉瘫痪的求治者测量其肌电值即可，对过度应激引起的身心疾病则需要测量多种生理参数。

3. 治疗前准备

在安静、光线柔和、温度适宜的治疗室内，求治者坐在一张有扶手的靠椅、沙发或躺椅上，解松紧束的领扣、腰带、穿拖鞋或便鞋，坐时双腿不要交叉，以免受压。第一次训练，要注意观察求治者的非言语行为和情绪，建立良好的治疗关系。

4. 放松身心

训练求治者的全身放松反应。呼吸要自然、缓慢、均匀。尽量保持头脑清静，排除杂念，不考虑任何问题，使自己处于旁观者的地位，观察头脑中自发地涌现什么思想，出现什么情绪，可以想象这些想法和情绪就像天上的白云飘过，不过分关注即可。如无法排除杂念，可温柔、持续地将注意力拉回到关注呼吸上来，关注吸气和呼气时的感受，或是默念"我的胳膊和腿很沉重，很温暖"，以达到自我暗示的效果。

5. 指导求治者观察生理反馈信号及其所代表的含义

训练求治者对身体内部感觉线索的敏感性。开始时，求治者可以利用间接想象来引起其内部生理状态的变化。如为了增加手温，可以想象太阳照在手上的情境，手插在海滩温暖细沙中的感受，等等，然后经反馈训练也可使手温提高。在反馈训练中，治疗师对求治者的语言指导和治疗态度对治疗效果有重要影响。

6. 进行家庭训练

每次训练结束后,嘱咐求治者进行家庭训练,坚持每天做 2 次、每次 20～30 分钟的放松训练,并填写放松等级表。一个疗程 10 次左右,可以每周 2 次,其余 5 天在家里练习,亦可在开始治疗时每周 4 次,以后每周 1 次,巩固并随访疗效,持续 3 个月到半年。

如果通过多次练习,反馈性生物反应指标并无明显变动,应考虑另择其他指标。如果通过治疗,生物反应指标有明显变动,自我调节良好,但临床症状仍无明显进步,例如肌肉松弛甚好,而焦虑依然如故,亦可另择其指标进行训练,或改用其他治疗方法。治疗前、治疗过程中与治疗结束后,由治疗者填写记录单,求治者自填症状变化量表,这样可做出对比,确定有无疗效。

四、生物反馈疗法的注意事项

仪器的操作者需经过专业训练,以保证训练的可靠性和科学性。在实施生物反馈疗法前,必须向求治者解释清楚治疗的目的和治疗方法,以消除对电子仪器的顾虑,使求治者明白,无电流通过躯体,也无任何其他危险。说明此疗法主要依靠自我训练来控制体内机能,且主要靠平时练习,仪器监测与反馈只是初期帮助法求治者自我训练的手段,而不是治疗的全过程。要每天练习并持之以恒,才会有良好效果,全部解释可用录音带播放,再作个别答疑和补充。

松弛状态下可能出现一些暂时性的躯体感觉,如四肢沉重感、刺痛感、各种分泌物的增加、漂浮感等,应事先告知求治者,以免引起求治者不必要的恐慌和焦虑。每一次训练结束,让求治者做主观等级评定（1 = 最松弛,4 = 中性,7 = 最紧张）,以了解求治者经过训练后紧张度的变化,从而评估治疗的效果。

第六节 示范模仿疗法

【案例导入】

阿俊是个非常帅气的男大学生,但在恋爱方面却处处受挫,每次和女朋友意见不合,他就会暴怒,控制不住自己的火气,对女朋友说出非常可怕的话,甚至有一次还打了女朋友。为此,阿俊经常向女朋友道歉,恋爱也多次以失败告终。阿俊不知道为什么总是控制不住自己的脾气,这让他想起了自己的父亲。实际上,阿俊一点儿也不希望自己会像父亲,甚至非常憎恨父亲。阿俊从小就经常目睹父母之间的争吵,父亲有时候会殴打母亲,母亲生活在痛苦之中,但一直未和父亲离婚。后来在阿俊 15 岁的时候,父亲有了外遇,父母终于离婚了,从此阿俊和母亲生活在一起,彻底没有了父亲的音讯。在阿俊眼中,父亲除了是一个不负责任的人,还是一个可怕的暴君。阿俊痛苦地发现,虽然自己极为不愿意成为父亲那样的人，但在很多方面又和父亲非常相似。为此，阿俊决定寻求心理治疗。心理治疗师提议，让阿俊尝试去观察一个榜样的行为，看这个榜样如何解决日常的冲突，以及如何表达情绪。这种疗法就是示范模仿疗法。

一、示范模仿疗法简介

示范模仿疗法（therapy of modeling and imitation）也称为榜样疗法、示范疗法或观察疗法、模仿疗法，以班杜拉的社会学习理论为基础，强调认知调节过程在行为治疗中的作用，认为行为改变就是治疗师为来访者提供行为的榜样并做出示范，来访者观察榜样的行为并进行模仿。在临床中，示范模仿疗法常常与其他心理治疗技术结合起来，从而更有效地解决行为问题。阿俊的心理治疗师就在认知行为治疗中纳入了示范模仿疗法。

在日常生活中，我们通过观察学习语言、态度、偏好和无数的技能，我们的许多习惯也是从我们所认同的榜样身上学习而来的。可以说，观察和模仿学习影响着我们学习、生活和工作的方方面面。如在我们成长的过程中，如果观察到父母之间大量的攻击性行为，我们更有可能在自己的婚姻生活中重复父母的这些行为模式。甚至有学者指出，大量观看关于自杀细节的描述，会导致自杀率的升高。阿俊虽然并不欣赏父亲的做法，但在童年成长过程中过多地观察到父亲的攻击性行为，故而潜移默化地习得了父亲的某些不良行为。

大量研究表明，通过观察他人的行为来改变个体自己的行为是相当有效的。一个具有高度吸引力的榜样可以提供学习者所需要的信息，让学习者能够很快地获得一种新行为、表现已有行为、抑制不良行为，而不一定要亲身经历。阿俊非常欣赏他的一个室友，这个室友风趣幽默，能够和平地解决各种人际冲突，因此，阿俊可以把这个室友作为榜样，进行模仿。事实上，整个人类社会就像一个互相模仿的乐园，成人模仿明星的行动、举止、打扮以及精湛的技艺，儿童更是天天从生活中、从电视节目和互联网上自觉或不自觉地模仿各种人物的言行。下面将从三个角度介绍示范模仿疗法的作用。

1. 减弱行为

研究表明，通过观察学习和示范模仿疗法，可以有效地降低和减弱来访者的不良行为习惯，这一效果可以通过抑制行为和对抗行为两种形式表现出来。

（1）抑制行为。在示范模仿疗法中，当个体观察到榜样的行为带来了不良的结果或者没有带来良好的结果时，往往会导致抑制行为的效果出现。一般而言，出现抑制行为效果主要包括以下情况：①替代惩罚。如果来访者观察到榜样表现出某种行为而受惩罚，则来访者原本经常表现的这种行为必将愈来愈少。如给具有攻击性的孩子播放少年犯接受惩罚的视频资料，可以有效地抑制他们的攻击行为。②替代消退。如果来访者观察到榜样所表现出来的行为没有受到预期中的强化，则原本想表现出来的行为也受到抑制。如当一个小学生看到自己的同学为了获得老师的关注而在课堂上故意捣乱，但是老师仍然继续讲课，并没有关注该同学的捣乱行为时，那么他出现捣乱行为以获得老师关注的可能性也会下降。

（2）对抗行为。对抗行为效果是指，如果来访者要模仿的良好行为与其原有的不良行为相对抗，则来访者势必放弃原有的不良行为，而选择新的良好行为。例如，一个极其害怕老鼠的来访者，看到榜样在很开心地和老鼠玩耍。如果他模仿榜样也很开心地玩老鼠，则其害怕老鼠的情绪无法继续存在。因为惧怕老鼠与开心地玩老鼠两者是不相容的。在这里，让来访者观察榜样开心地玩老鼠，其目的就是为了减弱来访者对于老鼠的恐惧感。

总之，通过示范模仿疗法而使某种行为发生频率减少，必须遵循两个途径：一是直接抑制不良行为的发生，二是助长另一种不相容的良性行为，从而抑制不良行为的继续出现。

2. 增进行为

（1）解除抑制。如果来访者看到榜样做出某一言行之后，并没有受到预期中的相应惩罚，甚至得到了意想不到的某种强化时，来访者以往表现同一类行为时所受到的抑制效果将被解除，并会导致该行为发生频率增加。例如，原来怕狗的儿童，通过观察其他儿童毫无惧色地与狗亲近互动，而愿意尝试着接触狗，这就是解除抑制在起作用。再如，当阿俊看到室友毫无困难地和一个正在生气的女生交谈，并最终和该女生和解时，阿俊以前害怕面对冲突的抑制也被解除了。

（2）促进表现。班杜拉认为，通过观察榜样行为的良好结果，不仅可以对来访者已有的行为起到解除抑制的作用，而且可以对来访者已有的类似行为反应起到促进和诱发的作用。也就是说，当观察到榜样的某一行为得到了良好的结果，来访者进行类似反应的可能性会提高。例如，在一个家庭里，如果姐姐在音乐方面取得突出成绩而受到褒奖，那么妹妹有可能力争在其他擅长的领域取得相当的成绩。在行为治疗研究中，研究者发现，孩子们的互助行为可以通过观看有关的示范电影而获得增进。例如，影片的内容叙述一个男孩和一个女孩最初为了争抢秋千而吵闹，后来一个孩子建议大家轮流来玩。结果表明，看过这段影片的实验组儿童比观看商业广告影片的对照组儿童更能表现出互助、合作的良好行为。

综上，通过对原有良好行为的抑制解除或直接促进个体的良好行为表现，示范模仿疗法可以起到增进良性行为出现的效果。

3. 获得行为

通过示范模仿疗法，不仅可以减弱或增进个体已有的行为表现，而且可以使个体学会新的行为反应。也就是说，通过观察榜样的示范行为，来访者可以做出他原来行为库中没有的新反应，形成新的行为模式。人们各种社交技能、职业技能、态度和行为方式大多是通过这种形式获得的。不仅如此，通过观察榜样的示范行为，个体还可以从具体的行为操作中获得一些抽象的原则，从而产生超越所见所闻的新行为。这一过程就是抽象示范作用。在抽象示范作用中，个体观察到榜样在操作各种反应中含有一定的规则或原理，个体从这些不同的示范中抽取出共同属性并形成规则，然后在新情境下去检验和应用这些规则。个体通过观察来自不同榜样的行为示范后，慢慢地会形成自己独特的行为反应模式，也就是人格特征。个体的这种创造性地抽取不同的榜样示范，并组合成自己独特的行为反应的过程，就是创造性示范作用。

二、示范模仿疗法操作过程

1. 行为示范阶段

行为的示范和指导是行为获得和表现的前提。因为在现实生活中，大多数人都曾经成功地接受过他人的指导或模仿过他人的行为，因此榜样的示范和指导是个体学习和表现榜样行为的前提条件。在行为治疗过程中，示范可以是真实具体的，也可以是符号象征性的；可以是单一榜样的，也可以是多重榜样的。研究表明，对于恐惧行为的矫正，多重示范作用的效果优于单一示范作用。为了促进治疗的效果，在行为示范的同时，最好提供言语指导，向来访者恰当地描述所示范的特定行为。如在果断性训练的案例中，有效的指导可能是这样的：当别人向你提出不合理的要求时，你应该有礼貌地予以拒绝，你可以说："对不起，我不能答应你的不合理要求！"如果你做到了，你会为自己感到骄傲。

2. 行为获得阶段

行为的获得就是通过观察注意榜样所示范的行为，将其以表象的形式储存在大脑之中的过程。首先，注意决定了个体选择什么来进行观察以及把哪些东西抽取出来进行存储。研究表明，不仅榜样及其行为特征、个体的能力和人格特征会影响到注意的效果，而且个体所处的人际环境也会显著影响注意的进行。如阿俊的案例所示，生活在暴力冲突环境中的儿童，很容易习得侵犯和攻击行为。当然，在观察和注意的基础上，个体如果想要在以后再现榜样的行为，必须把榜样的反应模式以符号的形式予以储存。正是由于人类具有将行为进行符号化表征的能力，我们才能把稍纵即逝的示范行为长久地保存在记忆系统中。

3. 行为表现阶段

个体在观察了榜样的行为后，需要将经过储存在记忆中的行为反应表现出来。在行为治疗中，只要通过来访者的行为表现，治疗师才能确定来访者是否已经学会了这种行为。同时，来访者对示范行为的模仿，也提供了对其行为进行强化的机会，并有利于对行为表现进行客观评估和提出改进意见。如果经过反复示范和多次观察，来访者仍不能表现出所示范的行为，那么我们就应该考虑行为是否太难，是否超过了来访者的接受水平，并根据实际需要进行调整。为了促进模仿行为的有效开展，在来访者的实际行为表现之后，治疗师应该及时给予反馈。反馈应该既包括对正确行为的表扬和鼓励，也包含对错误行为的提醒和纠正、对如何改进行为的指导和建议。反馈实际上是一个差别强化的过程，也就是对正确行为进行表扬，对错误行为表现提供矫正。

综上所述，示范模仿疗法实质上是在榜样进行行为示范的基础上，由来访者进行观察和模仿，再由榜样对来访者的模仿行为进行强化和反馈的过程。

三、示范模仿疗法的主要类型

1. 真实性示范模仿

在观察学习过程中，当榜样真实地存在于来访者的现实环境中，并做出实际的示范行为、现身说法时，所发生的就是真实性示范模仿。阿俊观察真实生活中室友的行为并对其进行模仿，就是真实性示范模仿。再如，一个害怕狗的小女孩，可以让其母亲示范如何逐步地接近狗，并与狗亲密接触。然后其母亲再鼓励孩子尝试同样的行为，对她良好的行为表现给予及时的表扬。值得指出的是，当榜样与来访者比较相似时，真实性示范模仿疗法效果更佳。

2. 符号性示范模仿

符号性示范模仿是以电影、电视、幻灯片、照片、录音、录像、文字说明等传播媒介，取代真实的榜样来呈现示范行为的观察学习形式。运用上述传播媒介呈现示范行为，可以预先进行仔细的考虑和严谨的设计，如突出示范行为的组成、顺序、特征、关键部分等，可以避免真实性示范模仿中的"污染"问题。同时，制作符号性示范材料相对费用较低，能提供不同的来访者多次重复使用，并能由来访者自己调整学习的进度。以上特点使符号性示范模仿颇受欢迎，成为当今示范模仿疗法中一种被广泛使用的形式。

3. 参与性示范模仿

班杜拉认为，如果能让来访者一边观察榜样的所作所为，一边在治疗师的指导下逐步参与活动，则治疗效果更佳。这种让学习者一方面观察榜样的言行，一方面实际演练有关动作的方法，称为参与性示范模仿疗法。例如，采用参与性示范模仿疗法治疗一名怕蛇的来访者。首先让来访者观看榜样把玩蛇，并由榜样引导他实际地与蛇接触；接着榜样触摸蛇，并帮助来访者也去触摸蛇；然后榜样轻拍蛇，并鼓励来访者也去轻拍蛇。这一过程缓慢进行，一直到来访者不用榜样协助也能自己将蛇放在大腿上为止。临床上，也可以采用逐步展示榜样行为的参与性示范模仿来治疗孤独症儿童。在治疗过程中，让来访者渐进性地参与模仿榜样的语言表达，并及时对儿童阶段性的进步给予强化。

4. 想象性示范模仿

想象性示范模仿是向来访者描述特定的情境和条件，并说明应有的适当行为反应，然后要求来访者想象有某一榜样人物（或来访者自己）正在进行这样的行为操作，也称为内隐性示范模仿。很显然，呈现内隐的榜样要以来访者具有一定的想象力为前提。想象内容越生动、越清晰、治疗效果越好。例如，可以让阿俊想象室友如何与他人交往，如何在面对矛盾冲突的时候保持冷静，如何尝试和对方沟通，以及如何解决矛盾冲突。为了保证想象性示范模仿的效果，每一种想象情境必须包含两项核心要素：一是形成一种适当的自我肯定反应情绪；二是让想象中的榜样正确地表达其肯定反应，把该说的话或情感表达出来。

四、示范模仿疗法的注意事项

1. 选好目标行为

在运用示范模仿疗法时，所确定的目标行为不仅必须是可观察和测量的，而且应该对复杂的行为进行任务分析，将其分解为一个一个的小步骤，以便榜样逐一示范，有利于来访者逐渐掌握。同时，所确定的行为应该是来访者有能力和兴趣模仿的，以避免过于困难或过于乏味而造成挫折感。此外，应该清楚说明希望目标行为出现的所有相关刺激情境，以便进行有针对性的迁移训练。如让一个肥胖的狼吞虎咽的来访者模仿榜样细嚼慢咽的进食行为，就需要让来访者将学习到的进食行为迁移到更为广泛的日常生活中去。

2. 科学进行示范

为了提高示范的效果，必须保证来访者的注意力集中在榜样的示范行为上，尤其是示范行为的关键特征和重要属性方面。为此，最好将行为示范和言语指导结合使用。在行为示范之前的言语指导，有利于唤起来访者的注意，以观察需要模仿的行为；在行为示范过程中的言语指导，则可以促进来访者在头脑中形成该行为的清晰表征，有利于行为的保持和再现。目标行为在经过清晰明确的示范和讲解后，在示范终止之前应暂停一会儿。同时，在整个示范过程中，应缓慢地展示示范行为。尤其对于复杂的行为，更不能示范过快，应增加示范行为呈现的时间，让来访者有充分的时间观察示范行为。如果可能的话，最好在真实生活环境中示范所要观察模仿的目标行为。为了提高来访者观察学习的效果，使来访者能够正确地进行模仿，榜样对于目标行为应该尽可能地进行反复多次示范，指导语也应该适当重复。对于复杂的连锁行为，应该由简到繁、由易到难地进行示范。让来访者从比较简单容易的行为开始模仿，以逐步增强来访者的信心。最后，必须保证所示范的行为有一个良好的结果。也就是说，呈现给来访者的榜样行为应该得到强化的结果，而不是惩罚和消退的结果。

3. 强化模仿行为

为了保证示范模仿疗法的效果，在来访者正确地模仿了榜样所示范的行为之后，必须要确保强化结果的出现。应做到以下几点：①确保来访者每一次正确模仿或类似模仿之后，都能立即得到强化；如果得不到及时的强化，模仿行为容易消失。②确保所使用的强化物的有效性。这种有效性应根据来访者的实际情况与行为表现而定。③从连续强化过渡到间歇强化。示范模仿行为的开始阶段，每次正确反应之后都应给予强化。但在来访者已经获得了榜样行为之后,可改用间歇强化方式,使其持续表现出榜样所示范的行为。④做到物质强化与精神鼓励相结合,强化必须具有行为特异性,让来访者明确强化与特定行为之间的关系。⑤对每一个不良行为都给予适当的惩罚或忽视,并强化与不良行为不相容的良性行为。⑥即使来访者所模仿的行为完全错误,但只要尽力了,也应该对其努力给予鼓励和认可;对错误进行反馈时,不要使用否定的方式,而应该采取建议和指导的方式进行;如果来访者错误很多,每次指出最重要的一个,以免来访者体验到强烈的挫折感。⑦确保避免榜样和治疗者示范不良行为,如发火、训斥等行为,否则会严重影响模仿的效果,并可能导致来访者模仿所示范的不良行为。

4. 反馈进步情况

在示范模仿过程中,要确切记录来访者的进步情况。必要时,要改进整个行为治疗方案,以达到预期的目标。记录时,只需在每次示范后,用简单的"＋""－"等符号代表来访者模仿行为是否正确即可,无须非常复杂。

五、示范模仿疗法的应用范畴

示范模仿疗法在行为治疗实践中具有很大的应用价值。临床研究证明,示范模仿疗法可用于治疗恐怖症、社交焦虑和退缩行为、冲动控制障碍、焦虑抑郁症状等,也可用于治疗儿童的孤独症和精神发育迟滞,对于处理攻击性和犯罪行为也很有效。其中,在治疗恐怖症和社交技能训练方面、具有独特的治疗价值。示范模仿疗法可以与许多其他的心理治疗相结合,如系统脱敏疗法、理性情绪疗法等,以达到更好的心理治疗效果。在更多情况下,示范模仿疗法作为整个心理治疗计划的一部分,与强化、惩罚、刺激控制、系统脱敏、认知矫正、自我控制等方法和技术相结合使用。

思考题
1. 简述行为治疗的基本原理。
2. 行为治疗有哪些主要的治疗方法,每一种治疗方法的核心是什么?
3. 请尝试为一位有非常严重酗酒问题的人设计一项合理的行为治疗方案。

第八章 以人为中心疗法

【本章要点】
1. 重点掌握以人为中心疗法的理论依据和核心治疗理念。
2. 精读并深度理解案例分析,体会以人为中心疗法起作用的内在机制。

【关键词】
以人为中心疗法(person centered therapy),人本主义(humanism),自我实现(self-actualization),自我概念(self-concept),真诚(genuine),共情(empathy),非指导性(non-directive)

以人为中心疗法建立在人本主义的哲学基础上。罗杰斯把咨询师的态度和个性以及咨询关系的质量作为咨询结果的首要决定因素,坚持把咨询师的理论和技能作为次要因素。他相信人们是完全可以信赖的,求助者有自我治愈的潜能,如果他们处在一种特别的咨询关系中,能够通过自我引导而成长。

第一节 以人为中心疗法的基本理论

卡尔·罗杰斯(Carl Rogers,1902—1987)生于美国芝加哥(如图 8-1 所示),早年攻读过农业、生物、物理和神学,获得哥伦比亚大学临床心理学博士学位,曾接触行为主义理论并接受弗洛伊德学派的精神分析训练。作为心理治疗家,他在纽约 Rochester 社区阻止迫害儿童的儿童行为指导中心工作了 12 年,之后分别在俄亥俄州立大学、芝加哥大学、威斯康星大学心理学系和精神病学系工作

罗杰斯 1940 年最初将其理论与治疗称为非指导性治疗(nondirective therapy),1951 年改称为求助者中心治疗或求助者中心心理治疗(client centered therapy or client-centered psychotherapy),1961 年之后,确立为以人为中心治疗(person centered therapy)或以人为本治疗。1979 年,罗杰斯曾就这一术语的变化做过

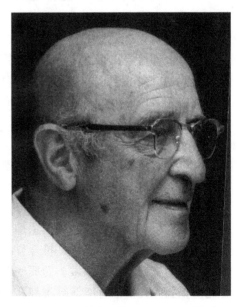

图 8-1 卡尔·罗杰斯(Carl Rogers,1902—1987)

解释。罗杰斯说,之所以要使用"以人为中心",是因为求助者中心治疗的发展进入了

一个更为广阔的领域,大大超出了心理咨询和心理健康领域。正如莱文特和施利恩所说:重新命名反映了工作重点的转移,表明现在大量工作是在为各种各样的人进行心理咨询与心理治疗,而大部分人并不愿意把自己称为寻求心理治疗的求助者。

一、以人为中心疗法对人性的看法

以人为中心疗法理论对人性的看法是积极乐观的,该理论把人看作是一个努力寻求健全发展的人。罗杰斯(1987)的专业经验告诉我们,如果能进入一个人的核心世界,就可发现一个值得依赖和积极的中心。罗杰斯坚持认为在尊重及信任的前提下,人类均具有一种以积极及建设性态度去发展的倾向,人们可利用的"能源"是丰富的,并能够自我理解、自我指导,能够进行积极的改变,过着有效丰富的生活。

1. 人有自我实现的倾向

罗杰斯认为,人天生就有一种基本的动机性驱动力,可称之为"实现倾向"。这种实现倾向是人类有机体的一个中心能源,它控制着人的生命活动。它不但维持着人的有机体,而且还要不断地增长与发展。这种实现倾向,不仅是人类所具有的本性,有更普遍性的意义,实现趋向是一切生物都具备的基本倾向,是最能体现生命本质的生物特性。任何一个生物,不管是一株草、一棵树,还是一头狮子、一个人,只要被赋予了生命,就会表现出一个明显的生长、发展、活动的趋势,这个趋势大概而言就是一种求生存、求强大、求茂盛、求完满的趋势。

人有自我实现(self-actualization)的倾向,这一点是罗杰斯积极人性观的理论前提,也是以人为中心疗法理论的核心。自我实现的倾向是一个引导人们努力认识、实践、自治、自我决定、完善的过程。个体有远离不适当调节并趋向心理健康的内在能力,个体内部的成长力量提供了治愈的内部资源。实现趋向最典型的表现就是"朝充分发挥机能的方向前进"。所谓充分发挥机能就,是有机体要求让本身所具备的潜在的机能发挥作用,使之由潜在形态向现实形态转变。

2. 人拥有对有机体的评价过程

个体在其成长过程中,不断地与现实发生着互动,个体不断地对互动中的经验进行评价,这种评价不依赖于某种外部的标准,也不借助于人们在意识水平上的理性,而是根据自身机体上产生的满足感来评价,并由此产生对这种经验及相联系的事件的趋近或是回避的态度。个体自身的满足感是与自我实现倾向相一致的。也就是说,有机体的评价标准是自我实现倾向。凡是符合自我实现倾向的经验,就被个体所喜欢、所接受,成为个体成长发展的有利因素,而那些与自我实现倾向不一致的经验,就被个体所回避和拒绝。如婴儿在饥饿时能够吸吮到乳汁就会获得一种满足感的体验,他会依靠这一经验来维持有机体并获得发展。罗杰斯认为,有机体的评价过程不是固定的、不可改变的,它随着个体当时的需要状态而不同。如当孩子感觉冷时,妈妈给他加一件衣服,他会喜欢,这一经验具有积极价值;而当他并不感觉冷时,妈妈给他加衣服,他就会引起他的不喜欢，他就会采取拒绝态度。在有机体的评价过程中，经验总是被准确地接受，较少被歪曲。有机体的评价过程把个体的经验与自我实现有机地协调配合，使人不断迈向自我实现。

有机体评价过程理论，强调人的主观选择的能力。只有求助者最了解他自己，只有他自己才能改变自己的认识前提，这也是该疗法的理论依据。

3. 人是可以信任的

以人为中心疗法的理论对人性的看法是积极的、乐观的，相信每个人都是理性的、能够自立和自我负责，每个人都有积极的人生趋向，因此人可以不断地成长与发展，迈向自我实现。人都是有建设性和社会性的，是值得信任的，是可以合作的。人这些好的特性是与生俱来的，而不好的特性，如欺骗、憎恨、残忍等，则都是人对其成长的不利环境防御的结果。人的负面情绪，如愤怒、失望、悲痛、敌视等，是由于人在爱与被爱、安全感、归属感等基本需要不能得到满足、遭受挫折而产生的。人有能力发现自己的心理问题，并寻求改变，以达到并保持心理健康。心理治疗只要为求助者提供了足够的尊重与信任，求助者就会依靠自己的能力发生改变，并不需要咨询师从其外部进行控制和指导。

二、以人为中心疗法的自我理论

自我理论是一种人格理论，强调自我实现是人格结构中的唯一动机。自我理论阐述了人格结构、人格的形成和发展、人格异化和心理障碍产生的原因。

1. 经验

在以人为中心疗法的理论中，罗杰斯所使用的经验（experiences），是指求助者在某一时刻所具有的主观精神世界。其中既包括有意识的心理内容，也包括那些还没有意识到的心理内容。经验包括个体的认知和情感事件，它们能够被个体知觉到，或者具有被知觉的能力。如在某一时刻，人们感到了饥饿，这是意识到的经验。但如果在这一时刻人正沉迷在工作或玩乐当中，人们完全没有感觉到饥饿，这是还没有被意识的经验。在以人为中心疗法的理论中，经验被个体体验、知觉的状况对一个人自我的形成与发展，对一个人心理适应的状况具有重要的影响。

2. 自我概念

自我概念（self-concept）最初是由大量的自我经验、体验堆砌而成的，由在各种情境中区别作为主体的"我"（I）和作为客体的"我"（me）以及自己（self）的经验构成。自我概念主要是指求助者如何看待自己，是对自己总体的知觉和认识，是自我知觉和自我评价的统一体。自我概念包括对自己身份的界定、对自我能力的认识、对自己的人际关系及自己与环境关系的认识等。在该理论中，自我概念并不总是与一个人自己的经验或机体的真实的自我相一致。如一个身材适中的女孩，她的自我概念认为自己肥胖，强烈要求减肥。一个在众人面前言语表达非常流畅的大学生，言语表达能力强是她的自我，但她的自我概念却是个人表达能力很差。自我概念是通过个人与环境的相互作用，尤其是个人与生活中重要的其他人相互作用而形成的。自我概念是由大量的自我经验和体验堆积而成。人的行为是由他的自我概念决定的，如人的自我概念决定了他接受与处理经验的方式与态度。

3. 价值的条件化

价值的条件化（conditions of worth）是对来自他人的积极的评价的需要，即关怀和尊重的需要，是在婴儿早期发展中通过学习得到的。当一个人的行为得到他人的好评时，人们对积极的评价的需要就得到了某种满足。当儿童对其父母微笑时，对方就会有一种愉快的体验，并对此做出积极的评价。在生命最初的岁月中，这种行为是带有偶然性的。然而，在一个人成长的过程中，这种需要的满足常常取决于别人。如父母总是根据孩子的行为是否符合自己的价值标准来决定能否给予孩子关怀和尊重，也就是说，父母的这种尊重的积极评价是有条件的，这个条件就是孩子的行为是否符合自己的价值标准。这就是以人为中心疗法的理论中所讲的价值条件。

在真实的生活中，孩子得到的这种有条件的满足常常与他自身的体验相矛盾。如一个男孩把一个玻璃杯摔在地上，他觉得很好玩、很快乐。但父母却对他说："你很坏，你这样做一点都不可爱。"这个男孩这时体验到一种负性的消极评价，因为他父母不喜欢他这样做，结果他可能产生歪曲的评价："我觉得这种行为是让父母不满意的。"而正确的体验应该是"在我干这件事时，我感到高兴而我的父母感到不满意"。孩子在以后的行为中，他就把父母对这种行为的不满作为一种价值条件，为了讨得父母的喜欢不再做这样的事了。久而久之，他就会把父母的价值观念内化，把这些观念内化为自我概念的一部分。一旦当孩子把父母的价值观念当作自己的自我概念时，他的行为不再受机体评价过程的指导，而是内化了的别人的价值规范的指导，这个过程就是价值条件化的过程。这一过程并不能真实地反映个体的现实倾向，当他采用这一过程反映现实时，就会产生错误的知觉。当对某一行为自己感到满意，而别人没有感到满意或别人感到满意而自己没有感到满意时，就会出现一种困境，自我概念和经验之间就会不一致、不协调。

因此，每个人都存在着两种价值评价过程。一种是人先天具有的有机体的评价过程，这种过程可以真实地反映实现的倾向；另一种是价值的条件化过程，这是建立在对他人评价的内化或对他人评价的内投射基础之上的，这一过程并不能真实地反映个体的实现倾向，相反却在妨碍着这种倾向。

三、心理失调及治疗的实质

1. 心理失调的实质

自我概念是以人为中心疗法理论了解心理失调的关键。自我概念与经验之间的不协调是心理失调产生的原因。罗杰斯认为，个体的经验与自我观念之间存在着三种情况：第一种是符合个体的需要，被个体准确地直接体验、知觉，被纳入到自我概念之中；第二种是由于经验和自我感觉不一致而被忽略；第三种是经验和体验被歪曲或被否认，用以解决自我概念和体验的矛盾。

适应程度低的个体，他的自我概念是建立在价值的条件化作用的基础之上的。当符合别人价值标准的经验而不符合自己的愿望时，个体为了保持自我对环境的适应，可能为了符合别人的期望而否认和改变自己的价值，但这种改变并不符合自己的愿望。这样做的后果是个体会把其他重要人物或团体倡导的角色当成自己的角色，而失去了对自己个人的认同。通过否认自己的经验以达到被别人肯定和接受，实际是在欺骗自己，压抑了自己的真实感受。一旦自我概念不是由个人有机体的评价过程来定义，而是通过价值的条件化内化了别人的价值，把别人的价值当作是自己的价值，但实际上又不是自己的真实价值时，自我概念和经验之间就会不和谐。如一个学生受到了老师的贬低，他内心很愤怒，他真实的想法是十分恨这位老师，但他从小接受的价值标准是"对老师应当尊重，恨老师是不对的"。那么他有可能会扭曲自己的感受，把它改造成能被别人接受的想法。如他可能这样想：老师贬低我是因为"恨铁不成钢"，是为我好。这样他可能会获得别人对自己的关注，但却压抑了自我的真实感受。

当一个人的自我概念与经验相冲突时，自我内部就发生了分裂，这个人就会感到紧张、不舒适。为了阻止这些使自己感到威胁的经验形成意识，他就要建立防御机制，来维持自身造成的假象。这时这个人就越来越不能与环境相适应，并出现烦恼、焦虑和各种异常的行为。

2. 心理治疗的实质

以人为中心疗法的实质是重建个体在自我概念与经验之间的和谐，或者是说达到个体人格的重建。罗杰斯认为，许多心理失常的产生，都是因为环境出了问题，使个人自我实现受阻，个人成长出现了障碍。在影响自我实现的诸多因素中，最重要的是人际关系。以人为中心疗法就是要帮助人们去掉价值的条件化作用，充分利用有机体的评价过程，使人能够接近他原来的真实经验和体验，不再信任别人的评价，而更多信任自己。这样，人就可以活得真实，达到自我概念与经验的和谐，人就会从面具背后走出来，成为他自己。当一个人一旦达到了自我的和谐，他就会对任何经验都比较开放，不再歪曲和否认自己的某些经验；他的自我经验变得能与经验相协调，不再相冲突；他变得更信任自己的有机体的评价过程，而不是信任价值的条件化评价；他愿意使自己成为一个变化的过程，使生命迈向成长，迈向自我实现。

第二节 以人为中心疗法的作用机制

一、真诚

真诚（genuine）是指真实与一致，或治疗师自身的和谐一致。在心理咨询与治疗中的真诚，治疗师应该以一个真正的人出现在关系中，他在治疗关系中表现得开放、诚实；他不是一面镜子，不是一块共鸣板，也不是一幅空白的屏幕；他不戴假面具，也不伪装，他不是在扮演角色，而是表里如一、真实可靠地以真正的自己投入到咨询关系当中。按照艾根的观点，坦诚的交流包括以下5个方面。

1. **角色自由**（freedom from roles）

咨询师不固定自己的角色，就意味着他在咨询中的表现如同他在现实生活中的表现一样坦率，即他们是职业的心理咨询师，但并不把自己隐藏在职业咨询师的角色之内，而是继续保持与目前的情感和体验的和谐，并与求助者交流自己的情感。

2. **自发性**（spontaneity）

一个自发的人会很自由地表达和交流，而不是总在掂量该说什么。自发的咨询师的表现很自由，不会出现冲动或压制行为，并且不为某种角色或技术所羁绊。他的言语表达和行为都以自信心为基础。

3. **无防御反应**（non-defensiveness）

坦诚的人是没有防御反应的。一个没有防御反应的咨询师很了解自己的优势和不足，并且很了解该如何感受它们。他可以公开面对求助者的消极反应并且不会感到受打击。他能够理解这种消极的反应并进一步探索自己的弱点，而不是对它们做出防御反应。

4. **一致性**（consistency）

对坦诚的人来说，他的所思、所感及所信的东西与他的实际表现之间只有很小的差异。如一个坦诚的咨询师不会在对求助者有某种看法时，反而告诉求助者另外的内容；他们也不会在信奉某一价值观时却表现出与这一价值观相冲突的行为。

5. **自我的交流**（sharing of self）

坦诚的人在合适的时候能够袒露自我。因此，坦诚的咨询师会让求助者及其他人通过他公开的言语和非言语线索了解他的真实情感。

案例8-1 这段对话反映了在咨询关系中的坦诚，地点是在讲解咨询技术的教室。

求助者对教师(也就是咨询师)感到很生气。咨询师事先征得求助者的同意,然后在教室做示范会谈。

案例 8-1
  求助者:你前天把我一个人晾在那儿。我本来还要请你做这个咨询师委员会的主任的,而你总是以工作太忙而推托,对此我讨厌极了。你应该是对人热情、能接受和理解人的。
  咨询师:看来你还在生我的气,因为你觉得我的行为不符合你理想中的我的形象。
  求助者:你在课堂上倒表现得像一个关心别人的人,但你又怎么解释你以前对我那么无情,甚至不给我说明自己处境的机会?
  咨询师:在你看来我的行为没有一致性,而且还可能是虚伪的。
  求助者:对!也正因为这一点,我不会再请你出任委员会的主任,即使你是系里唯一的一个人,我也不会请你。
  咨询师:我对此很抱歉。看来我已处于一种双重的困境之中,而且如果我去争取做这个委员会的主任时,你也会处于一种双重困境之中。

在这段对话中,咨询师既顶住了来自各方面的压力,同时又没有对此进行辩解或防御。通过非防御性的反应,思想与行为间的一致,以及拥有自己的情感等,咨询师在被当面痛斥时仍能应付自如。通过一种不加任何威胁的方式拥有自己的情感,咨询师可以让求助者了解到尽管目前的问题可能难以解决,但求助者仍是受到尊重的,而且咨询师表现坦诚,仍然是可以信任的。

二、无条件积极尊重

无条件积极尊重(close respect)和关注是注意强调求助者的长处,即有选择地突出他们言语及行动中的积极方面,利用其自身的积极因素。不带价值判断地表达对人的基本尊重,接纳人有权产生自己的感受,对求助者的接纳与关怀是无条件的。咨询师可以不同方式向求助者表示对他们的尊重:表现为从求助者的人性和发展的潜力这一基础上对他们的尊重;答应自己要与他们一起努力;把求助者看作一个独特的个体予以支持,并帮助他们发展这种独特性;相信求助者有自我导向的潜力;而且相信求助者是能够做出改变的。在咨询过程中,咨询师应表现以下四种行为:①对求助者的问题和情感表示关注;②把求助者作为一个值得坦诚相待的人来对待,并且持有一种非评价性态度;③对求助者的反应要伴有准确的共情(即设身处地的理解);④挖掘求助者的潜力,并以此向求助者表明他们本身的潜力以及行为能力。下面的这段对话反映了咨询师对求助者的接受。案例 8-2 求助者的问题是其刚与她的同性恋伙伴闹翻了。

案例 8-2
  求助者:我在心里斗争了很长时间——要不要跟您说这些。我有点担心您会怎么看待我跟我的女朋友的恋爱关系。

咨询师：你为我能否完全接受你的恋爱方式而感到不安。

求助者：是的（停顿）。现在仍然是，我现在还在担心您会不会觉得我很奇怪或不正常，我拿不定主意是否应该跟您谈论这个问题。

咨询师：我能感觉到你在这时的冒险感，但我真正关心的是帮你把握你的内心情感和选择——我对你的尊重并不会因你的个人偏好而改变。

在这段对话中，咨询师的言语和身体语言向求助者表达了一种公开的接受，以及把求助者作为正常人一样来看待，这会促进咨询关系的健康发展；而且咨询师的接受主要是着重于求助者所真正关心的问题，而不是她的性取向。上面的这个例子提醒咨询师，在表达接受时不应伴有任何形式的判断和虚假的谦让。

三、共情

共情（empathy）是在治疗过程中，治疗师不但有能力正确地了解求助者的感受和感受所包含的意义，同时可以将自身这种体验向求助者传达，并能促进求助者个人的感受和经验达到更深的自觉和认识；共情是以人为中心疗法的关键点。共情是整个治疗关系中最重要的成分，被视为促进和支持求助者进行自我探索的核心。尊重和真诚，为共情奠定了稳固基础，共情的了解开始于全神贯注地倾听。要达到正确的共情，治疗师要首先放下自己主观的参照标准，设身处地从求助者的参考标准来看待事物和感受事物，透过这种做法，治疗师一方面可以放下所有其他的成见，另一方面又可以将这种同感的了解传递给求助者。

共情不等同于了解，因了解有时是从自身参照标准的理解。共情不等同于同情，当共情出现时，给予者与接受者的地位是相等的，并无高低之分，彼此不一定有所认同。设身处地的理解意味着从求助者的角度去感知他们的世界，并将这种知觉和求助者交流。促进这种设身处地的理解的技术包括言语和非言语交流，以及使用沉默的技术等。

1. 用言语交流设身处地的理解

设身处地的理解意味着理解求助者的情感和认知信息，并且要让求助者知道他们的情感和想法是被准确地理解的，不论是表面水平的还是深层水平的，举例如下。

求助者：考试之后我的成绩很低，但我并不认为自己做得很差。

咨询师1：你对考试成绩感到失望。

咨询师2：你对你的考试成绩感到吃惊，也很烦恼，因为在你的预料中成绩不应这么糟。

较深层次的设身处地的反应是理解并表述出潜在的暗含的深层的含义。前一种反应的帮助作用比较小，把求助者放在"失望"或"牺牲品"的状态；而后一种反应的促进作用可能会更大，因为它帮助求助者从更广泛的范围内认识他的问题以及深层的个人意义，提出了求助者的自我期望问题，这在一开始时求助者可能并未意识到，而现在他则可以抓住这一问题并想办法去应付。

言语交流必须把重点放在求助者目前的情感和认知内容上。咨询师要直接地应付求助者所关心的问题，而不是分析和探讨求助者的处境。下面的这段对话就很好地说明了这两者的区别。

求助者：我的父母根本不信任我。在他们看来，我根本做不好任何事情！

咨询师1：你父母对你没有任何信心——很多父母都是这样。（谈的是求助者的处境）

咨询师2：你感到父母伤害了你，并因此而感到生气，因为你希望父母能对你表现出信心。你也希望能向他们及你自己证明你能把事情做好。（直接关心求助者的问题）

后面的这种反应要比前面的反应好一些，因为它直接关注的是求助者，并促进求助者的自我探索，而不是关注求助者的父母。同时，后面的反应也把对话直接引向求助者身上。

2. 非言语交流设身处地的理解

非言语信息可以通过几种方式转达出来，包括姿势、身体活动和位置、面部表情、微笑、咂嘴、皱眉、动作的频率、声音特点（音高与音调等）、手脚的活动、目光接触等。省略的、没有说出的话以及观察到的机体活动水平等，也能传达非言语的信息。甚至家具的摆放也会影响到个人距离和社会距离以及相互理解。如求助者选择坐在距咨询师最远的地方可能表示了他的不舒服和不信任。咨询师不仅要注意求助者的非言语信息，还要注意自己向求助者传达的非言语信息。咨询师可以通过各种身体语言传达并解释自己的非言语线索，如疑惑、恐惧、愤怒、高兴、疲劳、怀疑、回避、拒绝以及羞怯等。尽管对非言语线索的解释无法达到完全准确，但对求助者在非言谈之外的这些非言语线索的关注将会极大地促进咨询师对求助者的情感和认知信息的理解。

3. 沉默作为交流设身处地理解的一种方式

在心理咨询的很多情况下，"沉默是金"。咨询中会出现某一时刻，咨询师和求助者都需要考虑所说过的话，而不需要任何语言，而且这时任何语言可能都会产生干扰作用。一个善于观察的咨询师能够感觉到求助者什么时候在对情感或信息进行有意义的加工处理。因此，沉默也是咨询师表示设身处地的理解的一种有效策略。它向求助者表明："我看到也感觉到咨询师都需要时间来考虑这个问题；我尊重你处理这个问题的能力，而且我将在这里给你提供帮助，但只有当你准备好继续下去时。"下面案例8-3就是一个采用沉默交流设身处地的理解的例子。

案例 8-3

求助者：他好像在告诉我，他可以算出有多少次我向他说我爱他了。

咨询师：你感到伤心，因为你感到他受到了伤害，因为你不太爱说"我爱你"。

求助者：是的，但是……（3分钟的沉默）是的，我不想伤害他，但我也不知道是否爱他，他一直坚持说这就是爱（30秒的沉默）。有时他好像和我母亲很相似。我觉得我该离开他了——我要自己单独生活一段时间。

咨询师：你还不知道你想要什么，但你相信你现在有的并不是你想要的。

求助者：（2分钟的沉默）所有这些都与我小时候有关。我是一个淘气顽皮的小女孩。我总能得到任何我想要的东西。我如果想要什么，我就能得到。我想与那个男孩约会，我就与他约会了。我现在不想再与他约会了（30秒钟的沉默）。我总是做母亲所期望的事情，我甚至在她让我结婚时我就结婚了（30秒钟的沉默）。这是不成熟的表现！我想我仍然没有长大，是一个32岁的孩子。

在这段谈话中所出现的沉默并没有使咨询师和求助者感到不安。双方都保持着密切的联系，都充分感受到了非言语的线索，而且这可能比任何言语都更有力量。

第三节　以人为中心疗法的基本过程

一、咨询目标

罗杰斯（1977）认为，治疗的目的不仅仅在于解决求助者眼前的问题，而是在于支持求助者的成长过程，以至他们能更好地解决他们目前甚至是将来面临的问题。以人为中心疗法的实质，是帮助求助者去掉那些由于价值条件作用而使人用来应付生活的面具或角色，把别人的自我当成自我的成分，使其恢复成真正的自我的过程。这个过程是一个通过建立良好的咨询关系，协助求助者寻找迷失的自我、探索真正的自我、重建新的自我的过程，也是求助者学习与改变自我的过程。这一个过程，按照罗杰斯的说法，是协助求助者成为一个"充分发挥机能人"的过程。在这一过程中，求助者发生了许多根本性的变化。对于在咨询过程中求助者所发生的变化，罗杰斯（1959）曾用15条标准进行过具体描述。国内学者将其归纳为五条。

1. 求助者的自我变得较为开放

求助者对自己的经验，包括个人的感受、体验、直觉等都能够较坦然地接受，不再进行歪曲、否认或根据价值条件作用进行取舍，因此个人对自己的感受更丰富，更富有变化，更轻松。他对他人及客观世界的接纳程度增强了，他不再那样僵化、刻板地看待外部世界，因而认知更富有弹性了。

2. 求助者的自我变得较为协调

当求助者能够不再依照价值条件作用来确定自我,而是依照真我来面对自己时,他的自我概念和经验、体验之间的冲突减少,自我变得比较协调。

3. 求助者更加信任自己

当他逐渐去掉价值条件化后,他不再依赖于别人的评价来确认自我,他不再生活在别人的世界之中,而是信任自己,独立地为自己做决定和做选择。当他的自信是建立在一种由内而外的基础之上时,他感觉到自己生活得更积极了。

4. 求助者变得更加适应

由于求助者更能自由地接纳自我的经验,也更能开放地对待外部的经验,他自我的内部与外部整合起来了,他对生活更加适应了。

5. 求助者愿意使其生命过程成为一个变化的过程

求助者视生命为一个流动的过程,不再刻板地追求达到一种僵化不变的理想与目的。如"我必须……""我应该……""别人必须……""别人应该……"等。他认识到,任何事情都是可变的,并不是固定的,因此自己也是可变化的。只有流动着的生命才富有活力。

以上五条,既是以人为中心疗法的结果,也是这一治疗流派的治疗目标。从根本上来说,以人为中心疗法的目的就是促进个体的自我成长,使其成为一个自我实现的人。

二、建立关系

罗杰斯认为,咨询关系是求助者发生积极改变的充分必要条件。这种关系被表述为:①两个人有心理意义上的接触;②第一个人,我们称其为求助者,处于不一致的状态,具有攻击性或处于焦虑中;③第二个人,我们称其为咨询师,他在这种关系中是一致的或处于内部整合的状态;④咨询师无条件地接受和关注求助者;⑤咨询师对求助者的经历表示共情,并努力与求助者交流;⑥咨询师对求助者表达共情的交流和无条件关注是最基本的。

罗杰斯认为,除此之外没有其他必需条件。如果这些核心条件存在一段时期,个体就会发生建设性的改变。在以人为中心疗法中,关系是最根本的:它是咨询过程的开始,是咨询中的主要事件,也是咨询的结束。咨询师与求助者之间的关系应是安全和相互信任的,而且一旦建立了一种安全和相互信任的气氛,就能促进咨询关系的发展。

由于以人为中心疗法从根本上来讲是一种以关系为导向的方法。因此,在罗杰斯的治疗策略中并不包括为求助者做什么的技术。没有什么固定的步骤、技术或工具可以促进求助者产生朝向某一治疗目标的进步;取代它们的就是对关系体验的促进策略。这些策略是发生在此时此地的,并允许求助者和咨询师去体验,并且"生活"于正在进行的过程。咨询师不是理性地谈论求助者所关心的问题，而是直接关注求助者在某一时刻内心深处所关心的问题。以人为中心疗法的技术中主要的就是促进心理成长的三个条件，它们都是通过咨询师的努力建立起来的。

三、把握咨询过程的特点和规律

以人为中心疗法注重在咨询师与求助者互动的过程中，求解求助者内在的态度、情感及体验性的活动过程，注重求助者内在的心理历程及其发展演变规律性的特点。罗杰斯认为，在心理治疗的过程中，求助者从刻板固定走向变化，从僵化的自我结构迈向流动，从停滞在连续尺度的一端迈向更加适应、灵活的另一端。美国心理学家佩特森（Patterson）把这个咨询过程分为七个阶段。

第一阶段，求助者对个人经验持僵化和疏远态度的阶段。求助者不愿主动寻求治疗和帮助，对待自己的经验是刻板固定的。他们常常寻找目前的经验与过去的情境有无相似之处，然后根据过去的行为模式做出反应并感受它，他们看不到新经验的变异性，而且对大部分经验都采取一种非黑即白的绝对化态度。他们缺少自我内部的交流，往往不会认为自己有什么问题，把自己遇到的问题看作是外在原因引起的，因而缺少改变自己的动机和愿望。他们不愿意表达自己的情感，即使沟通，也只是做一些表白式的、外在的表达，不涉及自己的内心。如一位因与丈夫分居而抑郁的女性，她开始时只向咨询师询问有关孩子的教育问题，根本不涉及她自身的问题。

第二阶段，求助者开始"有所动"的阶段。如果在第一阶段中，求助者能够体验到咨询师对他的尊重、真诚和共情，感到自己被完全接纳，就会进入第二阶段。在这一阶段中，求助者可以流畅地谈论一些自我之外的话题，但仍不能承担问题的责任。如一位男士在谈到他的女朋友时说："她有时还与她以前的男朋友联系。"在描述感受时，他看起来让人觉得他谈的事情好像与他自己无关。如那位男士说："如果我与女友的关系近了，她以前的男朋友会痛苦的。"实际他担心他的女朋友与先前的男友关系密切，自己心里感觉痛苦，但他不谈自己的感受。当咨询师问及他自己的感受时，他会说："我倒也没什么感觉，多少有一点不太舒服。"他能感觉出自己的一些不对劲，但又不敢正视并加以确认。他个人的感受以及对这些感受与自我的关系的认识是模糊的，但此时已能触及个人的感觉，内在僵硬的自我开始有所松动。

第三阶段，求助者能够较为流畅地、自由地表达客观的自我。如果在第二阶段中求助者对自我有所松动的表达，能够被咨询师完全接纳，那么，他在心理上就会觉得更安全。他在这时的表达就会较为流畅和自由，但他表达的仍然是客观的自我，总体上来说，还没有情感的投入。如一位在宿舍中因人际冲突而不能适应的大学生在这一阶段的表达是："在宿舍里，我尽量表现得很平和，也不在意他们的态度，并说一些使他们高兴的话，因为我希望他们能够对我好。"他们在这一阶段中，可以流畅地谈自己，但仍然像是在客观地描述别人一样。有的求助者也会谈论一些情感，但谈的大多都是过去的感受，他们对自己的感受很排斥。

第四阶段，求助者能更自由地表达个人情感，但在表达当前情感时还有顾虑。如果求助者发觉自己在前一阶段对自我的表达能够全部被咨询师接纳后，他们的自我防卫就会更放松，就能更自由地表达个人的情感。但在表达过去的情感时很具体、很生动，对现在情感的表达还有些障碍。他们能够接受自己的某些情感，并能对问题有一些自我责任感，对经验与自我之间不一致的地方也有了一定的认识。如上例中的那位大学生会说："我真希望自己能像在中学那样可以发发脾气，我觉得我现在活得很不自在、很紧张，我真希望我活得不累。"在这一阶段，求助者的自我体验变得较为真实，但由于长期形成的固定模式的限制，他还不能做到对自我完全放开。此时，求助者与咨询师之间已经有了以情感为基础的联系，心理治疗的过程大部分发生在这一阶段和下一阶段。

第五阶段，求助者能够自由表达当时的个人情感，接受自己的感受，但仍然带有一些迟疑。由于咨询师对求助者在前面各阶段中所表达的内容能够完全接受，求助者对自己当前感觉的表达更为自由了。他们对情感和个人意义的分化更加明确。他们开始接受自己的真实情感，并且已经能够清楚地认识到自我内部的不协调与矛盾。他们与内部自我的交流变得越来越畅通，同时也越来越清楚自己的责任，越来越想成为真实的自己。如上述那位大学生会说："我在家里的时候是很自由的，想做什么就做什么。可是我在宿舍里却偏偏要取悦别人。我明明不高兴，可偏偏在他们面前装出若无其事的样子，我为什么要这样做？"

第六阶段，求助者能够完全接受过去那些被阻碍、被否认的情感，他的自我与情感变得协调一致。求助者不再否认、惧怕、抵制自己的那些真实感受，他会感受到已经解除了自我概念中那些对经验的束缚。他能切实生动地体验自己的真实情感，因此感到无比放松。在这一刻，常常会看到求助者流泪或眼睛湿润。如前面提到的那位大学生会边流泪边说："他们凭什么那么傲慢，有什么了不起的。""我每天烦透他们了。我讨厌他们那样轻视我，我每天装得若无其事时心里特别压抑。"在这里，咨询师看到了一个不再掩饰的真实的自我。求助者不再是那样僵化与刻板了，他在这里呈现的是一个有丰富体验的个体生命。

第七阶段，自由地表达自己。求助者对治疗条件的作用，如关注、接纳等已不再看得那么重要。他几乎可以不需要咨询师的帮助，就可以继续自由地表达自己。对自我经验的排斥、歪曲越来越少。自我内部的沟通越来越多，自我的体验越来越真实，他们尝试着改变自己以前僵化的个人建构，使其能够有效地处理自己的各种经验。当不再歪曲一些经验时，他们就能够比较准确地做出对现实的反应，决策就比较正确了。如前面的那位求助者，他会连续地表达很多自己的感受，并会体悟到一些新的适应模式。他说："其实，我发现有时我偶尔发一次脾气时，宿舍同学对我的态度倒是很在意的。我想也可能我没有经常与他们交流，他们不了解我，我也对他们或许有些误解。也许我太在意自己了，如果我对自己不那么在意，可能也就不太在意他们了。"求助者对自我的整合，他对治疗的领悟会从某一具体问题的解决扩大到生活中的其他经验，他变得自由、开放了。

以上这七个阶段是一个有机的过程，每一个阶段都渗透着下一阶段的发展变化。整个心理咨询过程是求助者人格改变的过程，这个过程是渐进的、灵活的、相互联系的过程，并非相互割裂的，也并不是区分十分严格的。

第四节 案例访谈及解析

下面这个案例是罗杰斯在南非的约翰内斯堡举办的一个工作坊上,当着600名参加者公开进行的为时半小时的演示性治疗谈话,本书摘选前一部分。罗杰斯对这次治疗谈话的评价是:"在治疗师和求助者那变化多样的关系中所进行的治疗,其好多方面透过一次会谈就能得到说明。"

罗杰斯:行了,我准备好了。既然我们已经打过招呼,有点熟了,我不知道接下来你想要同我谈点什么。不过,不管你打算说什么,我都做好了听你说的准备。(停顿)

求助者:我有两个问题,一个是对婚姻和孩子感到害怕,另一个是年纪,年纪越来越大,很难认真想想将来,我发觉好害怕想将来的事。

罗杰斯:那是你的两个主要问题。你愿意先谈哪一个呢?

求助者:我认为眼下较急的是年纪问题,我想从它开始。如果你能在那上头帮帮我,我会非常感激。

罗杰斯:你能多告诉我一点关于害怕年纪增大的事吗?当你越来越大会怎样?

求助者:我觉得自己陷入了一种令人恐慌的情境,我已经35岁了,再过5年就40岁了。很难说明白为什么,我就是翻来覆去地想着这件事。我想逃开,不想这事。

罗杰斯:那事太叫人害怕了,所以你真的——它真的使你开始恐慌。

求助者:是呀,而且它影响到我做人的自信。(罗杰斯:唔……唔)这个问题是过去一年半,哦,不,两年的事。那时我突然意识到,天哪,怎么啥都让我赶上了,我怎么会有这种感觉呢?

罗杰斯:直到过去一年半以来你才有那种感觉。(停顿)其间有没有什么特别的事,像是它引发这些的?

罗杰斯的注解:我初始的反应有两个用意,我想给她制造一种完全安全的气氛,以便她表达自己,所以我去认识她的感受,并且问一些一般性的、不带威胁性的问题;我的另一个用意是要摒除任何会指定一个方向或者暗示着任何判断的东西。这样,谈话的方向就完全随她来定。求助者从陈述她的问题到开始体验她正感到的恐慌,已经有所进步。

求助者:我想不起有什么特别的事,真的。哦,我妈妈是53岁时去世的(罗杰斯:唔……唔),她很年轻,在好多方面都很棒。我想没准这事有点儿关系,我不知道。

罗杰斯:你有点觉得:如果你妈妈那么年轻就去世了,或许你也有那种可能性。(停顿)而且现在看起来时间似乎太短了。

求助者:对!

罗杰斯的注解：求助者已经安定下来了，她正在利用关系中的安全感来探索她自己的体验。在不自觉的情况下，她的无意识的智慧推动她去思考她妈妈的死。我的反应显出我在她的内部世界里感到很放松，自然。而且，我走得比她所陈述的稍稍靠前一点。我对她的内部世界的感知，由她说"对"而得到确认。假如她说的是"不，不是那回事"，我就会立刻丢下我形成的意象，尝试去找出她的话的本意。在我力图去理解的时候，改变自己的反应，对我是很容易的。

求助者：当我看我妈妈的一生时，她那么有天分，而她却那么不幸，到头来成了个苦命女人。这世界欠她太多了。我可一点不想自己的一辈子像她那样。而且到现在，我还没像她那样。到现在为止，我的生活一直很充实：有时很快活，也有时很沮丧，我学到了好多东西，还有好多东西要学。可是我确实感到，我妈妈的遭遇正在我身上重演。

罗杰斯：因此，这一直使你感到恐惧。你的部分恐惧是："看看我妈妈的遭遇吧，我是不是正在走她走过的路呢？（求助者：是这样）我也会一样的了无结果吗？"

求助者：（长停顿）你想再问我些问题吗？我想那会使你从我这里得到多一些资料。我简直不能够——心里头乱七八糟的事情在转（罗杰斯：唔……唔），像走马灯似的乱转。

罗杰斯：你心里一桩桩事情团团转，转得那样快，你简直不晓得在哪里（求助者：从哪里说起）停住好。你愿不愿意再谈谈你和你妈妈的一生的关系，你对那个的恐惧，或者什么的？

罗杰斯的注解：求助者长时间的停顿往往是有收获的。我怀着兴趣等着看接着有什么。首先出现的是一个清晰的迹象：在她心里，我是权威，我是医生。她将会按我的想法去做，配合我。在我这方面，我没有在言语上明白拒绝按照医学的传统模式，做全知全能的医生。我只是在行动上不像一个权威那样行事。我只是向她表明，我理解她茫无头绪的感觉，留给她一个不太具体、不太特别的引导。有趣的是，她插进来接住我的后半句话，这表明感觉上她认识到我们正在一起探索——在桌子的同一边，而不是像通常那样，医生在一边，求助者在另一边。

求助者：年岁越大，我对婚姻这件事的那种感觉越强。这两者是不是有什么关系，我不知道。不过害怕结婚，怕被套在婚姻的义务里，还有孩子……我觉得太可怕太可怕了。而这种感觉随着年龄越大越厉害。

罗杰斯：这是一种对婚姻的义务和责任的恐惧，以及害怕有孩子的感觉，对不？所有这些似乎越来越近，恐惧也越来越大。

求助者：是呀，我并不害怕义务和责任，比如，当涉及工作、友谊，要做什么事情的话，我不会感到害怕。可是婚姻对我来说太——

罗杰斯：因此，你并不是个不负责任的人，或者诸如此类的。

求助者：当然，绝对不是！

罗杰斯：你对工作、对朋友都很负责的。只是一想到结婚——就感到像下地狱一样可怕。

　　罗杰斯的注解：长时间停顿引起求助者开始袒露，并开始探索她对婚姻的害怕。求助者越来越多地认识、区分她的感受的对象和她的知觉，包括……她的自我、她的体验，以及这两者之间的关系。当求助者认识出她的恐惧不是对所有的责任，只是对一特殊的责任时，她的表现正好说明了我上面的论断。我们现在无疑地成了伙伴，一起探索、了解她的自我、她深藏于内心的自我。我们对彼此说的话心领神会。

　　求助者：（长长的沉默之后）你想要我说话吗？
　　罗杰斯：我要是能帮你把脑子里的那些事情理出点头绪来就好了。
　　求助者：唔，（停顿）我真的没料到今天会点上我，要不然我会拟出个单子的！（停顿）我的问题会——你知道，我爱好的是艺术。我非常喜爱音乐和舞蹈。我真想能够把别的都丢开，完全致力于音乐和舞蹈。可不幸的是，今天我们所生活的这个社会强迫人按照一套社会标准来工作、生活。我爱音乐、舞蹈有什么错，我就是喜欢它，这是我真心想从事的事儿。可是我怎么做？要不是这事，就是我刚刚说的——年龄越来越大——我一准儿回头去重新来。
　　罗杰斯：所以你要我明白的是，你的确对生活有所追求，你有自己真心想做的事。
　　求助者：太对了！
　　罗杰斯：献身于音乐、艺术，但是你觉得社会不让你这么做。但是你的确希望抛开别的一切，专心一意地集中在音乐爱好上。
　　求助者：对。

　　罗杰斯的注解：当求助者极力想要知道该往哪个方向去探索自己时，她力图把责任交给我。我只是表达了我的真实感受。她接下来的表述是一个非常有力的证明，表明让求助者在会谈中起主导作用有很大优点。头一次长停顿导致她开始探索婚姻问题，这一次则导致她谈起她自我意象中的一个令人惊讶的积极方面。比起有些求助者对自己无一处敢说的情况，她对自己对艺术的热爱可以说是充满自信、非常肯定的。我的反应的优点在于，有助于她更完全地看到自己的目标和追求，就像举起一面镜子让当事人看清自己。从治疗过程的角度来看，求助者"充分地在意识中体验到过去被拒绝进入意识或者被歪曲地意识化的感受"。

　　求助者：在过去一年半里，每件事——这真怪，不过——情况开始变得至关紧要。过去我一直相信当一个人年龄变大时，他就会变得更有耐心，更宽宏大量。实际上我一直也没有什么忧心的事，仅仅是现在才真有一个问题。但是我不晓得怎么处理才好。
　　罗杰斯：在我看来，在过去一年半里，每件事都显得非常非常要紧——每时每刻，生活的每一方面。
　　求助者：对！
　　罗杰斯：都像是越来越至关紧要，越来越事关重大。而这里有一个更深刻的问题：

"我做什么好?"

求助者:(停顿)你能回答我一个问题吗,卡尔博士?你认为那两件事有联系吗?结婚的事和年龄大了的事?

罗杰斯:从你对它们的谈论中我觉得它们是有联系的。你谈到随着时间推移而产生的恐惧——既有对结婚生养孩子的恐惧,又有对年龄增加的恐惧——越来越强,那像是连在一起的一团恐惧。除此之外,你还一直在说"我知道我想要全身心投入的是什么——只是我没法做罢了"。

罗杰斯的注解:"求助者体验到她生活中那些问题的紧迫感,以及她在面对它们时的无助感,她按她习惯的方式向权威寻求答案。她已经在谈话中把两个问题联系起来,所以我只是简单地将她的感受及其含意扼要地反馈给她。在我这方面并没有拒绝给出任何我的答案。"有一个深刻的信念:最好的答案只可能来自求助者的心里。而实际上,她的谈话回答了她自己的问题。

思考题
1. 以人为中心疗法的理论精髓是什么?
2. 以人为中心疗法认为什么才是帮助求助者解决心理问题的关键?为什么?
3. 以人为中心治疗的基本特点有哪些?

第九章 存在主义治疗

【本章要点】
1. 了解存在主义治疗的形成、主要特点和注意事项。
2. 重点掌握存在主义疗法的理论依据及操作过程。

【关键词】
存在主义治疗（existential therapy），意义疗法（logotherapy），终极关怀（ultimate concerns），自我感（sense of self），存在焦虑（existential anxiety），神经质焦虑（neurotic anxiety），人际孤独（interpersonal isolation），存在孤独（existential isolation）

在生活中我们较少使用"存在"这样的概念，但生命的意义、对死亡的恐惧、自由与责任等内容是我们一生无法回避的主题，而这些主题就是存在主义治疗重点关注的一些议题。存在主义哲学诞生于欧洲，后来被心理学家借鉴使用在心理治疗中，成为独特的一个治疗流派。本章介绍存在主义治疗，它关注人类关于死亡、自由、孤独、无意义这些终极议题，呼吁人们行使生命中的抉择自由，并为自己的选择勇敢地承担责任。

第一节 概述

一、存在主义治疗的定义

存在主义疗法（existential therapy）是一种运用存在主义哲学理念进行心理治疗的流派，它向人们强调的是在生命历程中人有抉择自由，同时也在唤醒每一个人去行使这种抉择权，勇敢地成为你自己。这是存在主义治疗的核心理念。存在主义治疗由维克多·弗兰克尔（如图9-1所示）、罗洛·梅（如图9-2所示）、欧文·亚隆（如图9-3所示）、詹姆斯·布根塔尔一批存在主义旗帜下的学者共同缔造和发展，他们致力于让求助者意识到他们对自我的约束与限制，理解他们在建构自己的限制模式中所扮演的角色，同时也能够接受那些可能被回避、否认或者压抑的既定存在。当求助者为其与自己的关系、与他人的关系选择更多指向真实生命的行为时，个体便拥有扩展了的自我感（sense of self），特别是增强了一个人在其生命中与人亲密、创造意义以及精神追求的能力。求助者原先由于"虚假地活着"而产生的很多心理症状及问题也就消失了。

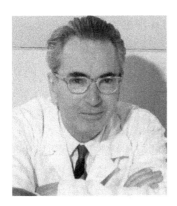 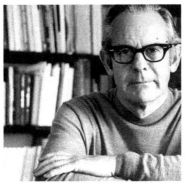 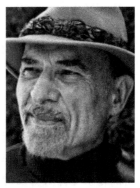

图9-1　维克多·弗兰克尔（Viktor Emil Frankl, 1905—1997）　　图9-2　罗洛·梅（Rollo May, 1909—1994）　　图9-3　欧文·亚隆（Irvin Yalom, 1931—）

二、存在主义治疗的主要特点

1. 治疗师本身即治疗的核心

治疗师以自己为工具，是存在主义治疗的精髓所在。当治疗师的内在能触及当事人内心，并能平等真诚相待时，才能有最佳治疗效果。由此，治疗师对自我的探索是很有必要的，只有当治疗师探索自己的生活到了一定的深度与广度，在治疗当事人时才不会迷失自己。存在主义治疗是一种治疗师与当事人携手合作的探险之旅，双方都会因为投入这种探索而有所改变。

2. 缺乏传统意义上的"技术"

存在主义治疗师为了实现其治疗目标，他们会采用很多方法。然而，这些方法并不是传统意义上的"技术"，它们是立场或创设的一种情境，通过这种立场或情境，培养和激活治疗的在场，通过与虚假生活的斗争促使求助者寻回生命的意义，实现生命的唤醒。每一位治疗师，针对每一位求助者，必须发现什么是最优化的治疗方式。治疗的艺术性在存在主义治疗中体现得非常充分，当然，其科学性也是其产生良好治疗效果的必须保证。

第二节　存在主义治疗的基本理论

存在主义治疗的人格理论把每一个人都看作一个独特的个体，努力追溯生命的意义。存在主义疗法所关注的是试图去理解人类的状况。它抛弃了对于人性的固定观点，声称每一个人必须最终确定自己的个人存在。存在主义治疗师通过帮助当事人了解和澄清他对自己和世界的看法，让其找到自己可选择的范围，并做出选择和行动，从而顺利度过他的转折期。存在主义治疗围绕着以下核心概念构建出其理论大厦。

一、核心概念

1. 个体的独特性

存在主义的立场表明，没有两个人是相似的——每个人都是独特的。为了认识自己的独特性，个人有必要作为一个分离的、有区别的个体来面对自己。这一过程中的一个重要部分就是体验存在的孤独，在一个人试图去面对自己存在的意义的过程中，这可能是一种痛苦的体验，这能帮助一个人发展出自主的能力。

2. 焦虑的作用

存在主义疗法区分了两种类型的焦虑。一种是正常或健康的焦虑，叫作存在焦虑（existential anxiety）；另一种是不健康的焦虑，叫作神经质焦虑（neurotic anxiety）。神经质焦虑与情势不符合的一种焦虑反应，可能会导致一个人被焦虑所控制。存在焦虑表明一定程度的焦虑可能是积极的，因为它会成为推动一个人做出生活中必要改变的动力。焦虑的另一个积极方面是它经常发生在一个人面临困境之时。一个逃离这种焦虑的人将不能够从生活的挑战中得到学习。从这一角度来看，存在主义者相信，一个人可能从痛苦和磨难中获得意义。尼采也曾表达过类似的观点："那些不能够杀死我的，会让我变得更强大。"

3. 自由与责任

存在主义疗法认为自由和责任是相互关联的。尽管人们可以自由地选择自己的命运，但他们也必须为自己的行为承担责任。存在主义治疗师帮助求助者觉察自己的选择以及他们能够对自己的命运所进行的控制。

4. 存在与不存在

存在与不存在也是相互关联的。死亡的现实为生命带来意义。存在与不存在还与自由和责任相互关联。人们有选择存在或选择不存在的自由。如果个体选择存在，他们必须为他们的存在承担责任。存在与不存在还与"我是"选择有关（如"我是我，因此我存在"）。"我是"是一种选择活着而不是死亡、选择存在而不是不存在的宣言。从存在主义的视角来看，意识到死亡可以在任何时候发生，将推动人们从自身的存在中生成意义。

二、四种终极关怀

存在主义关注的"终极关怀"，可以将它视为人类生活在世界上不可避免的、最终必须关注的东西。正因为个体一方面想逃避这些"终极关怀"，另一方面却又逃避不了，于是便在内心产生了冲突和矛盾。欧文·亚隆（1980）生动地勾勒出人类存在的四项"终极关怀"——死亡、自由、孤独与无意义。

1. 死亡

你第一次意识到自己终将有一天会从这个世界消逝是在什么时候？伴随着这个认识，你随之产生了什么感受？毋庸置疑，对死亡的恐惧是所有人都可能体验过的。渴望活着以及觉察到死亡的必然性，构成了人类生命中最显著的第一个冲突。海德格尔在《死亡的观念怎么拯救人》中这样谈道："我们对个人死亡的觉察就好像一根刺，把我们从一种存在模式转移到更高的模式。"这两种基本的存在模式是：忽略存在的状态，注意存在的状态。为了应对这种觉察带来的焦虑和恐惧，人们建立各种防卫机制来避免觉察死亡。比如活在事物的世界中，沉浸在一切分散注意力的日常琐事中。这就是忽略存在的状态，也就是海德格尔称之为"不真诚的模式"，因为人在这种状态中以逃避、堕落、麻痹的方式避免选择，生命被物化。但在注意存在的状态下，人变得能自我觉察，觉察自己是正在形成的自我（超越的自我），也是已经形成的自我（经验的自我），从而拥抱自己的可能性和极限，面对完全的自由与一无所有，并因此感到焦虑。

一般来说，我们把死亡看成全然的邪恶。要接受死亡对生命有正面的贡献，这是有些困难的。但是，我们可以稍微想象一下，没有死亡的生活，生命会失去它的热度并因此而萎缩。亚隆强调，任何层面的否认死亡，都是否认我们的本性，会导致我们的觉察和经验越来越受到限制。死亡观念的整合可以拯救我们，它就像催化剂一样，让我们投入更真诚的生活方式中，并能增加生命的乐趣。虽然形体的死亡会使人毁坏，可是对死亡的观念却能拯救人。

2. 自由

萨特说过，"我们是自己的选择"。这反映了存在主义的另一个重要主题——自由。存在主义强调人虽然受到本能、遗传、环境的限制，但仍具有"自由"。所有人都会面临影响生活的自然逆境，但这不表示我们在这种处境中毫无责任或选择，我们仍能在可选择的范围内做自由的选择，对自己在不利条件中能做什么有责任，对不利条件的态度有责任。"人所有的东西都可以被剥夺，但在面临何种境遇中选择何种态度和生活方式的自由不能被剥夺"。亚隆曾展示一些咨询师在工作中干预的例子，这些方式都是为了引起求助者注意到他们是如何忽略了自己的自由选择权利。

案例 9-1

有一个求助者坚持自己的行为完全受潜意识的控制，治疗师问他：是谁的潜意识呢？

一个团体治疗师有一个称作"不能"的铃，每当有求助者在团体中说"我不能"的时候，他就摇一下铃，请求助者收回自己的话，改说"我不愿意"。

许多治疗师会要求求助者改变他们说话的方式，以表明自己的主动权。如不要说"他激怒了我"要说"我让他激怒我"；不要说"我的思绪跳开了"，要说"当我受到伤害觉得想哭的时候,我以混乱的思绪来保护自己"。

从上述例子中我们可以看到,有存在意识的治疗师会提醒求助者是如何逃避了自由和责任,使自己陷入困境中。萨特说:"个体的生活是由自己的选择所组成的,人是自愿成为他现在的样子。"对存在主义而言,自由和责任是一体的两面,我们必须为自己的生命、行动及不采取行动负全部的责任。

3. 孤独

孤独是一个大家相对更熟悉的概念。在生活中,我们大部分体验到的"孤独"可能更多的是一种人际孤独(interpersonal isolation),由于地理上的孤立或者缺乏社交技巧而引起的一种自我与他人关系的隔阂或疏远,这是一种社交孤独。但存在主义所关注的"孤独",是指"存在孤独"(existential isolation),这是一种即使和别人有最愉快的互动,但也仍然留存在生命中的更深远的孤独。存在孤独是指自己和任何其他生命之间无法跨越的鸿沟,也是指一种更基本的孤独——人与世界的分离。就像小说家乌尔夫(Thomas Wolfe)在他的自传小说《天使,向家乡看》中所描述的主人公的内心深思一样:他了解人与人之间永远是陌生的,没有人能真的了解任何人。如死亡就是最孤独的人类经验。

人一方面觉察到孤独的必然性,另一方面又希望被保护,希望与外界合而为一,于是便产生了内心冲突。人们害怕这种"存在孤独",于是想办法来防御应付它,由此便产生了很多问题。

亚隆相信,对抗存在孤独主要的力量就是关系。他说:"我相信如果我们能承认自身存在的孤独处境,毅然面对,就能深情地转向他人。相反的,如果我们在寂寞深渊之前被恐惧征服,就无法向别人伸出双手,反而会为了避免在存在之海溺毙而乱挥双手。在这种情形下,我们的关系就不是真正的关系,而是一种混乱、失败、扭曲的关系,在与他人的关系中无法感觉到他们就像我们一样,是有感情的人,同样孤寂、同样害怕、同样渴望回到原乡的世界。我们对待其他存有的方式好像对待工具或器械,他人不再是'他人',而是'它'。"哲学家和神学家马丁·布伯在诠释人类的关系上做出了杰出的贡献。他声明:关系是一切的起源。他区分了两种关系,"我-你"关系和"我-它"关系。"我-它"关系是人和器具之间的关系,是一种功能性的,在主体和对象之间完全没有相互性的关系。而"我-你"关系是全然的彼此关系,它不只是"我"试图和"别人"有关联,而是其中并没有"我",因为"我"时刻都受到正在与"你"的互动过程的影响,因此只有基本的"我-你",这种关系是你与我的相遇。在"我-它"的关系里,人们只是物化对方,使用这种关系作为驱逐孤独的工具,但这是无效的;只有在"我-你"的真诚相遇中,发展无所求的爱、成熟的爱,通过关爱,人会改变,变得丰富,实现自我,存在孤独会减轻,自我也得到照顾。可是这种回报是自然产生的,无法追逐而得。

4. 无意义

列夫·托尔斯泰50岁时经历了一场严重的生命意义瓦解的危机,甚至他一度想自杀。他这样描述当时的自己："我现在所做的以及未来所做的事情究竟能给我带来什么？我的整个生命能够带来什么结果？或者换句话说，我为什么而活？为什么我要有欲望？为什么我会做事情？……我的生命是否有意义，而且这个意义不会被不可避免的死亡摧毁？……这个潜藏在每个人——从未成熟的小孩子到伟大的智者——灵魂的问题，开始让我考虑自杀。"

荣格意识到了无意义感制约了生命的充分实现，"生命缺失意义在神经症的产生中起着至关重要的作用。最终，神经症求助者应该被看作是一个受苦的、尚未发现自身意义的人"。维克多·弗兰克尔声称，他在临床实践中遇到的神经症求助者中有20%是由于空虚、生活无意义而产生的。

人追求意义，没有意义、目标、价值的生活会带来巨大的痛苦。弗兰克尔观察到，在集中营里，丧失了生命意义感的人很难活下去。然而，存在主义理念把世界看作是偶然的，也就是任何事情都可能是另一副样子。人构成了自身、自己的世界以及在这个世界中自身所处的情境。不存在任何既定的"意义"。因此，需要意义的个体如何在一个没有意义的世界中找到意义，这成为另一项终极关怀。

意义就像快乐一样，不能直接求得。意义感是参与生活的副产品。不管是什么带来了无意义感，治疗的答案就是参与，参与生活、参与关系。正如佛陀所教导的一样，追问生命的意义并无教益。人必须让自己沉浸在生活的洪流之中，疑问在随水流逝的同时，由自己所赋予的意义就会自然浮现。

三、基本假设

存在主义治疗与其他心理动力治疗法相似，治疗师预先假设当事人痛苦和焦虑的来源是由于潜意识的生存冲突导致了当事人产生焦虑。为了应对这种焦虑，当事人采用了一些无效的防卫，以求取得暂时的解脱。这种无效的防卫不仅阻碍了当事人完整生活的能力，而且引起了次级焦虑。基于这种假设，存在主义治疗师便坚持让当事人了解和觉察自己，找到冲突的来源，帮助他确认其无效的防卫方法，并发展新的健康的焦虑应对方式。

第三节 存在主义治疗的操作过程

临床评估让治疗师对求助者所表现出来的症状的隐藏根源有所了解。评估的目的在于确定痛苦的根源是否来自于一些存在性危机议题，如中年危机（面对衰老和死亡的恐惧）、面临学业或工作及生活方式选择上的冲突（是选他人之所爱还是选我之所爱，即选择的自由与责任）等，这是当前个案是否适合进行存在主义治疗的一个关键因素。如在评估后认为适合进行存在主义的治疗，那么就可以开始一段咨询师与求助者的共同存在之旅。

存在主义治疗的操作虽然有一定的步骤，但更重要的是，唤起个体的责任承担和使命感——一个人所选择的生活要真正与他自己相关，值得他全部身心地投入。实际的治疗过程并不总是一步步顺利地走向结束，治疗中常常出现停顿和重新开始的状态，然后又向前进。在一个问题上取得足够的进展可为下一个问题的解决打下基础。

一、通过在场建立良好的咨询关系

存在主义治疗的第一步，也是最重要的步骤，是和求助者建立一种真实的关系，让求助者体验到治疗师能理解他们的痛苦，把他们作为人来对待。在这种关系中，治疗师和求助者以完全真诚的面目相处，不带任何角色的防御以及社会规则的限制。而这种关系建立的前提，是治疗师的"在场"。通俗地说，是存在主义治疗师努力与求助者在"他们所在的地方"相遇，并且也努力帮助那些求助者实现其全部的潜能，去"拥有"或赢得呈现在他们面前的生活。

相对于一位只关注于问题解决的"医生"，存在主义治疗师与求助者有着人际关系和个人的内在联系，他们之间有着显著的差异。前者为孤立的、确定的疾病或问题提供了特定的治疗或解决模式，但与求助者本人拉开了距离；后者则提供了一种关系、邀请以及旅程上的陪伴，是与求助者站在了一起。前者可能会满足求助者减轻痛苦的立即性需要，后者则可能会满足求助者对联结、自我探索、生命力等方面的潜在需要。而对于那些深陷存在主义议题所带来的困惑的当事人而言，显然后者的方式是更重要的。

那么，在存在主义治疗中如何建立良好的咨询关系呢？通过治疗师的在场（presence）。在场不仅构成了存在主义治疗相遇的基础，它同时本身也就是存在主义治疗的方法和最高目标。为了"领会求助者的存在"，并最终帮助求助者"领会自己的存在"，治疗师必须带着完全的、真诚的在场进入治疗中的相遇。在场意味着相遇是真实的。对于马丁·布伯来说，在场意味着在一个人面前的人不再是"它"（it）而是"你"（you）；它意味着我们在彼此的认知里都是相互关系的人类。亚隆总结道："这个相遇是心理治疗的核心……是一种关怀，是两个人之间深层的相遇。"

二、建立咨询目标

弗兰克尔认为，"当事人必须找到一个他们存在的目标并去实现它，……治疗师必须帮助人们实现他们可能达到的最高水平的行为"。当一个人认识到生活的目标并作为一个任务去实现时，他们将能够更好地去实现具有重要意义的价值。由此，我们可以了解存在主义对治疗目标的态度。

存在主义疗法的目标不是"治愈"人们的选择障碍，而是帮助他们开始认识到自己正在做什么，让他们脱离受害者的状况。它的目的是帮助求助者脱离僵化的角色，并清楚地看到他们是怎样过着一种狭隘局限的生活。治疗的基本目的是让求助者领悟自己所具有的自由，发现、建立并使用这种自由，创造更负责任的、更有意义的存在。

治疗的目标具体可以是：①发现自己的独特性；②找到生活的个人意义；③从积极的方面来利用焦虑；④觉察自己的选择以及为选择承担责任的需要；⑤不是把死亡看作

一种可怕的结局，而是看作赋予生命意义和重要性的终极实现。

三、治疗行动的实施

由于存在主义治疗的焦点在于协助求助者了解他目前所处的生活情境，帮助他们重新了解和选择，所以，在对求助者问题的分析上，存在主义取向的治疗师会强调协助求助者确认和澄清他们对这个生存世界的假设，邀请求助者去看看他们是如何觉察、解释人们的存在经验的。让他们检视自己的价值观、信念和假设，以判定其有效性。对许多求助者来说这并不容易，他们一开始多半会将其问题归咎于外在的环境，他们可能只去注意别人赋予他们的感觉，或是感觉其他人对其行为举止应负极大责任。治疗师的任务在于引导他们真诚反省自身的存在，并检视他们的问题为何会发生。

为了帮助求助者认识到他们限制性的生活模式和冲突，存在主义治疗师更多地关注于治疗的过程而非内容。大多数存在主义治疗师假设，不管治疗的焦点在哪里，一个人在治疗相遇中的表现，即是他或她在生活中如何行动的反映。因此，存在-人本主义治疗师将会阐述在会谈中所发生的某些特别的现象与过程。这种觉察经验的方法以现象学为基础，对求助者和治疗师现场的、即时的经验进行探究。

我们从下面由奥赫拉·克鲁格提供的这个案例中可以看到这种方式。

最近，我正在接待一个总是哭泣的求助者。在听她的故事时我注意到，即使她用的纸巾已经撕碎、破烂了，她也不去换一张新的纸巾。在一个合适的时机，我礼貌地提醒了她——更换新纸巾的事情。当她意识到这个行为即是她惯常的存在方式，她的眼里涌出更多的泪水，她说："我总是凑合着使用自己现有的东西。"

从这个案例中我们可以看到，个体会将自己的过往经历形成独特的自我感，在此时此刻以某种方式显现出来。因此，在治疗师的提醒中，求助者如同在一面镜子中"看到"了自己——意识到她自己及其主观世界的结构，形象地反映在她的"纸巾行为"上。这培养了求助者动觉性体验能力，体验他们与自己以及与治疗师的关系，并且还培养了他们表达出来的能力。这样的过程都是在"在场"以及"相遇"的基础上对过程的诠释与识别，帮助求助者有可能将他们的局限和自由整合在一起，从而使他们的主观世界变得更灵活和富有弹性。

有效的治疗不仅仅限于当事人能觉察了解自己，还能鼓励当事人以在治疗过程中所领悟的认识为基础，进一步地采取行动。也就是说，治疗的最终目标在于当事人能将其经过发展并且内化的价值观应用在具体的行动方式上。当事人将调整后的意义价值以具体的方式付诸在实践中后，通常能发现自己的优点，发现自己具有所认为的有意义生活的能力，并使自己融入有目标的生活方式中。

第四节 案例解析和关键咨询片段

本案例由编者在过往的一些咨询个案基础上进行了细节上的改动并拼接而成,其中体现了一些常见的适合存在主义治疗个案的部分共性问题,感谢这些求助者们丰富的生命故事,使编者有可能通过这些案例进行学习,并感谢他们在咨询中为成长所做出的那些努力,从而让编者有可能见证存在主义治疗的魅力,在此能使用这些案例以使更多的人能够学习。

1. 案例的背景资料

求助者小月,女,23岁,大四学生,因为自己对考研的方向和父亲的想法无法达成一致感到苦恼而前来求助。求助者在一所医学院校就读。当初选择报考医科院校是听从了父亲的建议,因为报志愿时并不知道自己要选择什么专业。但是她进入大学后发现自己并不喜欢现在的医学专业,后来她大量参与学生社团工作,发现在那些社团工作中涉及与人一起工作的事务是自己喜欢并且胜任的,所以,在决定考研后,她就有意报考管理这样一个和人打交道的专业,她觉得自己更喜欢从事这种性质的工作。但是她父亲觉得这些专业将来毕业不好找工作,还是坚持认为她应该在本专业方向上考研,将来可以在医院从事一份稳定的工作。当事人为此感到非常苦恼。咨询师在了解了求助者的基本背景情况后,发现在这个困境中,"是选择自己想要的人生道路,还是听从父亲的意见,走他为自己选择的道路"是问题的核心,求助者在面临考研的时候发现,过去一直顺从父亲的方式在现阶段成为她自己痛苦的主要来源,因为她现在已经有了自己的想法。那么,是否行使自己的抉择权,并为自己的选择负责,这成为当事人必须直面的一个存在性议题。

2. 关键咨询片段摘录及解析

小月第一次咨询后,在叙述了自己的困扰后,非常期待地看着咨询师:"老师,这件事情真的让我非常矛盾。我已经想了好长时间了,但是一点头绪都没有。我非常不想伤害我爸爸,但同时我也真的不想再继续读这个专业了,老师,您觉得我应该怎么做呢?"

接下来,咨询师和求助者进行了一段对话,在这段对话里,咨询师邀请求助者进行了一段自我探索,并为良好的咨询关系打下基础。

咨询师:小月,刚才我听到你描述自己的困扰,我能感受到你内心面临巨大冲突的现状。你看起来真的非常爱你的父亲,一点可能伤害他的事情也不愿意做;但同时你已经忍受了4年不喜欢的大学专业学习,你很想将来可以通过跨专业考研走上自己喜欢的道路。

求助者:是啊!其实我还有一件事情没有说,就是我上小学的时候我父母就离婚了,我一直跟着我爸爸,我很爱他(小月的眼中涌出了泪水)。我之所以没有说这件事情,是因为我不觉得我父母离婚对我有多么大的影响。因为我一直住在爷爷奶奶家,他们都很爱我。爸爸在外面工作挣钱,但是他经常来看我。我能感受到爸爸非常爱我,姑姑告诉我爸爸在外面挣钱很辛苦,而且他为了不让我受委屈所以没有再结婚。我也很心疼爸爸,所以学习一直很努力,各方面都尽可能做到优秀,爸爸也以我为骄傲。我觉得虽然我的父母离婚了,但是我爸爸努力给了我很多的爱,他非常了不起。

咨询师:现在我了解你对父亲的爱是那么的深沉了,所以任何可能伤害父亲感受的事情你都不想做。

求助者:是的。(她一边点头,一边擦拭着泪水)

解析:这个片段,咨询师通过共情、情感反应和内容反应,使求助者愿意作更深的自我暴露,而通过咨询师的整理,也发现了小月对父亲格外深沉的爱仿佛就是她选择自己理想道路的阻碍。

求助者:老师,那您觉得我应该怎么做呢?我觉得我真的完全不知道该如何是好,因为这样的选择实在是太难了。(小月苦恼而充满期待地看着我)

咨询师:小月,我看到了你的苦恼和无奈,我想如果我在你这样的年龄、处在你这样的情境下,也会和你一样不知所措的。当你这样询问我的意见时,我现在确实可以从我个人的角度告诉你我认为怎么做是更合适的。但是,我也要提醒你注意一点:我所提供的意见是基于我的人生观和价值观所做出的我认为最适合我的选择。如果你直接就按我的选择来做,这种选择就肯定适合你吗?你想过将来是要由你来承担这个选择所带来的一切后果吗?如果你只是采取我的意见的话,这不就和当初你考大学时听从你父亲的决定而读了一个你并不喜欢的专业这一过往是完全一样的吗?

求助者:(小月陷入了沉默,她思考了一会儿)这样看起来,确实是这样的。

咨询师:而且还有一点我希望你能注意到:从今天的咨询一开始,我向你做自我介绍的时候说,我是和你一起工作的咨询师,我叫刘××。但是在咨询过程中你一直称呼我老师。一方面我的确是这所学校的心理系老师,但同时我想提醒你,我是一个试图帮助你解决问题的人,在咨询室里,我并不是你的老师,你也不是我的学生。虽然你充满期待地希望我指导你该怎么做,虽然我也很希望你的痛苦能尽快解除,但是我的回答可能会让你失望,因为我并不能为你的人生做任何决定,我们每一个人都只能为自己的人生负责。

求助者:(她默默地点点头)坦白说,我听到您这样说确实感到有一些失望,这和我刚开始来咨询时的期待不一样,我以为您会给我一些建议。但同时我也觉得您说得很对,这些决定的结果确实都只会落在我的身上,要由我来承担那些后果。

咨询师:是这样的。所以我想我会陪伴你走一段路,在这个过程中陪你一起探索和了解你自己,了解自己的困难所在,然后有勇气做出你自己的选择。

解析:这个片段中,求助者恳切地希望获得咨询师的指导,但咨询师很真诚地表达自己并不能为他人做出人生选择的事实。咨询师清晰地表达"我们每一个人都只能为自己的人生负责",提醒求助者要为自己的选择承担责任。而不管是听从自己的意愿,还是听从他人的声音,这都是求助者的一种选择,求助者要为这个选择负责。咨询师以一个完全平等的"人"的身份,真诚地邀请求助者和她一起进行一场探索之旅,这就是存在主义治疗中所强调的"在场",咨询师以真诚的在场面对求助者,把她当成一个有血有肉、有痛苦有希冀的人,以"我—你"的方式与求助者相遇,邀请求助者以一个平等、有责任、有力量的个体重新审视自我,以期帮助求助者做出自己的选择。在咨询关系逐渐建立的过程中,求助者也从一开始寄希望于咨询师的建议,转而开始关注探索自己内在的力量。

在第三次咨询中,求助者和咨询师谈论关于为自己的人生做出抉择的重要性。

求助者:上次您和我谈完后,我回去想了很多。一方面我觉得你说得很对,我有自己喜欢的专业方向,选择我自己喜欢的方向这对我来说是很重要的;但是另一方面,我想到要反对父亲的观点我就很为难。在来咨询前我跟他在电话中谈过几次这件事情,我委婉地表达了我的一些想法,但是爸爸说:"你现在转专业放弃本科读了四年的专业很可惜,一方面,跨专业考研本身就有些冒险,而且就算转专业读研成功后,你毕业也不一定能找到适合你这样年轻人的管理岗位,所以还不如读本专业研究生,到时在医院帮你找一个工作安稳地生活。"其实我觉得我爸爸说的这些也是有道理的,我也认同会有这些风险。不过后来我向他表达了自己喜欢管理的原因,并说明我只是想做自己更擅长的事情。但是,我发现当我继续坚持的时候,爸爸就有些不高兴了,我很不想做我爸爸不喜欢的事情,所以,我就不想再继续坚持了。

咨询师:嗯,是的,目前爸爸不能理解和接受你的想法,而且也确实如你父亲所说,你转考管理方向可能要承担更大的考研不成功的风险以及将来找工作的困难,这些都是事实。那我想问你,如果你听从父亲的安排,继续在这个专业读下去并去医院从事这个专业,你觉得你的人生会怎么样?

求助者:我觉得那样我可能比较稳定,但是我想我会不快乐。

咨询师:嗯,那我们把问题设置得更极致一点。如果你现在身体健康状况出现了问题,医生告诉你只有10年的寿命了,你会做出什么样的选择呢?

求助者:(她沉默了一会儿)那我更加不会选择继续读本专业的研究生了,我想我要重新规划一下我的这10年。我希望在最后的这10年里做我最想做的事情。

咨询师:是的,如果把我们的生命终点拉近一些,我们更容易看清楚对自己最重要的是什么。我们每个人都只有仅此一生的单程票,虽然现在你身体健康,如果没有意外的话,你的寿命肯定不只是10年。但是,它有一天也是会结束的,我们和这个世界上所有的人一样,都有离开这个世界的那一天,那在我们离开之前,我们最在意的是什么呢?

求助者:我会希望我的这一生没有白过,我做的都是我想做的事情,是对我来说有意义的事情。这样,我猜我在离开这个世界的时候,至少我不会后悔。

咨询师:你希望选择自己喜欢的专业,但是又不想承担跨专业考研及未来就业问题带来的各种风险，也不想承担引起父亲不满意的结果。而且除了这些风险以外，我还想提醒你，甚至有可能你跨专业考研成功了，也做了你认为你喜欢的工作，但到时也有可能过了一段时间你发现你并不真的喜欢管理工作，这样的状况也是有可能发生的。当然与此相反的结局也有很大的概率发生，即你发现你真的很适合做管理，你很庆幸当初你做了这个你想要的选择。这些都是你的选择可能带来的结果。你想享受自我选择的自由，但不想承担这个选择附带的一些风险的责任，是这样的吗？

求助者：（小月陷入了深思）好像是这样的。我今天想到了一些我从来没有考虑过的方面。我以前非常矛盾是因为我既想做我喜欢的事情，但是又不想承担风险，不想让我爸爸不高兴。我一直觉得是我父亲不理解我，如果他理解和支持我就不会有这些问题。我总是寄希望于他能慢慢改变他的态度。但是今天我才意识到，其实这些都应该是由我去承担的，因为如果我行使了选择的自由的话，我就要承担它带来的所有东西。而且，您提到的10年寿命的话题也是我从来没有想过的，我很少想到死亡，也很少认真地考虑自己的人生要怎么过才不后悔。

咨询师：是的，很多时候人们没有意识到，但其实几乎我们所有的人生道路都包含着我们的选择。一个人活在这个世界上，虽然不是所有的方面都是可以任由自己自由选择的，但在那些我们可以自由选择的部分，希望我们是清醒地在行使自己的选择权。而关于如何面对和处理你父亲对你选择的不满这个问题，我们可以在下一次详细谈一下。

解析：在上面的咨询过程中，可以清楚地看到咨询师将"死亡"和"意义感"这两个主题拉入到咨询中，引起了求助者对自身"存在"的关注。让求助者意识到她的生命会有结束的一天，她要为她的人生注入什么样的内容这都要由她来承担责任。如何能活得不后悔、活得有意义？这一问题的浮现使求助者从原来只是从兴趣爱好选择专业方向的角度，深入到了人生更深的层面。同时也让求助者意识到，她做的每一个选择后所附带的结果都要由她去承担。这使得求助者能以更负责任的态度对待自己的人生，也就是更富"存在感"的生活。

思考题
1. 存在主义治疗的核心理念是什么？
2. 简述存在主义治疗的四项终极关怀的含义。
3. 存在主义治疗中最重要的步骤是什么？

第十章 森田疗法

【本章要点】
1. 了解森田疗法的主要特点。
2. 重点掌握森田疗法的理论假设和治疗原则。
3. 精读并深度理解案例分析,体会森田疗法起作用的内在机制。

【关键词】

森田疗法(morite therapy),精神交互作用(mental interaction),精神拮抗作用(spirit antagonism),绝对卧床期(absolute bed rest),轻工作期[occupational therapy (light)],重工作期[occupational therapy (heavy)],生活恢复期(complex activities)

森田疗法的重点在于打破求助者的精神交互作用,依据顺其自然、为所当为的治疗原则,使求助者关注现实生活,而不是症状,体会行动的作用。

第一节 概述及基本理论

一、森田疗法的定义和特点

森田疗法(morite therapy)是日本学者森田正马教授(如图10-1所示)于1920年创立的东方心理治疗。它以治疗神经症为特点,其本质是通过亲自体验去理解以达到治疗目的,是一种超越言语和理性的治疗方法。森田疗法主要用于神经症的治疗,其疗效和价值在日本已被充分证明和广泛确认,并且在世界范围内形成了一定的影响,在精神医学和临床心理学领域确立了相应的地位。日本与中国同源于东方文化,森田疗法源于我国古代哲学思想,所以很容易被中国人所接受。

森田疗法的主要特点是,服从精神的自然状态,不问求助者的过去,只是重视目前的现实生活,以建设性行动为中心,通过行动改变性格,改善症状。森田疗法的治疗原理是"顺应自然"。

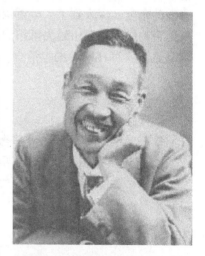

图10-1 森田正马(Morita Shoma, 1874—1938)

二、森田疗法的基本理论

1. 神经质的个性特征

森田认为,神经质发生的基础是某些共同的个性倾向,即精神内向、内省力强和求全欲过强的特点。

(1) 精神内向。精神内向是指精神活动偏重于自我内省,注意固着于自身,对身体的异常、精神的不快等特别在意,并为此而担心,不能释怀,被自我内省所束缚,从而陷入自我束缚状态。精神外向是指精神活动趋向外界,追逐外在的事物,目的明确,对人热情,常因热衷于事业上的追求而忽视个人健康。

(2) 内省力强。内省力是自我反省、自我批判的一种能力,这种能力在人格成熟上起着重要的作用,是不可缺少的一种能力,一个有丰富内涵的人是对过去不断反省的结果。但这种能力过度也会出现副作用,容易过度检点自己的缺点和弱点,成为神经质的温床。

(3) 求全欲过强。神经质者求全欲过强,是观念上的完美主义,事事苛求完美,容易在理想与现实之间形成冲突,导致适应性不安,从而诱发神经症。但是这种类型的人非常努力,如果努力的方向正确,常常得到事业上的成功。

2. 生的欲望和死的恐怖

森田认为,生的欲望是人的根本欲望,是人类本性的表现。生的欲望的含义至少有如下几点:①希望健康地生存;②希望更好地生活;③希望被人尊重;④求知欲强,向上努力;⑤希望成为伟大的人、幸福的人;⑥希望不断发展。神经质的人求生的欲望过强,就会出现强迫性完美欲,总想将自己生的欲望达到一种完美的境界。强迫性完美欲也是神经质人格的特征之一。这种人是理想主义者,往往在理想与现实、情感与理智之间形成心理冲突,形成欲求不满的心理状态。这种类型的人甚至对自己的内向性格、神经过敏、焦虑情绪等倾向也非常不满,形成劣等感。由于有神经质性格者生的欲望很强,所以死的恐怖也强,二者是成正比的。其表现是:怕失败,怕疾病,怕失去种种有价值的东西,怕衰老,怕死亡,等等。人的焦虑情绪也是死的恐怖的一种表现。这也可以说是神经质性格者所特有的病理学概念。

3. 疑病倾向

求助者具有共同的特征,森田定义为疑病素质,也称为疑病性基调。这是人人都有的一种倾向,神经质的人只不过程度过强而已。疑病素质是神经质症发生的基础。具有疑病素质的人具有担心患病的倾向,这些人的精神活动内向,内省力强,对自己的身心活动状态及异常非常敏感,过分关注自己的健康状况。

神经质者具有比一般人更敏锐的感受性,其自身丰富的感受性给他们的生活带来了积极的作用,使他们在工作、艺术、自然观赏方面更容易取得成就。敏感的感受性能使人觉察到微细的变化,但是内向而敏感的人对自身的不适感及情感变化过分敏感,容易导致疑病倾向,而且对生活事件容易出现过度反应的倾向会引起他们的精神痛苦。

4. 精神交互作用

所谓精神交互作用（mental interaction），正如森田所说："如果把注意力集中于某一感觉上,就会使这种感觉处于一种过敏状态,这种过敏的感觉会使注意更加集中,从而使注意力固定在这种感觉上。"感觉与注意持续地交互作用,使这个感觉如滚雪球似的越来越过敏的精神过程。如羞怯之心人人都有。看到陌生人或是在领导、长辈面前,害怕他们的目光长时间盯在自己身上看,本来是正常的心理反应,但是当一个人认为这种心理反应是不正常的,并设法掩饰自己的恐惧心理,结果是越压抑,越掩饰,见人的恐惧感就越强,并最终形成了目光恐怖症。又如,人平时并不注意自己心脏的活动,如果偶尔看到有人因心脏病发作而死去,任何人都会产生极大的恐怖感受。有的人也许会想："我将来也会这样吧?"从而焦虑地注意自己的心脏,便会引起心悸,进一步会引起心脏神经症。又如神经性头痛,由于紧张或疲劳可出现头部异常感觉,如果为此而焦虑,过度注意这种异常感觉,导致注意固着状态,会形成所谓"习惯性头痛"。

第二节 森田疗法的治疗原则

一、"顺应自然"的治疗原则

森田认为,人的感情变化有它的规律,注意越集中,情感越加强;顺其自然不予理睬,反而逐渐消退;在同一感觉下习惯了,情感即变得迟钝;对求助者的苦闷、烦恼情绪不加劝慰,任其发展到顶点,也就不再感到苦闷烦恼了。因此,森田疗法要求求助者对症状首先要承认现实,不必强求改变,要顺其自然。

1. 认清精神活动的规律,接受自身可能出现的各种想法和观念

每个人头脑里都出现过各种想法,这些都是人的正常的心理活动,而求助者常常主观地认为自己对某件事物只能有某种想法而不能有另一种想法,如果有另一种想法,就是不正常或者不道德的。要改变求助者的这一点,就得让他们接受"人非圣贤"这一事实,接受我们每个人都有可能存在邪念、嫉妒、狭隘之心的事实,认识到这是人的精神活动中必然会出现的正常的心理活动,是不能仅仅靠理智和意志改变和决定的;但是否去做不理智的事情,却是一个人完全可以决定的。因此,不必去担忧自己已经出现的想法,只需注意自己实际所采取的行动。

2. 认清症状形成和发展的规律,接受症状

求助者很多症状原本是完全正常的,就是因为他们存在疑病素质,将某种原本正常

的感觉看成是异常的,想排斥和控制这种感觉,使注意固着在这种感觉上,进而造成注意和感觉相互加强的作用,即形成精神交互作用。这是一种恶性循环,是形成症状并使之继续的主要原因,要让求助者认识到这一点,对自己的症状采取接受的态度,这样,一方面不会强化对症状的主观感觉;另一方面,因为不再排斥这种感觉而逐渐使自己的注意不再固着在症状之上,以这样的方式打破精神交互作用,使症状得以减轻直至消除。但是,一定要让求助者认识到,症状的形成经历了很长的一段时间,症状的消失同样需要一段时间逐渐地完成。认识到这一点,才能持久地以平常心对待症状,不会企图在一段时间内完全消除症状。

3. 认清主客观之间的关系,接受事物的客观规律

人之所以会出现心理冲突,疑病素质是症状形成的基础,精神交互作用是症状形成的原因,而其根源在于人的思想矛盾。这一思想矛盾的特征就是以主观想象代替客观事实,以"理应如此"来限定自身的思想、情感和行为。森田认为,人们应该放弃徒劳地支配自己的情感的努力,要顺从自然。所谓自然就是指客观的规律,是不以人的意志为转移的。正如春夏秋冬、四季轮回都是自然的事情,任何人想改变四季轮回的顺序都是不可能的。这就是事实,人们不要把情绪或想象误认为事实来欺骗自己。因为不论你是否同意,事实是不可动摇的。事实就是事实,所以人必须承认事实。人们的主观思想只有符合客观事物的规律,才能跳出思想矛盾的怪圈。

二、"为所当为"的治疗原则

森田疗法把与人相关的事物划分为两大类:可控制的事物和不可控制的事物。所谓可控制的事物,是指个人通过自己的主观意志可以调控、改变的事物;而不可控制的事物是指个人主观意志不能决定的事物。

森田疗法要求求助者通过治疗,学习顺应自然的态度,不去控制不可控制之事,如人的情感,但还是注意为所当为,即控制那些可以控制之事,如人的行动。

1. 忍受痛苦,为所当为

"为所当为"要求求助者立即行动起来,去做自己应该做的事情,尽管痛苦也要坚持,以打破过去那种精神束缚行动的模式。森田疗法认为,改变求助者的症状,一方面要对症状采取顺应自然的态度,另一方面还要去做应该做的事情。一般来说,症状不会即刻消失,在症状仍然存在的情况下,尽管痛苦,也要接受把注意力及能量投向自己生活中有确定意义且能见成效的事情上,努力做应做之事。把注意力集中在行动上,有助于打破精神交互作用,可以帮助求助者逐步建立起从症状中解脱出来的信心。

2. 面对现实,陶冶性格

森田疗法认为,人的行动和性格是相互影响的,一定的性格会指导人们做出一定的事情,同时我们的行动也会造就我们的性格。正因为如此,求助者的性格才是可以陶冶

的。求助者的精神冲突往往停留在求助者的主观世界之中，在实际生活中，对引起其痛苦的事物常常采取一种逃避和敷衍的态度。然而单凭个人主观意志的努力是无法摆脱症状带来的苦恼的，只有通过实际行动才会使思维变得更加实际和深刻。求助者无论怎么痛苦，也会在别人指导下采取一些实际的行动，这样就可以在不知不觉中得到自信的体验。如社交恐怖症求助者要想见人不再感到恐惧，只有坚持与人接触，在实际接触中采用顺其自然的态度，使恐惧感下降，才能逐步获得自信，进而摆脱社交恐怖的症状。同时，在顺应自然的态度指导下，做自己应该做的事情，有助于陶冶神经质性格。这种陶冶并非彻底改变，而是对其性格的不同部分进行扬弃，即发扬神经质性格中的长处，如认真、勤奋、富有责任感等，摒弃神经质性格中的致病之处，如神经质的极端的内省及完善欲。

由此可见，顺应自然既不是对症状的消极忍受、无所作为，也不是对症状放任自流、听之任之，而是按事物本来的规律行事，带着症状积极生活。"顺其自然""为所当为"的治疗原则反映了森田疗法的一个基本观点，即意志不能改变人的情感，但意志可以改变人的行为；可以通过改变人的行为来改变一个人的情感，陶冶一个人的性格。

第三节　森田疗法的实施

一、门诊森田疗法

门诊治疗适合轻度和中度强迫倾向和症状固着的求助者。如果求助者的强迫倾向、症状固着性过强，则最好改为住院式森田治疗。门诊治疗主要通过治疗师与求助者一对一的交谈方式进行，一般1周为1~2次，疗程2~6个月。

1. 治疗要点

治疗师首先要和求助者建立良好的人际关系，治疗师可以向求助者指出症状本身是属于功能性障碍，但是不以症状为讨论的主要内容。治疗要点为：①向求助者解释神经质的发生机制，劝告其改变对症状的态度，认识到事物不以自己的主观愿望而转移，认识到接受症状的本来面目，不试图去控制，症状就会改观；②要鼓励求助者面对现实，放弃神经质的抵抗症状的立场，努力去做应该做的事，治疗师要鼓励求助者承担生活中应该承担的责任，要带着症状去参加各种活动，就可以解除精神交互作用的恶性循环，也可以得到显著效果；③指导求助者接受自己的症状，不要再企图排除它，对症状变化要"顺应自然"，同时带着症状"为所当为"；④嘱求助者不要再向亲友谈论症状，亲友也不听、不答复他们的病诉；⑤社交恐惧者不要回避人，要积极主动参与社交活动，即使有症状而感到不适也要坚持行动；⑥求助者每次要写日记，通过日记指导以补充对话的不足之处；⑦每周治疗1次，每次1小时左右。

2. 日记指导

森田疗法的日记指导是非常重要的一种方法，它可以作为交流的一种补充，也可以作为重要的临床资料，是治疗师与求助者的间接交流方式。治疗师要灵活运用森田理论，有针对性地进行具体指导，以促使其人生态度、病态心理及错误应对方式的转变，消除以前对病的种种臆断和误解，从而达到康复的目的。有时不分具体情况地用"顺应自然"进行说教，不如有针对性地用通俗易懂的语言解说，会使求助者更容易接受。

求助者在日记中记述自己的病情变化和治疗体会，治疗师给予适当的指示，针对其错误的认知和行动，反复使用森田治疗格言，如"顺应自然地生活""顺应自然，为所当为""思想矛盾，事实唯真""杂念即无想""不安心即安心""欲以一波消一波，千波万波连接起""欲治不治，不治自治""求不可得""努力即幸福""流汗悟道""服从自然，柔顺境遇""烦闷即解脱"等。通过这些简明的治疗格言，将森田疗法的治疗理念输送给求助者，对求助者的治疗有指导作用。求助者也可以找到特别适合于自己的格言作为自己的座右铭。如有位强迫症的求助者，对自己的强迫观念采取了"花开花落两由之"（鲁迅诗）的应对方式后，强迫症逐渐缓解了。还有的求助者对自己的症状采取"见怪不怪，其怪自败"的应对方式，效果也很好。在重作业期，应要求求助者在日记中尽量不要记述自己的症状和烦恼，只记录每天的活动内容和感受。目的是打破对症状的"注意固着状态"，培养"不管症状，只管作业"的生活态度。

二、住院治疗

对于症状较重、不能通过门诊治疗得到有效帮助者需要住院治疗。住院式森田治疗通常分为四个阶段，即绝对卧床期、轻工作期、重工作期和生活训练期。

1. 绝对卧床期

绝对卧床期（absolute bed rest）一般为7天。隔离求助者，禁止会面、谈话、读书、吸烟以及其他所有的安慰，除饮食、排便外，几乎令求助者绝对卧床，不得下床，并禁止其他一切活动。这时求助者自然会出现各种想法，尤其是对病的烦恼、苦闷，这样会使病情暂时加重与难以忍受。对此不采取任何措施，告诉他，症状出现，焦虑烦闷出现，就让它自然存在下去。原则上对求助者的症状采取不问的态度，目的是使求助者养成接受症状、接受焦虑的态度，同时激活起求助者生的欲望及活动欲。

2. 轻工作期

轻工作期［occupational therapy（light）］一般为3~7天。禁止读书、交际，每天卧床时间保持7~8小时。白天可到户外活动，从事一些轻度劳动，并要求求助者写日记，不许写关于病的问题，只写一天干了些什么，有什么体会。治疗师每天检查日记，并加评语，引导求助者避开对病的注意而关心外界活动，使求助者认识到不注意症状、坚持行动与减轻症状之间的关系。

3. 重工作期

重工作期 [occupational therapy（heavy）] 一般为 1~4 周。进行稍重一些的劳动，如园艺活动、木工、手艺、割草等，可以读书，包括森田疗法的书。其劳动强度、作业量都要增加。在这期间，求助者由于工作，自然出现向外注意的态度，体验到工作的愉快，培养忍耐力，完成"顺应自然、为所当为"的体验，使求助者养成按目的去行动的习惯，带着症状，面对现实并投入到现实生活中去。

4. 生活训练期（回归社会准备期）

生活训练期（complex activities）一般为 1~2 周。此期为求助者出院做准备，要指导求助者回归原社会环境，恢复原社会角色。可根据求助者的具体情况，允许求助者离开医院，进行较为复杂的社会活动。无论参加何种活动，都要求晚上仍回病房，并坚持写日记。其目的是使求助者在工作、人际交往及社会实践中进一步体验"顺其自然"的原则，为回归社会做好准备。

要顺利完成上述治疗，稳定的医患关系是很重要的。医生每周 1~2 次与求助者交谈，每天批改他们的日记。森田疗法是一种再教育、再适应，医患之间要互相信赖、互相了解、互相配合，以达到陶冶素质、消除或减轻症状的目的。求助者不可能在短期内脱胎换骨，症状可能有反复，要不断重温森田原理。医生指导求助者，让他明确，与其费尽心思去消除症状，不如不管症状，集中力量去进行建设性的生活，即"顺应自然、为所当为"。这样会收到"不治自治"的效果，而且可以提高生活质量。森田说，经他治疗的求助者，不但症状消失，而且成为更加活跃的事业活动家，生活中更能忍受艰难，更能适应环境的变化。

第四节 森田疗法的案例分析

求助者，男性，24 岁，是长期闷居家中的社交恐怖症者，主要症状表现是对人恐惧，对他人的视线恐怖。

1. 初诊时的状况

求助者由父亲陪同来院，在父母的劝导下阅读了森田疗法的书，希望得到治疗而前来就诊。他身体消瘦，齐肩的长发束在头的后面，虽然不算干净利索，但也没有不整洁的印象。他默默地向医生鞠躬后坐下，表情紧张，举止呆板，总是低着头，开始自发地叙述迄今为止的病史。他的思路不乱，在谈到过去痛苦体验的过程中，时而流露出痛苦的表情。其体验内容可以使人充分理解。会面结束后，他比刚来时更加礼貌地向医生鞠躬，然后离开。

在初诊时，要用以下问题对其进行评估，并探讨他是否为森田疗法的适应者：能看到神经质性格吗？能用"自我束缚的机制"来解释吗？能评定有自己内省倾向及克己的状态吗？等等。另外，还要询问求助者"想通过森田疗法得到哪些改善"，以判断对治疗的动机如何。求助者主诉在意周围人的视线，感到自己举止动作笨拙，想到如果这样就会被别人认为是异常的，为此而更加紧张，说不出话来，几乎不能外出。

2. 背景资料和症状的发展过程

求助者出生在日本的中部地方，有两个妹妹，父亲是公司职员，生性严肃，对家庭成员不流露感情，对虚假的行为看不惯，即便是别人这样做也会感到很生气，常常带求助者去看电影及逛动物园。母亲有洁癖，感情容易波动，没有耐性，常常对孩子感到无可奈何，在她情绪不好的时候，即使孩子让她给念念书，她也会常常在半途就将书丢到一边。在幼儿期，求助者在母亲面前常常提心吊胆。幼儿期因为父亲工作调动而迁居东京。据求助者本人说，从自己懂事起"不能表现自己的感情"，个性内向、被动、感情细腻，容易受到别人语言行动的伤害。但是，求助者却热切地希望"自己成为大家的中心"；对于鞋弄脏了之类的小事，他总是惦记着。刚入幼儿园时，他觉得别人会嘲笑他的名字，不跟他一起玩，因此不与人说话，两年中从未说过一句话。上小学后，有少数几个朋友。三年级时他搬回出生地居住，转入当地小学，在当地也许是比较自然的缘故，他生活得比较自在，尤其是喜欢画画，喜爱跟动物接近，可以说由此在某种程度上有些自负。他小学毕业后再次移居东京。

他小学毕业前开始在他人面前感到紧张，尤其是到初中二年级时，因为同级学生的身份、服装都是渐渐成人化，渐渐有明显的个性，因而开始感到与周围人难以融合，求助者比从前更加害怕展示自己，"想象大家也都变成大人"，而另外又为"自己变成大人"而感到不安。在此之前求助者就很讨厌自己的脸，从那时他开始更加长时间地坐在镜子面前，没完没了地整理自己的服装和发型。三年级时他认为"与人交往是件很痛苦的事"。坐下后就一直低着头，姿势僵硬。进入高中后，他"奇迹般地"交了朋友，但几乎都是一对一地在一起，如果是三人以上他就会无所适从，经常"落在人后"。他在教室内仍然感到很紧张，坚持不休学而终于毕业。但是，毕业的时候，时时"在意周围人的视线，行为变得笨拙"，求助者同时又感到"人们是否认为我不正常"，从更加紧张，不能开口讲话。高考落榜，一直闷居在家。

在家期间，走读了一年专科学校。实际在家闷居有5年之久，尤其在最初时几乎不能安心做任何事，由于焦虑和厌恶自己，求助者每月就有一次情绪爆发，或扔东西或大喊大叫，半年后稍安定，能随手拿起书来读，有时听听音乐。时间不长，求助者得到一只狗，因为需要遛狗，所以常常外出，这段时间几乎不再发生感情爆发，感到自己的生活简直像"蚁狮"小虫。闷居第3年，求助者放弃了上大学。此后，为将来的事情而烦恼，迫切地感到自己"必须掌握一门技术"。在高中毕业后第5年才下定决心开始到绘图专业学校上学。但是，由于走读专科学校，"反而起到相反的效果"。他在那儿没有一个朋友，一下课就逃走似的回到家里。好不容易读完了一年课程，他又回到过去闷居在家的生活。又过了一年，求助者终于听从双亲的规劝前来就诊。

3. 门诊治疗经过

初诊时，求助者对森田疗法理解很少，受父母规劝被迫来院，治疗动机不充分。因此作为导入治疗期，由其他医师来实施门诊治疗。门诊医生的基本方针是一边按森田疗法的理论指导他记日记，一边劝导他在自己家中生活得有建设性。求助者也付出了相应的努力，日常生活与初诊前相比，多少变得积极了。如开始打扫自己的房间，准备晚饭，昼夜颠倒的生活规律也有了一定程度的改善。但是对外出的恐惧仍然没有改变，经常因焦虑烦躁而心情不安，这时候常常中途放弃自己的行动，中断写日记。对住院治疗感到极其焦虑，稍后又表现出犹豫。但是由于无法使他采取更大的行动，其治疗陷入停滞状态。最后与门诊医生商谈后，求助者决定进行住院式森田疗法。

4. 住院治疗经过

（1）绝对卧床期，持续一周。在此期间，指示求助者除了吃饭、洗漱、如厕外，禁止一切活动和消遣，在单人房间中独自卧床。预先告诉求助者，在卧床中思考、感受什么事情都可以。即使出现令自己不安的思想或症状，也都听其自然。主治医生每日进行短时的查房，检查求助者的身心状态。求助者的卧床使他追寻了对人恐怖症的形成经过。通过追忆全过程，他对以前的闷居生活感到后悔，反复思考将来该做什么才好，中间强烈地感到厌倦和无聊。到了后半期想到就要出现在其他求助者当中而渐渐感到不安。

（2）轻作业期。卧床期接下来是为期一周的轻作业期。这期间禁止劳作和外出等行动，指令其好好对外界进行观察，督促他开始写日记，他逐渐开始做木雕、搞卫生等轻工作。这段时间的主要目的是使他在卧床期间积聚起来的身心活动欲望逐渐转为自发的行动，同时让他对症状和焦虑顺其自然。求助者刚结束卧床时告诫自己"不必害怕，他们也有神经症"，终于走出了自己的病房。然而，他一旦出现在其他求助者面前，却又感到非常紧张，有很强的压迫感。他第一天从午后开始就闷居在病房里读书。为此，主治医生指导他"尽量不要把自己关起来"。此后一段时间，他在大家中间常常感到"被赤裸裸地暴露在大路上，无处藏身"。

（3）重作业期。在这期间，他从事照顾动物、园艺、手工、陶艺、运动、娱乐等各种活动，尤其是与其他求助者协同作业的场面有了飞跃性的进展。通过这样的场面，他养成不依照心情去做事，而是无论如何也要动手去做，要达到预定目的这样一种生活态度。随着这种生活态度的养成，他逐渐开始打破被症状困扰的状态。

求助者在开始时，虽然认真地参加劳动，但总是胆怯地跟在大家后边，很少走在前头。对治疗师也很少主动提出面谈，总是被动地等待被召唤。入院一个月后，有一位与他年龄相同的焦虑症男求助者前来住院，此人很坦率，喜欢说话，由于两人兴趣相通，开始亲密地交谈。对求助者来说，好不容易有了一位有同感的朋友。虽说对方占主动，但总算可以不紧张地与人自然接近了。后来，又有一名同性别、同年龄的求助者住院，三人一起形成一个小组，也许这位新求助者是位寡言少语被动型的人的缘故，求助者奇迹般地在小组中不再有以前的那种被排斥感。

恰在此时，为迎接每年一度的圣诞节，大家都忙了起来。前面讲到的那位焦虑症求助者很自然地担任了领导的角色，他们三人负责圣诞节的主要准备工作。在此过程中，求助者对集体的感情表现出很大的变化。在不管愿意还是不愿意地与人交往中，他渐渐感到"可以让自己在大家面前出现，很奇怪地变健康了"。对人的紧张情绪迅速减轻，在集体中开始有了安心感。但是另一方面,自己也感到"变得任性了",开始将对周围人的好恶感情表现出来。

在圣诞典礼之前,求助者的病友因病情加重而退院,求助者情感的波动更加激烈。不自觉地与周围的人生气,与年长的求助者发生冲突,周围的人都可以感受到他焦躁的情绪。后来,与他亲近的求助者一个一个地出院了,他突然感到孤独起来,又闷居在自己的房间内,几次因感情爆发而击打墙壁。有一次,他在电话中受到妹妹的痛骂而怒不可遏,将病房的墙壁踢破。这时,主治医生指出了他以自己情绪为中心的做法,告诉他这样会给别人带来很大不安,影响别人的情绪,同时警告他,如果再这样做,只好出院,并决定对他实施一周的隔离治疗,让他住在院外。求助者这时才发现自己只被感情所支配,看到周围人的反应,他自己感到很惊讶。经过这段波动,求助者的情感逐渐平稳下来,在生活中重新建立起与其他求助者的关系。这时常常与主治医生谈起自己在闷居期间乱读的书,并说为《所罗门王的指环》一书深深吸引等。从他所读的内容中可以看到他内在潜藏的对知识的渴望和丰富的感受性。主治医生坦率地将这一看法告诉了他,并给他借了一本他喜欢的书,书名已记不起来。这时还发现求助者对一同龄女子怀有恋爱的感情,经常发现两人在一起的身影。

此后也经常看到他对人际交往的不安和不灵活,也有与其他求助者发生冲突的时候,但是不再像过去那样内向了。他在夜间医院(夜间住院,白天打工)又住了一个月后轻松愉快地出院了。住院时间共7个月。

5. 出院后的状况

求助者出院后仍然继续打工,但是在工作单位感到"自己也不是大人,也不是小孩,两头都不像",经常被一种劣等感所折磨。这种时候能专心地投入工作中,紧张也自然缓和下来。他开始为将来的道路发愁,并感到不安。这时,主治医生告诉他:"即使比同龄人晚就业,这也不过是生活的一个方面。在此期间,你反省自己,阅读各种书籍,进行透彻的思考,不也只有你一人做到了吗?不管是好是坏,这就是自己的特色,重要的是接受自己的现实。"同时,劝告他不要为能否正式就业而焦虑,可以试着干各种自己感兴趣的事。出院10个月后,求助者决定一边继续打工,一边去夜校读美术专业。原本就喜欢绘画,有这方面才能的求助者终于产生了满足感,一开始曾担心被孤立而紧张,不久就交了几个朋友,人际关系由此而打开局面。这时自己决定终止定期回院检查。

出院一年半后,根据学校布置的课程画一幅自画像,求助者专心致志地画完了,朋友们看了他的作品都露出惊讶的表情,老师沉默片刻后评价"完美无瑕"。从此之后,求助者觉得似乎有什么不良感觉消除了,完全习惯了学校中的人际关系。出院3年后,求助者这样对主治医生说道:"现在虽不能说像自己年龄应有的那样成熟,也时常因反省自己而不快乐,但是已经与住院前完全不同,我想可以这样评价现在的自己吧!"

思考题

1. 森田疗法怎样解读神经症的发生机制?
2. 森田疗法的核心治疗理念是什么?

第十一章 心理危机干预与哀伤辅导

【本章要点】
1. 掌握心理危机的定义、基本特征和发展规律。
2. 重点掌握心理危机的评估技术及干预策略,反复实践危机评估访谈,体验咨询师在危机评估中的感受及技巧。
3. 了解哀伤辅导的基本原则及步骤。

【关键词】
危机(crisis),哀伤(grief),发展性危机(developmental crisis),境遇性危机(situational crisis),存在性危机(existential crisis),心理危机干预(psychology crisis intervention),严重事件减压法(critical incident stress debriefing),哀伤辅导(grief counseling)

在现代生活中,灾难事件时有发生,如全球性灾难、飓风、海啸或者战争,即使日常生活中也可能遇到各种意外,如车祸、疾病或者火灾等。这些事件的发生不仅会造成重大经济损失,而且会给求助者带来巨大的精神痛苦。作为心理咨询师必须学会识别求助者是否处于心理危机中,及时评估求助者状态,并给予求助者正确而有效的帮助。因此,危机干预及哀伤辅导是当今心理咨询师的必备技能。

第一节 概述

危机(crisis)是指人类个体或群体无法利用现有资源和惯常应对机制加以处理的事件和遭遇。危机往往是突发的,出乎人们的预期,前兆不充分,因此人们往往失去了应对的准备。但危机的后果往往又比较严重,如果不能得到及时的控制和缓解,往往会带来严重损失或面临巨大损失的威胁。

一、心理危机的定义及分类

1. 心理危机的定义

心理危机(psychology crisis)是个体面临危机时出现的心理反应,可以表现在生理、心理及行为等方面。处在心理危机中的人或人群会在生理方面出现典型的应激反应,如晕厥;在情绪和行为上可能出现暴躁攻击或抑郁强迫、躁狂多语或孤独少言、痛苦不安或激情难抑、绝望麻木或焦虑烦躁等各种类型的异常状态。心理危机的表现具有显著的个体差异。

从认知论的角度理解，心理危机是一种认识，求助者认为某一事件或境遇是个人的资源和应付机制所无法解决的困难，与事件本身是否真的无法解决无直接联系，除非及时缓解，否则危机会导致情感、认知和行为方面的功能失调，导致心理危机发生。

个体心理状态的维持是一种协调平衡的状态，当个体在面临自然、社会或个人的突发重大事件时，无法通过自己的力量对事件的过程和结果进行控制，在调节自己的感知与体验时出现困难，导致情绪与行为严重失衡，从而出现心理危机。

2. 心理危机的类别

根据危机诱发事件类型、高发年龄段及危机本身的性质，心理危机分为发展性、境遇性、存在性三种类别。

（1）发展性危机（developmental crisis）。是指在正常成长和发展过程中，急剧的变化或转变所导致的异常反应。如小孩出生、大学毕业、中年生活改变或退休等都可能导致发展性危机。发展性危机被认为是正常生活的一部分，但不是所有的人都能顺利处理生活中的变化和发展。因此发展性危机具有独特性，对有些人构成危机，对其他人则不构成。因此，咨询师必须以个体化的方式帮助求助者进行评估和处理。

（2）境遇性危机（situational crisis）。当出现罕见或超常事件，且个体无法预测和控制时出现的危机称为境遇性危机。交通意外、被绑架、被强奸、恐怖袭击和失业、突然的疾病和死亡都可以导致境遇性危机。区分境遇性危机和其他危机的关键在于它是随机的、强烈的和灾难性的。这一类型也是临床危机干预中最常见的类别。

（3）存在性危机（existential crisis）。是指伴随着重要的人生问题，如关于人生目的、责任、独立性、自由和承诺等出现的内部冲突和焦虑。存在性危机可以是基于现实的。如一个40岁的人从来没有做过什么有意义的事，从未对自己所从事的专业或所在的组织产生过独特的影响；也可以是基于个体内省后的认知，如个体通过听闻一个陌生人选择"世界那么大，我要去看看"的事件突然对自己现实生活产生怀疑和冲突，从而否定自己过往生活的意义，诱发存在性危机。

二、危机理论

1. 基本危机理论

基本危机理论（basic crisis intervention theory）是以社会精神病学、自我心理学和行为学习理论为基础，由林德曼于1944年率先提出、1964年卡普兰补充和发展起来的。该理论主要确立"悲伤是正常的"观念，认为危机状态下，个体有短暂的悲伤和痛苦是很正常的，可以干预的。该理论强调，在强烈的悲痛面前，人要让自己感受和经历痛苦、发泄情感（如哭泣和哀嚎），干预可以帮助个体经历却不沉湎于内心痛苦。在卡普兰与林德曼的带领下，基本危机理论将焦点集中于帮助危机中的人认识和矫正因危机引发的暂时的认知、情绪和行为的扭曲，推动了危机干预策略的发展和短期心理治疗的工作。

2. 扩展危机理论

随着危机理论和危机干预的发展，仅仅认可危机过程中可以出现哀伤是不够的，因此扩展危机理论（expanded crisis theory）从精神分析理论、适应理论、人格理论等进行了吸收补充。

（1）精神分析理论。本理论强调要理解个体在危机中的痛苦和不平衡状态，要从个体无意识思想和过去情绪经历出发，理解个体的行为动力及原因。

（2）适应理论。本理论认为个体适应不良的行为、消极的思想和无效的心理防御机制都对其危机状态中的创伤感受起到维持作用，一旦个体开始转变为更具有适应性的行为时，会促使其积极思维，并重新构建有效的防御机制，于是痛苦感受会减弱。

（3）系统理论。系统论的观念是指"一个生态系统所有的要素都互相关联，且在任何相互关联水平上的变化都会导致整个系统的改变"。运用到危机理论中时，系统论强调人与人、人与事之间的相互关系和相互影响。它强调，属于系统的各个成员不仅对别人产生影响，同时也会受到别人的影响，同时要考虑成员所在的社会和环境因素，因此在危机干预过程中，咨询师不仅要关注求助者本人的反应，同时要关注其所在系统的整体运行方式。

（4）人格理论。布洛克普提出，危机对个体的影响不仅与危机本身的客观条件有关，还与面临危机时个体的人格特征有关。容易陷入危机事件而出现痛苦体验的个体在人格特征上具有一定特异性，比如看问题只看表面不看实质、过分内向、注意力不能集中、情绪情感不稳定、自信心弱、处理问题的执行力差、行动易冲动等。

（5）人际关系理论。人际关系理论以科米尔等提出的增强自尊的诸多维度为基础，如开放、诚信、共享、安全、无条件的积极关注和天真等。人际关系理论的要点是，如果人们相信自己、相信别人，并且具有自我实现和战胜危机的信心，那么危机就不会持续很长的时间。人际关系理论的最终目的即在于将自我批评的权力交回自己的手中。这样做会使个体重新获得对命运的控制感，重新恢复能力以采取行动应付危机境遇。

三、心理危机的发展过程

危机事件，尤其是灾难性的危机事件具有极大的震撼性，危害广泛，不仅破坏了人们习以为常的平衡的生活模式及社会秩序，还会使人产生强烈的心理失衡和不确定感，从而引发心理危机，并出现一系列心理、生理及行为的反应。

1. 冲击阶段（立即反应）

冲击阶段指的是危机发生的同时或危机刚刚过去的最初几天内（一般是72小时内），由于危机事件的影响对人的心理产生的瞬时影响，导致个体出现急性应激反应。个体会感到十分震惊，不能接受事件的发生，会否认甚至出现解离症状，尽量避免危机事件的影响。若刺激过强，可能出现眩晕、麻木、呆板或不知所措等，也可以称为"类休克状态"。如当突然听到亲人去世的消息后，大多数人都会表现出发呆、无法应对或者惊慌等反应。

2. 完全反应阶段

危机事件持续一段时候后，个体受到影响的表现，包括认知、情绪和行为方面的异常。有的个体表现为激动、焦虑、痛苦和愤怒，有些个体表现为强烈的罪恶感、退缩或抑郁等。

（1）情绪反应。情绪反应的主要表现是惊恐、焦虑、否认、害怕、怀疑、悲伤、无助、绝望、沮丧、麻木、紧张、孤独、烦躁、自责、过分敏感、无法放松或持续担忧等。恐惧是危机事件最易诱发的一种情绪，是因为受到威胁而产生的反应，并伴随着逃避意念的一种情绪，个体企图摆脱或者逃避当前的困境，但是无能为力，因此出现恐惧反应。适度的恐惧有利于人们提高警惕性，启动必要的防御机制，动员躯体的必要资源进行自我保护。但是过度的恐惧会引发过度的生理反应及回避行为，可能产生一些心理障碍或精神病理现象。恐惧引发的生理反应有心跳过速、出汗以及不自觉的肌肉震颤。

焦虑是个体急于解决困境而引发的一种情绪反应，其表现往往多种多样，如肌肉紧张、出汗、面色苍白、脉搏加快、血压升高等，在这种情境中的个体往往对危机事件带来的困难估计过高、对躯体不适过分关注、对环境刺激过分敏感、情绪感受往往忽上忽下。适度的焦虑是可以引发积极应激的本能反应，促使个体鼓起勇气去应对问题，但是当焦虑的程度及持续时间超过一定的范围时则会起到相反作用，妨碍个体发挥实力解决面前的危机，甚至妨碍正常生活。

因危机事件影响了个体正常生活的平衡和身体健康，甚至可能威胁到个体的生命安全，个体的情绪会变得异常悲观、情绪比较低落、对任何事都高兴不起来、失去高兴的情绪体验、思考问题困难、自我评价较低，通常表现为言语减少、不愿交流、独自行动、回避社会交往，常常产生失望、力不从心、孤立无援等负面情绪，对未来失去信心、对生活失去希望。如果这种抑郁的情绪不能及时调节或通过专业帮助而纠正，可能发展为抑郁症。因此，对危机过后出现抑郁情绪的个体需要给予一定的关注和帮助，以避免可能出现的恶化。

（2）生理状态。由于危机破坏了个体正常的生活状态，必然会导致个体在生理方面出现一系列的反应，消化系统方面主要表现为胃肠不适、食欲下降、腹泻、嗳气反酸及便秘等；呼吸系统表现为感觉呼吸困难或窒息感；循环系统表现为胸前区不适，胸闷、心悸或濒死感等；其他方面还包括头痛、疲乏、容易被惊吓、肌肉紧张酸痛、睡眠障碍等。心理和生理是密不可分的，当人们遭遇危机沉重打击的时候，身体也会表现出"负重"的反应。由于一系列生理应激反应容易导致个体免疫力紊乱，增加感染概率，或者引发内分泌失调，直接导致某些疾病发生，而且危机事件的影响越大，躯体症状表现越明显，有时候躯体症状表现比心理症状更受到关注，需要优先进行治疗。

（3）认知反应。在认知方面的主要表现是注意力难以集中、效率低下，常常会不自觉地回想危机事件并陷入当时情境中，不能将思想从危机事件上转移和健忘，等等。有些人会因此产生强烈的负性思维，如"这个世界是极度危险的""其他人都是不怀好意的""我是没有用处的废物"等等，甚至产生强烈的自卑和自我否定观念。受到这些想法的影响，个体在危机后的生活中可能会对各种活动明显减少兴趣或者回避参与，并因此出现情感冷淡、情绪低落、对前途悲观、不能面对和解决各类问题等表现，严重的甚至出现仇恨心理，敌视身边的人和事，变得容易激惹、易怒和敏感偏执。这些都是因为求助者出于矛盾的心态，一方面担心因为危机事件受到排斥，渴望他人的关心；另一方面又变得敏感多疑，害怕周围的人发现自己的焦虑紧张。但是，受到危机事件的影响，个体往往不能清楚自己需要什么并倾诉出来，所以产生强烈的孤独感及苦闷的情绪，并由此限制了认知观念的适应性转变。

（4）行为反应。在行为方面主要表现出类似强迫的症状，比如反复怪罪自己（类似强迫思维）、反复洗手或者做什么事情（类似强迫行为）等，还有回避社交、害怕见人、暴饮暴食、激惹易怒等。行为受到认知状态的影响。危机事件发生后，个体会努力逃避与创伤有关的思想、感觉或谈话，逃避会勾起创伤回忆的地方、物品或者人物线索，有些甚至会因为太痛苦，无法逃避而产生自杀、自伤意念及行为。危机事件的巨大压力会使得一些人变得软弱无力、行为被动、依赖性增强，甚至有的人出现严重的退化，对事物毫无主见，失去了管理日常生活与行为的能力。有些个体会出现个性的巨大转变。比如，之前很自信、雷厉风行的个性，在危机影响下变得犹豫不决、提心吊胆、缩手缩脚。干预者需要预料到个体会在这一特殊时期心理状态倒退到不够成熟的水平，应该允许个体充分的、适宜的倒退并依赖他人，然后通过有效干预帮助个体再慢慢成长成熟。不过需要警惕的是，个体如果倒退时间过长而回避社会行为受到过分鼓励的时候，可能会变成依赖性人格。

3. 解决阶段（消除阶段）

当危机事件结束后，个体开始接受事实并为将来做好计划。这时人们会努力恢复心理及生活平衡，控制焦虑和情绪紊乱，恢复受到损害的认知功能，将自己的注意力开始转向处理危机，并能开始采取各种措施积极应对危机。有可能应对的方式是积极和有效的，比如合理宣泄情绪、冷静面对刺激、积极发展解决问题的能力；但也有可能是消极而无效的，如退缩回避、依赖烟酒或养成其他行为依赖等。危机干预者需要帮助个体以积极和有效的方式顺利度过危机，掌握处理困境的新技巧，促使个体心理成长；同时要注意预防个体的消极行为，否则不仅无法顺利度过危机，而且可能由于退避行为引发新的危机。

第二节　心理危机干预

一、心理危机干预的目标和模式

心理危机干预（psychology crisis intervention）是指运用心理学、心理咨询学、心理健康教育学等方面的理论与技术对处于心理危机状态的个人或人群进行有目的、有计划、全方位的心理指导、心理辅导或心理咨询，从心理上解决迫在眉睫的压力，使应激状态得到立刻缓解和持久的消失,以帮助求助者平衡其已严重失衡的心理状态,调节其冲突性的行为,降低、减轻或消除可能出现的对人和社会的危害,使心理功能尽快恢复,至少达到危机前水平,最好可以同时获得新的应对技能,以预防将来心理危机的再次发生。

1. 心理危机干预目标

心理危机干预是一种短期的、对处于困境或遭受挫折而具有情绪性危机的求助者予以关怀和帮助的心理救助过程。心理危机干预的主要目的有二:一是避免自伤或伤及他人,二是恢复心理平衡与动力。该目的适用于人格稳定和面临暂时困境或挫折的人,包括家庭、婚姻、儿童问题、蓄意自伤、自杀或意外伤害等情况。根据干预可能达到的效果,其目标可以分为两种水平:①最低目标。在心理上帮助求助者解决危机,重新恢复心理平衡状态,恢复对生活的掌控感,其功能至少恢复到危机前水平。②最高目标。进一步提高求助者的心理平衡能力,使其能获得新的应付能力,心理健康水平高于危机前的平衡状态。

2. 心理危机干预模式

目前,心理咨询危机干预的理论模式有三种,即平衡模式、认知模式、心理社会转变模式。

(1) 平衡模式 (equilibrium model)。该模式认为,心理危机中的个体通常处于一种心理和情绪的失衡状态,在这种状态下,原有的应对机制和解决问题的方法不能满足他们的需要。这一模式更应称为平衡/失衡模式。

平衡模式的目的在于帮助人们重新获得危机前的平衡状态,一般适用于危机的早期干预。因为危机突发,人们失去了对情境的控制,分不清解决问题的方向而陷入混乱状态,无法做出恰当的选择。因此,在这一阶段,咨询师的主要精力应集中在稳定求助者的心理和情绪方面,在个体重新恢复某种程度的稳定之前,应避免采取过多干预措施。

(2) 认知模式 (cognitive model)。认知模式的假设是:危机植根于对事件、时间和解决途径的错误思维,而不是事件本身或与事件和境遇有关的事实。该模式的基本原则是,通过改变求助者的思维方式,尤其是通过觉察其认知中的非理性和自我否定部分,从而获得理性和强化思维中的理性和自信成分,帮助求助者重新获得对危机的控制感和行动力。认知模式最适合于危机影响已经稳定下来,求助者回到了接近危机前平衡状态时。

(3) 心理社会转变模式 (psychosocial transition model)。该模式认为人是遗传天赋和社会学习的产物。因为人们总是在不断地变化、成长和发展,他们所在的社会环境也在不断发展,个体与社会之间的互动同时也处于不断变化之中,因而,心理危机的发生与发展可能与个体内部、外部(包括心理的、社会的或环境的)的互动方式有关。该危机干预模式的目的在于评估与危机有关的内部和外部资源,帮助求助者选择替代他们现有的无效行为、消极态度和不能发现有效环境资源的方法,重新调整求助者的内部和外部资源的互动和利用模式,选择更恰当的内部应付方式、社会支持和环境资源以帮助他们恢复对自己生活的自主控制。

除了以上三种模式以外，还有一种折中主义的危机干预理论。折中的危机干预理论是指从所有能使用的危机干预方法中，有意识地、系统地选择和整合各种有效的概念和策略来帮助求助者。因此，折中主义没有自己的假设理念，它是以求助者为中心，从任务指向操作的，是各种方法的混合物。应用折中理论意味着不局限于任何一种教条式的理论方法，而是将各种理论和方法有机结合在一起，选择最适当和实用的方式以满足求助者的需要。

二、心理危机干预的基本技术

危机干预最重要的任务不仅是当下减轻求助者的痛苦，最重要的是，通过干预的过程，让人们重新获得应对和解决问题的能力，恢复自信与希望，从而能够减少长期心理痛苦的可能性。为了能达到这个目标，干预者需要思考以下几个问题：首先，怎么做才能使求助者的症状不会继续恶化？其次，怎么做才能降低求助者的痛苦？这种痛苦包括他们在情绪上、心理上、身体上和行为上的多重反应。最后，求助者是否通过自我恢复的方式重新回到生活和工作中去？如果答案是"是的"，那么危机干预的任务就基本完成。如果答案仍旧是"不是的"，那么就需要危机干预的专业人员来提供更加系统和持续的帮助。下面介绍危机干预的六步法。

第一步：明确问题。

危机的发生具有显著的个人特征，对一些人不构成危机的事件对某些人可能就构成危机，因此心理危机干预的第一步是从求助者的角度确定心理危机问题，确定和理解求助者本人认定的问题。这一步特别需要使用倾听技术。如求职面试失利，如果求助者认为"我还需要历练和学习，下次我会表现得更好"，则可能不会诱发危机；如果求助者认为"我是不可能找到工作的"，则有可能诱发心理失衡而出现危机。如果干预者对危机境遇的认识不同于求助者，如干预者认为面试不过只是一个小挫折，求助者可能完全不认同这种说法，那么干预者所应用的全部干预策略和付出的努力可能完全没有抓住重点，效果大打折扣，甚至对求助者毫无价值。在整个危机干预过程中，干预者应该围绕以求助者为核心所确定的问题来把握干预重点和应用有关技术。因此，这一步需要使用到核心倾听技术，包括共情、理解、真诚、接纳和无条件尊重。危机发生之后会诱发应激反应是正常的，一般来讲，这种情绪紧张、悲伤、害怕等情绪会逐步缓解，但是需要警惕持续或逐步加重的焦虑。只有从求助者的角度理解问题，才能真正理解和感受到求助者的情绪状态。

第二步：保证求助者安全。

在危机干预过程中，干预者要将保证求助者安全作为首要目标，这是极其重要和必要的工作。所谓求助者安全，指的是将求助者对自我和对他人的生理和心理危险性降低到最小可能。一方面是危机本身会造成个体生理及心理受到威胁，比如没有水和食物，环境无法确保安全；另一方面在于如果求助者处于过度强烈和持续时间过长的焦虑状态中，可能会诱发自伤自杀的观念，或者对其他人或事物产生强烈的愤怒和仇恨，则有伤害自身或其他人的可能。随着危机事件发生后逐步落实安全措施,受到影响的个体的安全可以逐步确立,心理应激反应将随着时间进展而降低,即使客观环境仍有可能威胁个体安全,安全感的重建也能显著降低未来几个月发生应激障碍的可能,尤其是心理平衡的恢复。

虽然保证求助者安全是危机干预的第二步,但是在整个危机干预过程中都应该时刻把这一点作为首要的考虑。无论在评估、制定策略还是在实际干预行为过程中,干预者都必须时刻重视和关注重建和提升求助者的安全感。不仅是心理危机干预者,社会各级组织、传媒、其他行业的专家等各方面力量都可以采取科学合理的措施参与到帮助危机求助者重建安全感的工作中来。

政府部门和社会各级组织为受危机影响的民众提供生活保障,设立临时安置点,保证救助措施的落地和安全,并公布信息,关注自然灾害和环境安全的信号,合理组织人员并积极动员资源,实施合理疏导及科学救援,多途径全方面宣传避灾自救知识,并提供相应物资。心理危机干预者应积极宣传应激反应常识和心理危机的自我调适方法,帮助受到影响的民众更好地理解危机事件,了解自己的身心变化,并学会利用各种资源相互帮助,逐步恢复心理健康。

第三步:给予支持。

这一步工作强调与求助者进行沟通与交流,积极、无条件地接纳求助者,稳定他们的情绪,使求助者明确干预者是能够给予其关心和帮助的。面对各种突发的危机事件,求助者如果得不到及时和足够的社会支持,会增加创伤后应激障碍的可能;相反,良好的社会支持是预防创伤后应激障碍的保护性因素。

社会支持是指个体在应激过程中从社会各方面能得到的精神上和物质上的支持。社会支持系统的作用可分为工具性支持和情感性支持两部分:①工具性支持包括各种物质性或策略性帮助,以解决问题为取向,比如提供饮用水、食物、帐篷和毛毯等物资,或者组织抢险救援队等;②情感性支持通常在应激过程中以针对个体情绪变化的应对为取向,理解和关心求助者,帮助情绪失调的求助者恢复情绪稳定性,学会情绪管理,重新具备理性思考的能力。亲子关系、家庭、亲密关系、婚姻、朋友、社团等均是重要的情感支持力量。

心理危机干预者在工作中首先要取得求助者的信任,建立良好的关系,鼓励他们充分表达感受,保障安全和关心求助者,给他们提供实际而具体的帮助,切记不要在此时去评价求助者的经历和感受是否值得称赞,或者与之讨论行为是否恰当,只是要表达一种真诚的态度——"这里有一个人确实很关心你和接纳你"。

第四步:提出并验证应对危机的变通方式。

这是心理危机干预中容易被忽视的一步,大多数求助者容易陷入"已经无路可走"的认知限制中,干预者要帮助求助者认识到,还有很多解决问题的方式和途径可供选择。干预者要引导求助者意识到,除了自己最开始想到的解决问题的途径外,还有很多可变通的应对方式,多数情况下,由于危机事件造成的心理影响,求助者会陷入思维不灵活或者逻辑单一的状态中,不能恰当判断事情和预见变化。干预者要积极关注求助者,用各种方式促使他们使用建设性的思维方式,学会充分动员和利用环境资源,实践各种积极的应对方式,最终确定能现实处理其境遇的适当选择,改变认知,消除不合理信念,减轻其应激与焦虑水平。可变通的方式包括以下三种。

(1)环境支持。这是提供帮助的最佳形式,求助者可以知道哪些人现在和未来能帮助自己,如组织危机临时困难互助小组,动员各类人员参与和组成支持系统。

(2)应付机制,即帮助求助者发现和策划可以用来战胜目前危机的行动方案或计划,并积极地从周围发现资源和动员资源。如司马光砸缸的故事。司马光让周围的小孩分头叫人、找长竹竿或绳子等准备从缸口拉出孩子,同时自己发现地上的石头可以砸开水缸让水流出来,从缸底救出孩子。

(3)积极的、建设性的思维方式,用来改变自己对问题的看法并减轻应激和焦虑水平。如对面试失利就认为"我不可能找到工作"的极端观念,可以通过引导和质辩帮助个体认识到"现在找不到工作,可能说明我目前的水平还不足以达到我对工作的预期,可以通过暂时降低工作预期或加强学习提高能力的方式来有计划地实现我的工作预期"。

第五步:制订计划。

这一步是在第四步的基础上有逻辑有计划地发展而来。在制订计划过程中,要充分考虑到求助者的自控能力和自主性,尊重求助者的意愿,平等共商可行的计划。具体应该包括以下几个方面。

(1)确定可以及时提供支持的其他个人、组织团体或机构,并确认可以互相沟通和彼此帮助的方式。心理危机干预并不是孤立的救援行为,它需要与其他救援、医疗等工作相互协调和配合,要确保危机干预工作整体的有效性。

(2)提供应对机制。评估求助者目前可采用的积极可行的应对机制,确保求助者能够准确理解和正确把握行动步骤。危机求助者的心理行为问题有些是突发危机直接造成的,有些是危机之前就已经存在但是被危机事件放大的,有些则是突发危机诱发了潜在的心理问题。因此,干预者需要完整评估求助者的问题并制定针对性的策略和措施,同时要兼顾求助者当下的应对能力,切实可行地帮助求助者缓解心理压力,发挥问题解决的能动性。

(3)强调干预计划的针对性。一定要留意危机在什么状态下、在哪一个阶段,面对什么人群、什么性质的问题,干预由谁实施、如何实施,资源是否到位等具体的问题。阶段不同、对象不同,心理干预的重点、目标、具体措施就有差异。有些人受到惊吓较大,退行明显,需要慢慢的、有耐心的陪伴,但不需要深入挖掘他的心理机制;有些人受到影响,但是自我控制能力较好,理智完整,需要给予强大支持并尽快转移其注意力。因此,针对不同情况要有不同计划。

要注意的是,需要与求助者共同制订行动计划,让其觉得这是"我自己的计划",这一方面可以克服其情绪失衡状态,帮助求助者建立抗挫折心理机制;另一方面为求助者提供一个对所关心问题可行的解决办法和应付机制,减缓心理冲突,纠正情绪失衡状态,提高求助者的挫折应对能力和思维灵活性,并使其正确面对自己的社会责任和家庭责任,建立自信、战胜危机。因此,制订计划的关键在于让求助者感到他们的权利、独立性和自尊得到了充分的认同,同时能有效恢复他们的自制与行动能力,避免依赖他人。

第六步：获得承诺。

在完成第五步工作后，求助者恢复或部分恢复了控制性和自我性，回顾前面的计划和行动方案，帮助求助者做出诚实、直接的承诺，以便求助者能够坚持实施为其制订的危机干预方案。多数情况下，这一步比较简单，比如让求助者复述一下计划："现在我们已经商讨了你接下来要做什么，下一步就是你可以向他表达你受到伤害的伤心和愤怒，同时让他能正确理解。请跟我讲讲你准备具体怎么做，不会大发脾气，不会哭得说不下去，不会引起他的误解和反感，使你们的矛盾升级。"这一步的关键是，干预者要明确求助者同意合作而且可以做到承诺的内容。

三、团体心理危机干预方法

团体心理危机干预属于团体心理辅导的一种形式，是以团体的形式对处于危机事件中或过后的求助者提供积极的帮助。团体形式具有省时省力、效率较高且针对性较强的特点，具有广泛的应用价值。目前较为常见的是美国的严重事件减压法。

严重事件减压法（critical incident stress debriefing，CISD）是一种系统的、通过交谈来减轻压力的方法，是一种简易的支持性团体治疗。其最初是为维护危机事件干预者身心健康的干预措施，比如救援人员、物资供应人员等，首先由 Mitchell 提出，后来被多次修改完善并推广使用。现用来干预遭受各种创伤的求助者，分为正式援助和非正式援助两种类型。

非正式援助型由受过训练的专业人员在现场进行急性危机干预，整个过程大概需要 1 小时。正式援助型的干预则分为 7 个阶段进行，通常在伤害事件发生的 24 小时内进行，一般需要 2~3 小时。具体步骤包括：①介绍期。介绍小组成员和接下来的干预过程，与求助者建立相互信任，并帮助遭受同一危机事件的求助者团体内部建立信任关系。②事实期。请所有求助者从自己的观察角度出发，描述危机事件的经过，特别强调的是描述危机事件中发生的一些具体事实。③感受期。鼓励求助者揭示与自己有关事件的最初和最痛苦的想法，让情绪充分表露出来，在小组内得到理解和宣泄。④症状期。挖掘求助者在危机事件中最痛苦的那部分经历，在接纳和包容的氛围下，鼓励他们承认并表达各自的情感；要求小组成员回顾各自在事件中的情感、行为、认知和躯体体验，以便对事件产生更深刻和全面的认识。⑤辅导期。帮助求助者认识到，他们的应激反应是在不常见的压力之下的正常、可理解的行为，并为他们提供一些如何促进整体健康的知识和技能。⑥恢复期。总结并帮助个体修改有关应对危机策略和计划。⑦资源动员期。结束危机创伤事件，所有成员共同总结前面几期所谈及的内容，评估出哪些成员还需要进一步的随访或者治疗，强调成员的共同反应，表达小组成员之间相互理解、关心和支持的态度，为成员提供进一步服务的相关信息。

CISD 模式对于减轻各类危机事故引起的心理创伤，保持内环境稳定，促进个体躯体症状恢复有重要意义。CISD 的目标是公开讨论内心感受、支持和安慰、资源动员、帮助求助者在心理上（认知上和感情上）消化创伤体验。CISD 的时限：经历创伤事件后 24～48 小时之间是理想的干预时间，2～10 天内进行尚可，6 周后效果甚微。每次会谈大约持续 3 小时，可以根据现场情况做适当调整，但一般以不超过四个半小时为宜。

四、心理危机干预的注意事项

（1）请他们讲述其经历给他们带来的感受，要耐心地聆听。

（2）不要告诉他们"不要太担心"。切记，他们有他们自己的感受，而干预者没有权利，也不应该去评判他们感觉的对与错。

（3）不要在没有了解全部情况之前给予建议。

（4）避免说些空洞的话语，类似"很多人的情况比你更惨""一切都会好的"，这些通常是不起丝毫作用的。

（5）帮助他们思考处理其问题的方法：询问他们在如何关注自己的情况？为了减轻自己的压力，他们能做些什么？

（6）要认真倾听他们解决问题的方法。他们能采取什么行为？这些解决问题的方法优点是什么？危险及未考虑到的有哪些？

（7）帮他们找到可以为其提供帮助的支持系统或者咨询服务机构。

（8）帮助他们建立危机卡片，上面列有他们本人认为可以信任的人的电话及地址，以便在他们想倾诉或寻求帮助时可以及时找到这些人。要找出谁可以随时（24 小时）为其提供帮助，谁可以在上班或上学期间为其提供帮助。卡片写好后让其随身携带。

（9）不要猜测当他们不再谈及自己的问题时就没事了。要问他们事情现在怎么样了，有什么变化。及时指出他们在解决其问题时做出的努力并给予积极肯定。

作为干预者，要记住：心理危机干预不是常规咨询，"只帮忙、不添乱"，心理咨询师不是神，不能妄想通过我们的干预，所有人都会放弃自杀的念头和行为。只有自己才是生命的决策者。每一个人和每一次危机都是不同的。因此，危机干预工作者必须将每一个人以及造成危机的每一个事件都看作是独特的。

第三节 哀伤辅导

一、哀伤的分类及特征

哀伤（grief）是指个体遭遇丧失或被夺去心爱之物时所产生的一种悲哀、愤怒和罪恶感混合的复杂感觉。换句话说，个体若没有丧失经历，一般不会产生伤恸。不过，对于部分个体而言，即使被夺去或丧失心爱之物时，也不一定会表现出悲伤。

1. 哀伤的分类

引发哀伤的丧失可分为三类。

(1) 成长性丧失。主要指由于生命规律和人在生活中做出的选择取舍所引发的丧失。比如升学会丧失自由玩乐、搬家会丧失故友和熟悉的环境、结婚会丧失单身生活、退休会丧失工作成就或生活规律等。

(3) 境遇性丧失，也是创伤性丧失。主要指不可预测性和突发性的事件所导致的丧失，因多数出乎意料，求助者往往遭遇较大的心理冲击，出现较为严重的应激反应。如自然灾害、交通意外、亲人猝死、遭遇诈骗或袭击、财产意外损失等。这类丧失也是哀伤辅导的主要工作内容。

(3) 预期性丧失。主要指人的预期落空所带来的失落感受，丧失并没有真正发生，但是求助者的情绪会受到明显影响，会认为自己失去未来的各种可能性。比如表白失败、考试落选、彩票未中奖等。

当丧失发生时总会给个体生活带来一定影响，无论何种类型的丧失，求助者都会觉得信任、安全、控制、稳定和支持感觉受等到严重威胁，因此出现哀伤感受。一般情况下，成长性丧失是在个体成长过程中必然会出现的，多数人对此有一定的预期，心理创伤反应较小。但境遇性丧失和预期性丧失则因出乎意料，求助者容易产生较严重的哀伤反应。特别是重要亲人的突然离世，是最严重的丧失事件，也是哀伤辅导工作中最常见的重点和难点。本节哀伤辅导以亲人离世为例进行讲述。

2. 哀伤中常见的心理反应

(1) 内疚感。在天灾人祸造成的突发危机事件中，亲人突然离世，求助者难以接受事实，容易产生很深的自责与内疚情绪。如："老天不是公平的吗，怎么这么好的人遭遇灾祸？""怎么我活了下来，她没有了？"类似想法会使求助者拒绝接受事实。与此同时，求助者往往会联想起许多以往生活中的小事，特别是那些自己没有好好对待、照顾逝者的往事，觉得自己对不起逝者，让自己陷入内疚的情绪中。很多人会联想到"如果当时我……逝者就不会……"很牵强地将亲人去世的责任背在自己身上，似乎是自己的错误导致了亲人的死亡。这种内疚感一方面会使得求助者通过心理防御保护自己减少心理创伤，另一方面会使得求助者过于沉溺在哀伤情绪中无法自拔。

(2) 失控感。丧失导致丧失客体与求助者的关系中断，既包括日常生活陪伴的中断，也包括心理依恋关系的中断。尤其在境遇性丧失发生后，亲人的突然离世，求助者被迫接受日常生活方式的改变。如回到家里不再有问候，不得不独自吃饭睡觉，等等，求助者将体验到强烈的悲伤和恐惧，并可能引发无力感或失控感。失控感源于求助者日常规律、生活节奏、行为习惯被迫遭到扰乱，而新的行为方式尚未建立，求助者往往一时不知如何应对。无力感源于面对失控的现实局面以及与重要客体离开所导致的被抛弃感。

(3) 孤独感。孤独感是一种封闭心理的反映，是求助者感到自身和外界隔绝或受到外界排斥所产生的苦闷的消极感受。亲人的突然离去会导致求助者将原本投注于外部（丧失客体）的情感因无处投放而不得不收回，求助者会体验到强烈的挫败感，此类指向自身的负面情感将会共同造成求助者心理封闭，孤寂感倍增。

(4) 愤怒情绪。愤怒是当亲人突然离世时，求助者试图解释事件发生原因过程中暴露出的一种常见情绪,表现为"老天没有眼""好人无好报"等怨天尤人的想法,或者对事故责任方、执法方或施救医护人员的攻击性冲动等。求助者无法理解和接受亲人离去的事实,试图为事件找出负责人,同时由于自己无法改变亲人去世的受挫感导致的内在攻击冲动外向释放的结果。

3. 哀伤的阶段

体验丧亲后的哀伤从情绪和认知上大概都经历了以下三个阶段。

(1) 回避阶段(震惊与逃避)。这一阶段的主要反应是否认、不信,思维变得迟缓,处于麻木、抽离、梦幻般的状态。这一阶段大概会持续数小时到数月不等,与死讯的突然性,以及生者对逝者的关系亲密程度而存在显著差异。

(2) 面对阶段(面对与瓦解)。这一阶段的主要反应是愤怒、讨价还价,对现实的畏缩和恐惧,对逝者无限的忧伤与思念。这一阶段,生者会将逝者理想化,回忆并再现与逝者的关系中引起哀伤的部分,放弃与逝者原有的关系以及对关系发展的假设。

(3) 适应阶段(接纳与重整)。这一阶段,生者会逐渐恢复正常,专注力由内在伤痛渐渐转移到外在世界,学会接纳生活里许多不可逆转的改变。有的人开始建立新的关系,有的还会延续逝者的兴趣或未完成的梦想。有的人一生之中都会沉浸在哀伤中无法恢复,其间可能会倒退到前面任何一个阶段。

二、哀伤辅导的理论

哀伤辅导(grief counseling)是协助人们在合理时间内引发正常的悲伤,并健康地完成悲伤任务,以增进重新开始正常生活的能力。其终极目标是协助悲伤者处理与丧失物或人之间因为失落而引发的各种情绪困扰,并完成未竟事物。

1. 精神分析理论

弗洛伊德认为,哀伤是对失去客体的一种纪念方式。哀伤及其过程是涉及思想、情绪、行为和躯体感觉等各个系统的整体过程,它对于重建心理平衡、恢复自我功能是非常重要的。如同身体创伤要承受创痛及有一个恢复过程一样,哀伤无法回避。丧失发生后,哀伤也要有一个逐渐恢复功能的过程。从表达、面对,到重建平衡,是求助者面临亲人、健康和幸福的丧失所需要完成的一项工作。

2. 阶段理论

阶段理论指出,动物界包括人类,在与其父母断绝依附关系的时候都经历着分离焦虑,这种依附关系在个体成长过程中逐步扩展到个体与其所爱的人或物之间。个体为了保护自己从关系中断的分离焦虑中恢复,需要经历震惊、寻找、沮丧、重组或恢复四个阶段,处于不同阶段中的个体,其心理状态不同,辅导的目标也需要相应调整。

3. 应激理论

应激理论指出,哀伤本身就是应激源,求助者面对哀伤会出现压力反应,当求助者应对其他生活事件时必须做出更多的自我调节。这种应激将直接或间接地影响求助者的身心健康。直接影响，如大脑的生理机制反应，复合胺的释放导致抑郁和焦虑。间接影响是通过认知和行为影响一个人应对压力的效果，负面影响可以通过本人对压力事件的评估和处理这些事情的感知能力去预测，将这些事件评估为难以应对的人将会感受更多的负面结果。

4. 社会支持理论

社会支持理论将哀伤定义为一个人的家庭和朋友关系网络重要部分的丧失。如伴侣的丧失经常界定为情绪、经济、生活功能等社会支持方面的丧失。所以，哀伤导致的社会支持网络质量和数量的变化将直接和间接影响着丧失者的身心健康。

三、哀伤辅导的工作目标与工作原则

1. 工作目标

（1）增加失落的现实感，确认和理解丧失的真实性。即帮助求助者接受丧失，当丧亲发生时，求助者第一反应通常是否认，包括否认丧亲的事实和后续影响，表现出防御性反应（如情感麻木、健忘症、认知回避等），言语上表现为"这不可能……"等一系列否认的语言。有些求助者虽然接受丧亲这一事实，但否认丧亲对自己有影响，比如说"没有关系，我不在乎"。此否认是真实的、正常的第一反应，短时间存在可以缓解求助者的心理痛苦。但若一直持续则为异常，很不利于求助者的心理健康。此时，干预者要引导求助者面对现实，接受丧亲不可扭转的事实及其带来的影响。

（2）协助求助者处理已表达的或潜在的情感，表达、调整和控制悲伤。丧亲意味着失去重要的关系，必然带来痛苦。丧亲后有哀痛是必需也是正常的。求助者应该接触哀痛、感受哀痛、表达哀痛，而不应该压抑哀痛。所以，在哀伤辅导中，干预者会鼓励求助者承认、面对并适当表达由丧失导致的各种情绪感受。

（3）协助求助者克服失落后再适应过程中的障碍，应对由于丧失所带来的环境和社会性改变。丧失导致的直接后果是原有生活节奏与习惯被打乱。比如亲人或好友的去世将导致逝者在求助者生活里角色位置的消失，若求助者身体伤残、逝者是求助者生活的主要依赖者等，求助者适应新的生活节奏和新的习惯是一项非常艰巨的任务。

（4）鼓励求助者向过去告别，转移与丧失客体的心理连接，并坦然地将感情重新投注在新的关系里。当求助者接受丧亲的事实，承认并表达了哀伤情绪，重新调整自己去适应环境和自我世界后，有权利将情绪活力重新投入到其他关系和事业上。此阶段的典型表现是求助者认为自己"不会再去爱"。干预者会鼓励和引导完成哀伤过程的求助者对生活重新充满希望，用心构建自我世界，营造良好的人际关系。

（5）修复内部和社会环境中的自我。由于求助者与逝者的关系很紧密，逝者的离去可能直接导致求助者自我形象、自我认识的颠覆，常见的观念包括"再也不会有人这么爱我了""我再不可能获得幸福了"等消极描述。因此，干预者需要帮助求助者重新树立新的正面自我形象、意识、生活观等，帮助求助者重建完整的自我意识形态，恢复心理情绪和生活等各个方面的平衡。

2. 工作原则

为了达到以上目标，哀伤辅导工作需要遵守以下原则。

（1）强化丧失的真实感。只有接纳丧失事件已经发生的事实，才能面对因此事件而引起的复杂情绪与反应。尤其是突发事件，譬如亲友在毫无心理准备下听到逝者去世的噩耗，一定有强烈的不真实感。强化灾难的真实感的最好方法之一，是鼓励求助者面对灾难和谈论失落。例如，灾难发生时你在哪里？当时的情况怎样？如何发生的？是谁告知你的？葬礼怎么举行的？亲友们如何谈这件事？类似这些问题的讨论都有助于通过检视灾难事件的发生来强化灾难的真实感，让其接受事件已经发生的事实。

（2）鼓励求助者适度地表达悲伤情绪。对于任何人而言，大部分哀伤的情绪都是令人不安的，如恐惧、无助、愤怒、愧疚、紧张、焦虑、压抑和悲哀等。随着这些情绪的表现，在丧失事件发生的初期，求助者常有麻木、幻听、白日梦、作息混乱、托梦等异常行为。干预者需要帮助求助者认识到这些哀伤情绪和行为是"正常的"，鼓励求助者适度地表达情绪以缓解不安。干预者必须要帮助求助者觉察到丧失引发的情绪冲击及其意义。例如，愤怒的情绪对象是谁？愧疚的具体内涵是什么？幻听、幻觉、幻想的内容是什么？干预者需要适当且有效地评估求助者状态，确定较为明确的问题焦点。在哀伤辅导过程中，干预者引导求助者表达哀伤情绪时，建议从鼓励正向的回忆开始。

（3）帮助求助者适度地处理依附情结。哀伤辅导工作中很主要的一个方面是鼓励求助者向过去告别，以健康的方式重新建立生活态度和适应新的生活方式，自然地将情感投注在新的关系中。求助者将情感活力从过去移开，转而投注在另一个新的具有发展能力的关系上。但是这不是件容易的事，干预者的任务不是促使求助者放弃与过去的联系，而是协助求助者对丧失的人或物进行重新定位，让求助者了解到，丧失之后还是可以持续拥有与过去相关的想念和回忆，但同时必须主动找出一种让自己可以继续生活下去的方式，并帮助求助者反复强化"我还有别的人值得去爱"的认知观念，让求助者意识到，对他人的关爱并不意味对丧失的人或物的爱有所减损。干预者可以主动引导和敦促求助者参加一些比较轻松欢快的活动，重新体验到正性和积极的情感。

（4）允许时间去哀伤。哀伤的历程是需要时间的，它是一种渐进的过程，好像拉紧的弹簧逐渐松弛一样，因此干预者不用急着让求助者克服丧失回归所谓的正常状态。在哀伤辅导中，干预者可以对求助者阐明哀伤的时间过程，特别是可能在哪些时刻特别困难，比如逝者的生日、特别纪念日，或者是过年过节或家人相聚的日子，也常是求助者特别容易怀念、悲伤和脆弱的艰难时刻，干预者须要特别留意，根据求助者的不同状态，必要时可以主动给予支持。

（5）提供持续的支持。哀伤既然是一种过程，那么给求助者提供持续性的支持，就是哀伤辅导的重要原则。干预者需要在丧失发生后一年内的不同关键时刻，给予求助者可使用的持续性帮助，以利于求助者顺利度过哀伤历程。

（6）界定病态行为并转介。从事哀伤辅导工作的干预者需要评估求助者状态，辨识正常哀伤行为及病态行为。对于需要治疗的病态行为，干预者应清楚自己能力的限制，评估哀伤辅导员或心理治疗是否适用，否则需要转介给专业医疗机构或者更合适的专业人员。

四、哀伤辅导的基本技术

1. 哀伤辅导过程中的具体工作

（1）建立支持性关系。干预者需要首先了解丧失事件的情况、性质、发展过程、刺激强度等基本信息；接下来，干预者需要冷静观察求助者目前的身心状况，周围环境的接纳度、对干预者的方案和接受程度，采取非侵入性的、温暖真诚的态度进行接触。初步接触以满足其生理需要入手，一杯热水、一张纸巾或者一块暖和的毯子都可以。干预者的声音、语气与求助者尽量接近，少说话，多倾听，通过行为语言表达干预者的尊重、耐心、理解、积极关注和共情。干预者需要遵循保密原则，避免二次创伤，减少无关人员介入或者在周围感染，提高求助者对干预者的信任度和安全依赖。如果求助者拒绝求助，干预者需要尊重求助者的决定，暂停干预，同时可以提供联系方式，确保当求助者需要的时候可以及时提供帮助。

（2）评估求助者的心理状况。建议干预者以开放性提问进行评估：①求助者与逝者的关系如何，亲密程度怎么样？②逝者是在什么情况下去世的，求助者是否毫无心理准备？③求助者以往是否有过类似的哀伤经历，以往的应对方式如何？④求助者在丧亲后的社会支持系统是否完善？⑤目前最困扰求助者的问题是什么，他希望得到哪些帮助？⑥求助者目前的情绪状况如何，其情绪反应是否属于正常范围？⑦求助者目前属于哪一个阶段，是否属于复杂性哀伤？

（3）引导求助者接受丧失的事实。帮助求助者承认、面对，接受丧亲事实，是成功进行哀伤辅导的第一步。开始，求助者往往存在否认倾向，为了接受丧亲事实，需要与求助者围绕逝者去世事件，开放式讨论逝者在什么情况下离世，具体情况如何，是否瞻仰遗容，打算如何处理逝者遗物，如何安排葬礼，是否已经拜访逝者墓地，这些有助于求助者接受亲人离世的事实。需要注意的是，干预者应避免在辅导过程中说逝者"去了天堂""离开了"等缺乏现实性词语，而应该直接说"死亡""去世"等词语，并鼓励求助者也用这种事实性的语言描述事件和表达感受，有助于增强求助者丧亲的现实感。

（4）对求助者实施哀伤的心理教育。面对亲人突然离世，没有任何心理准备，求助者往往会出现强烈的情绪反应，正常生活模式完全被打乱，很多求助者对这些反应认识不足，容易产生自己要疯狂的感受或者对自己的哀伤情绪产生耻辱感。干预者就必须帮助求助者了解什么是正常的哀伤行为，接受自己目前看似异常的正常反应。如果求助者在丧失事件后出现"不沟通，不表达"的行为模式，表面看似平静，但是把痛苦深深隐藏起来，陷入冲突与逃避的模式，导致身心疲惫，精神崩溃。干预者需要对那些反复说"我没事"的求助者重点关注，积极主动进行心理辅导，告知他们，丧亲是每一个人都会经历的特别体验，人在悲伤时的痛哭都是自然情感反应，不是脆弱无能的表现，但是内心很痛苦压抑，反倒容易影响自己以后的健康，这些是已故亲人不愿意看到的，只有自己放下心理防御，认真体验并且适度表达哀伤过程中的感受，才能有助于个体心理修复和成长。这些内容的介绍和说明都属于"哀伤的心理教育"。

（5）鼓励求助者用语言表达内心感受及对逝者的回忆。如果求助者能够清晰具体地表达自己的情绪感受，则有助于顺利度过哀伤期。求助者感到内疚、自责、羞愧等情绪，反映自己对逝者离去的哀伤，及渴望与其重建关系的动机。干预者需要理解逝者在求助者心中那独一无二、无可替代的重要性，鼓励求助者停留在感受层次，进行探索与分享。如果求助者还没有完成感性层次的表达，不要引导和鼓励求助者直接上升到理性层次。特别要注意，干预者不要先告诉对方"你要坚强"，或者进行"化哀伤为力量"的表达，这样容易造成求助者有心理压力，妨碍其充分表达感受，展现脆弱并获得疗愈。干预者需要逐步帮助求助者创造不同层次的适度宣泄，可以一起聊天、表达、痛哭、沉默或者回忆。

（6）向逝者仪式性的告别。鼓励求助者去寻找纪念逝者的标志，进行仪式性告别，共同探讨遗物处理问题。不影响正常生活的可以保留，但不建议保持原状，可以集中储存集中缅怀。还可以采用一些特别的方法，与求助者所在的文化习俗相适应的行为，比如向逝者写信、烧祭品、放飞孔明灯、埋葬纪念品等。

（7）完善社会支持系统。社会支持是个体在应激过程中从社会各方面能够得到的精神和物质的支持，是求助者从丧亲事件中恢复的最重要、最有效的方面。第一，提供具体的帮助与支持。干预者可以通过陪伴、握手等方式主动接触求助者，使求助者不感到孤独。协助求助者料理后事、处理遗物、照顾孩子、提醒饮食等，也是可使用的支持方式。第二，构建社会支持网络图。鼓励求助者按照身边亲友的亲近程度由近及远，分别写出名字并注明帮助能力，尽可能将具体对象可以提供的帮助具体化，可以是情感支持、信息支持、经济支持或权利支持等。第三，强调社会支持的相互性。当求助者的控制力逐步恢复后，恐惧或焦虑的情绪状态就开始下降。干预者可以向求助者强调社会支持是相互的，不能只收获，不播种，可以在适当时候为他人提供帮助，有利于增加求助者的自我肯定感。

（8）提供积极的应对方式。如果求助者感到无路可走，提示可能求助者原来的应对方式不足以处理此次丧亲事件，干预者可以主动提供更有效的积极应对方式。①帮助求助者回忆既往积极的应对方式，把自我的主观能动性发挥起来，给予肯定和强化，引导求助者再次采取积极应对方式。②建立适应性行为及积极应对方式，包括充分睡眠、营养支持、作息规律、他人共处、倾诉苦闷、沟通联系、计划未来、适当锻炼和自我安慰等。③重新权衡问题处理顺序，如考虑目前需要做的事情，重新评估各个事件的轻重缓急，合理安排时间，权衡利弊，分析影响并预见困难，做好充分的思想准备。④采取放松技术缓解焦虑，包括呼吸放松技术、想象放松技术、肌肉放松技术。⑤主动识别消极应对方式，如回避他人、回避活动、过度自责、暴力发泄、暴饮暴食、借酒消愁、滥用药物、不吃不喝、整天睡觉等放任自流的行为。干预者可以鼓励求助者放弃和远离这些无效应对方式，转而使用积极应对方式。

（9）重建有益的思维方式。①纠正过度自责。帮助求助者分析自责是否恰当，是否现实，从另外的角度看灾难，不可抗拒。②正视改变，适应生活。干预者需要让求助者意识到自己不是孤独的，不是一无所有的，不是毫无希望的，求助者完全有能力重新开始新生活。③展望未来，注入希望。干预者需要帮助求助者意识到痛苦终将减轻，未来更有意义，生活仍然有积极和幸福的可能，不断总结、肯定、强化和鼓励求助者。

（10）评估转介医疗需要。如果求助者处于严重的复杂性哀伤情绪，持续超过4～6周，并且影响日常生活功能，干预者需要及时识别并根据需要及时转介到精神专科治疗。

2. 哀伤辅导中特殊的情绪处理策略

丧失发生会给求助者带来巨大的身心冲击，同时导致各种困扰和问题发生，如现实生活问题和情绪困扰问题。哀伤辅导的重点则是处理求助者的情绪困扰。相应的心理技术简介如下。

（1）倾诉宣泄式空椅技术。此技术一般只需要一张椅子，把这张椅子放在求助者面前，假定丧失客体（亲人、朋友或希望等）坐在/放在这张椅子上。求助者把自己内心想对他/它说却没来得及说的话表达出来，从而使内心趋于平和。这个过程帮助求助者完成了与丧失客体没有来得及的告别，宣泄了求助者的思念与哀伤，处理其内心的自责与歉疚。

（2）角色扮演。让求助者扮演丧失客体的角色，通过扮演，换位思考，求助者在不知不觉中进入角色，深深理解所扮演角色的想法，体会到丧失客体对自己能够好好生活的期望，以此作为调节消极情绪、继续生活下去的动力之一。

（3）仪式活动。仪式活动通常代表结束一个活动，同时开始新的活动。哀伤辅导很重要的一个步骤是让求助者正视丧失现实，而且在心理上接受与丧失客体的分离。仪式活动，如追悼、写信、鞠躬、写回忆录等利于求助者完成健康的分离，引导新的出发。

（4）保险箱技术。保险箱技术是一种很容易学会的负面情绪处理技术，是靠想象方法来完成的。干预者指导求助者将丧失导致的负面情绪放入想象中的容器里，即将创伤性材料"打包封存"，以实现个体正常心理功能的恢复。另一种做法是干预者指导求助者将已失去的美好部分锁入一想象的保险箱里，钥匙由他自己掌管，并且可以让他自己决定是否愿意以及何时打开保险箱，来重新触及那些记忆以及探讨相关事件。此方法可以在较短时间内缓解求助者的负面情绪。

五、案例解析和关键咨询片段

求助者，女，一名医生，家庭贫困，养父早年因患病去世，与养母相依为命。她在外地工作，因单位临时开会提前离开家，当晚接到村里邻居打来电话，说其母亲因为心脏病突发而去世。该求助者悲痛欲绝，严重自责和内疚，认为如果自己不提前离家就不会发生此事，而且认为自己是医生，具有急救知识，所以只要自己在家，很可能会及时挽救母亲。在此观念下，求助者剧烈产生的悲痛以致其产生自杀意念，要跟随母亲离去。

求助者与其养母感情深厚，并且长期共同对抗生活的压力，同心共济，彼此接纳彼此慰藉，无论是过去还是未来，早已成为不可分割的一部分，因此她的悲伤是真实的，她的丧失感是巨大的。在哀伤辅导的开始阶段，咨询师并不阻止求助者哭泣，反而告诉她"你很难过，我能感受到，想哭就哭吧"，因此在最开始的3～4次咨询过程中，求助者基本上可以尽情展现和表达她的失望、难过和痛苦，从开始隐隐啜泣到后来放声大哭，求助者的全部情绪得到了完全地宣泄。因求助者习惯每天给母亲打电话聊天，但是现在这部电话已经不再有人接听，求助者仍旧每天拨打，咨询师对求助者表达了深深的理解和同情，同时引导她换一个方式与母亲联系，引入"哀悼"的概念，帮助求助者开始追忆母亲生前的点点滴滴事件，并引导求助者对母亲说"别了"。最开始的时候，求助者闭上双眼，泪如泉涌，双拳紧握，紧咬牙关，不肯开口，但是咨询师帮助她调整呼吸，放缓节奏，同时加上放松训练，过了较长的时间后，求助者终于开口说了第一声"再见，妈妈"；随后，求助者能逐渐开始放松，并主动追忆母亲，主动表达离别之情。

数次咨询后，求助者仍旧提起母亲就泪水涟涟，虽然不再说要追随母亲而去的话，悲伤情绪也有所控制，但是她仍然非常留恋母亲，不断追忆母亲的生活点滴，难以将注意力投注到新的生活中去。因此，"投注新关系"成为对求助者进行哀伤辅导工作中最关键也是最困难的一步。因求助者社会支持力量不足，加上求助者与母亲非常密切和深厚的感情，要找到一个足以匹配这种情感的社会关系非常困难，而且作为投注目标的新社会关系必须要同样深厚和持久的，其性质也需要是充满温情和力量的，而且这种关系必然是可持续发展的，同时会带来希望和改变。因此，心理咨询师就"转移新关系"与求助者的对话录入如下。

求助者："这么好一个人怎么命就这么苦，离开我了，她总是那么热心帮助别人……我不能忘不了她。"

咨询师："你母亲是个很善良很好的人，很多人都记得她的。"

求助者："是的，那些她帮助过的人都还记得她，我上次回去办后事的时候，还有邻居和我说起她的好。"

咨询师："是啊，这么好的人不该被忘记的，大家肯定会一直记住她，就像你一样，你会这样希望的，对吗？"

求助者点点头又摇了摇头说："除了我，不会有人那样记住她的好，她对我的好只有我知道，只有我记得……我真是舍不得她……"说完又开始哭泣。

咨询师："那真可惜呢，你要是走了，就没有人记得你母亲是那么好一个人了，如果大家忘记了她，真的太遗憾了。"

求助者掩住脸哭泣，眼泪掉了出来，问道："怎么办？我不要她被人忘记。"

咨询师趁机说："那你要让至少一个人知道你母亲是多好的人，要让他了解和传扬你母亲的善良和美好，这样其他人也会逐渐知道你母亲是一个很好的人，她就不会被忘记了，会活在人们的记忆里。"

求助者哭泣着说："哪里找这样一个人呢？"

咨询师："是啊，现在我们还找不到这样一个人，不过，在未来这个人或许可能会出现，可能很快就出现呢。"

咨询师沉吟了一下，接着说："我们想想，有谁会听你讲你母亲的故事，并且和你一样有这样的感受，觉得你母亲是很好的人呢？"咨询师继续引导说："有谁会特别愿意花时间听你说这些故事呢？"

求助者带着满脸的泪水，一边思考一边慢慢说："我的孩子会听我讲故事，就像我听我母亲给我讲故事一样……"

咨询师立刻接起话头说："对啊，你的伴侣或者孩子，我想你肯定会告诉他们你母亲的故事，他们也肯定会和你一样怀念和永远记住你的母亲是多么好的一个人，你说呢？"

求助者惊异地抬起头看着咨询师，她有点不敢相信地说："对啊，真的是这样，我可以告诉我的孩子，外婆是个很好的人，外婆很爱妈妈，妈妈也很爱外婆。我真的可以这样做吗？"

咨询师立刻点点头，肯定地说："你的孩子一定会感激这么好的外婆养育了这么好的妈妈，他一定会记住外婆是多么好的人，也会告诉自己的孩子和其他人，你的母亲也会很骄傲看到你建立家庭拥有孩子，她的善良、她的好就会一直在你的家族中被传颂、被铭记，是这样的，对吧？"

求助者吸了一口气，眼睛开始闪烁："是啊，我要告诉我的孩子，他的外婆勤劳又善良，辛苦地养育了我，送我读书，她是那么辛苦给别人帮佣，天气很冷还要去地里做事，去河里洗衣……我要告诉我的孩子，他的外婆总是乐呵呵的，别人欺负她，她也很宽容，她是多么伟大多么好的一个人。"

咨询师注视着求助者的眼睛，赞成地点点头，说："是啊，这中间这么多故事只有你知道，也只有你能全部告诉你的孩子，你的母亲一定会被记住的。"

求助者的脸上浮现了一丝笑意，说："对啊，我怎么能不告诉我的孩子这些事情呢？"

自此，哀伤辅导工作进入"投注新关系"阶段，咨询师开始引导求助者想象她未来可能与孩子之间的交流，她的情绪明显好转，开始有意识地积极畅想未来的生活，认为自己在记住母亲的这件事情上可以做得更多，将对母亲的怀念之情融入对未来生活的畅想中，她认为自己能够在未来的生活中以母亲为榜样，让母亲能永远活在她的家庭的集体记忆中。

思考题
1. 心理危机干预的目标包含哪些？
2. 心理危机干预和哀伤辅导的步骤是什么？

第十二章 催眠治疗

【本章要点】
1. 熟悉催眠治疗的基本操作过程。
2. 掌握催眠治疗的基本原理，重点掌握催眠治疗的条件反射和暗示感应原理。

【关键词】
催眠（hypnosis），催眠治疗（hypnotherapy），暗示感应性（suggestibility），恍惚状态（trance state）

催眠治疗既是一种古老的心理干预手段，同时也是深受人们关注和喜欢的一种现代心理治疗技术。催眠治疗可以改善由于早年的心理创伤而造成的消极自我认知，发展出更加健康、更具适应性的认知、情绪和行为模式。

第一节 催眠治疗的原理及流程

广义的催眠包括人类日常活动中各种与暗示有关的心理现象，既包括父母/师长通过长期暗示而对孩子施加的各种影响，也包括传销、巫术、气功、禅修、冥想、宗教、人体特异功能、各种神秘现象等。狭义的催眠治疗是指催眠技术在心理治疗中的应用。被催眠和自我催眠皆为人类的本能之一，我们可以通过催眠减轻疼痛，提升潜力。

一、催眠治疗的概念

催眠不等于辅助睡眠，对于催眠的定义，当前还没有统一的认识。一般认为，催眠（hypnosis）是指通过一定的感知觉刺激，引导当事人进入一种注意力高度集中的、知觉范围窄化的特殊意识状态的过程。处于催眠状态的人暗示性会明显提高，来访者与催眠师保持密切的感应关系，比清醒状态下更容易接受催眠师的暗示和引导。而催眠术（hypnotism）是指把人导入催眠状态的技术。催眠治疗（hypnotherapy）则是指利用催眠术把来访者导入催眠状态以实施心理干预的心理治疗方法。

催眠治疗是当前常用的心理治疗方法之一，与其他大多在觉醒状态下实施的心理治疗方法不同，催眠治疗是一种较为特殊的心理治疗方法。特殊之处在于，催眠治疗师会引导来访者进入一种特殊的意识状态，并在这种特殊的意识状态下进行心理干预，这种特殊意识状态被称为催眠状态，也有人称之为恍惚状态。

很久以来，催眠的基本原理和技术一直被世界不同文化下的人们广泛应用于宗教、疗病仪式以及表演娱乐，甚至被误以为是神秘莫测、不可思议、神力无边的。因此，催眠确实有被滥用、误用而产生不良后果的情况，而被视为"巫术""骗术"，与迷信相提并论。随着19世纪中叶以来对催眠和暗示现象的科学研究，催眠治疗已逐渐被医学和心理学界所接受。

二、催眠治疗的基本原理

1. 暗示感应性增强

暗示感应性（suggestibility）是迄今为止最有影响力的催眠理论之一。暗示感应性是人和动物普遍存在的一种先天特质。临床医生利用暗示打消患者对疾病的顾虑，加强治疗效果，就是利用了这种人类普遍存在的暗示感应性。在临床治疗中普遍存在的安慰剂效应，也是利用了暗示感应原理。例如，一个绝症患者被一名权威的专家告知，有一种神奇的药物有可能治愈他的疾病。实际上，这种药物只是最普通不过的维生素，但对于这位患者来说，专家的话让他重新燃起了希望的曙光。这种希望能够调动起他自身的免疫系统活力，从而产生神奇的治疗效果。

在催眠过程中，催眠师用暗示诱导来访者进入催眠状态，又用暗示使其在不知不觉中按催眠师的指令表现出不同状态。如暗示眼睛不能睁开，肢体不能动，或者暗示来访者的病痛已减轻或痊愈等。这些都是暗示感应的效果，表明来访者接受了催眠师的暗示，并在自己的意识和行动中体现出来。

2. 条件反射的重建

据巴甫洛夫的睡眠学说，睡眠的本质为高级神经活动的抑制作用，当抑制过程在大脑皮层中占优势，扩散至皮层下中枢时即出现完全的睡眠。巴甫洛夫曾对催眠现象进行了广泛而深入的研究，在动物实验的基础上提出了条件反射理论。他认为条件反射是催眠现象的生理基础。具体来说，催眠是一种一般化的条件作用，把人引入催眠状态的刺激性语言就是一种条件刺激。他发现，在实验室里对狗进行单调重复的刺激，狗也会渐渐入睡或出现四肢僵直。对人而言，催眠词也是一种与睡眠有关的条件刺激，能使大脑皮层产生选择性抑制，也就是从睡眠到清醒的中间阶段或过渡阶段，即进入催眠状态。所以，巴甫洛夫还认为催眠是不完全的、带有部分觉醒的睡眠。在催眠状态下，大脑皮层并非完全抑制，其中一部分仍然在活动和觉醒着，这也是来访者与催眠师可以保持单线联系的生理基础。

3. 意识状态的改变

研究发现，在进入催眠状态以前，人的脑电图为有规则的、低幅高频的 β 波。当进入浅催眠状态时，脑电图上出现了 α 波的均等状态，低振幅的 α 波增高，高振幅的则略为降低或不变。随着催眠程度的加深，人的脑波出现了以 α 波纺锤相为特点的脑电活动，处于这种脑波状态的人经过有效暗示是无法睁开眼睛和进行随意行动的。随着催眠程度的继续加深，人的脑电活动频率愈来愈低。在催眠的最深阶段，出现了频率为 4～

7赫兹的θ波。从催眠状态逐渐唤醒之后，脑波又开始出现了和被催眠前一样的β波。

因此，有人认为催眠状态是一种介乎于睡眠和清醒之间的、特殊的意识状态，被称为"第三意识状态"。在这种意识状态下，个体具有如下特征：①主动性反应减低。被催眠的个体不主动进行各种活动，而是倾向于按照催眠师的暗示去活动。②暗示性增高。被试由于暗示性增高而表现出来的行为有时会令人惊讶。例如，催眠师暗示个体胳膊僵直，则其胳膊就会变得像钢板一样僵硬。③知觉扭曲与幻觉。在催眠状态下，个体的知觉会产生扭曲和幻觉。在催眠师的诱导下，个体会将一种物体说成是另一种物体，或歪曲物体属性，如很甜的东西尝起来是酸的；被催眠者也会将不存在的事物当成是存在的事物，或存在的事物当成是不存在的事物。例如，被催眠者面前并没有人，如果催眠师暗示在他面前有个人，则他就会真的认为有个人在他面前。④注意层面趋窄。进入催眠状态的个体注意范围大大缩窄，他们只注意催眠师的暗示，而不再注意周围环境中的刺激。例如，当催眠师暗示周围声音均听不见，而只能听见催眠师的声音，则被催眠者就会听不见周围的其他声音。⑤催眠中的角色扮演。在催眠状态下，个体听从催眠师的暗示，能够扮演与其原来性格不同的另一角色，并表现出符合该角色的一些复杂行为；如果催眠师暗示个体是一个小孩，则他就真的像变成小孩一样，在言语、行为上表现出小孩的特点。⑥旧记忆还原现象。进入催眠状态后，如果催眠师询问个体在清醒时曾记不得的经历过的一些事情，他却能清清楚楚地讲述出来；讲述的内容多以视觉影像为主，并且非常生动，就像又回到当时的情境中一样。⑦催眠中经验失忆。催眠中经验失忆是指催眠师暗示个体在被催眠期间什么也没有发生，则其在事后就会报告说自己什么也记不得了。

三、催眠的基本流程

1. 催眠前准备与注意事项

催眠室的布置尽可能简洁，配备好沙发、椅子和茶几等，注意隔音、光线与室内温度。催眠室内应保持安静，室内光线要柔和，室温不宜过热或过冷。催眠前催眠师要对来访者进行访谈，了解其想要解决的问题，以及问题背后的生物—心理—社会方面的可能原因，并测试催眠感受性的强弱。催眠前谈话的注意事项如下。

（1）采用倾听、共情、积极关注等心理治疗技术，与来访者建立安全、信任、支持性的治疗关系。全面了解来访者的心理问题，评估其问题的严重程度。了解来访者对催眠的理解程度，以及接受催眠治疗的动机和期待。向来访者充分解释催眠的基本原理与操作过程，消除来访者对催眠治疗的疑虑，从科学上解释催眠的本质。

（2）测试来访者的催眠感受性，根据每个来访者的具体问题选择恰当的催眠指导语和催眠方法，不可千篇一律。

（3）遵守催眠师的基本伦理道德规范，尊重来访者的权利，不做违反来访者意愿的干预，为来访者保密。未经来访者允许，不擅自录音和摄像。

2. 催眠导入和加深

催眠导入是指将来访者从正常的清醒状态诱导到恍惚状态（trance state）的过程。这也是催眠治疗最重要的步骤。如果不能把来访者导入催眠状态，也就无法进行催眠治疗。催眠导入的方法多种多样，催眠师可根据来访者的催眠感受性特点采用不同的导入技术。对于大多数来访者来说，单纯的导入一般可使其进入浅度催眠状态，但对于某些心理障碍或身体疾病的治疗，需要达到中度甚至深度催眠状态才能取得较好的效果，此时需要通过继续引导加深来访者的催眠程度，也就是采用催眠深化技术。

3. 实施心理治疗

对于来访者的心理问题、心理障碍或躯体疾病，在大多数情况下，仅把来访者诱导进入催眠状态并不能解决所有问题，因此，催眠术需要与其他心理治疗的方法和技术手段相结合，才能取得良好的治疗效果。也就是说，催眠治疗并不是单纯使用催眠术进行治疗就可以的。对于其他心理治疗方法的使用，催眠师可根据自己掌握的熟练程度以及来访者的问题，采用不同的干预措施。例如，对于有心理创伤史的来访者，治疗师可以在催眠状态下，促进来访者将创伤性的记忆网络与资源网络进行连接，从而帮助来访者整合不同的"自我状态"，从而达到改善心理障碍，完善人格的目的。

4. 催眠后暗示与唤醒

治疗完成后，需解除来访者的催眠状态，让其将缩窄的意识重新扩展，恢复清醒。清醒的主要指标是恢复完整的时间、地点和人物定向力。唤醒时不宜操之过急，否则有时来访者醒来后会感觉不适，如乏力、头痛、眩晕和心悸等。在唤醒之前，可以通过催眠后暗示，暗示来访者感觉良好，精神愉悦和自信，然后通过催眠唤醒技术慢慢让来访者恢复清醒状态，这样来访者醒来后会自我感觉良好。此外，还需要注意的是，唤醒前必须把所有在催眠过程中下达的可能对来访者造成不良影响的暗示解除，否则可能会产生不良后果，如手臂不能活动的暗示等。

5. 解释与指导

来访者清醒后，催眠师应对其进行必要的解释与指导，如来访者对催眠体验的疑问、治疗的进展、后续的治疗流程及方案等。一般情况下，一次催眠治疗不足以解决来访者的问题，大都需进行多次治疗。让来访者对治疗过程有清楚地认识，可避免其产生急躁情绪。此外，治疗结束后，催眠师还需要注意消除来访者在治疗过程中产生的移情倾向。

第二节 催眠技术在心理治疗中的应用

一、催眠治疗的适应证与禁忌证

1. 适应证

（1）焦虑、抑郁、恐惧、强迫、癔症等心理障碍。
（2）睡眠障碍、进食障碍、性功能障碍、高血压、糖尿病、肥胖、慢性疲劳综合征等躯体障碍。
（3）厌学、冲动、口吃、各种成瘾行为、不良习惯等行为障碍。
（4）培养学习兴趣，增强记忆力、注意力，提高学习效率。
（5）缓解疼痛体验的强度，可用于辅助拔牙等小手术的疼痛管理，以减少麻醉药物的使用量。
（6）减肥、戒烟、戒酒、潜能开发等。

2. 禁忌证

（1）精神分裂症或其他严重性精神病，这类病人在催眠状态下会促进病情恶化或诱发幻觉妄想。
（2）脑器质性精神疾病伴有意识障碍的病人，催眠可使得症状加重。
（3）严重的心血管疾病，如冠心病、脑动脉硬化、心力衰竭等。
（4）对催眠有严重的恐惧心理，经解释后仍然持怀疑态度者。

二、催眠导入技术

催眠导入的技术非常多，不同的催眠师有不同的催眠导入偏好，不同的来访者也会对同一种催眠导入技术有不同的反应。下面介绍几类常用的催眠导入技术。

1. 从观念运动导入

在催眠诱导法中，观念运动是最为切实有效的方法之一。所谓观念运动，是指接受暗示后表现为身体运动的现象，催眠同这种观念运动有着密切的联系，可以说观念运动是从觉醒到催眠的桥梁。即使在觉醒状态下，也能通过暗示引起观念运动，而观念运动一旦产生，通过暗示诱导便会越来越强烈，最后进入催眠状态。一般来说，观念运动一开始就已经在一定程度上进入了较浅的催眠状态。随着催眠状态的加深，观念运动更易产生，并会很快地达到完全催眠状态，而且对任何暗示都能反应。

（1）手臂抬起法。让来访者端坐在椅子上，一只手放在桌子上，手心朝下，另一只手放在大腿上，尽可能放松。催眠师暗示来访者将注意力集中在桌子上的手上，感受到手臂上有一股拉力或者磁力，使得手臂慢慢抬高，逐步贴近脸部。跟随者催眠师的暗示，一部分来访者的手臂会渐渐从桌子上抬起，然后手心朝内向着脸部运动。当来访者的手完全贴住脸部时，此时来访者的注意力高度集中而狭窄，催眠师暗示"此时你将进入到深深的催眠状态"。有些催眠师会用打响指的办法帮助来访者建立一个条件反射。当条件反射经过多次强化逐步建立稳固之后，此后只要治疗师一打响指，来访者即可马上进入到催眠状态。

（2）手指分开法。来访者端坐在椅子或沙发上。催眠师指导来访者抬起一只手臂，五指并拢，手掌与目光平齐。此时催眠师站在来访者的旁边，命令来访者双目凝视这只手的中指指尖，忽略其他的声音、光线刺激。凝视片刻后，暗示来访者的手指慢慢分开，就像手指之间有一股斥力，手指之间的指缝会越来越大。有些来访者的手指会随着催眠师的指令，慢慢分开到一定的程度。有些来访者手指分开的速度较快，有些则较慢，还有一些来访者的手指始终也无法分开。因此，该项技术即可作为催眠诱导，也可作为暗示感受性测试技术使用。一般来说，手指分开速度越快的来访者，其暗示感受性也越强。待来访者的手指分开后，催眠师可命令来访者闭上眼睛，放松身体，暗示其已经进入到催眠状态。

（3）手贴脸法。来访者取坐位，嘱来访者调整到较为舒适的坐姿。对来访者说："等一下，我将会请你闭上你的眼睛，然后，把你的左手放在你的面前，同时保持你的眼睛是闭着的，让你的左手距离你的脸大约30厘米的距离。当我数到3，闭上你的眼睛，然后把你的左手放在距离你的脸30厘米左右的地方。当然，你的眼睛仍然是闭着的，并且保持你的眼睛是闭上的，直到我让你睁开它们。当你的手碰到脸的时候，你的注意力会达到最集中的状态。我会碰触你的肩膀，然后说睡觉！你的手会掉在你的大腿上，你将会进入到深度的催眠状态。"此技术可以和手指分开法联合使用，效果更佳。

（4）手臂僵硬法。来访者取坐位或卧位，催眠师坐在来访者的旁边。嘱来访者闭上双眼，身体放松。催眠师请来访者想象，一只手臂上系了一个非常轻的氢气球，手臂会随着氢气球的上升而慢慢抬起。催眠师不断用语言暗示来访者的手臂正在慢慢抬起。待手臂抬起到一定高度，催眠师暗示来访者的手臂变得越来越僵硬，就像钢板一样僵硬，完全不能移动和弯曲。此时，催眠师可尝试挑战来访者的手臂僵硬程度，并同时暗示，随着催眠师的挑战，来访者的手臂正在变得愈发僵硬。维持一段时间后，催眠师命令来访者将僵直的手臂突然放下，同时进入到更深的催眠状态之中。同样，催眠师可以选择在来访者精神高度集中的时机，用打响指来建立条件反射，以利于下次来访者以更快的速度进入到催眠状态。

（5）身体摆动法。来访者端坐或盘腿坐好。两手交合，置于下腹部，全神贯注于放在下腹部交合着的手心，精神集中于脐下丹田，深深吸气到腹部，然后慢慢地吐出来，这样呼吸几次，心境就会慢慢平静下来。这时便可施加身体左右摇动起来的暗示。如果身体摇动的幅度够大了，应立即暗示说："随着心境平静下来，身体摇动的幅度正在逐渐变小。"等到适当的时候，再施加身体摇动停止、交合的双手不能分开的暗示，使来访者逐渐进入催眠状态。

2. 从放松状态导入

（1）逐步放松法。让来访者坐在舒适的椅子或沙发上，头和背有靠垫为好。催眠师用缓慢而低沉的声音暗示："现在放松身体，先开始做深呼吸，放松的深呼吸，有规律的深呼吸。从鼻子慢慢地吸进来，再从嘴巴慢慢地吐出去。现在开始……吸——呼，吸——呼，吸——呼，吸——呼。每当你吸气的时候，把自然界的清气和平静的力量吸进去；每次呼气的时候，把身体内的浊气和紧张、不适全部呼出来。放松，放松。你觉得很宁静，你觉得很放松，你觉得越来越放松，越来越放松。你觉得沉重和放松，你的双脚、双踝觉得沉重和放松；你的膝盖和臀部觉得沉重和放松；你的双脚、双踝、膝盖和臀部觉得沉重和放松；你的膝部和腰部觉得沉重和放松；你的胸部和背部觉得沉重和放松；你的双手觉得沉重和放松；你的手臂觉得沉重和放松；你的双肩觉得沉重和放松；你的双手、手臂、双肩觉得沉重和放松；你的脖子觉得沉重和放松；你的下巴觉得沉重和放松；你的头部觉得沉重和放松；你的面部觉得沉重和放松；你的眼皮觉得沉重和放松；你的脖子、下巴、头部、面部、眼皮觉得放松了；整个头部觉得放松了；你的整个身体都觉得平静、沉重、舒适、放松。你的呼吸越来越慢，越来越深，你感到太阳正照着你的头部，一股气流、一股轻松的暖气流逐渐向下流去，流遍了你的全身。现在你的手心很热，是吗？现在你的脚心也热了，是的，全身都感到温暖、沉重和放松，你的全身肌肉都松弛了，不想再动了，一点力气都没有了，不能动了，你的眼皮感到越来越沉重，怎么也睁不开了，你已经入睡了。现在你的心情非常平静，已经感觉不到周围的一切，你已经进入催眠状态了，不会有任何人打搅你。睡吧，你会越睡越深，等你睡深时我再与你联系，只有我的声音你才能听到。睡吧，深深地睡吧，睡吧，深深地睡吧！"

（2）专注呼吸放松法。有的催眠师会从专注呼吸训练开始，将来访者逐步导入到深度放松状态。

下面是一段示范指导语："背靠在沙发上（或者椅子上），让头靠在后面。现在，把你的双手放在你的双腿上，一条腿上一只手。让你的双腿不要交叉，放松并且平坦地放在地上。现在，我们从专注呼吸开始，提升你的专注程度。催眠就是提高你的注意力，放大你的专注度。现在，我希望你把注意力完全放在你的呼吸上。专注于每次吸气和呼气，当你注意到你的呼吸变得更深的时候，然后你深吸一口气，点头确认。"

现在停顿一会儿，等待来访者点头确认。然后说："现在，专注于你的呼吸，当你发现你的呼吸改变的时候，当你深深地吸了一口气的时候，点头确认。"

当来访者点头确认时，说："非常好……你都做得很棒。""现在，我希望你做3次缓慢的深呼吸，每次呼气的时候就想着放松你的身体和头脑。然后，感觉到你的眼皮也开始放松，当你第三次呼气的时候，轻轻地闭上你的眼睛，并且放松你的眼皮。让你的眼皮变得更沉重……更放松……在你第3次呼气的时候闭上它们。"

暂停，直到来访者闭上眼睛。

"现在，保持你的眼睛闭上，运用你的想象力，想象你可以让你自己放松下来。继续保持你的眼睛闭着，直到我让你睁开。我希望你利用你孩子般的创造性想象力，体验这次神奇的催眠之旅。"待来访者已经深度放松，就可以进行有效的催眠治疗了。

3. 凝视法

这是最古老的也是最有效的催眠诱导术之一。使用这种方法时，让来访者的目光固定于某一发光的物体或催眠师的眼睛上，同时用言语来暗示催眠。

来访者取坐位或仰卧位，尽可能舒适而放松。催眠师坐在来访者的床头，拿一发亮物体，如水晶球或金属棒，放在来访者眼前约 10 厘米的地方，令来访者集中注意力于物体上的某一点上，并逐渐向来访者的眼前移动，或者反复晃动该物体，让来访者的眼球跟随该物体左右移动。数分钟后，催眠师用单调、柔和、低沉的语调说："你觉得很安静，很放松；你觉得越来越放松，越来越放松，你的眼皮开始感到疲倦、沉重。你的眼皮感到越来越沉重，你的头脑有些模糊不清了，越来越模糊，更模糊了。你的眼皮变得更加沉重，眼皮紧紧地粘在一起，怎么也睁不开了，怎么也睁不开了，你没有力气抬起眼皮了。周围的声音你越来越听不清了，只能听清楚我的声音。你感到舒适而疲倦，全身不想动了，一点力气也没有了。睡眠越来越深了，睡吧，睡吧，深深地睡吧。"

4. 言语结合听觉法

单调的声音刺激，如蒸汽火车的行进声、室内的通风声、时钟滴答声、落在器皿上的水滴声、感应器单调的嗡嗡声，都可用来导入催眠状态。在临床实践中，催眠师常常使用节拍器，以帮助来访者进入催眠状态。

在催眠室里放置一架拍节器，令来访者取舒适的坐位或卧位。打开节拍器等 5 分钟，让来访者适应这种声音。然后，让来访者闭眼并细听这种声音，过一段时间后，开始语言暗示："节拍器的每一记响声都使你舒服得想睡觉，你的瞌睡来了，你现在已经不会听到其他的声音了，只能听到我的说话和节拍器的声音。你现在感到全身舒服而沉重……你不想动了，不想动了，一点力气也没有了，一点力气也没有了；你的眼皮变重了，眼皮变得很重了，眼睛睁不开了，现在越来越安静，越来越黑暗，你没有力气抬眼皮了。现在我从 1 数到 10，随着计数，你的睡眠就会加深，当我数到 10 时，你就会睡得又香又甜。你全身舒服极了。头脑有些模糊不清了，越来越模糊了，更模糊了……越来越安静了，我的声音和节拍器的声音使你非常安静，使你入睡……睡吧，睡吧，深深地睡吧，睡吧，睡吧，深深地睡吧……你睡得越来越深了……我的每一句话和节拍器的每一记响声，都使你进入到更深的催眠之中……"

5. 惊愕法

使来访者感到大吃一惊的瞬间，同时施加暗示，使其快速进入信息超载状态，从而迅速导入到催眠之中。例如，催眠师将食指和中指稍微分开，在来访者眼前约 30 厘米远的地方伸出来，让他凝视。催眠师看准时机迅速地将手指伸近来访者的眼前，这时来访者就会因吃惊而闭上眼睛。接着催眠师轻轻地按住来访者的额头，大声果断地说："双眼紧闭，怎么也睁不开。"停留一会后，迅速地将手拿开。这时，大多数人的眼皮会微微跳动，从而进入催眠状态。

三、催眠加深技术

1. 倒数或正数加深技术

当来访者已进入浅催眠状态后,催眠师继续向其下达指令。如:"你已进入催眠状态,但催眠程度还不够深,为了治疗效果更好,下面我开始数数字,从10数到0,随着我的数数,你的气力会逐渐消失,眼皮会完全不能睁开,外面的声音也会完全听不见,只有我的声音会非常清晰……"反复暗示数次后开始数数字。一般来说,来访者的催眠程度都会有不同程度加深。在数数的过程中结合"你会越来越放松""你会睡得越来越深"等类似的引导语,效果会更好。

与倒数法相似,正数是从0到10,而不是从10到0。此外,催眠师可根据情况自行确定数字数目的大小,如从0到20等。

2. 下楼梯或电梯法加深技术

引导来访者想想他们自己站在一段楼梯上面,或者在一个电梯里。让来访者想象"慢慢往下走,一次下一级台阶,每下一级台阶即进入到更深的催眠状态中"。或者,"当你乘着电梯慢慢下降,每下一层,你会体验到自己越来越放松,进入更深的催眠状态中"。通过这种方法,来访者往往也会进入更深的催眠状态中。

3. 放松下颌加深技术

下颌往往是人身体上第一个开始紧张的部位之一,也是最后放松的部位之一。但下颌的放松常常被忽略。下面是该技术的推荐指导语:"我现在将会从5倒数到0,当我数到0的时候,让你的嘴巴微微张开。现在,想象并且感觉仿佛有一根拴着小砝码的绳子连在你的下颌上,这个小砝码在轻轻向下牵拉你的下巴,你的下颌张得越来越开,越来越放松。5……感受你的下颌和嘴巴张开并且放松。4……仿佛有2个小砝码绑在2根绳子上,拴在你的下颌和嘴巴上。你的下颌和嘴巴开始伴随着每一次呼气都张得更开,放得更松。3……在心里对自己说:我允许自己放松我的下颌并且张开我的嘴巴。我的下颌和嘴巴更加放松,我的嘴巴张得越来越开。现在2……你已经深深地放松,深深地被催眠了。1……你的下颌已经完全地放松下来并且张开,同时你已经进入到深度的催眠状态。"

4. 手臂掉下加深技术

"当我触碰到你的肩膀,并且说放松,你的手会立刻掉到你的腿上,你的头会垂下来,你会立刻放松你颈部的肌肉,你立刻进入到深度催眠放松状态。当我触碰你的肩膀并且说'睡!',你会立刻身体放松,你的整个身体变得松软、无力和放松,每次呼气都送你到更深度放松的状态。当我触碰你的肩膀,让你的手臂立刻掉在你的腿上——想象它,让它发生。"

现在，走向你的来访者，往下压住他的肩膀，同时说："手和手臂掉下来，现在，睡！（下这个指令的时候，下压你的来访者的肩膀）放松你的颈部肌肉，放松你的下颌肌肉，进入一种更深度的催眠状态。"

5．"触碰头顶"加深技术

"等一下，我将触碰你的头顶，当我触碰到你的头顶的时候，我希望你想象你的眼皮关闭，你眼睛向上看你的头顶，即我触碰的位置。当我触碰到你的头顶的时候，只是允许你的眼睛往上看，你的眼皮仍然关闭。当我触碰你的头顶，允许它们立刻发生。"

这种物理加深技术非常有效，可以产生深度的梦游或催眠状态。一个深度催眠的迹象是快速眼动。

四、催眠唤醒技术

1．计数法

"现在你要清醒了，我将喊'1，2，3'把你唤醒，当我喊到3的时候，你就会完全清醒，醒来后觉得很舒适、很愉快。我开始计数……1，你开始清醒了……2，你的肌肉变得有力了……3，头脑清醒了，完全清醒了，非常舒服，舒服极了，舒服极了。"

2．拍手法

用拍手作为唤醒指令来暗示："当我拍3下手时你会迅速醒来，注意！我拍手的声音。"连拍3下，来访者立即会醒来。

3．敲钟法

"现在你要醒来了，清脆的钟声将把你唤醒，当钟声敲了5次以后，你就会完全清醒，醒来后觉得很舒适，很愉快。听，钟声响了。'当'第1次钟声响，你开始清醒了；'当'第2次钟声响，你的肌肉变得有力了；'当'第3次钟声响，头脑清醒了，你开始能听到周围的声音了；'当'第4次钟声响，头脑更清醒了，心情很平和；'当'第5次钟声响，完全清醒了。请站起来，双手使劲搓，搓到发热，再用手掌搓面部、耳朵、颈部，再活动一下四肢，非常舒服！非常舒服！非常舒服！"

4．定时法

可以施加如下暗示："从现在起再过10分钟你自然会醒来，醒来后全身舒适，心情愉快。"或者说："你现在处于催眠状态下，现在是下午2点，你再睡2小时，到4点钟你自己就会准时醒来。"来访者一般能按指令规定的时间前后醒来。

五、催眠技术的临床应用举例

下面举例说明催眠技术在临床心理咨询和治疗中的应用。案例为化名，个案的基本信息已经过模糊处理，以保护个案的隐私。

1. 案例导入

邹同学，男，19岁，出生于某个较为贫困的县城，父母皆为当地的中学教师。目前大学一年级在读。来访者自述，其自从高一开始，每次考试就开始紧张。平时学习比较用功，月考成绩一般比较理想，但只要大型考试就会特别焦虑。大型考试期间，求助者会感觉心跳很快，手发抖，不能正常思考，甚至有时思考陷入思维停滞状态；除此之外，他会感觉腹部绞痛，急于上厕所。高考前3天他开始失眠，不能正常进食，考试前一晚几乎无法入睡。高考期间他又出现了剧烈的腹部绞痛，以致有一科没有答完，比正常分数低了至少40分。成绩出来后，他的考试成绩比平时模拟考试少了至少80分，他因此未考上理想的学校和专业。高考失利后，他曾经因为内疚、自责、懊悔而尝试自杀，未遂。上大学后，他遇到考试依然特别焦虑，遂前来咨询中心求助。咨询师发现，来访者存在较为严重的考试焦虑症状和轻度的社交焦虑症状。

2. 个案概念化

来访者的考试焦虑和社交焦虑症状可能与以下心理社会因素有关。首先，来访者的父母皆为中学教师，平时管教严格，对其有着较高的学业期待。来访者从小内化了父母灌输的价值观和人生目标：只有考上一所好大学才有出路，考不上好大学就等于输在了起跑线上，一步落后步步落后。另外，父母对来访者的爱是有条件的。即当来访者考出了好成绩，行为表现符合父母的期待之后，其父母就会对来访者表达肯定和喜欢；但当来访者成绩不理想，或者行为表现不符合父母期待的时候，其父母就会否定来访者的价值。父母对来访者有条件的爱，使来访者的自尊和自我价值感建立在考试成绩以及父母的满意度上。来访者缺乏对于真实自我的接纳和欣赏，因此在人际交往中缺乏自信，表现得非常敏感，害怕被他人否定和拒绝，害怕自己不被他人喜欢，进而出现了社交焦虑的症状。同时，来访者对于考试失利过于恐惧担心。即使平时成绩非常优异，但对于自己在重大考试中是否能发挥正常依然缺乏自信。由于来访者曾经经历过几次重大考试失利，因此逐渐建立起了焦虑的条件反射，即只要有考试的线索刺激，来访者的身体即产生非自主的应激反应：心跳加快、手发抖、胃肠道不适等症状。在应激过程中，个体难以加工处理复杂的信息，因此题目越困难，解题效率越低。这进一步加重了来访者的应激反应，造成数学考试结果非常不理想。高考的重大失利给来访者造成了心理创伤。因此，在大学期间，即使来访者意识到，考试成绩已经不是决定自己价值的最重要标准，但还是无法控制自己在考场上出现的焦虑反应。

3. 心理治疗过程简述

针对来访者的这一情况，可以进行系统脱敏疗法，以改善来访者对于考试的焦虑反应。然而实际上，在咨询室中进行的系统脱敏疗法效果有限。来访者虽然可以在想象考试的时候做到尽可能让自己身心放松，但一到了真实的考试现场，又会出现难以控制的焦虑反应。因此，可以采用催眠疗法帮助来访者建立新的条件反射，逐步替代原来已经建立起来的牢固的焦虑条件反射。治疗师诱导来访者进入到一种专注而平静的催眠状态，在催眠状态下帮助来访者进行非常生动的想象，使其仿佛置身于真实的考场。此时，来访者出现了焦虑的躯体反应，治疗师指导来访者放松身体，调整思维的聚焦点。在来访者达到身心的良好状态之时，治疗师邀请来访者用一个简单手势将这种放松而专注的状态进行锚定。同时，请来访者闻一种淡雅清爽的香水味。这样做的目的，是将手势和气味作为新的中性刺激，与放松的考试状态进行反复匹配（强化），以建立新的条件反射。这个手势和这种味道，均可作为线索刺激，在实际考试时带入到考试现场，帮助来访者唤起放松而专注的身心状态。当然，要想让新的条件反射真正地替代原来建立起来的焦虑的条件反射，还需要反复进行强化练习，以巩固新建立起来的条件反射。

在催眠治疗的过程中，还需要改变来访者对于考试的消极认知。例如，来访者认为，考试成绩最为重要。即使平时掌握的知识非常扎实，但如果考试成绩不理想，依然说明自己做得不够好，进而会否定自己作为一个人的整体价值，认为自己一无是处。这些消极的认知，可以解释来访者表现出来的低而不稳定的自尊，以及由考试失利而引发的极端消极情绪和自杀行为。因此，治疗师可以将认知行为疗法与催眠技术相结合，在催眠状态下对来访者进行积极的暗示，帮助来访者改变这些消极的信念及其早年形成的功能不良的认知假设。

思考题
1. 催眠治疗为什么有效果？
2. 针对你自己当前所面临的主要问题，为自己设计一项自我催眠方案。
3. 如何用催眠治疗帮助你的家人和朋友？

第十三章 正念疗法

【本章要点】
1. 掌握正念疗法的基本理论和方法。
2. 熟悉正念疗法的操作过程。

【关键词】

正念疗法（mindfulness therapy），正念减压疗法（mindfulness-based stress reduction, MBSR），正念认知疗法（mindfulness-based cognitive therapy, MBCT），有意识的觉察（being aware），专注当下（in the present moment），不做判断（non-judgementally），呼吸正念（breathing mindfulness），三分钟呼吸空间（three-minute breathing space meditation），身体扫描（body scan）

正念疗法是认知行为疗法的第三次浪潮，核心内涵是"有意识的、对此时此刻不带评判的觉察"，包含正念冥想、正念行走、正念止语、身体扫描等，有利于帮助人们找回平静、专注和幸福。

第一节 概述

正念源起东方佛学，从坐禅、冥想、参悟等概念衍生而来，后来美国麻省理工学院一名分子生物学博士乔·卡巴金（Jon Kabat-Zinn, 1944—）将其发展成为一种系统的心理疗法（如图13-1所示）。1979年，卡巴金在美国麻省理工学院医学中心设立正念减压门诊，他把自己的正念心理疗法称为科学方法并做临床实验。1991年，他根据正念减压项目的实验结果出版了他的第一部著作《多舛的生命》（*Full Catastrophe Living*），该书出版后引起广泛关注。1994年，他出版了第二部著作《正念：此刻是一枝花》（*Wherever You Go, There You Are*），他用简明优美的文字阐明正念的精髓和方法，使该书成为畅销书。如今，正念风靡全球。

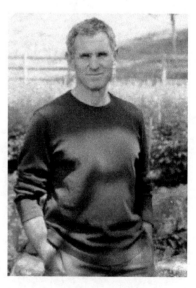

图13-1 乔·卡巴金（Jon Kabat-Zinn, 1944— ）

一、主要概念

卡巴金教授曾说：生命只在刹那间展开，若无法全心与这些刹那同在，我们将错失生命中最宝贵的事物，且领略不到蕴含于成长和转化中丰富而深刻的可能性。

1. 正念

佛学家将正念（mindfulness）称为"清澈觉知"，指觉知的对象在心中清晰而分明地呈现。而心理学界的"正念"定义与佛教传统的理解并不完全相同。卡巴金教授认为，正念是有意识地觉察、将注意力集中于当下以及对当下的一切观念都不作评判。即卡巴金教授对正念的理解更着重强调放下个人辨别、评价和判断。如若把"正念"二字分解开来，那么"正"指的是无判断，"今"代表活在当下，"心"代表专注。

虽然心理学家运用正念发展创立了众多正念疗法，但事实上，正念并非仅仅是心理学的技术、医疗的方法，而是一种生活方式。在日常生活中秉持正念的理念，能帮助我们在喧嚣忙乱的世界里找回平静、专注、清明和幸福。同时，正念也是一种实践，需要不断练习、培养，才能逐步获得清晰和深刻的认识。

2. 正念疗法

正念疗法（mindfulness therapy）是对以正念为核心的各种心理疗法的统称，目前较为成熟的正念疗法包括正念减压疗法、正念认知疗法、辩证行为疗法、接纳与承诺疗法。正念疗法被广泛应用于治疗和缓解焦虑、抑郁、强迫、冲动等情绪心理问题，在人格障碍、成瘾、饮食障碍、人际沟通、冲动控制等方面的治疗中也有大量应用，其疗效获得了从神经科学到临床心理方面的大量科学实证支持。其中，正念减压疗法及正念认知疗法是应用和研究最广泛的正念疗法，因此以下重点介绍这两者的概念。

3. 正念减压疗法

正念减压疗法（mindfulness-based stress reduction，简称 MBSR）由卡巴金教授首创，最初被运用于辅助一般的医疗行为。通常，参加正念训练的患者均患有不同程度的身心疾病，如高血压、头痛等，正念训练教导练习者运用正念的方法来减少疾病带来的压力，改善身心状况。2005 年起，这种训练方法——系统的八周正念减压课程开始得到广泛应用，越来越多的人在这项训练中受益，许多病人身心压力减轻了，疼痛焦虑得以缓解，免疫力得到提高，生活中体验到更多的轻松快乐。

4. 正念认知疗法

正念认知疗法（mindfulness-based cognitive therapy，简称 MBCT）是由牛津大学正念研究中心创始人马克·威廉姆斯（Mark Williams）等人融合了认知疗法与正念减压疗法而发展的一种心理疗法，最初主要是用来治疗抑郁症，目前已被广泛运用于各种精神疾病的治疗。正念认知疗法的训练包括正式和非正式冥想的各种做法，主要有引导全身扫描、静坐冥想和行走冥想、注意运动、三分钟呼吸空间等，重点是对日常活动的关注，另外也有行为元素的训练。

二、基本理论

正念强调"有意识的、对此时此刻的不带评判的觉察"，其中包含了正念的三大内涵，即有意识的觉察、活在当下、无评判。

1. 有意识的觉察

有意识的觉察（being aware）指一种让自己的注意力时刻集中于当下的意识状况，即对你现在的所思、所感、所为保持清醒的如实观察。觉察能帮助我们及时了解当下自我的情绪感受、思维、身体反应和行为动作，从而对当下的反应做出探索，思考目前的反应是如何影响自我的；更为重要的是，它提供了一个短暂的片刻去思索是否存在另一种反应，从而将旧的心理模式变成全新的模式。正念觉察的瞬间，如同黑暗中的烛光，刹那中能将我们带出挣扎、束缚和深渊，觉察本身就是一种疗愈。觉察可以包含以下4个方面的内容。

（1）觉察情绪。情绪对我们来说，首先是信号的作用。比如，恐惧的情绪提醒我们遇到危险，需要立刻采取行动避免或逃离这个场景，所以情绪具有保护性的作用。但当情绪反应指向自我，试图通过自我贬低来处理情绪时，它具有破坏性的作用。如"我怎么这么蠢""我不应该这样的，我应该停止我的渴望"。将情绪的矛头指向了自己并且沉陷其中，长此以往，抑郁也会来到身边。那么，这些情绪就会成为真正的问题。

神奇的是，当我们像照镜子一样，觉知镜子中的自我带着什么情绪，情绪可能像自动按下了关闭键，也停下来与它的主人对视。描述情绪的词语很多，如"愉快、低落、伤感、高兴、委屈、失望、愤怒"，描述情绪就是觉察情绪的第一步。如果我们可以在觉察中理解这些情绪是怎样累积起来的，那么就会容易放松一些，对自己更宽容和理解。

（2）觉察思维。对思维的觉察，是指尽量从容地去留意有什么念头经过自己的脑海，或者是什么画面。这些念头是我们对情境的解释，它们会产生不同的情绪反应。你可能在产生情绪之前及时捕捉到自己的思维，也有可能出现这样的状况：自动化思维稍纵即逝，你还没抓到它的尾巴，情绪或行为已经做出反应。所以，觉察是需要练习的，在不断的细心观察、自我觉知练习中，对思维的觉察力才能更敏锐。

（3）觉察身体反应。威廉姆斯曾说过，如果我们忽视甚至亏待自己的身体，我们可能不会将它们当作自己的敌人，但肯定不会像朋友那样善待它。身体变成某种陌生的东西，它发送给我们的信号就可能被无意屏蔽掉。然而，身体是早期高度灵敏的预警系统，在哀伤、焦虑和压力出现前便常常向我们发出警报。

如果你希望阅读和理解身体发出的信号，首先必须学会如何集中精力，关注作为信号发射源的身体，扫描你的每个部位，善待每一个部分。为此，需要身体扫描，这是正念练习中最常使用的觉察身体反应的一种方法。

当然，觉察身体的疼痛不会直接改变压力和痛苦，但是会改变我们和它们之间的关系。关系的改变会带来体验的改变，并最终使我们学习如何与自己的压力和痛苦和睦相处，改善生活质量。

（4）觉察行为。你有没有这样的经历：原本计划去一位朋友家，结果却发现自己走的是去公司的路。或者你洗了大米准备做饭，结果却想起原本计划吃面条。习惯是极其微妙的东西，有时它的力量强大得令人难以置信。在毫无预警的情况下，它会驾驶你的生活，使你沿着与期望完全相反的方向前进。整个过程就像你的身体在一个地方，但是你的大脑在另外一个地方。

这些习惯性行为也被学者称为"自动导航状态"。毋庸置疑，自动导航状态会节约很多认知加工的精力和时间成本，但如果我们每天的生活持续着一样的自动导航，将会使生活失去很多乐趣。相反，将觉察融入我们的日常行为，感受一场简单而深刻的意识之旅，重新认识生活中的普通时刻，能使我们看清生活的真实面目，像拿着放大镜一样观察它一点儿一点儿地展开，感受到原本单调的生活充满丰富色彩。

2. 专注当下

专注当下（in the present moment）指关注此时此刻，将自己的全身心安放在当下，而不是过去或将来。正念最基本的专注练习是关注自己的呼吸，因为人不可能离开呼吸，呼吸是最能代表当下的。在不断关注呼吸时，加上持续觉察身体和意识的体验，人们飘忽不定的意识和思绪就会不断回归到当下。当然，我们无法一下子完全做到专注此时此刻，我们允许自己分心偏离了此时此刻，仍能注意到心向何处即可，然后将注意力重新回到呼吸上。比如，如果你发现自己的内心正在安排明天的某些计划，你可以给思绪标注"计划"二字，然后重新将专注力引回呼吸中；如果你的思绪被周围的声音拉走了，你可以标注"声音"二字，然后重新关注呼吸。

注意聚焦于当下，觉察于正在发生的事情中。假如我们将注意力投注于当下的每一个瞬间，观察时间是如何从这一刻流淌到下一刻的，并观察自己的内部和外部经验。随着正念练习的深入，注意时长、注意转移、注意专注度这三种注意能力都能有所提升。

3. 无评判

无评判（non-judgementally）是一种态度，即不对脑海中冒出的各种思绪和念头妄加评判。这并不是说不可以进行评判，我们当然需要对事物进行评判，因为对事物进行比较、判断是我们的心之本性。冥想中的"无评判"，指的是评判发生时，我们不会竭力阻止它或忽视它，不会因为一些念头而产生后悔和内疚的情绪。

练习正念时，心中一旦升起任何评价，能加以辨识且刻意采取更广阔的观点、暂时停止评价、保持不偏不倚的观察是相当重要的。当你发现自己的心已经在评价时，不需要阻止它，只需要尽可能地觉察正在发生的一切，包括你所采取的各种惯性反应。此外，对已发生的评价别再加以评价，这只会把情况弄得更复杂。

举例来说，在练习观察呼吸时，你心中升起"这真无聊""这根本没用"或"我做不来"的想法，这些其实都是评价。当这些想法浮现时，以下的做法非常重要：首先明白这些都是评价性的想法;其次,提醒自己先搁置这些评价,既不追随这些想法,亦不对这些想法起任何惯性反应,只要单纯地观察心中所浮现的一切;最后,继续全心全意地觉察呼吸。

第二节 方法与过程

正念疗法是对以正念为核心的各种心理疗法的统称。该疗法的具体实施主要采用团体训练课程的形式,以躯体扫描、呼吸正念、正念行走、声音和想法正念等为主要技术方法。其核心在于练习观察和体验当下的情绪与感受,保持清醒的觉知。

一、练习的态度和流程

在正念练习中基本遵循以下过程。

(1) 留出一些时间。你不需要冥想的垫子或长凳,或者任何一种特殊的设备来开始练习正念——但你需要留出一些时间和空间。

(2) 觉察当下。正念的目的不是让头脑安静,也不是试图达到一种永恒的平静。目标很简单:我们旨在关注当下,而不是评判。这一点,知易行难。

(3) 选择注意对象,可以是一个声音,或者一个单词,或者一个短语,或者自己的呼吸、身体感觉、运动感觉。

(4) 呼吸放松,舒服地坐着,闭上眼睛,进行一个简单的腹部呼吸放松练习(不超过一分钟)。

(5) 将注意力集中于所选择的注意对象,无论头脑中出现什么想法,都不用担心,只需要将注意力简单地返回到呼吸上来就可以,不用害怕,不用后悔,也不用任何评判。

(6) 抛开你的评判。当我们在练习中注意到自己在作评判时,我们可以把注意重新放到呼吸上,让这些评判自行消退。

(7) 善待你的想法。不要因为你的想法突然出现而对你自己做出评判,当你意识到自己在神游,轻轻地把它带回来。

(8) 回到当下。重复训练 10~15 分钟后,静静地休息 1~2 分钟,然后再从事其他正常的工作活动。

二、练习的方法

正念禅修的练习方法很多,主要以呼吸正念为基础和核心。其中,呼吸正念、身体正念、声音和思想正念、情绪正念统称为"正念四观"。一些较为复杂的正念训练方法,如正念运动、正念饮食、正念行走、困境探索禅修和友善禅修等需要在"正念四观"练习纯熟的基础上开展。下面分别介绍几种常用的练习方法。

1. 葡萄干禅修

通过看、听、尝、闻、摸等动作体验吃葡萄干的正念过程。葡萄干禅修（raisin meditation）是饮食正念的一个典型方法。采用吃的方式进行正念觉察，放慢速度，刻意地对感官经验的每个方面都投入注意，揭示和感受一些我们从未注意过的事情，从而改变个体关注事物的角度。

预留5～10分钟的时间，确保你独自在一个不受电话、家人、朋友打扰的空间内。关闭手机，避免影响你的思想。你需要几枚葡萄干。你还需要准备一支笔和一张纸，以便稍后记录你的反应。

（1）持。拿起一枚葡萄干，将它放在手掌上或者可以用手捏住。将注意力放在葡萄干上，认真观察，就好像你以前从未见到过这个东西一样。你是否能感受到它在手掌中的重量？它是否在你的手掌中投下了小小的阴影？

（2）看。花一点时间认真审视这枚葡萄干。想象你从未见过这种食物。非常认真地、全神贯注地观看。让你的目光投射到它的每一个部分，审视每一个光亮部位、阴暗凹陷、皱褶和凸起，以及其他不同寻常的特征。

（3）触。用手指翻转这枚葡萄干，感受它的质地，还可以闭上眼睛以增强触觉的灵敏度，感受它的纹理结构。将它放在另一只手的拇指和食指之间，现在感觉如何？

（4）嗅。现在，将葡萄干放在鼻子下面闻一闻，每次吸气时有什么发现。它是否有某种气味？让这种气味充满你的意识。如果没有气味或者气味很淡，也要保持觉察和注意。

（5）放。慢慢将葡萄干放入口中，注意你的手掌和胳膊是如何准确地实施这一动作，然后注意感受舌头"接纳"它的动作。不要着急咀嚼，仅仅品味它在舌头上引发的感觉。用舌头缓缓感知它、探索它，持续30秒钟或者更久一点。

（6）嚼。当你准备好以后，注意应该如何以及从哪里开始咀嚼，轻轻地、有意识地咬一口，感受葡萄干和口腔的变化。注意体会每一次咀嚼它所产生的味道。当牙齿咬入葡萄干时，注意感受它内部的组织结构状况。继续慢慢咀嚼，但暂时不要吞咽。留意口腔内的变化。

（7）咽。你是否能感觉得到脑海中出现的第一个吞咽念头？在真正吞咽前，要全神贯注地体会这种欲望。注意舌头为了完成吞咽动作都做了哪些准备。观察你是否能跟踪感受吞下葡萄干的过程。如果可以，有意识地关注葡萄干慢慢落入胃部的过程。如果你没有一次吞下整个葡萄干，就要有意识地第二次、第三次感受吞咽过程，直到完全咽下那枚葡萄干。注意体会吞咽完成后舌头的动作。

（8）感。最后，花些时间感受吃完葡萄干后的感受。口腔中是否还有余味？没有了葡萄干，口腔的感受如何？是否有自动拿起另外一枚的欲望和倾向？现在请你用一点儿时间，将刚才练习中注意到的所有细节都写下来，然后细细体会。

在上述8个步骤中，每个步骤需要20～30秒的时间；觉察的对象除了葡萄干外，还可以是巧克力或其他干果、小型坚果等。葡萄干练习是正念用餐的一个形象举例，在日常用餐过程中，我们也可以依据上述步骤对吃饭过程进行正念觉察练习。

2. 呼吸正念 (breathing mindfulness)

通过关注呼吸这一机体的自主过程，培育觉察当下的能力。以呼吸为主要关注点。

（1）首先，请选择一个你觉得舒适的姿势坐好，慢慢闭上双眼，关注你整个身体的各个部位，如果发现某些部位还有一些紧张就尝试去放松、柔和下来。

（2）缓慢地做3~4次深呼吸，感受空气进入你鼻腔的过程，感受空气充满胸腔和腹腔。然后，把空气缓慢地从体内呼出，慢慢调节呼吸到正常节奏，无须用力，也无须控制呼吸，只要去感受呼吸。

（3）留意身体的什么部位最鲜明地感受到呼吸，也许在鼻孔的边缘。也许在胸腔或者腹部，然后就让你的注意力轻轻地停留、安放在那个部位。

（4）开始注意那个部位的细微感受。例如，如果你观照的是停留在鼻腔的呼吸，你是否可以觉察到空气流经鼻腔，是否带着微微的凉意，是否有细微的摩擦；如果你观照的是腹部的呼吸，你会感觉到，吸气时腹部缓慢升起的轻微充胀感，呼气时腹部下降产生的不同感觉。你无须把感觉说出来，只是去感受。

（5）此时此刻，将你的注意力完全放在你的呼吸过程。

（6）你也许会发现思绪游走、飘忽的现象。当你一旦觉察到自己的意识又开始陷入思考、回忆或是计划中时，就温和地从那里再次回到当下，回到观察你的下一次呼吸上，一次又一次，飘走再拉回到当下。每一次你要做的就只是将注意力再次牵引到下一次呼吸，而不要去评判或自责。

（7）如果你觉得有帮助的话，可以在心中默念"呼——"，或者"吸——"。不过，让这默念的念头只占据少部分的注意力，更多的还是观照、感受呼吸本身，柔和的、放松的在你身体中，去感受它，知觉它。

（8）如果你觉得困倦，请再坐直些，把眼睛睁开，做几次深呼吸，然后回到正常呼吸。

（9）继续观照呼吸，分心时重新开始，直到你预定练习的时间结束。做好准备，睁开眼或抬起目光。

开始练习时，思绪的游离和跑开会影响到我们关注呼吸的过程。在练习过程中，我们可以借助数息、连接呼吸、不问细节只看气流进出等小技巧来增强定力。一般而言，呼吸正念要达到纯熟程度需要持续练习1周及以上时间。

3. 三分钟呼吸空间

利用短暂的三分钟完成注意的觉察、集中和扩展。三分钟呼吸空间 (three-minute breathing space meditation) 是一个微型禅修练习，作为处理任何挑战性情境和情绪的第一个步骤，对较长时间的正式训练和日常生活需求起到了桥梁和纽带作用。利用三分钟呼吸空间，跳出自动思维和行为模式，觉察之前没看到的选择余地，以平静和理性回应消极状态，停止滋养消极状态，让不愉快的情绪和困境自行瓦解，阻止痛苦的加剧。

（1）进入觉察，承认事物的现状。选择一个直立和端正的姿势，可能的话闭上双眼练习。将觉察集中到内部感受，并承认它的存在。询问自己：①我此时此刻的体验是什么？②有什么想法掠过脑海？将这些想法看成是大脑的活动，用语言表达出来。③现在心情如何？主动留意任何情绪上的不适或者不愉快的感觉，承认它们的存在，不要试图改变它们。④此时此刻的身体感觉是什么？可以快速扫描全身去找到任何紧绷或压抑的感觉，承认它们的存在，但同样不要试图以任何方式改变它们。

（2）集中注意力，将意识放在呼吸的生理感觉上来。感受腹壁随着呼吸而起伏，不间断地跟踪吸气和呼气过程，将每一次呼吸都当成一个安顿现在的机会，并随着呼吸将自己锚定于当前的状态。

（3）扩展觉察范围，从呼吸到全身。注意全身的感觉，姿势以及面部表情，好像整个身体都在呼吸一般。如果你觉察到任何不舒服、紧张或者阻抗的感觉，通过深度呼吸将它们消融在每一次轻柔而开放性的呼吸中。如果你愿意的话，可以在呼吸时对自己说：没关系，不管它是什么，既来之，则安之。

若在呼吸空间的练习中发现自己正在设定目标，那么就会从存在模式退回到行动模式，呼吸空间的练习并不是为了立刻处理所有的消极状态，若带着这样的目标去练习，就会使练习变成一种厌恶性反应，我们要做的只是注意内心产生的变化、想法、情绪和身体的感觉；承认了不愉快的情绪并不意味着我们要采取被动的姿态，最合适的反应是采取深思熟虑的行动，在清醒的选择下行动；在事情忙乱之际，或是事情发生之后，都可以进行呼吸空间的练习。

4. 身体扫描

身体扫描（body scan）又称为身体正念，是一个邀请个体将注意力围绕身体移动，在无批判意识状态下让每个身体区域成为被关注的焦点，然后分离注意力，让它转移到下一个关注区，直至完成整个身体的"扫描"过程。它能够将个体的意识与身体重新整合为一个强大的、毫无瑕疵的整体。将注意力顺次安放在身体的各个部位，感受身体部位的变化。

（1）选择一个温暖舒适且不受打扰的地方仰卧躺下，可以闭着双眼练习。双手平放在身体两侧，双脚自然张开。观照身体躺在这里的感觉，觉察身体与床铺或地面接触的感觉。

（2）现在，请将注意力放在腹部，注意气息进出身体时腹部的变化形式，感觉吸气时腹部的扩张，呼气时腹部的收缩。让心安住在呼吸，感觉呼吸。

（3）现在将注意力集中在双脚，让注意力的聚光灯照着脚和脚踝，尽可能觉察这部位的所有知觉。如果你觉察不到脚上的感觉，没有感觉也是一种感觉，这很正常，我们不需要故意产生感觉，只要如实地观照自己存在的身体现象。

（4）现在慢慢将注意力扩展到小腿、膝盖、大腿，让双腿成为觉察的中心，接着将觉察延伸到臀部、骨盆腔、下背部、下腹部，然后沿着躯干往上延伸到胸口、背部、肩膀，观照这里所有的感觉。

（5）现在把注意力转移到左手臂、右手臂，再延伸到颈部、脸部、头部，最后全身都安住在觉察当中。感觉身体自然真实的状态。现在请将觉察带到身体中央，观照呼吸时腹部的感觉。

（6）可能会发现自己分心了，开始胡思乱想，做白日梦，或担忧什么事情，或感到无聊或不安。这些现象都很正常，没有任何不对。因此，不用批评自己，只要觉察一下心跑到哪里去了，然后很温柔地将注意力带回来呼吸就可以了。

（7）呼吸一直在身体深处，回到呼吸可以让自己沉稳下来，让心安住。

（8）现在，放下对呼吸的觉察，纯粹躺在这里就好了。感觉身体自然的面貌，回到身体就像回家一样。

（9）我们的生命本来就是圆满俱足的，安住在身心——自然的整体，安住在当下的圆满宽广中。

身体扫描渗透到整个身体的各种部位中，让注意力在每个部位上停留20～30秒。不过不必精确计算时间和呼吸次数，只需让注意力一次集中在身体的每个部位；当注意到身体某个部位存在较为强烈的感觉，例如压力，尝试让气息"进入"这些部位，深入感知。利用吸入的气息温和地将意念融入感觉。然后，呼气时，注意感觉变化。身体扫描可以使个体产生极为放松的感觉，所以练习时很容易睡着。如果发生这种情况，没有必要责备自己，可以尝试在脑袋下放一个枕头，让头部微微抬起，睁开双眼。

5. 正念运动

正念运动（mindful movement）就是在运动的身体中安定意念。它包括4个相互练习的伸展练习：抬举双臂、"摘水果"、侧弯、转肩，这些练习可以协调身体的众多肌肉和关节，有效释放日常生活中累积起来的压力。正念运动的形式多样，太极、气功以及哈他瑜伽都是运动式的正念冥想。在运动过程中，不愉快的感觉总会不时地在身体的不同部位出现，这恰是一个非常好的机会让我们去了解不愉快感与厌恶性反应的联系。学会觉察回避某些事物的习惯，特别是对那些不愉快的事物的回避。带着开放的心态去体验身体每时每刻的感受，让每一次体验都像是初体验，同时还要学会在每一个伸展和姿势中探索和了解它的局限性，这是正念运动最大的挑战。

（1）光脚或穿着袜子站立，双脚分开与胯等宽，膝盖不要闭锁，以便双腿可以微微弯曲，双脚平行。

（2）在心里默念此次练习的目的：要在一系列的伸展动作中觉察生理的感觉和身体的感受。尊重并探索身体在每一个动作上的局限性，尽量克服想要突破极限的念头、想要超越自己或超越他人的想法。

（3）抬举双臂。吸气时，缓慢而专注地向身体两侧抬起双臂，与地板保持平行。然后，呼气后，继续吸气时的抬臂，动作缓慢，意念专注，直至双手超过头顶。双臂移动时，注意你是否能充分感觉举起双臂并保持伸展状态过程中肌肉的动作。

（4）按自然节奏顺畅地呼吸，继续上举双臂，指尖轻轻推向天空，双脚稳稳立于地板。用一点时间感受身体肌肉和关节的伸展感觉，包括身体的任何部位：从双脚、双腿往上，穿过躯干和双肩，让意念转移到胳膊、手掌和手指。

（5）保持伸展姿势，观察呼吸变化，让气息自由进出。同时，以开放的心态接受每次呼吸时身体感觉的任何变化。如果感到压力或者不舒服感增强，同样以开放的心态接受这些现实。

（6）在某个时间点，当准备好后，慢慢地——非常缓慢地——在呼气时，放下双臂。动作要缓慢，同时注意肌体感受的变化，甚至包括衣服在肌肤上的移动。聚精会神地跟踪身体感受，直至双臂完全放下，从肩膀自然下垂。

（7）如果你的双眼刚才是张开的，现在你可能闭上。完成这一系列动作后，将注意力放在呼吸的运动和身体各部位的感觉和感受上，或许还能觉察伸展之后产生的效果。

（8）"摘水果"。下面，睁开双眼，集中注意力顺次伸展每只胳膊和手掌，就好像在一棵大树上摘高处的水果一样。当你抬头向手指方向看去时，认真体会身体各部位的感觉。伸出手臂时，让对侧的脚后跟离开地面，注意从伸展手指穿过身体一直到对侧脚趾的感觉。完成伸展后，让离开地板的脚后跟回到地面，然后放下手掌，双眼视线跟随手指收回，同时观察手指的颜色和形状变化。然后让面孔恢复至端正状态，闭合双眼，感受伸展产生的效果，呼吸状况，然后再伸出另外一侧的手臂，重复"摘水果"的动作。

（9）侧弯。现在，缓慢而专心地将双手放在胯部，让整个身体向左侧倾斜，同时胯部向右侧移动，使身体形成一个大曲线，从双脚到胯部和躯干形成一个新月形状。设想做动作时你的身体前后有两面大玻璃，确保身体在一个平面内，不要前倾或者后仰。然后，在吸气时恢复起初的站立姿势，接着呼气时再次慢慢弯曲，在相反方向形成曲线。不需要关注身体的弯曲程度，只需要关注你对身体移动的觉察。这个伸展练习给你带来了什么效果？

（10）转肩。最后，让双臂自然下垂，转动双肩。首先，让肩膀向耳朵方向尽量抬起，就像要够到耳朵一般，然后往后伸展就像要把肩胛骨拉到一起一样。接着，让肩膀完全恢复自然状态，之后将双肩向前尽力挤压，就像你要让它们接触一样，在这个过程中，手臂始终是被动地摆动着。根据呼吸频率决定转动肩膀的速度，在吸气时做一半动作，呼气时做另一半动作。以尽可能顺畅和专心的方式按这些位置继续转动肩膀，首先沿一个方向，然后再向反方向进行，动作就像在来回划船一样。

（11）当回到自然的站姿时，慢慢而有意地转动你的头部，尽量做到让自己觉得舒服，非常轻柔，就像用鼻子在半空中画圆圈一般，让这个圈绕着一个方向转动，然后再转换另外一个方向。

（12）最后，在这一系列动作的结尾，我们安静地站立或者坐一会，细细体会身体内部感觉。

该练习的目的不是要感到疼痛，或者超过身体所能承受的极限，它并非一场比赛，不必和自己或与他人较劲。在练习过程中必须温和地对待自己的身体，让身体的感受决定运动程度：每一种伸展动作幅度多大，持续多久。

三、练习计划

无论是正念减压疗法还是正念认知疗法，它们都灵活地将上述方法应用到训练课程中，并设计出广为流行的正念减压 8 周课程和经典正念认知 8 周训练计划，具体见表 13-1。初学者可根据课程的进度和内容安排进行规律练习。

表 13-1 经典正念认知（MBCT）8 周训练计划

周数	主题	内容	练习
1	觉察与自动导航	正念始于对自动过程的觉察；承诺去学习如何逐步走出自动过程，并建立对每一时刻的觉察；学习利用躯体感觉，有目的地集中和转移注意力	①葡萄干禅修 ②对一项日常活动的正念意识 ③每天进行两次坐禅练习
2	头脑中的生活	专注在躯体上，能帮助我们发觉头脑中活跃着的各种想法；这些活跃着的想法，影响着我们对日常事物的体验和行为反应	①身体扫描练习，每天至少两次，每周训练6次 ②实施另外一个不同于上周的日常活动
3	汇聚散乱之心	熟知自己的想法的模式，试着把想法只当作想法；学习尽可能去觉察自己的呼吸；正念的行为：正念行走	①做一个8分钟正念运动练习 ②做一个3分钟呼吸空间练习，每天两次
4	识别反感之心	在回顾和展望中，想法会越加活跃；正念提供了另一种处理想法的方式；专注于"此时"的体验，包括外部事物和内心正在活跃着的想法	①一个8分钟坐禅练习 ②一个8分钟的声音和思想禅修 ③一个3分钟呼吸空间练习，每天两次，如有需要，也可在其他时间随时进行
5	顺其自然	不带批判地如实接受每个体验和想法，不管我们是喜欢还是不喜欢这个体验或想法；观察当下体验与想法的来源、过程与消退	①8分钟的坐禅练习 ②8分钟的声音与思想禅修训练 ③10分钟的困境探索禅修训练 ④3分钟呼吸空间，每天两次，也可在必要时进行
6	想法不是事实	情绪和想法会影响我们的体验；想法只是想法；从想法的桎梏中解脱出来，重新获得自由；觉察自己固定的想法模式	①3分钟呼吸空间练习，每天两次，也可在必要时进行 ②友善禅修
7	更好地照顾自己	当不愉快袭来时我可以做的事情；建立呼吸空间，选择行动方式；每个人都有自己独有的信号；学习如何对自己的信号做出反应	①自行选择两项禅修训练 ②三分钟呼吸空间练习，每天两次，也可在必要时进行
8	应对未来的心境	把正念融入日常生活；照顾自己的意义	自由选择、组合，按需实施正式或非正式的正念禅修练习

思考题
1. 正念疗法的主要理论观点有哪些?
2. 正念疗法的主要方法有哪些?不同方法之间的相同点和不同点是什么?
3. 与其他疗法相比,正念疗法的特点是什么?

第十四章 叙事疗法

【本章要点】
1. 掌握叙事治疗的基本理论和特色对话术。
2. 熟悉叙事治疗的过程和案例实录对话特点。

【关键词】

叙事治疗（narrative psychotherapy），后现代主义（postmodernism），叙事隐喻（narrative metaphor），问题故事（problem story），主线故事（dominant story），支线故事（alternative story），多重故事（multiple stories），问题外化（externalizing of problems），重塑对话（remembering conversation），例外（exceptions），独特结果（unique outcome），局外见证者（outsider witnesses）

叙事疗法是后现代心理治疗方法中的一个主要类型，该疗法以故事诉说为主线，运用各种特色提问唤醒求助者对内在生命故事的回忆和重塑，从而构造丰富而多元的内在世界。

第一节 概述

叙事治疗的创始人为澳大利亚临床心理学家麦克·怀特（Micheal White，1948—2008）（如图14-1所示）和新西兰的大卫·爱普斯顿（David Epson）。他们于20世纪80年代提出此理论，90年代，他们的书籍得以在北美发行，叙事心理治疗开始逐渐走向流行。怀特和爱普斯顿在其代表作《故事、知识、权力——叙事治疗的力量》一书中系统阐述了他们有关叙事治疗的观点和方法。

一、主要概念

哲学家萨特说过：人类一直是一个说故事者，人们总是活在自身与他人的故事中。人们也总是透过这些故事来看一切事物，并且以好像在不断地重新述说这些故事的方式生活下去。可以说，故事创造一种世界观、一种人生价值。

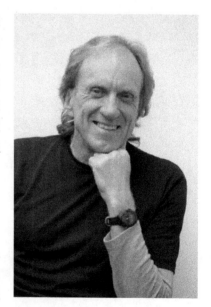

图14-1 麦克·怀特
（Micheal White，1948—2008）

1. 叙事的概念

拉丁语"叙事（narrative）"的本意是指行为和具有连续性的体验，比较清晰的一种表述是：叙事是为了告诉某人发生了什么事的一系列口头、符号或行为的序列。关于叙事，有各种各样的表述。如"叙事是我们解释世界的源泉"；叙事是"人们理解自我生活和经历的方式，我们一直在故事中游弋"；叙事是"记述或设计以表达所发生的事情的前后联系的例子"；等等。

2. 叙事治疗的概念

叙事治疗（narrative psychotherapy）是以故事叙说的方式，将生活中人与人之间发生的故事置于治疗过程的中心，通过治疗师的引导性提问，通过外化对话、改写对话、重塑对话以及支撑性对话等过程，鼓励来访者探索内心，从自己的故事中重新诠释生命的意义，从而构建自己渴望的生活，并获得身心的改变。

叙事治疗以故事的叙说为主线，每个故事都是一个叙事，但叙事并非都是传统意义上的故事，相比之下，它具有表达内容和方法上的多样性和复杂性。叙事是人们为自己的经验寻找意义的实现方式。叙事的功能在于了解生命的意义，并且在日常生活中，通过点点滴滴的行动来实践。它给人们提供了解过去生命事件以及计划未来行动蓝图的架构，其重要性在于彰显人类存在的意义。

3. 生命故事的内涵

麦克·怀特对于叙事治疗的核心概念"生命故事"的解释是："人类是诠释的动物——在诠释生命经验这方面，我们扮演着主动的角色。这意味着对经验的诠释必然涉及认知架构，此架构提供经验背景，而人要从中归纳意义。故事通过认知构架形成。在诠释的过程中，所创造的意义影响了我们的生活、行为和在生活中采取的行动。生命故事或自我叙说的过程传达出我们决定撷取及对外表达的生命经验片段；故事或自我叙说决定我们如何塑造生命故事。我们并非通过生命故事存活，而是故事塑造、组成并'拥抱'着我们的生活。"

在这个对于生命故事的解释中，麦克·怀特运用了后现代主义（postmodernism）对于诠释的解读，即诠释意味着人们并非依据生活的本来面貌理解世界，而是通过先入为主的概念理解世界。这些先入为主的概念来自过去的主观经验，并构成了人们的想法，而且受到生活情境中的道德规范的强烈影响。好的故事不仅可以治疗心理疾病和精神创伤，而且可以从中寻找自信和认同，透过令人愉悦、感动的隐喻故事，我们可以重新找到面对烦恼的现实状况的方法，正视我们的过去，并且找到一个继续努力、正向发展未来的深层动机和强大动力。

二、基本理论

1. 叙事隐喻

麦克·怀特非常重视叙事的隐喻,认为叙事隐喻(narrative metaphor)是贯穿在叙事治疗过程中的主线和灵魂,也是叙事治疗最核心的理念。在由叙事隐喻指导的治疗中,通过体验、讲述和再讲述来访者人生中尚未被故事化的因素所构成的故事,治疗师同他们一起工作,为其人生找到新的意义。

运用叙事隐喻,不但可以理解人的生命,而且可以开启来访者的新体验,说故事的人可以是来访者,也可以是治疗师。治疗师听了来访者的故事,因为有感,会再回应一个故事,这样故事往返,在听与说间产生妙用,于是故事被重写了。

(1)问题故事(problem story)。想象下图中的每一个点代表着一份人生经历(如图14-2所示)。当人们寻求咨询时,他们常常被困在一个非常单薄的人生故事中,在叙事治疗中,把这个单薄的问题故事叫作主线故事(dominant story)。这个问题故事通常只是聚焦于来访者众多人生经历中的一小部分。

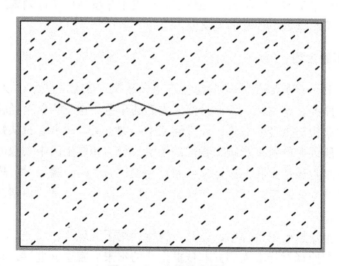

图14-2 主线故事图示

(2)支线故事(alternative story)。治疗师的首要工作是倾听这个故事,把它视作许多可能故事中的一个。带着这样的态度去倾听来访者,可以帮助我们去觉察他们或明或暗提及的、却不被问题故事的情节所决定的好的事件,这些事件在叙事治疗中被称作支线故事。我们随后便能提问,邀请人们走进那些事件,与我们(也是与他们自己)讲述这些事件及其意义,并把他们发展成难忘而生动的故事(如图14-3所示)。

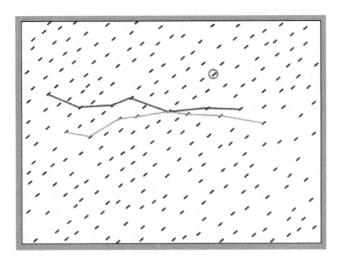

图 14 - 3　发展支线故事图示

（3）多重故事（multiple stories）。随着时间的流逝，这一过程促成了多重故事线的发展，这些故事线有着丰富而复杂的意义，讲述了生命的多重可能性（如图 14 - 4 所示）。这一过程并不能带走问题故事，但当问题故事只是多元故事中的一个时，它们常常具有了不同的意义。

作为治疗师，可以做的最重要的事情是倾听故事，尤其是问题故事以外的支线故事。跟进这些支线故事，不断问问题，一条新的生命故事线被挖掘，我们会发现它不是独立的，它与其他线连在一起。人生有各种故事，我们的目的不是去掉问题故事，而是发展多元故事，当一个人发展了多元故事线，问题故事就只是多元故事中的一个而已。

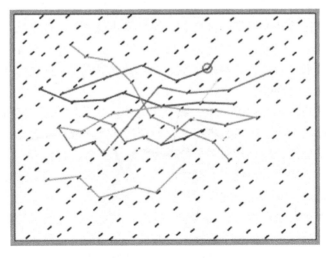

图 14 - 4　多元故事线

总之，叙事治疗主要是让来访者先讲出自己的生命故事，以此为主轴，再通过治疗师的重写，丰富故事内容。对一般人来说，说故事是为了向别人传达一件亲身经历或听来的、阅读来的事情。但是，叙事心理治疗师认为，说故事可以改变自己。因为我们可以重新叙述自己的故事，甚至是在重新叙述一个别人的故事中，发现新的角度，产生新的态度，从而产生新的重建力量。简单地说，好的故事可以产生洞察力，或者使得那些本来只是模模糊糊的感觉与生命力得以彰显出来，为我们所强烈地意识到。面对日常生活的困扰、平庸或是烦闷，把自己的人生、历史用不同的角度"重新编排"成为一个积极的、自己的故事。

2. 社会建构论（social constructionism）

（1）现实是由语言构成的。后现代主义把焦点放在语言如何构成我们的信念和世界，认为社会是在语言中建构出来的现实。语言并不是中性或被动的，我们的每一次说话都提示一个现实。对心理治疗师而言，工作的重点在于，不管是信念、关系、感受或自我概念的改变，都涉及语言的改变。语言本身具有澄清、扭曲和过度简化的特征，在注解的过程中，语言扮演着间接而举足轻重的角色。通过语言和内在独白，我们界定、组织个人的思考和感受。语言是文化的产物，承载着假设，通过既定的意义影响着我们如何诠释经验。因而，可以把有问题的信念、感受和行为转化并协调出新的意义，以新的语言描述自己的生活，借此产生更多新的可能性。

依照社会建构论，意义是由人与人之间的互动与对话产生的，这些意义并不局限于脑袋，也不存在于一般认为的个体心灵之中，而是存在于不断变化的故事中。因此，用诠释性对话会带出一个"意义"，一段"故事"，治疗师从中发现来访者如何建构其意义。

（2）社会文化中的主流论述使问题产生。人生活在社会环境中，社会中的主流论述经常决定着我们的观念和行为。主流论述深植于社会文化里，它是一种文化的实践，给人们提供思维和语言的原料，提供概念和行动。主流论述通过一系列具有限制性的所谓潜规则和传统，维持某种特定的世界观，使得某些现象可以被发现，某些现象不为人所知，使得大多数人所知的、所持有的、所行动的，都是一种心知肚明的价值观。不符合论述所描述的特点，则被定义为病态的。个体通过内化好的规则，给自己施加影响，自己给自己下定义为有问题。

社会建构主义与多元文化哲学相一致。来自不同文化的来访者存在的常见问题是，他们时常认为自己的生活应该与其主流文化的现实保持一致。社会建构主义疗法为来访者提供了一个思维框架，所秉持的观点能够指引来访者尊重自己潜在的价值观，来访者可以在这个框架下思考自己的观点、探索故事对自己行为的影响。治疗师将鼓励来访者探索自己的现实是如何建构起来的以及这种建构导致的结果。在文化价值观和世界观的框架之下，来访者将可以探索自己的信念，并对那些重大的生活事件赋予自己的解释。

很多现代心理治疗方法都基于这样一个假设：个体的问题存在于个体内部。你的问题根植于你的内在，是你这个人出了问题，这个系统出了问题。相反，叙事疗法的治疗师工作的前提是，个体的问题存在于社会、文化、政治以及人际关系的背景之中，并非存在于个体内部。如果把问题放在更大的社会背景中，则是一个不同的视角。问题产生于人与主流论述的关系中。叙事疗法的治疗师会特别关注如何将诸如性别、种族、人种、性取向、社会阶层、伤残、宗教和精神性等内容纳入到治疗过程中来。他们认为问题不是出在人身上，而是出在更大的社会背景当中。

后现代主义疗法强调现实的多重性，并且还假设人们所感知到的真相往往是社会建构的产物，因此，后现代主义疗法能与多种多样的世界观相适切。叙事治疗强调人们通过来自文化和社会的有色眼镜，而非自然的生物或心理因素诠释和理解他们带到咨询室里的故事。这些社会文化的无形因素，是被我们所归属的群体和社会视为理所当然的假设和价值观，并且渗入日常生活和知觉观点。社会文化论述（即主流论述）使问题存在。

个人替代的故事，经常无法纳入主流文化而被遗忘。因此，解构个人主要故事的文化信念，可以带来新的可能性。自己多重的述说，多动的真实是代替主流论述的唯一真实。随着时间的推移、时代的变化，主流论述也在变化。注重情境，重视来访者所在的小文化背景、家庭背景，思考大文化的主流论述如何在人们身上起作用，怎样把问题界定在论述中。

如一位31岁的女性来到治疗室，她对工作很满意，学业也达到了顶峰，但是，她却感到非常难过和痛苦，在治疗室里泪流不止。她如此伤心难过的原因是没有找到合适的对象结婚成家。她哭诉已经参加了上百个类似给男女青年搭建桥梁之类的活动，真的觉得很累。如果没有"男大当婚、女大当嫁"的信念，没有"人到什么时候就要完成什么阶段的事"的信念，这位女性可能活得很富足、很快乐。但是，受着这些社会文化论述的影响，她认为自己已经是"剩女"了，人没有结婚就不完美。在日常的生活和工作中，她变得非常敏感，总觉得别人认为自己不正常。这就是社会文化主流论述作用的典型例子，没有在公众认为"应该成家立业"的年龄结婚，她就理所当然认为自己一定有问题。

下面的问题可以帮助人们思考社会文化中的主流论述：
（1）可能是什么假设让问题存在？
（2）什么样的信念支持着这类困扰？人们通常如何被卷入这些信念？
（3）什么可能是来访者所试着达到的标准？
（4）是否有一些规范的尺度是来访者所达不到的？那些尺度反映了什么论述？
（5）如果来访者将他们自己与某些事物做比较，那他们将自己与什么做比较？
（6）在100年前，这些问题会是问题吗？如果不是，什么论述使这些现在成为问题？

叙事治疗师的工作就是让不可见的论述变成可见，让我们知道它并不是事实，它是建构出来的现实，人们就有了自由和选择，是否要去遵守。问题不在人身上，也不在人的心智当中。思考整个大型文化论述，它建构出来的事实如何作用在人身上，正是这些在运作的论述，使我们的关系产生问题。如某个学生不能达到老师和家长期待的标准，就感觉很难受，那么他就会有问题出现。与其考虑对这个学生下诊断，还不如思考是什么样的期待、什么样的论述使这个学生的问题存在。

3. 人与问题的关系

问题产生于人与主流论述的关系以及主流论述的情境性和随着时间的推移变化上，

叙事治疗最大的贡献就是把人与问题分开。"问题"只是问题，人不等于问题，这是叙事治疗最重要的核心理念之一。

人的问题本身有其生命，虽然问题运作时会影响此人，但此问题不是此人。当我们看到问题时，这只是一个故事，但可能还有另一个故事，问题的出现有其世界观的影响。每个人都是自己的问题的专家，应该由他们来评断生活或问题是好还是不好。许多问题都是种族、阶级、性取向、性别等文化环境营造出来的，因此，寻求传统的内在病理观念的帮助会低估自己的能力，会限制自我资源的应用。人们应该相信问题不会绝对和完全掌控人，在人的一生中，总有几回不被问题影响的经验，问题是不会百分之百操纵人的。如果我们再度对生命获得主权，就会重新取得自我的资源。

当我们以人际观点来看问题时，就把人和问题分开了，即问题是在人际中产生的，而不是在人身上。有一些很常见的例子，如果一个人，当他出现问题时，他总是把问题归结在他人身上，其实是他的内在出了问题。我们会看到是什么样的主流论述在支持着这个观点的存在，为什么你会认为他的问题是他的内在呢？我们并不反对生理性解读，但这并不是叙事对心理问题的解释。

第二节 基本技术与过程

一、外化对话

在叙事疗法中，用来将个体与问题分开的方法便是所谓的外化练习，这可以给新故事的出现打开大门。问题外化（externalizing of problems）是麦克·怀特及大卫·爱普斯顿发展出来的，是叙事治疗最主要的治疗理念和技术。他们认为，人的生活之所以产生适应上的问题，原因在于个人意义的实践与主流叙事间的矛盾，但在一般的状况下，个体并没有能力发现这些压制他们的"主流论述"，于是必须透过重新辨识自己与他人关系的想法，用问题外化的方式，产生自身意义和主流叙事意义一体化的知识。个体必须通过问题外化的过程，重新思索这些一体化的知识与自己的种种关联，找出其中不相容的地方，进而创造新的可能性，向原先界定与规范自己的真理挑战。

1. 外化的概念

问题的运作通常会冲击或渗透人的生活，是独立于人的东西，而外化是此信念的实践。问题外化可以打开空间，让来访者做自己故事的作者。叙事治疗认为来访者的外化态度比技巧更重要。问题外化不是要消灭、铲除、杀死问题，通过外化是要创造一种语言的和关系的情境空间，让原本被问题挤压和控制的个人能够想象并活化个人如何与问题有不同的关系或较偏好的关系。治疗过程就是要使外化对话逐渐替代问题对话，让外化的态度与使用、不断在治疗关系中持续展开。因此，将问题与人分开，把贴上标签的人还原，让问题是问题，人是人。如果问题被看成是和人一体的，要想改变相当困难，改变者与被改变者都会感到相当棘手。问题外化之后,问题和人分家,人的内在本质会被重新看见与认可,转而有能力与能量去解决自己的问题。

外化是叙事疗法中解构问题故事的一个部分。这一过程会将个体与问题分离开。如果来访者把自己视为问题的话,他们解决问题的方式就将受到限制。如果来访者认为问题并不存在于自身的话,他们就能够理解自己与问题的关系。如认为一个人酗酒和认为一个人的生活被酒精所干扰就是完全不同的视角。将问题与个体相分离,将提升来访者的希望并能帮助来访者摆脱特定的故事情节,如自我责备型的故事。如果来访者能够了解所在文化如何导致了他的自我责备的话,那么,他就能对特定故事情节进行解构,并产生出一个更为积极的故事来。

2. **外化的技巧**

(1) 使问题客观化。将问题和来访者分开,使来访者有空间来审视问题和自己的关系。治疗师可以透过修饰来访者使用的语言,进而变成问话,使问题客观化,如"他的误解是如何让你感到难受?""内向是怎样让你无法和人形成朋友关系?"这些问话能使问题客观化。

(2) 给问题命名。在经过一段谈话后,治疗师可以请来访者对其描述的困扰或经验起个名字。如:"你已谈了不少有关你在学校里的事情,如果要为你在学校里碰到的讨厌的事取个名字的话,你会把它叫作什么呢?"在治疗的初期,来访者的叙述仍不充分时,命名可能会有困难,此时可暂时以"它"或"这个困扰"来指称,等到信息较多时,再请来访者命名较妥当。

(3) 拟人化描述。这是较具戏剧效果的方法,是将问题视为有生命的个体,它是有动机、有想法、有感受的,它会侵入来访者的生活领域和人际关系。如:"冲动这个家伙经常对你说些什么?""逃避这个坏东西似乎会溜进你的学校,你知道它有什么企图吗?"

3. **外化的步骤**

当人们经验到"卡住""迷失""在回圈中打转"或"在前往不通的道路上"时,有一部分的原因可能是他们不清楚自己在生命中的位置。麦克·怀特发展了一种对这样的情况很有帮助的地图。他以四个阶段来建构"定位图"的方式提供了一个指南以及一些范例问题。如图14-5所示。

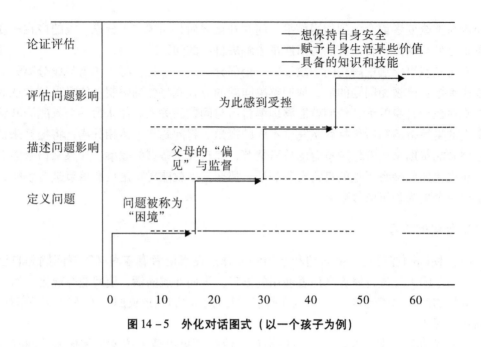

图 14-5 外化对话图式（以一个孩子为例）

（1）定义问题，商讨出独特且贴近真实经验的问题定义。"贴近真实经验的"问题定义是根据来访者的说法和他们对生活的理解得出的。使用"独特"这个词，是因为不同的人对问题和困境的感知不同，同一个人在不同的时间对问题的感受也不同。没有任何一种问题或困境，会直接成为其他问题或困境的复制品，也没有任何一种当下的问题或困境是过去的问题或困境的复制品。

因此，发展一个经历，贴近来访者的经验，用当事人的语言理解他的问题，来把问题分开。如抑郁到底是什么？是什么样的过程使得他们对事情失去了乐趣？这些想法怎么影响了你的生活？你如何描述阻碍你的事物？你提到"伤心"，你觉得这是代表困扰你的事物最贴切的名字吗？你会如何称呼这件你一直在捍卫的事？

（2）描述问题的影响，经由生命中不同的范畴来定位问题的影响。外化对话的第二个阶段是对问题在生活的各个方面的影响进行调查。可以包括几个部分：①环境，如家里、单位、学校、同辈交往环境；②关系，如家庭关系、朋友关系、自己与自己的关系；③自我认同，如问题对人的目的、希望、梦想、愿望、价值的影响；④一个人未来的可能性以及人生的限度。

探索"问题"与人的相对影响问句可以从四个方向着手：①问题发展的历史长度。如：这个问题跑出来多久了？这个问题变得更严重，还是变得更好？②问题覆盖的范围。如：它影响你的生活有哪些层面？它似乎影响了你的学校生活，还有其他部分吗？比如在家？③问题波及的深度。如：它影响你的朋友关系有多深刻？这个问题的压迫感有多重？④问题如何达成上述的影响如：自责是如何告诉你，你应该对父母的离婚负起责任？孤单是如何侵入你的家庭，偷走了你所有的快乐？这个问题怎么在你生活中存在呢？什么维持了你这种状态呢？"伤心"如何让你知道它的存在？沉重是如何出现在你和你妈妈之间的？害怕如何阻止你做这件事？还有谁被愤怒、争吵和烦躁等情绪所影响？如何被影响？

（3）评估问题的影响。在第三个阶段，治疗师鼓励并支持人们评价问题的活动和行为，以及它们对生活的主要影响。我们可以这样提问：这些行为对你来说还好吗？这样的影响是好的还是坏的？你喜欢那样的影响吗？能够告诉我在此期间挣扎是什么样的？让当事人对问题的挣扎有一个真实的感受。你对这件麻烦的事有什么感觉？你喜欢这种沉重出现在你和妈妈之间吗？当害怕阻碍了你去看电影时，这让你感到高兴、难过，或是有其他的感觉？

人们对问题影响的立场的复杂性也体现在他们的不同评估中。如一个人可能会喜欢问题带来的某些结果，但不喜欢其他的结果。

（4）论证评估。第四个阶段询问"为什么"人们做这样的评估。我们可以这样提问：你为什么对此感到不舒服？为什么对这样的变化你有这样的感觉？为什么你在这个过程中选择这样的立场？如果是坏的影响，为什么是坏的？什么让你知道，那是坏的？为什么你觉得这不是你人生中所想要的？为什么你不喜欢？你比较想要什么？为什么害怕阻碍你去看电影时让你觉得伤心？当懒惰阻碍你完成某事时，是什么使得你觉得如此地困窘？

也可以这样询问，让来访者讲述一个故事来解释"为什么"更合适。如：你能告诉我一个生活故事，来让我更了解为什么你在事情发展过程中采取这样的立场吗？你爸爸会讲一个什么往事来说明你为什么这么不高兴？

综上，外化对话的技术可以通过把问题对象化而改变这种内化的理解。它们运用对象化问题的实践取代了文化实践中对人的对象化。外化对话能够使人体验到自己不是问题，问题本身才是问题。外化对话不仅使人们有可能重新定义自己与问题的关系，还可以通过尊重双方话语权的方式，在培养自我认同感的过程中重新定位自己与别人之间的关系，重新开始他们的生活。

二、改写对话

在叙事疗法中，外化问题后一般会紧跟着发掘独特事件的问题。治疗师会要求来访者谈及自己对抗问题的成功经历。这样做可以让来访者把注意力放在那些与问题故事相反的情境上，无论这个情境显得多么无足轻重。如治疗师可能会问：是否曾经出现过这样的情况，你的愤怒希望能控制你，但是你却成功地摆脱了它的控制？那时的情况怎样？你是怎么做到的？这些独特的事件一般存在于过去或现在，但是一样可能会出现在未来。你会采取怎样的方式来对抗自己的愤怒？类似这样的探索性问题可以帮助来访者看到改变的希望。通过这种独特的视角，来访者将以新的角度看待自己的生活。

改写对话要求人们发展他们生活中的故事，同时也帮助人们觉察曾被忽视却非常有意义的事件或经历。这些事件和经历被称为"特殊事件"或是"例外（exceptions）"。这些特殊事件或例外就是改写对话的起点。

1. **独特结果的定义**

独特结果（unique outcome）是指那些无法由充满问题的主要故事所预测的情节或

经验。尽管生活体验很丰富,我们只会给其中很小的一部分体验赋予意义。被赋予意义的是那些可以放进我们已熟知的生活故事情节的体验,这些体验是高度选择性的。大量的日常生活体验在意识屏幕上一闪而过,沦入历史的虚空。这些体验往往与我们生活中的主要故事"不搭",因此我们不会注意,不会赋予意义。可是,这些"不搭"的体验有可能会很重要,在理想的条件下它们可能会成为"独特结果"或者"例外"。寻找这种不搭的生活体验就像打开一扇大门,可以开发人们新的生活的故事线索。

独特结果是对话初期难以发现的,为生活的全新诠释提供了切入点。治疗师鼓励人们回溯过去的生活经验,开放思维方式,运用想象力,利用有意义的资源来展开故事情节。人们会变得对生活中和人际关系中曾经被忽视的部分感到好奇和痴迷,而且,随着对话的进展,这些潜在的故事情节会更加丰富,更加有意义,为解决人们生活中的问题、困境和窘境提供了基础。

2. 改写对话地图

展示叙事治疗中改写对话的地图(如图14-6所示)。改写对话的地图指导治疗师展开治疗性对话,重塑人们生活中的潜在故事情节。正是由于潜在故事情节的发展,来访者可以采取与他们生活主题和谐一致的方式来描述困境和问题。改写对话在叙事治疗中起着支柱作用。

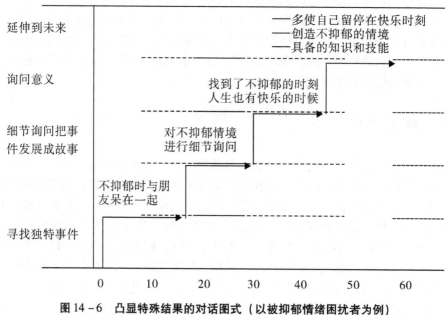

图14-6 凸显特殊结果的对话图式(以被抑郁情绪困扰者为例)

在来访者对独特事件进行叙述之后,麦克·怀特建议通过直接和间接的问题引导来访者叙述出自己更为喜欢的故事来:你认为我从你对生活的希望以及你所做的努力看出了什么?你认为这会如何影响我对你这个人的看法?对于所有那些认识你的人而言,谁会是那个对你这种逐渐不再被问题所控的状态最不惊讶的人?如果你希望充分运用你对自身的理解，你会做出怎样的努力？

麦克·怀特所谓的循环问题可以帮助人们将其独特事件的故事转换为解决办法性的故事：你已经取得了如此多的进步，你认为哪些人应该了解这一点？我猜有很多人对你的看法还停留在过去，你认为应该如何去更新人们的看法？如果有人出于和你一样的原因前来治疗，我能否和他分享任何你的重要发现呢？治疗师不应该以轰炸的形式来询问这些问题。问题是叙事疗法对话背景的自然组成部分，每个问题都是与下个问题紧密联系的。

3. 独特结果的过程和提问方式

通过发问引导来访者寻找过去、现在时空中症状问题没有发生的例外情形，来访者对付问题有效适应生活的例子，以找回这些正向、有能力感、自信的情节，破除旧有故事的强势，以创造新故事的可能空间。如有一个寻求帮助的来访者，他因觉得自己没有受到别人的重视而感到挫折、沮丧、自卑，当他讲述自己的生命故事时，觉得一无是处，但治疗师要求他回忆过去生命中哪个人对他"还不错"，原本脑中空白的来访者，勉强回忆起一个小学老师的名字。治疗师鼓励他打电话给老师，结果却得到一个"意外的惊喜"。这名教师虽然已经忘了他的姓名和长相，但还是向他连连道谢，并且表示来访者的电话让他觉得自己的存在，对教学工作已经深感疲惫的他，又重新获得了动力。通电话的结果是：来访者不仅帮助了老师，也意识到自己的生命原来也是这么重要，从而寻找生命新的意义与方向。

（1）寻找一个可以开启新故事的事件，即使是在人们描述问题故事的时候，他们也经常提到不符合问题故事的经历。询问这些事件，如你刚刚谈到，即使绝望情绪常常让你有自杀的念头，但你知道你并不真的想死。上次这些知识帮助你阻止自杀念头，是在什么时候？你刚刚说到你的儿子上周有4个晚上把你吵醒。剩下的3个晚上发生了什么？

（2）把这一事件发展成故事。①对于经历的细节进行提问。具体发生了什么？你首先做了什么？然后又做了什么？你当时知道成功就在眼前，还是你也让自己大吃一惊？②在时间和空间上扩展经历的提问。你如何让自己准备好迈出这一步？你认为你们关系中的转折点是什么？这件事如何影响了你那个早上的剩余时间？这种处理事情的新方式更多是在家里出现，还是在工作中？③询问过程。你怎么做到的？你当时是否被一种意象所指导？或者你当时对自己说了什么？你当时有计划吗？④询问动机。在你人生的这个点上，什么促使你这样做？要做这个决定，对你来说最重要的是什么？⑤提问以加入其他人。这是自己做的一个决定，还是其他人也有参与？你女儿的这个成就如何影响了你？

（3）询问事件的意义，引发出关于事件、相关人物和他们之间关系的新意义。从这件事中，你是否学到什么是你人生的重要事物？这个新视角让你对自己有什么新的理解？意识到你的伴侣将要这样做，对你来说有什么意义？

（4）寻找一个和当前事件有共同之处的过往时刻，①提问以识别和这一事件有共同之处的过往时刻。这是不同寻常的事件，还是说以前你也曾做过这样的事？你能想到什么例子吗?谁可能预见这件事?他们在之前看到你做了什么,使得他们可以相信你能够做到这件事?你女儿之前什么时候还做过类似的事情?②询问和这件事有共同意义的过往时刻。你人生中的什么时刻最好地诠释了你的坚持?从那时起哪些事情能引起你的关注?谁从过去就最欣赏你掌控自己人生的决心?如果我能和她对话,她会告诉我哪些记忆?既然你从伴侣身上意识到这点,有没有什么支持这个看法的记忆浮现在你心里?

(5)发展故事的过往时刻。同第二步一样,邀请来访者填充这一经历,将它在时间和空间上扩展,描述过程,描述他的动机,将其他人纳入故事。

(6)询问过往事件的意义。同第三步一样,引发过往事件的意义。这个记忆对你来说意味着什么?现在回顾这件事,你觉得有哪些希望或意图在当时指引你?在我们现在谈论这件事时,有没有什么你曾视为理所当然的事情变得更重要?当你回顾这件事时,你对你们的关系有什么之前不曾意识到的新领悟?从这件事中你有没有学到什么重要的事物?

(7)将过去的事件和现在联结起来,提问将过去的事件及其意义和现在联结起来。当你思考那一段过往时刻时,它有没有让你对上周的那一经历有不同的看法?如果我能询问当时的你,他对这些近期的转变有什么看法,他会说什么?既然我能从你的过去理解它的基础,你能看出我如何更能理解近期在你关系中的这一转变?

(8)将故事延伸到未来,以故事化的事件为基础,询问关于未来的提问。如果把我们刚刚谈论的这两个事件视为你人生的一个方向,你预期下一步是什么?今天看到这些事件,有没有影响你对未来的看法?考虑到我们谈论的这些经历,你对下学年有什么预期?

三、重塑对话

麦克·怀特提出重塑对话(remembering conversation),他根据一个观念:身份认同奠基于"生活协会",而非核心自我。这个"生活协会"的成员是一个人过去、现在和未来的心理投射中的重要人物,这些重要人物的话对这个人身份认同的形成具有影响力。

1. 重塑对话的定义

重塑对话把人生视为一个由各种成员组成的协会,通过特定的方法让人认识到自己对自己的看法是自己过去和现在经历过的人和事物共同影响的结果,可以看到不同的可能性,可以在治疗中重构自我认同,使来访者能够重拾和过去、现在生活中重要的人之间的关系。

重塑对话给人提供了一个修改生活协会中的成员资格的机会。重塑对话不是被动地回忆过去,而是有目的地重塑一个人与生活中的重要人物的关系的历史,重塑一个人对当前的生活和对未来生活的投射的认识。

2. 重塑对话图示

找到一个人生活中可能需要重塑的重要任务和身份认同的方法很多。在重塑对话中要成为重要角色不一定需要直接认识。如他们可以是对一个人产生过重要影响的书的作者，或电影或连环画中的角色。这些重要角色也不一定是人，可以是一个人小时候玩过的公仔或者最喜欢的宠物。重塑对话有四个主题：①他人对你的人生所做出的贡献；②进入他人的观点，从他们的眼光看待你自己，思考这对你的身份认同造成了什么不同。③你对他人的人生所做出的贡献。④思考能够为他人的身份认同带来什么不同。如图 14-7 所示。

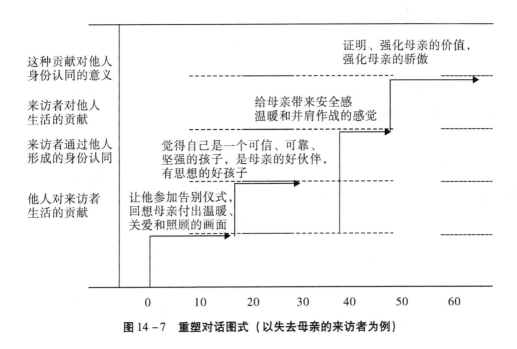

图 14-7　重塑对话图式（以失去母亲的来访者为例）

3. 重塑对话的过程和例句

（1）从过去经历中找出一个人，这个人如果现在在这里的话，会理解、支持以及认同这些独特的结果所反映的事。如：从你的过去经历中，谁看到你所说、所做以及所感受到的事，最不会感到惊讶？在你年轻一点时，有没有任何老师、邻居、亲戚或其他人，赏识你在最近这个事件中所发挥的能力？有没有谁是你目前还没有见过的，但如果这个人知道了，会赏识和支持你所采取的行动？

（2）引出关于过去关系的故事细节，或假设关系的基础。如：什么事让你知道他们这样欣赏和了解你？有任何具体的事件来说明你与此人在这个方面的状况吗？如果你还没有和这个人互动过，什么让你觉得如果你和此人互动的话，他将会欣赏和支持你？

（3）邀请来访者描述他人对他的人生所做出的贡献，如这个人如何为你的人生产生贡献？你从与这个人的关系中学到什么？这个人表现出什么可能的做法、想法或者感觉？如果我从那个人的眼光来看你，我会看到什么？那个人心里对你的感觉是什么？

（4）邀请来访者描述他对其他人所做出的贡献。如：你最欣赏这个人的什么地方？你对那个人的人生做出了什么贡献？那个人的人生如何因为认识你而有所不同？如果你还没与他有实际互动,想象如果你们认识了,你对他的贡献可能会是什么?

(5)邀请这个人将其他人拉近,如同他生活中的一员,可以问:如果你让其他人保持对你的关注,你的什么方面会被唤醒?如果你感觉到那个人就在你的心里与你一起,会给你每天的工作造成什么不同?如果你现在从那个人的眼中看你自己,你最欣赏自己的什么地方?如果你从现在起这样看待你自己,会造成什么不同?

四、见证对话

局外见证者(outsider witnesses)是叙事疗法又一与众不同又别出心裁的发现。在叙事疗法中,有时治疗师会在治疗之前精心选择局外见证者,使来访者有机会在局外见证者面前讲述或者展开自己的生活故事。然后,局外见证者会根据某种特定的方式,通过重述对来访者的故事做出回应。

1. 局外见证者的任务

局外见证者不是常见的正向反馈,也不是根据专业的评估标准进行评估,亦不是提供建议、做结论、给判断或讲道德故事。他们的任务是讲述来访者的故事哪些对自己有吸引力,那些故事让自己联想到什么,与这些故事相关的个人经验是什么,以及听了这些故事之后,自己的生活有什么变化。

局外见证人的重述可以对来访者所重视的生活方式进行有效的重现,并且可以通过见证人的眼光进行确认。来访者通过重新讲述自己的生活故事,也可以得到在自己和别人共同重视的方面建立关联的体验。通过这个过程,来访者可以更有力地面对生存的困境。

2. 局外见证的过程

(1)来访者讲述重要的生活故事。在这一个阶段,治疗师和来访者做访谈,局外见证者做听众。在访谈中,治疗师要找机会提一些问题,鼓励来访者讲述与其对个人身份的认同和对其关系的认同相关的重要故事。局外见证者仔细倾听这些故事,准备对他们所听到的故事进行复述。

(2)应邀参加的局外见证者复述。当治疗师和来访者的访谈进展到一定程度的时候,局外见证者与来访者交换角色,此时来访者做局外见证者的听众,局外见证者进行重述,治疗师通过提问来组织这个重述的过程。重述并非对整个故事的内容进行复述,也不是让外部见证人做总结,重述的是来访者故事中吸引局外见证者的部分。这类复述会对来访者的故事重新包装和点缀,大大超越了原始的故事。这些局外见证者的重述还有助于把来访者围绕共同主题的故事连缀起来,它们是非常有利的共鸣,因为它们生动地反映了人们如何以高度接纳的方式赋予生活事件以价值。

(3)来访者对局外见证者的复述进行复述。局外见证者复述之后,回到听众的位置,治疗师会问来访者在见证者复述的时候听到了什么。如此一来,他们就进行了第二次复述,也就是再次复述,只是这次是来访者对见证者复述的复述。

3. 见证对话内容

局外见证者的重述并不是对他们所听到的全部内容进行描述,而是将焦点放在故事中最吸引的部分。回应的类型主要包括以下四个方面,如图 14-8 所示。

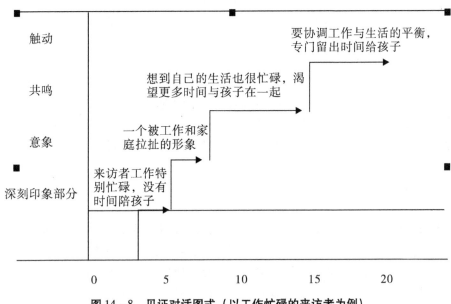

图 14-8　见证对话图式(以工作忙碌的来访者为例)

(1) 识别一个表达。当你在聆听来访者的生命故事时,哪一个表达吸引了你的注意力或捕捉了你的想象? 哪一个引起了你情绪上的反应? 要客观描述,不要直接给出结论,有什么让你印象深刻的,描述听到的和看到的,说出观察到的一个点。这些表达可能是具体的词或者短语,或者特定的心境和情感。在说到那些最吸引局外见证者的表达内容的时候,要请他们说明其独特性和具体性,不能泛泛地说谁都会感兴趣或者整个都感兴趣之类的话。

(2) 描述意象。这些表达引发了他们什么意向,关于他们的人生、认同以及世界的? 这些表达告诉了你什么,关于意图、价值、信念、梦想以及承诺。请局外见证者说出自己浮现的想法或者感受中更有意象、想象力、珍视的部分。

这些意象可能表现为来访者生活的某种比喻,或者是来访者的身份认同,或对自己人际关系的认同的心理映像。或者他们可能表现为一种"感觉",局外见证者从来访者的生活中推出来的一种感觉。局外见证者描述这些之后,治疗师应该鼓励他们思考这些比喻和心理映像可能反映了来访者什么样的目的、价值、信念、希望、梦想和承诺,思考来访者生活的方向是什么,重视什么。

(3) 共鸣。这些表达和意象与你的工作和生活有什么关系? 你生活中的哪些部分与这些表达以及意象能产生共鸣? 你所听到的和看到的什么与自己有共鸣? 鼓励局外见证者把对来访者表达的兴趣放在他们自己的人生背景中去,特别关注这些表达如何触动了局外见证者的过去。最有用的是局外见证者说明他们的经历中哪些事情因为来访者的表达被激活,并进入他们的记忆。

(4)转移或者转化。因为在场见证了这些对于生命的表达,你如何被感动?这些经验把你带到了哪里,这个地方是因为你作为这段对话的听众才能到达的?见证了这些表达以及对于这些故事回应之后,在哪些方面你与以往有了不同?

这个阶段把焦点放在触动上,治疗师请局外见证者说出因为见证这些生活故事,他们如何被感动。生活中听到别人如此感人的生活故事而不产生某些震撼很难,治疗师可以引导局外见证者联想这些体验把他们的心灵带到了什么特别的地方,这是他们去购物或者照料花花草草不可能会去到的地方。这种体验把见证者的思想带到了哪里,包括对自己存在的反思,对自己生活的理解,或者从更一般意义上讲对生活的理解。或者这种体验让见证者对自己和生活中人物的对话有什么不同的理解,或者对他们面对自己生活中的困境或者人际关系时有什么不一样的行为选择。这个承认的过程是对来访者如何被见证和反应的过程影响的说明,是对见证者在见证前后变化的说明。

五、制作文件

传统咨询通常是 1 个小时的谈话性治疗,两次咨询之间除了事务性的联络外,并没有沟通性的接触。在咨询室里的认识和发现有时会随着离开而被遗忘或扭曲。心理咨询和治疗的重点在于改变,我们可能过分重视治疗师所扮演的角色,而忽略来访者寻求咨询的主动性与成绩。有许多方法可以超越这样的限制和弥补这样的不足,叙事治疗的制作文件就是一个非常有特色的解决办法。通过文件,可将治疗效果延伸至来访者的真实生活中,并可在咨询结束后持续显现治疗效果。在心理咨询和治疗中,通过对话而丰厚了的生命故事可能在惯常的思考下消逝,生命故事的叙述版本也可能再次向最初的问题故事靠拢,此时,能够长久保存的摘要、备忘、证书和记录可以协助来访者记得刚刚发掘的支线故事。

1. 制作文件的作用

麦克·怀特和大卫·爱普斯顿认为,制作一次文件就是重塑一次自己的生命故事,他们非常重视文件的制作。叙事治疗的文件非常多样,不拘一格,主要包括会谈摘要、信件、证书、清单等。治疗师可以独自制作文件,也可以要求来访者一起制作文件,或者指导来访者自己制作文件,记录来访者的进展、发现和新的观点。制作文件可以起到的作用是:①治疗师仔细思考哪部分故事想要重述;②如何介绍叙事治疗的理念以及如何跟进;③通过制作文件,可以重述和思考一个故事;④文件可以传递信息;⑤文件可以通过共同的目的把生命联系起来。

2. 会谈摘要

叙事治疗师在与来访者进行工作时会记录要点。记录的内容一般包括这几个方面:①你想要重述会谈的什么部分?②有没有特别吸引你的注意、引发你其他想法的事?③有没有转折点被描述或行动被采取?④有没有被漏掉的闪亮时刻?⑤有没有隐含了

"没有被说出来"的承诺、希望、意图、价值等部分？⑥什么值得被回顾和记得？在治疗结束，整理好这样一份摘要，打印一份或者发邮件给来访者，可以使来访者更加明晰咨询中谈到的关键部分，分享自己对来访者的欣赏或对故事的观点，借此延伸会谈。

3. 信件

大卫·爱普斯顿发展出了通过信件来实施治疗对话的独特办法。他认为，巩固来访者收获的其中一项技术便是写信。在信中，治疗师会记录每次的治疗过程，对问题进行外化性的描述，其中还可能涉及问题对来访者的影响、来访者在治疗过程中所体现出来的能力和才能。治疗师可以时不时地再次阅读这些信。信中记录的点滴片段都可以成为新故事出现的起点。这些信件还可以摘录来访者面临的挣扎，并对问题中心的故事和新故事加以区分。

治疗师的这些信主要用来鼓励来访者，鼓励他们认识自己在解决问题方面取得的成就或鼓励来访者思考自己的这种成就对他人的意义。利用信件记录来访者的改变，将会突出这些改变的重要性，无论是对来访者，还是对来访者生活中的他人。叙事疗法的信强调了将治疗中的所学实践到现实生活中的重要性。在对叙事疗法信件的重要性调查中发现，一封信的平均效果等同于3～4次的个体心理治疗的效果。信件举例见专栏14-1，证书举例见专栏14-2。

专栏14-1：叙事治疗的信件实例

亲爱的东尼：

　　以前，你属于每一个人，顺从每一个人对你的想法。但是现在你已经能够做你自己。依照自己的身份，做恰如其分的事。但是还有很多事我不明白，我想你很清楚。

　　如果可以的话，请告诉我：什么时候是你的转折点？你特别的关键性的领悟是什么？这种领悟又是何时、何处、在什么脉络下发生的？你什么时候开始发现这种领悟对你的生活与关系的影响？

　　最后这个问话，或许你生活中的某些人可以帮你详细地解答。你是否已经准备询问他们是否发现你有什么不同？第一次发现又是什么时候？这又如何影响你在他们心目中的形象？

　　如果你有兴趣对这些问题做一些笔记，或许我们下次会面时就可以讨论了。

　　祝好！

麦克·怀特

专栏 14-2：叙事治疗的证书实例

逃脱罪恶感证书

兹证明_____已经克服罪恶感。

罪恶感现在已经不在她的生活占有优先地位。现在在她的生活中占有有限地位的是她自己。她现在不是有罪恶感的人，而是自己。

本证书要提醒_____和别人，她已经辞去了担任他人生活超级负责人的职务，她不再那么脆弱地老是接受别人的要求，去在意他们的生活，把自己的生活丢在一边。

日期：____年____月____日
签名：_____
签名：_麦克·怀特_

六、基本过程

叙事治疗的操作过程主要包括以下步骤。

1. 从问题之外开始了解来访者

（1）治疗师和来访者进入咨询室后，谈问题之外的事情。叙事世界观更关注人，想知道来访者问题以外的方面，对来访者这个人抱有兴趣，而不仅仅是他的问题。因此，叙事治疗师通常以询问来访者的身份、爱好、生活、交往等问题以外的方面开始，他们从更广的视角去看来访者，使来访者明白他们比问题更充实更丰富。

（2）"你有什么问题想问我"，显示治疗师和来访者是平等的人。这样做的目的，是让来访者觉得咨访之间是一种互动双向的关系，我可以问你一些问题，你也可以问我一些问题。然后治疗师继续向来访者表达，在访谈的过程中，你对我问的问题不能理解时，你都可以提出来。

2. 进行双重聆听

在来访者诉说自己的故事和问题时，叙事治疗师进行双重聆听。

（1）聆听问题和问题故事。聆听问题和问题故事，以及来访者对这个问题的体验和理解是什么？这个问题对于这个人、这个家庭，意味着什么？虽然我们要发展一些故事，发展一些偏好故事，但是，我们还是要花很多时间对他们的问题进行关注，这是为了更好地理解。他们那个问题的经验和体验是什么？去感受他们和问题中的挣扎和斗争是什么感觉？

（2）聆听问题之外没有被问题掌控的故事。以聆听来了解他们那些没有被充满问题的故事所预料到的行动和想法。也就是说，以聆听来了解让人们觉得困扰的部分是什么，以及他们在问题之外所拥护的价值观，视他们所说的为故事，而不是"事实"或诊断病症的线索。经由聆听人们当前所组织的生活及让他们觉得困扰的事物，来欣赏他们的故事。从聆听开始理解和寻找支线故事的入口，可以解构的观念，了解此人所用的语言和偏好，创造更多的可能性。当我们解构故事的时候，要细致地贴近问题的经验，找到另外替代故事的入口在哪里，通过聆听，我们了解到来访者所使用的语言是什么，同时也了解他们的价值观、偏好，他们想要对人生做什么。

3. 将人和问题分开

与来访者一起探讨：在他的生命叙事里，是文化中的什么规范和想法支持了他们充满问题的理解，这有助于拆解和揭露问题所支持的文化和社会论述之下的故事。这个过程是解构中一个很重要的部分，其中最主要的两个方法就是命名和外化。

（1）命名问题。用贴合来访者经验的词语，而不是心理学术语来命名，用来访者日常经验的方式来命名。如：你的多动症的色彩是什么？不是给一个专家的名称，而是要抓住他的主观体验，然后开始用这样的语境来工作，抓到其内心体验去命名。一个人比标签多很多，并不是反对这些名字，只是反对这些标签把人的整个生命都囊括进去，好像所有这些身份认同都变成了标签。探知这个人与问题标签的关系是什么，不认为人就是问题。

（2）外化问题。把问题客体化，作为与人无关的一种现实，把问题物化在人的外面。问题如何在人身上运作，如何卷入，人为什么注意这些问题，造成了什么困难使人无法逃脱，外界的什么使问题一直存在？问题对来访者的生活及其家庭有什么影响？来访者及其家庭对问题的生命有什么影响？

4. 重塑生命故事

治疗师在问题和偏好的故事之间搭建桥梁，以问问题的方式邀请来访者详细地叙说以及重新叙说生命的经历，如此，他们便可开启丰富和丰厚的叙事，而这样的叙事正能反映他所偏好的个人和生命叙事。可以通过询问转折点和人生的方向来重塑故事。

叙事治疗的隐喻是希望人们的生活有多重故事，要体验式地投入到多重故事或可能性之中，而这些故事是问题故事难以预料的，问题故事线在其他的多元故事线里也会显得不一样。在治疗中，要让来访者清晰地看到问题故事与偏好、多元故事之间的桥梁是什么，让人们体验式地体会自己所拥有的能力和技巧。所以，我们要帮助他们看到偏好故事中所蕴含的一些知识，可能是他们之前无法看到的，有些人容易做到，而另一些可能不会。

5. 见证和记录

治疗师和来访者一起进行"局外见证者"和文件制作，如用信件和摘要记录等来加强治疗和巩固治疗效果。

6. 结束治疗前的询问

每次访谈结束时，叙事治疗师会习惯地询问：你觉得这次谈话对你有帮助吗？如果有，是怎样的帮助？你还愿意再来谈吗？什么时候愿意再来谈？叙事治疗不大强调来访者要一周来一次，而是请来访者思考：你想一想今天的访谈把你带到了哪个地方？这样的问题使他不会忘掉治疗中所谈到的内容。治疗的频率以来访者自己的感觉和决定为主，可以一周一次，也可以两三周或者一个月一次。

第三节 案例对话实录与分析

对问题故事进行外化以及重塑支线故事是叙事治疗的两大主线，下面摘录两位叙事治疗师的实际访谈记录，并加以分析和解释，让我们更加深刻体验到叙事治疗对话的运用和作用。

一、外化对话的案例实录

下面这段案例访谈摘录来自 Jill Freedman（吉尔·弗里德曼，美国的叙事治疗师，麦克·怀特的嫡传弟子）。本部分摘录了吉尔治疗师对来访者的两次连续会谈的片段，可以反映出吉尔与来访者拉薇妮进行外化对话的影响和作用。

（拉：拉薇妮　吉：吉尔）

拉：它（指来访者的问题）很大，它对我真的像个很大的问题……因为它以前从来就不像那样。而且它越来越恶化，一直没有变化。

吉：你是怎么知道它越来越恶化的？

（注解：治疗师用具体化提问促使来访者对问题描述得更清晰）

拉：嗯，我觉得它好像越来越恶化，因为我越来越害怕。你知道我的意思吗？我以前不会有这样的感觉。我意思是以前有过这种感觉，就好比这种情形：拉薇妮，不管你那20页是什么东西，请你站在前面，念给大家听。

吉：嗯。

拉：你知道，它没有那么强烈，可是有些东西开始在扰动。你知道吗？我只是觉得……

吉：听听看，它是什么。

拉：好。

吉：你说有些东西开始在扰动，你的意思是什么呢？

（注解：治疗师依然用具体化的提问追问来访者所描述的具体内容）

拉：好，我有非常想吐的感觉，并不是真的吐出来。

吉：嗯。

拉：我的心跳开始加速，几乎觉得必须到浴室洗澡。嗯，我的意思是我开始流汗。

吉：嗯。

拉：然后我开始做这整件事。喔，我们坐在那里，他们都注视着我，虽然不很严重，可是我不习惯那种情形，我说了些蠢话，只是我实在没有什么可说的。当我要开始分析整件事时，它就使我完全无话可说。

吉：好，嗯，害怕是怎么知道该选什么时间，它怎么知道什么时候可以逮到你，什么时候可以进来制造想吐的感觉，还有……

（注解：这是非常典型的外化和拟人化的语言，用"害怕是怎么知道……"这样的语言使来访者感觉自己和害怕不是一回事，害怕是害怕，人是人，把问题和人分开，使来访者有自主的感觉）

拉：好，用这种方式提问题很有趣。害怕是怎么知道什么时候可以来逮到我。吓，这实在很有趣。

吉：为什么？你为什么觉得有趣？

拉：我不知道，我只是喜欢你这种说法，好像害怕并不是我的一部分，你知道我的意思吗？害怕好像是某件在那里的东西，而不是在我里面。

（注解：从来访者的反馈中，我们可以清晰地看到外化语言的巨大作用）

吉：这就是我的看法。

拉：这就是你的看法？对，我想我懂。那是很有趣的问法，我喜欢。你现在给我一个完全不同的方式来看它，实在很有趣。

吉：嗯。

拉：我必须告诉你一些听起来很奇怪的事。

吉：什么事？

拉：不管怎么说，我觉得很奇怪。嗯，我的意思是你刚才说完，然后我说我认为那是很有趣的说法，接着我就像，喔，它就真的在那里，我几乎觉得就像那样。我懂了，你知道我的意思吗？我觉得那个讨厌的家伙好像是一种外在的东西了。

吉：太棒了！

（注解："我觉得那个讨厌的家伙好像是一种外在的东西了"，这正是叙事治疗师期待外化问题能够起到的作用，来访者非常准确地感受到了）

拉：一定有什么原因，对了，太好了，它困扰我是因为我有那种感觉。

吉：好，我能了解你以那种方式会怎么感觉，因为人都以那种方式谈问题。所以我知道那有什么感觉，你知道，一种解构的感觉。

拉：对，完全正确。

吉：对，对，让我提出一点要求。你是否觉得当你以某种方式脱离那种感觉时，你更能觉察到一些自己的力量？

（注解：治疗师进一步地询问，目的是使来访者不仅有自主权，而且进一步感受到自己内在蕴含的力量）

拉：有，我不知道自己是否能控制感觉，因为我只是觉得有一点迹象而已。我一说就解脱了吗？

吉：嗯。

拉：我说了，而它好像就在这里，好像某种，好像，呼！我是说不像是安慰的感觉。

吉：嗯。

拉：好像抛出什么，可是，在这里。我认为我能，我是说我开始觉得能像，我像是说："你这家伙，滚出去。"你知道我的意思吗？当然了，像是对自己说的。

（注解：来访者一方面已经可以把自己与恐惧分开，说"你这家伙，滚出去"；另一方面，她也意识到恐惧存在于自我身上）

吉：对，好，回到我原来的问题。你认为害怕是怎么知道什么时候能进去那里，并且试图取得主导地位？

拉：嗯，我想，如果照字面意义来想的话，它并没有。几乎像是我邀请它进来的。因为你知道的，它怎么能有实际的想法。如果我们真的认为它在那里的话，一定是我让它进来的，它不可能就自己进来。

吉：好，我猜它可能这么做，也许有某种东西和它搭档，而使你无力抵抗它。

（注解：当来访者把自己的问题的原因再次拉到她自己时，治疗师再次巧妙地运用外化技术和语言"我猜它可能这么做，也许有某种东西和它搭档"，再次试图挖掘出"某种东西"，而不是来访者这个人的全部）

拉：喔。

吉：好比自我怀疑，而且我想有没有什么特别的东西可以让我们开始辨认的，像是……

拉：对，我懂你的意思，我懂你的意思。

吉：这样讲可以帮助你了解吗？

拉：没错。

二、改写对话的案例实录

下面这段咨询实录是麦克·怀特对一个问题孩子以及孩子的妈妈一起进行的访谈，主要针对这个问题孩子一次意外的行为进行加强，起到了意想不到的效果。这段访谈是针对彼得（来访者）遇到一次麻烦时选择了离开，而不是惯常的问题行为发作这件事展开的。

麦克：彼得，你同意这件事有些不一样吗？

彼得：是啊。

麦克：你愿意在这个问题上探索得更深一些吗？

彼得：不介意啊。

麦克：还有什么其他的事情，是你更乐意探讨的吗？

彼得：没有了。

（注解：这段对话体现出叙事治疗师充分尊重来访者的意愿和选择）

麦克：好的。彼得，你的妈妈刚才说，这件事令人鼓舞。这是她所说的，你认可吗？或者对"遇到麻烦时离开那个场景"这件事你有着不同的看法？或者是想要说不同的话？

彼得：没有。

麦克：没有什么？

彼得：我妈妈说的是对的。

麦克：也就是说，你也这样认为？你的变化是令人鼓舞的？

彼得：是啊，我赞同。

（注解：引出不同的视角，从妈妈的角度又一次把注意聚焦在"遇到麻烦时离开那个场景"这件与来访者惯常的行为不同的例外的事情上）

麦克：你为什么说这是令人鼓舞的？

彼得：我不知道。也许是因为这一次我没有陷入那么多的麻烦吧。

麦克：我了解你当时非常生气，你本来会做点什么的。是什么使你这一次没有陷入那么多的麻烦呢？

（注解：治疗师描述当时来访者的情绪，进一步询问这次例外没有陷入麻烦的原因）

彼得：离开那里，就是这样。

麦克：如何命名你的这个行为呢？"远离麻烦"这个词如何？

（注解：在叙事治疗中，对问题进行命名很常见，也是叙事治疗的特色，同时，对例外的闪光点或独特事件进行命名也是叙事治疗师常用的方法）

彼得：是的。我当时心想："谁需要这些呢？"

麦克：这次行为不同的原因，是你当时认为自己不需要它，这个想法使得你……

彼得：我认为是退了一步。

麦克：退了一步？

彼得：是啊，这次我让了一点点。

麦克：因此，这包含了三件事：让了步，认为自己不需要它，远离麻烦。

（注解：治疗师非常耐心和细致地总结来访者取得这次独特结果的原因）

彼得：是啊，就是这样。

麦克：能对于"认为自己不需要它"多讲一点吗？

彼得：我只是忽然想到的。

麦克：你当时有什么感觉？

彼得：头脑非常热。

麦克：你感觉头脑非常热，但你仍然可以让一步，把事情想清楚。

彼得：是的，我并没有失去它。

麦克：你没有失去什么？

彼得：保持头脑冷静，我没有失去对心的控制。

麦克：好的，我们总结一下所有的事情：后退一步，把事情想清楚，认为你并不需要它，保持头脑冷静，没有失去对心的控制，并远离麻烦。

（注解：治疗师"你当时有什么感觉"和"你没有失去什么"这样的问话来澄清来访者的思维和感觉，使来访者越来越能看清自己和自己的行为）

彼得：是的，确实是这样。

麦克：这样做使得你如何呢？
彼得：你的意思是指什么？
麦克：你保持了头脑冷静，这将会发生什么呢？
彼得：嗯，我保留了我的特权。
麦克：什么特权？
彼得：周末可以离开。我可以去上金属加工课。我不必去接受辅导。
麦克：好，还有别的吗？
彼得：可以看电视，可以健身。
麦克：我开始明白"后退一步，把事情想清楚，认为你并不需要它，保持头脑冷静，没有失去任何东西，并远离麻烦"对你意味着什么。

（注解：治疗师"对你意味着什么"这样的表达和提问使来访者思考貌似偶然行为背后所蕴含的意义，目的是激发出来访者的期望和梦想，更深一步加强行为的意义）

彼得：是啊，这次我没有毁坏任何东西，没有发疯破坏任何物品。
麦克：对不起，你能再说清楚些吗？
彼得：我没有像以前那样毁坏东西，破坏物品。
麦克：你能告诉我你是怎样做到的吗？如何做到没有毁坏东西，并且保留了你的特权。

（注解：针对来访者并不常见的独特事件进行细节化的深入挖掘，以使来访者感觉有些时候他还是能够自控的，这对于巩固和加强这种例外行为，树立来访者好起来的决心非常有意义）

彼得：也许，也许是……
麦克：你刚刚说"也许"，在你说"也许"这个词时，你在想什么？
彼得：嗯……也许我正在寻找一条我想走的路。
麦克：这是你做到这件事的一部分原因吗？
彼得：我想应该是的。
麦克：我认为这一切并不是空穴来风——后退一步，把事情想清楚，认为你并不需要它，保持头脑冷静，没有失去任何东西，远离麻烦，寻找道路。你能否想到促进这件事发生的其他的事件？
彼得：哪些方面呢？
麦克：在这件事发生之前的一些事情，任何可能导致这件事发生的事件，或许某些事会促使你做出这样的决定，或许某些事为你远离麻烦做了铺垫？
彼得：呃……或许真的有些事情吧，但是我现在想不起来了。
麦克：关于这个问题，或许我可以问问你的妈妈？
彼得：好吧。

（注解：治疗师对于一次独特事件一直追问，目的是使来访者从各种不同的角度和层面去思考这一偶然行为）

麦克：彼得，你帮助我了解了你离开麻烦的过程，但是，在关于是什么使得你有这样变化的问题上，我们被打断了。一会儿我想重新回到这个话题，看一看是什么使得你有这样的变化。但是，现在我更感兴趣的是想知道，你怎么看这些变化？

彼得：呃……我不知道……

麦克：对于发生的一切，我们已经有了清单：走出问题，后退一步，把事情想清楚，认为你并不需要它，保持头脑冷静，没有失去控制，远离麻烦，寻找道路。对于这件事我还列了一个清单：使得你保留了特权，避免发疯，毁坏东西。你觉得如何？当你发现这些变化时，你怎么看？

（注解：治疗师不断重复来访者一次偶然例外的行为发生的原因和结果，一方面使来访者一次又一次加深对自己的认识，另一方面在强化来访者的正向行为和品质）

彼得：我想这些变化挺好的。

麦克：好的，好的，好的。好有很多种。这是哪一种好？对谁好呢？你觉得这件事是对你有益，还是对你妈妈，或者是看守所的人有益？

彼得：这是积极的。

麦克：对谁来说是积极的？

彼得：对我来讲是积极的。

麦克：对你来讲是积极的。你能讲一下哪些方面是积极的吗？

彼得：可以，这使得我感觉很舒服。

麦克：你了解为什么这个变化使得你感觉舒服吗？

彼得：因为有了一些成果。

麦克：是取得了一些成果的感觉，为什么这些成果对你这样重要？

（注解：治疗师用步步紧贴又逐步递进的问话使来访者不断澄清自己的思维和感受，不断挖掘出一次偶然事件的意义）

彼得：因为我可以为我的人生做些事情了，我可以说一些我想说的话，做我想做的事情。

麦克：你表达得非常清晰。

彼得：是啊。我知道我有能力去促使一些事情发生。如果事情还没有结果，只要知道如何做，我就有能力为实现它做些事。

麦克：这对于你来说是你的一个成就，你可以拥有自己人生发展方向的发言权，这对你来说很重要，这些东西会持久吗？

彼得：我认为是这样的。是的，我认为以前是这样。至少一年，甚至更长的时间。

麦克：彼得，你去问一问你的妈妈，看看她对这件事的看法，你愿意吗？

彼得：当然，开始吧。

思考题

1. 叙事治疗的主要理论观点有哪些？
2. 叙事治疗有哪几种特色的对话技术，它们各自的特点是什么？
3. 与其他传统心理治疗方法相比，叙事治疗的特点是什么？

第十五章 焦点解决短程心理咨询与治疗

【本章要点】
1. 掌握焦点解决短程心理治疗的基本观点和特色对话技术。
2. 熟悉焦点解决短程心理治疗的治疗架构和过程。

【关键词】

焦点解决短程心理治疗（solution-focused brief psychotherapy，SFBT），后现代主义（post-modernism），解决发展导向（solution development），建构解决之道（solution-building），建设性前提问句（constructing presuppositional question），奇迹问句（miracle questions），应对问句（coping questions）

焦点解决短程心理治疗作为后现代心理治疗的主要分支之一，以短程、聚焦于问题解决、面向未来为主要特点，逐步得到广泛的应用。

第一节 基本观点与对话技术

焦点解决短程心理治疗（solution-focused brief psychotherapy，SFBT）是20世纪80年代由美国威斯康星州短期家庭治疗中心（brief family therapy center）的创办者史蒂夫·狄夏茨（Steve de Shazer，1940—2005）及其韩国裔夫人茵素·金·柏格（Insoo Kim Berg，1934—2007）共同发展起来的（如图15-1所示），是指以寻找解决问题的方法为核心的短程心理咨询与治疗技术。焦点解决取向的短程治疗关注人们的积极因素和正向力量，强调求助者的成功经验和可能性，而不把焦点放在问题和原因上。

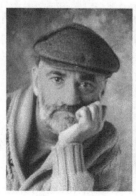 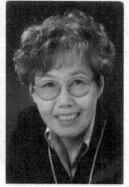

图15-1 史蒂夫·狄夏茨（Steve de Shazer，1940—2005）和茵素·金·柏格（Insoo Kim Berg，1934—2007）

一、基本观点

1. 事出并非一定有因

传统的现代治疗学派认为，一切心理问题或疾病的出现都有其内在的原因，找出原因，对症下药，这样才能达到治本的效果。如精神分析学派认为心理疾病是幼年精神创伤所致，人本学派认为是不被周围人接纳和尊重使然，行为学派却认为是奖惩不当或学习训练不够造成的，而认知学派则强调是不合理的认知引起的。从后现代的角度来看，这些不过是各种学派的主观解释而已。正是由于心理问题本身的复杂性，才导致众多心理治疗学派的产生。每个学派均称自己找到了真理，但所有这些理论都是用语言建构出来的假说，充其量是瞎子摸象得出的片面认识。

SFBT 的治疗师们所持有的一个重要理念是：事出并非一定有因，在治疗中与其耗费时间去寻找原因，不如指向目标，尽快寻找解决之道。如当一对夫妻因沟通不良、天天吵架而前来求助时，先生说"关系不好都是因为老婆太挑剔"，太太说"由于先生常常忽略我，我才会挑剔"。这种探究问题原因的讨论常会陷入"鸡生蛋或蛋生鸡"的逻辑矛盾中，最后反而失去了解决问题的可能。对于解决问题而言，探讨其成因并无太大必要，因为问题的成因和解决方法之间并不存在必然的联系。

因此，SFBT 不像传统疗法那样注重探讨过去，而是更注重现在和未来。SFBT 主要关注"可以做什么让问题不再继续下去"，来代替"问题发生的原因到底是什么"。治疗师关注的是可能性，而不会尝试去探讨理解求助者的问题。SFBT 强调建构解决方法而不是寻找问题，治疗的核心任务是帮助求助者想象他期望情形会发生什么变化，有什么不同，想得到解决的必要条件是什么。焦点解决面谈的特征由此也被定义为"方法面谈"而非"问题面谈"。不寻找问题的原因，而直指解决方法本身是 SFBT 的基本理念之一。焦点解决短程心理治疗就是专注问题解决的过程，而不是探索原因的过程，也就有可能在不探究问题原因的情形中成功地解决了问题。

2. "问题症状"同样也具有正向功能

当代的后结构主义认为，我们的世界、我们社会交际的情境，是由语言与词汇组成的。对结构主义而言，意义是稳定的并且通过转化是可知的，但是对于后结构主义而言，意义是通过交流与协商而获得的，这里的意义是开放的，存在于人们之间而不是隐藏在个体背后的。我们都希望语言能更好、更精确地表达自己，但事实并不是这样的。至少在一些求助者的问题中，能建构出新的、有利的意义以帮助他们的思维发生必要的转变。

SFBT 认为，一个问题的存在，不单纯是病态或弱点，有时也存在有正向的功能，协助求助者寻求更好的方法取代问题行为，而又能保有其正向的期待，是问题解决的重要关键。治疗师的一个主要任务是帮助求助者对他们的生活一天天地感到越来越满意，这常常包括使行为正常化和为行为重新建构新的意义。

3. 合作与沟通是解决问题的关键

SFBT 认为,在言谈的过程中,求助者与治疗师的关系,是一种处于合作的互动关系。求助者总是会说明他们如何去思考改变的发生,而当治疗师了解他们的想法与做法时,治疗师与求助者合作解决问题就成为必然。SFBT 强调倾听不仅止于倾听,而是通过一步步与求助者的情感、想法并迫前进,配合求助者的声调、感情和用语,进入求助者的世界做积极的行动引导;然后经由邀请,促进求助者做出改变,协助他们搜寻并创造新的意义,产生新的想法与行为。

SFBT 认为,没有失败,只有回馈;没有抗拒的求助者,只有不知变通的治疗师。治疗师与求助者合作的方式应是正向与未来导向的,支持求助者,使用正向的目标引导方式,并对模糊的陈述予以具体化。SFBT 还特别强调治疗师要让治疗适合求助者,而不是让求助者来适应治疗习惯。在他们看来,无论是治疗师还是求助者,他们都是专家,治疗师是解决问题过程的专家,求助者则是最了解自己的问题的专家,只有两者互动合作,才有机会使问题迎刃而解。

4. 不当的解决方法是造成问题的根本

SFBT 假设症状或问题通常是人们试图解决问题但却形成不适当的习惯模式,问题本身不是问题,而是解决问题的方法不当导致问题的出现,甚至会带来更大的问题。因此,SFBT 的治疗策略不是问题解决导向,而是解决发展(solution development)导向。它认为治疗师在面对每个问题时,应考虑问题的多面性及特殊性,发展弹性的问题解决方法,并且相信求助者有能力、有责任能发展出适当的解决方法。

5. 求助者是自身问题的专家

在许多咨询理论中,都把治疗师视为问题专家,由他来诊断求助者的行为,并设置咨询的目标。在焦点解决咨询中,治疗师的重要工作是协助求助者去设定改变的目标,把求助者视为解决他自己的问题的专家。SFBT 认为,求助者是自己的问题专家,求助者有能力自己解决问题,并且拥有解决自身问题所需的能力。人们生活的意义是通过与环境的交互作用而形成的。当经验改变时,意义也会改变,这就说明求助者有其处理问题的独特方式和丰富的资源。求助者清楚如何改变自己的经验世界,也就是说,相信求助者本身具备所有改变现状的资源。治疗应从强调求助者的优点而非缺点着手。这一理念突出表现在 SFBT 技术使用的实用性与灵活性,因人而异,没有统一的模式,主要关注求助者的特性、力量与偏好。在 SFBT 的基本精神中,不以精神病理的缺点看待人类行为,不特别去深究问题行为的根源,而是相信求助者本身具备所有改变现状的资源,强调利用求助者本身的资源达到改变的目标,提供机会让求助者去积极发现改变的线索。SFBT 认为求助者是他自身问题的专家,治疗师的任务只是引发求助者运用自己的能力及经验产生改变,而不是制造改变。

6. 从积极正向的意义出发

SFBT 强调求助者的正向力量,而不是去看他们的缺陷;强调他们成功的经验,而不是失败；强调求助者的可能性，而不是他们的局限性。SFBT 是从正向的角度，即求助者想要什么，而不是不要什么，来拟订治疗目标，强调做什么能够解决问题。传统的治疗方法是从原因入手，努力减少黑；而史蒂夫夫妇主张发展取向，从解决问题入手，努力增加白，白越来越多，黑自然越来越少。从某种意义上来说，这种正向积极的关注能使求助者有勇气从自责的、负性的谈话与想法，转向谈论他们以往的成功经验及关于他们还能做些什么的想法。

个体越把焦点放在正向、已有的成功解决方法并迁移到类似情境中，则越能使其改变并朝向预期的方向发生。如一位女士谈到自己太胖想要减肥，可是自己却一直吃，一刻也停不下来，甚至会跑到很远的地方去享受美食，所以减肥一直是失败的，她感到很沮丧。这时，治疗师应该引导求助者去看到自己可以为享受美食的愉悦而不辞辛苦的正向力量，或者是同理其不辞辛苦地想要改变的毅力以及回想以前美好身材的正向感受等，来寻找解决问题的契机。

7. 滚雪球效应——由小改变到大改变

SFBT 认为，小的开始是成功的一半，小的目标可以带动求助者解决行动的信心与动机，尤其是当最先出现的小改变曾经获得过成功，那么行动起来将更容易。不要小看那些小小的改变，我们都明白"水滴石穿"的故事。这是一种基于系统观的考虑，即只要持续小改变，就会累积成大的改变，就好比"滚雪球效应"，从山上下来的小雪球会越滚越大，势不可挡。

所以，SFBT 认为治疗师在治疗过程中要引导求助者看到小改变的存在，看重小改变的价值，促进小改变的发生与持续。对此，SFBT 提出通过赋予求助者目标，以积极想法与行为来强化求助者曾经改善处境的成功经验（无论这些经验是多么微小），这样做才可能帮助求助者意识到他们对自己的问题拥有比想象中要大得多的控制力，他们所做的就一定会有意义。如夫妻二人经常争吵不断，互不相让。在咨询的过程中，若发现一方能够不批评对方的谈话，就不会争吵，于是就从不批评开始练习，小的改变最终带来的是夫妻双方能够一步一步地沟通，改善了彼此间的关系。

8. 凡事都有例外，由例外带来问题的解决

世界是不断变化的，在这个世界上，任何一个时刻改变都在发生。这就是说，任何人都不可能无时无刻地处在问题情境中，总有问题不发生的时候，即所谓的"例外"。SFBT 认为凡事都有例外，只要有例外发生，就能从例外中找到解决的方法。例外是指那些在求助者过去的生活经验中，可能出现问题的时候，问题却没有发生的情况；例外是问题严重程度比较轻微的情况；例外也可以是假设问题解决景象中的解决方法或行动。SFBT 认为，求助者所抱怨的问题一定有例外存在，只是被求助者忽略了，治疗师的责任是协助求助者找出例外，引导求助者去发现所抱怨的问题没有发生或没那么严重的时候，到底发生了什么事。如争吵的夫妻总有不争吵的时刻。治疗师在咨询的过程中就要帮助他们发现什么状况下不会争吵，这就提供了解决问题的线索，使得他们去发现自己的资源和自己改变问题的能力，进而达到问题的解决。

9. 改写故事,创造改变

当一位求助者谈到他不喜欢目前的处境,SFBT 治疗师会在过程中建构一个问题得以解决的情境,而且讨论出不止一种解决方法,找出求助者有效的行为,鼓励求助者多做一点。治疗师帮助求助者澄清目标,检视求助者的期望是否合理,协助求助者对他的问题抱有合适的期待。

10. 时间及空间的改变有助于解决问题

整体而言,SFBT 的基本精神在于这是一个包括改变、互动与达成目标的整体模式。在确定目标的过程中,求助者便已经开始改变的第一步,而这些改变都是发生在问题解决的目标范围中。SFBT 鼓励朝向目标导向的谈话,经由思考的方式、与求助者对话的方式和建构解决方法的方式三者交互作用,可以反映出有关改变、互动及达成目标的概念。

二、对话技术

焦点解决短程心理治疗认为,治疗师是求助者建构出解决方案过程的共同参与者,治疗是一个一连串的对话历程。这个共同建构的对话过程强调正向、建设性的取向,而解决方法则自然会被引发形成。

1. 一般化技术

告诉求助者很多人都是这样,但都可以走过来,所遇到的问题是发展过程中常见的、暂时性困境,而不是病态的、变态的、无法控制的灾难,借此使求助者降低恐惧感,这样他们就会更接纳自己的困难。焦点解决模式要求治疗师引导求助者从非病理的视角看问题,利用正常化技术,包括提供给求助者一些心理学的知识,可以令求助者觉得他/她的困扰并非是属于自己一个人的,也不是绝对不变的,这种感知的改变有助于帮助求助者缓解情绪,并且更容易接纳自己的状况,甚至激发出战胜困难的信心和勇气。

对话举例:
(1) 你刚刚说的状况,其实蛮正常的,处于目前这种状况下,很多人都会有你这种感受。
(2) 郁闷是现在社会上最时髦的流行语,你说自己患了抑郁症,其实很多人都有你这样的想法。
(3) 面对大地震的经历,会做噩梦是很典型的反应,很多人都会和你一样做噩梦。
(4) 许多感到上学困难孩子的父母都会有你们这样的担心。
(5) 许多刚毕业的人都要经历这个找工作不太顺利的阶段,这个时候的心情常常是很糟糕的。

2. 咨询前改变询问

焦点解决模式的动态观强调改变持续存在而且不可避免，同时，焦点解决模式积极发展的观点相信任何人面对困难都不会无所作为，寻求改变和成长是人性使然。焦点解决治疗师相信在接受治疗前，不管有效与否，求助者一定采取了一些办法，只不过在求助者被负性情绪困扰时，容易忽略那些自己曾经做过的努力或者有益的改变。所以焦点解决治疗师可以通过"咨询前改变询问"来发现、提醒与开发求助者既存的力量与资源。

提问举例：
(1) 我相信你在来咨询前一定为解决这个问题做过些什么，你能和我谈谈吗？
(2) 你做过哪些对解决现在问题有用的尝试呢？
(3) 你已经采取的方法中，哪些方法你觉得还算有用？
(4) 听起来真的很麻烦，你有没有做过什么事让事情比较顺利？
(5) 过去你为了解决类似的问题所尝试的有效方法，是否曾用在这个新问题上？
(6) 我很好奇，之前你是如何应对这类难题的？

3. 预设性询问

"以终为始"的思维方式是焦点解决模式的一大特点，既然"事出未必有因"，那么不去寻找原因，而从建构解决的导向思考问题也许是有效的。因此，焦点解决模式往往使用一些语言以产生暗示性，企图影响、改变求助者的知觉，引导求助者往积极、正向、解决方法的方向思考。这类询问特别有用，常常在治疗一开始的时候就可以使用。

提问举例：
(1) 面对这样的事情，你想我可以帮你什么？
(2) 你今天来想要改变的是什么？
(3) 你来这里的目的是什么？
(4) 你今天来到这里，想收获些什么？
(5) 你希望我们今天的会谈出现什么样的结果对你比较有用？
(6) 今天来找我谈话之前的路上，你有没有想过今天以后你会有什么样的变化？
(7) 我们今天有哪些进展，你才会觉得自己找治疗师谈话有帮助？

4. 刻度化询问

刻度化询问技术也称为评分技术，它并非焦点所特有，然而，在焦点解决模式中，它已经成为一种必不可少的谈话技术。这类技术利用数值为 0～10，协助求助者将抽象的概念以比较具体的、形象的方式加以描述。该技术应用十分广泛，无论在助人会谈的哪个阶段，包括了解谈话前改变、改变的信心、现状、问题解决的优先级、进展的评价等。其作为咨询进展的指标，从中可比较出不一样的变化，协助求助者以直觉的方式表达出他们对过去经验的观察并评量未来的可能性。

提问举例：
(1) 在一个 0～10 的量表上，如果 0 表示非常不好，而 10 表示非常好，你对现状的评量是多少？
(2) 在一个 0～10 的量表上，0 表示你一点也不想探索解决问题的方法，只想坐着等一些改变发生，10 表示非常愿意探索解决问题的方法。那么，你觉得你现在的位置在哪里？
(3) 在一个 0～10 的量表上，0 表示你没有信心发现解决方法，10 表示你很有信心发现解决方法。你觉得你现在所处的位置在哪里？
(4) 在一个 0～10 的量表上，10 代表你父母愿意让你每天晚上外出，0 代表他们不给你机会。你认为现在的情形是几分？
(5) 你说你这个星期心情蛮好，10 分代表心情很好，0 分代表心情非常不好。你会给自己这个星期的心情打几分？

5. 振奋性鼓舞

振奋性鼓舞是以一种兴奋、喜悦的声调、动作、表情或语言来表示，借此传达出治疗师支持与鼓励的信息。治疗师引导求助者思考当时自己怎样决定要如此做的，从而助长求助者的自主性与责任感，并为自己的改变而感到高兴。同时，此种问法强调求助者自己决定做出尝试，并同时暗示他还可以再去做一次。当然，振奋性鼓舞首先是治疗师发自内心的一种欣赏，是有感而发的，如果只是像演戏一样地说几句客套话，那么就算用词再华丽也没有价值，反而会让求助者心生反感情绪，甚至加重不良情绪。

提问举例：
(1) 这个想法不错嘛，你是怎么想到这么好的办法的？
(2) 你真是太不容易了，不是每个人都能像你这样的！
(3) 哇，太棒了！你是怎么做到的？
(4) 哇，你真有创意！
(5) 这次见到的你和上次见到的你相比，我发现你进步真是太大了！
(6) 你居然能想到如此巧妙的解决方法！真有你的！

6. 赞许

赞许技术和振奋性鼓舞技术的含义有点相似，不过它常常用于求助者表现出积极的特征，特别是那些内在资源时。基于系统观的理念，凡事都可以一分为二，即有坏的一面，必然有好的一面，为此，哪怕求助者十分沮丧的时候，他们做的很多事情中，仍然有很多积极特征值得我们去发现和赞许。赞许可以反映出对求助者的成功以及对这些成功所隐含的力量的肯定。对求助者而言，也许有惊讶和戏剧性的效果。

提问举例:

(1) 在你讲述你的成长经历的时候,你坚韧不拔的品质给我留下了十分深刻的印象!

(2) 你好像对这样的事情还是很有办法的嘛,总是能找到摆脱困境的好办法。

(3) 在这种情况下,大多数人早被打败了!而你却坚强地挺过来了,真不容易,你有什么应付的秘诀吗?

(4) 你似乎忧郁很久了,可是真不可思议,你竟然撑过来了。在这么艰难的环境里,你是怎么做到的?

7. 询问最先出现的改变迹象

有时候,即使意识到问题解决的关键,求助者亦可能缺乏改变的信心,毕竟改变本身是一件痛苦的事情。焦点解决模式认为,改变总是客观存在的,就如同时下常说的"唯一不变的就是变化"一样,更为重要的是,焦点解决模式还认为,小的改变一定会引发大的改变,就像多米诺骨牌效应一样。为此,如何激发求助者在改变之初就有所行动非常重要。基于这种理念,治疗师会邀请求助者描述:"如果你开始改变了,那么,我们最先看到你有什么变化?"此时如果求助者描述得非常含糊,治疗师就需要不断地澄清。

提问举例:

(1) 如果一个人看到你的状态从4~5分,他会看到什么改变?
(2) 当情形有好转的时候,你最先可以看到的征兆是什么?
(3) 如果你的问题解决了,有什么事情会不一样?
(4) 当事情有所改善时,你想第一个可以做出的改变是什么?
(5) 可以做什么让问题不再继续下去?

8. 奇迹问句

焦点解决模式始终向求助者传递着这样一个信息,即"未来是可以创造和协商的",为此,在治疗性会谈中,重点也就自然地放在了"问题已经解决的未来"上。在操作层面上,这种理念正是通过"奇迹询问"的方式来实现的,它也是最具焦点解决味道的一种谈话技术。利用奇迹询问,治疗师邀请求助者去憧憬和建构一个与其关系密切的、高度匹配求助者现实情境的未来景象,致使求助者能够从原有的问题中跳出来。奇迹询问可以有好多种方式,比如奇迹式提问、水晶球提问、魔法棒提问、拟人化提问、结局式提问等,这种奇迹询问适合各年龄阶段。

提问举例:

(1) 奇迹式提问:如果有一天,你睡觉醒来后有一个奇迹发生了,问题解决了,或者你看到问题正在解决中,你如何得知?是否会有什么事情变得不一样?

(2) 水晶球提问:如果在你面前有一个水晶球,可以看到你美好的未来,你猜我们可能会看到什么？你想我们会看到发生了什么？

（3）魔法棒提问：如果给你一支想象中的"魔法棒"，你挥动它，你就会发生变化，你想你自己会改变什么？当你改变了，你发现自己变成了什么样子？

（4）拟人化提问：当问题已经解决时，如果我是墙上的一只壁虎或者闹钟，正在看着你，我会看到你做了些什么不同的事？我如何得知你的感受已经不同了？你的家人又如何可以知道这些呢？

（5）结局式提问：如果这是最后一次治疗谈话，当你走出去时，问题已解决了，那么你会有些什么不一样？你与家人的关系会有什么改变？

9. 关系询问

焦点解决模式认为，每一个人都是在社会情境中的，一个人的行为肯定与某个情境或情境中的人有联系，和情境中的人发生着关系。通过关系询问，了解求助者关于重要他人对他、对事件或对于改变的可能看法。这类提问的意义在于协助求助者站在不同的视角来看待渴望的解决方案，特别是站在生活中与自己关系密切者的角度。这类询问对于建构目标非常有用，如果求助者说不清楚自己究竟想要达成的是什么具体目标时，通过询问与求助者相关的重要他人会怎么看求助者或看到求助者有什么不一样的地方，可以协助求助者以互动的关系形式加以描述他期待的改变或理清改变的目标。

有的时候，求助者觉得很孤独，没有人能理解他/她，或觉得自己没有依靠，和别人没有心理上的联结，也可以通过关系询问的方式来让求助者发现他/她内心的正向性的社会关系脉络。人只有在互动的社会脉络中才能发现他存在的事实，这也是焦点解决模式与其他心理治疗不一样的地方。也因为焦点解决重视求助者生活的系统及其生活系统中重要他人的看法，所以让求助者的重要他人（如家人、老师、室友、朋友、邻居等）的观点参与到求助者思考问题解决的构架中来，将丰富、修改与落实求助者的目标或解决方法。

提问举例：
（1）你的改变如愿发生之后，谁会最早发现你的改变？
（2）当你按时递交作业的时候，哪个老师会最早发现这一点？
（3）如果你在学校有进步，谁会最先发现？他会发现你什么变化？
（4）当你遇事少一些抱怨的时候，你的同事会发现你有什么不同？会看到你在做什么？
（5）如果你的小孩发现你已经好转了，他会注意到你的第一个转变是什么？
（6）如果问题都解决了，你的太太会发现你有什么不同？

10. 例外询问

所谓例外，是指那些问题不存在，或没那么严重的时刻。既然事物都是彼此相关且不断变化的，SFBT相信任何问题都有例外，求助者有能力解决自己的问题，治疗师要协助求助者找出例外，引导求助者去看问题没有发生或没有那么严重的时候，到底发生了什么事。让求助者看到自己的能力和资源，以获得解决问题的可能。当求助者叙述其整日沉溺于忧郁的情绪中无法自拔时，治疗师经由求助者的叙述找到例外的可能，也就是"何时忧郁不会发生"，或是"何时忧郁会少一点"。严格意义上讲，寻找例外的意义本身就是一种赋能，通过"好汉重提当年勇"，可以增进求助者的自信与自尊。通过探寻求助者做了什么而使例外情境发生，并加强例外情境的发生，使这些小小的例外情境成为改变的开始，逐步发展成更多的改变。

提问举例：
（1）你们曾经做出的其他什么不一样的事情，可以改善你们关系？
（2）什么时候你跟同学没有闹别扭，而是好好相处，即使时间很短暂？
（3）刚才你告诉我说你害怕高处，你想一想你是否有过不怕高的时候，当时你是怎样的状况？
（4）你告诉我，这两年你的丈夫都是用冷冷的目光注视你。请你想一想他用温暖和欣赏的目光注视你的时候，那个时候发生了什么？
（5）什么时候你比较踏实，而不是像以往那样焦虑不安呢？

11. 任务或家庭作业

确切地讲，焦点解决中的家庭作业是一种对治疗性谈话的总结，这个总结的核心在于帮助求助者产生有效的行动方案。这个行动方案本身可能就是解决方案，也可能是朝着解决方案前进的必经之路。需要注意的是，用"有效"这两个字意味着该方案一定是具体可操作的，而且能够达成的。焦点的家庭作业遵循的是情境适应和持续非线性原则，在不同的情境下，只要有利于朝着解决方案前进的，就值得去尝试。

提问举例：
（1）本周请你留意一下，当你克服诱惑或冲动的时候，你做了什么（行动任务）？
（2）从现在到下次晤谈之间，我想要你做些不同的尝试，不管你尝试做什么都可以（但是不能有伤害性），请你下次告诉我。（做点不一样的）
（3）从现在到下次我们见面的这段时间，我想请你做一项观察工作，在你的生活（婚姻、家庭或关系）中发生了什么是你希望继续发生的，在下次见面的时候告诉我。（观察任务）
（4）今天会谈结束后，你可以想一想，这么长时间以来，你做了些什么使状况没有变得更糟糕。下次我们见面时告诉我。（思考任务）
（5）从今天回去到我们下次会谈期间，我想要你每天做一个记录，记录自己一天当中心情好的时刻，那个时刻发生了什么。（观察记录任务）

12. EARS 询问

E 代表引发（eliciting），引导求助者讲出发生了什么好的改变；A 代表扩大（amplifying），详细讲述改变，拓展例外的发生与比例；R 代表增强（reinforcing），赞许求助者在有效改变发生时所呈现的成功和力量；S 代表再次询问（start again），思考与寻求"还有什么是比较好的"。EARS 询问主要是用在第二次治疗及后续治疗性的谈话中，是导引后续谈话总的原则性技术。通常在第二次谈话开始的时候，治疗师可以用"从上次谈话到现在，有什么好的事情吗？"来导引求助者进入"持续改进阶段"。

> 对话举例：
> 治疗师：通过上次咨询，在你的生活中有没好的现象发生？（引发 E）
> 求助者：噢，有几个晚上入睡比较容易了。
> 治疗师：非常棒，能不能告诉我你是怎么做到的？（扩大 A）
> 求助者：也没有什么，就是睡觉时看了《毛泽东文选》。
> 治疗师：看《毛泽东文选》怎么会导致你睡眠好呢？（扩大 A）
> 求助者：看一会就会很无聊。
> 治疗师：也就是说，无聊会导致你进入睡眠？（增强 R）
> 求助者：也许吧，以前上大学时一看哲学书我就犯困。
> 治疗师：非常好。你能不能告诉我，有没有比《毛泽东文选》更无聊的书呢？（再次询问 S）
> 求助者：有呀，《马克思文集》。我一看书皮我就犯困。

13. 应对询问

面对问题任何人都不会无所作为，寻求解决问题之道是每个人都会有的反应，正是基于这样的理念，焦点解决模式始终相信求助者一定为解决自己的问题而做过些什么。为此，在求助者感到无助或者不知所措的时候，治疗师有必要帮助求助者意识到其实他已经做了很多努力，而且那些曾有的努力中总有一些是有用的、有效的，也正是因为这些努力引发的小改变才会导致今后大改变的发生。因而，如何帮助求助者意识到这些已经发生的小改变，除了具有赋能的意义外，更为重要的是其中孕育了解决方案。

> 提问举例：
> （1）面对这个困难的时候，你是如何应对的？
> （2）任何人都不会束手待毙，相信你也一定会采取一些方法。能具体谈谈吗？
> （3）你都做了些什么来改变这种状况呢？
> （4）好多人面对你现在的状况早就放弃了。你怎么能坚持下来？
> （5）发生那么多事情，我很惊讶你是怎么面对的？

生活中的各种经历就如同图 15-2 中的这条曲线一样，不管是处在哪一个阶段，我们都可以用基于焦点的理念来赋能或者建构解决。

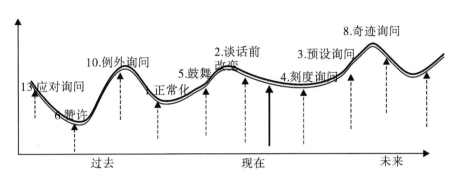

图 15-2 焦点解决短程心理治疗的对话技术

第二节 治疗架构与基本过程

焦点解决短程治疗是一种建构解决之道（solution-building）的治疗方法，治疗主要包括两个部分：第一部分，在求助者的主观架构中发展出设定良好的正向目标，即那些正向描述的、小的、具体的、可以开始发生改变的目标；第二部分，以例外为根基，发展出多元的解决策略。

焦点解决短程治疗的晤谈时间同一般的心理治疗一样，大约为 60 分钟。比较特别的是，焦点解决短程治疗的谈话过程可分为三个阶段：①建构解决的对话阶段；②休息阶段；③正向回馈阶段。第一阶段约为 40 分钟，其他两个阶段则各为 10 分钟左右（见表 15-1）。

表 15-1 焦点解决短程心理治疗的流程

SFBT 流程	时间	内容
建构解决的对话阶段	约 40 分钟	● 问题描述 ● 目标架构（goal frames）（寻找"设定良好"的目标） ● 例外架构（exception frames）（探索例外） ● 假设解决架构（hypothetical solution frames）（发展多元解决策略）
休息阶段	约 10 分钟	● 整理上一阶段对话内容
正向反馈阶段	约 10 分钟	● 整理上一阶段对话内容 ● 赞美 ● 讯息提供 ● 家庭作业

每一个阶段的工作方式与目标不尽相同。第一个阶段是以治疗师与求助者的对话为

主,并透过建构解决途径的对话架构,包括问题描述、目标架构(寻找"设定良好"的目标)、例外架构(探索例外)、假设解决架构(发展多元解决策略)等,完成资料收集及引发求助者正向思考的目标。第二个阶段则是休息 10 分钟,此时治疗师会离开晤谈的场所,以回顾与整理第一阶段中求助者对其问题的解决所提及的有效解决途径,及思考如何对求助者进行有效的回馈。这个过程由治疗师与幕后观察整个治疗过程的协同治疗小组成员共同进行讨论。休息阶段作为 SFBT 治疗过程的一个整合的部分,这段暂停时间将使得正向回馈更为聚焦、组织及有方向性。在第三阶段,治疗师再回到晤谈的地点,并以正向的回馈、有意义的讯息及家庭作业,提供在休息阶段时所设计的介入策略给求助者参考,以促使求助者行动与改变的发生。

焦点解决短期心理咨询和一般的咨询一样,每次大约 60 分钟。基本过程分为三个阶段:建构解决的对话阶段、休息阶段、正向回馈阶段,并且每一个阶段的工作方式和目标都不相同。

1. 第一阶段:建构解决的对话阶段

这一阶段大约前 40 分钟,是晤谈的主轴,主要是以治疗师与求助者的对话为主。该架构主要包括目标架构(含正向开场与设定目标)、例外架构、假设解决架构三个方面内容。

(1)目标架构。主要是带领求助者明确应该往何处去,这是正式咨询的第一个要解决的问题。在这里,首先要明确是朝向一个正向的方向进行的,治疗师在此期间的任务是起到一个引导的作用。如可以询问"你来这里的目的是……""你想改变什么"等;接着,治疗师要和求助者建立良好的关系,以此来保证咨询过程的顺利进行;然后就是要求治疗师和求助者共同商定好求助者想要的目标,而不是治疗师所认为的求助者应该达到的目标。

(2)例外架构。是引导求助者寻找发生的例外事情,邀请求助者去谈他所认为的问题何时不会发生,或是发现求助者想要的目标或解决方式是否早已存在,事实与内容为何,而不是定格在当前发生的问题上,即寻找生命的闪光点。如果是曾经有过的解决方式,就多做一点;如果有偶发的成功经验,就去寻找如何才能再次发生。如一个人想要获得更多的成功与快乐,就要让他明白他曾经做过什么使得他曾经快乐或成功过,此时,可以鼓励他多做那些做过的使他满意的事情。常见的典型问句是:"这个问题什么时候不发生?""你想要的这个目标又什么时候曾发生过?"

(3)假设解决架构也是一种引导求助者培养自己建构解决问题的方法。邀请求助者进行脑力激荡,假想问题已经解决或是目标达成之时,他会是什么样子,跟现在会有什么不同,并鼓励求助者去做目前可以做到的一小部分。典型的问句是:"当这个问题已经解决了(或是这个目标达到了),你的行为会有什么不一样?"假设解决结构的用法具有很强的创新性,治疗师要注意运用多样化的方法来引导,但是也要关注到求助者的世界观,或者是求助者所能接受的思考问题的角度。

2. 第二阶段:休息阶段

休息时间大约 10 分钟,此时治疗师会离开会谈的场所,目的是回顾与整理第一阶段中求助者对其问题的解决所提及的有效解决途径，提取出一些有意义的信息。如果有在外面观察的同事，此过程也可以是治疗师和在外面观察的同事共同商定的时间。另外，也可以利用这个休息的时间来缓解谈话中出现的困惑或一些不顺利的情况，给大家的重新思考留出空间。

3. 第三阶段：正向反馈阶段

治疗师再次回到会谈地点，把正向的有意义的信息和经过讨论而形成有效的意见作正向反馈。如给求助者一些赞美、安排家庭作业等反馈给求助者，使求助者离开咨询室后自己能够思考他的解决问题的方法。

整个过程中，治疗师都要对焦点解决短程心理治疗的理论有透彻的理解，尤其在第一个阶段所做的工作要非常细致和到位，接下来的过程才有可能进行。如正向开场如何做引导很关键。如果治疗师一开口就问"你的问题是什么"或"你来有什么问题"，这就假定了求助者一定有问题，并且不得不描述出来，求助者就会滔滔不绝地抱怨他的挫败、困扰等，再次体验消极情绪。而焦点解决短程心理治疗则要求治疗师一开始的引导就要围绕着未来导向、解决导向的假定，如"你来这里的目的是……""你想要获得什么""你今天来想改变什么"等。

由此可以看出，焦点解决短程心理治疗最大的特点是，治疗师通过"建设性预设问句"所选择的方向、所使用的语言带来的正向暗示与教育作用，企图影响求助者知觉的改变，引导出正向解决的思考与行动。这样的对话过程，是一个着重改变的对话，而不是谈论问题的对话。

第三节 案例解析

1. 问题描述

求助者 A 女士是一名医学生，读大学三年级，刚开始接触临床。主诉是"无法控制"自己的进食问题。求助者刚进大学不久就有发作性贪食行为。每当这时候她就会严厉地责备自己，对自己的身形和体重非常不满。在这种自我批评的模式下，她花了很多时间在镜子前挑自己体型上的毛病，然后确信自己是丑陋的、怪异的。她最大的担心是自己可能永远无法和异性保持浪漫的关系。为了控制体重和改善体型，求助者拼命控制进食，只吃尽量少的食物使自己不至于晕倒。然而，她发现，当她的自我批评和抑郁情绪加重时，她会毫无节制地转向食物寻求放松和满足。这种放纵性发作让她深感内疚，并引发了更多的自我批评。

2. 治疗过程

治疗师：你今天来咨询，想收获些什么呢？（帮助求助者明确目标）

求助者：我无法控制自己的进食，不知道该怎么办。

治疗师：假设现在有奇迹发生，你希望有怎样的变化？（奇迹询问，进一步明确目标）

求助者：我希望我能控制自己了，能知道怎样合适地进食。

治疗师：什么时刻你感觉自己能控制了？（探索例外）

求助者：当我和患者一起工作时，确实感觉好一些。这时候我知道自己对别人有用，能解决患者的问题给了我自信。

治疗师：假设我是你房间上的一只壁虎，如果你已经像在医疗工作中表现得那样可以控制自己了，我会看到什么？

求助者：我会正常地进食，饿的时候就吃东西，再也不会有很强烈的内疚感。

治疗师：很好，看看过去的几周，你怎样评价你的进食情况？在1～10的范围内，1代表完全在控制之内的进食，10代表完全没有控制。你在什么位置？（刻度问句）

求助者：可能是8。最近真的很糟糕，唯一还算可以的时间是我在医院里度过愉快的一天之后。

治疗师：在医院里你的进食问题有所改善。在那些愉快的日子里，发生了什么？（转变问句）

求助者：我不知道。我在想那天发生的事，患者在出院前向我求助，告诉我，我对他的帮助有多大，还说我会成为一个了不起的医生。我感觉很好。之后我回家吃了些剩饭，意识到自己这次没把进食当成一个大问题。我几乎连想都没想它。

治疗师：所以当你觉得自己像一个了不起的医生的时候，你没有折磨自己。你可以正确地评价你是谁，你在做什么，你知道些什么。当你回到家里，只是自己的时候，就很难保持这种良好的感觉了。

求助者：确实是这样。

治疗师：你觉得单位有什么特别的吗？（寻找更多已有的积极资源）

求助者：我从事的是儿科的工作，我喜欢和孩子们一起工作，那是我一直能做的。

治疗师：我有一个感觉，你会对孩子们很好。孩子们对照顾他们的人总能给出很好的回应。孩子们对医院总是感到害怕，他们无法控制发生在他们身上的事。一个好的医生可以安抚孩子，逗他们玩，并很好地照顾他们，可以让整个世界都变得不一样。

（求助者听得入迷）

治疗师：你愿意像照顾孩子那样照顾自己吗？

求助者：什么意思？

治疗师：当你结束一天的工作回到家时，我希望你仍然是A医生。你回家是因为家里有一个求助者需要你的照顾。这个求助者的名字是A女士，她很少对自己感到满意。她不喜欢自己的身体，也不想进食。早上你穿上白大褂的第一件事和晚上从医院回到家的第一件事就是喂她吃东西，并照顾好她。我不希望你去想进食的事，我希望你想着怎样照顾好你的求助者A女士，给她一些食物和支持。（家庭作业）

求助者：好的，我愿意尝试一下。

3. 治疗效果

在之后的几周里，求助者报告说要健康地进食仍需要一些思想准备，但已经越来越自然了。某天求助者在轮转科室时受到批评，伤心地回到家中，又开始在镜子前审视自己，但随后她继续穿着白大衣并决定用一小块零食来照顾她的求助者 A 女士。之后她并没有觉得很内疚，这增强了她的自我控制感。这次发作后不久，求助者开始与异性约会，并报告说感觉好多了。

思考题

1. 进行焦点解决治疗时，目标架构指的是什么？
2. 结合案例，思考焦点治疗的过程包括哪几个阶段。
3. 应该如何帮助求助者寻找例外架构？

第十六章 沙盘游戏疗法

【本章要点】
1. 重点掌握沙盘游戏疗法的理论依据和象征意义。
2. 掌握沙盘游戏治疗的操作方法。

【关键词】

沙盘游戏疗法（sand-play therapy），积极想象（active imagination），自性化（individuation），表达性艺术治疗（expressive art therapy），人格面具（persona），阿妮玛（anima），阿妮姆斯（animus），阴影（shadow）

沙盘游戏疗法（sand-play therapy）又称沙盘游戏治疗，是指来访者在治疗师营造的安全、温暖的环境中，充分发挥自发性和自主性，利用沙和各种人或物的微缩模型进行自由创作和表达，最终实现潜意识与意识的沟通，促进人格发展的一种治疗方法。

第一节 定义及操作过程

一、沙盘游戏疗法的定义和特点

1. 沙盘游戏的寓意

沙盘游戏（sand-tray and sand-play）的名称给了三个关键词："沙""盘"和"游戏"。首先，第一个关键词"沙"必不可少。儿童喜欢沙，这是一种天然的游戏材料。第二个关键词"盘"，指的是盛装沙的器具，同时也是指划出玩沙的安全空间，洛温菲尔德开始的时候用两个盘子，沙和水分别在不同的盘子里。卡尔夫改造后的沙盘，两个都加上沙子，但其中一个用作"干沙游戏"，另外一个则可以加水进去，被称作"湿沙游戏"。湿的沙盘更容易使用沙进行塑型游戏，可以搭建城堡、挖洞或者建桥等。第三个关键词"游戏"。游戏是儿童的天性，是他们的自发行为。

2. 沙盘游戏的结构

首先，沙盘游戏是由沙盘制作者、沙盘分析师、游戏室（包括沙盘和沙具模型）以及游戏氛围（包括沙盘制作者与沙盘分析师的关系）等诸多要素构成。沙盘游戏的氛围是"自由、安全、保护和共情（empathy）"的。

其次，沙盘具有时间和空间意义。沙盘制作者会在游戏过程中追溯往事，想象未来，有很强的时间意义。而矩形的沙盘，上下左右中间等方位，沙面、沙底和四角等层次，都具有强烈的结构意义。

再次，沙具模型具有象征意义。如动物与植物的不同寓意、自然物质与人造物品的不同属性、不同年龄性别的人物差异以及代表性角色的象征意义等。

最后，当面对沙盘制作者最终完成的沙盘作品时，沙盘分析师会协助制作者对沙盘游戏的内涵进行整合理解。不同象征意义的沙具模型，出现在不同位置的时候，就有了新的组合性意义。特别是连续沙盘或系列沙盘作品具有强烈的心理学意义，某一重复使用的沙具模型，在连续性沙盘不同位置的变换，往往是分析师关注的重点。

一般来说，前几次沙盘多呈现出问题形式及来访者应付问题的常规方式；治疗疗程结束前的沙盘多反映心理治疗的效果以及来访者发展性的转变。这些都代表着沙盘游戏的结构性内涵和意义。

二、沙盘游戏治疗室的基本要求

1. 沙盘游戏治疗室的布置要求

沙盘游戏治疗室一般可以和咨询室安排在一起，尽量选择安静、外界干扰少的地方，也可以在两个中间有门的房间中，一间作为咨询室，一间作为沙盘室，或者在一个房间中用屏风隔开沙盘游戏区和咨询区域（如图16-1所示）。

如果将沙盘游戏室和咨询室放在同一个房间，则在房间的一端放置沙发，既可直接用于咨询，也可以供讨论沙盘时就座。沙具架靠墙放置，在与沙具架成直角的一侧放置沙箱，沙箱可以靠墙放置，也可以放置在房间中间，方便来访者行动。如果是针对成人的沙盘游戏室，沙箱可以放在桌子上。如果是针对儿童的沙盘游戏室，可以根据儿童的特点将沙箱放置得低一些。在沙箱前面准备一把椅子，供治疗师在沙盘游戏过程中就座和观察来访者制作过程。

沙盘游戏也适合于团体心理治疗，用于如家庭、室友、夫妻等小团体。由

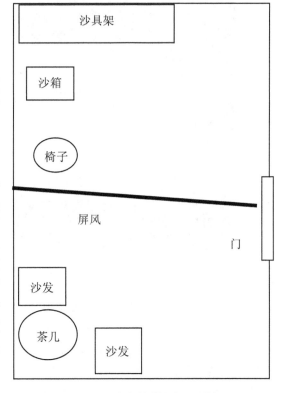

图16-1 沙盘游戏室布置示例

于团体沙盘的过程需要好几轮，每一轮都要拍下制作场景，等所有轮次都结束后，需要将每一轮的照片展现出来，再针对每一次的场景进行探讨，所以团体沙盘游戏室需要配

置相机和电脑或投影设备。

2. 沙盘游戏的材料

沙盘游戏最基本的配置包括一个或两个沙箱（一个干沙、一个湿沙）以及各种各样的沙具模型（沙具），通常包括人物、动物、植物、建筑物、交通工具、家具设备、生活用品、抽象图形（如三角、五星、球体等）、自然界物件如石子以及各种象征符号等。来访者选择自己需要的模型在沙箱中摆放、游戏，展现自己的内在世界，充分表达自己的情感体验。

（1）沙箱。沙箱是个有边界限定的容器，其大小规格以及颜色有具体的规定和象征意义。当前，沙盘游戏中所使用的沙箱一般统一的规格为内侧 57cm×72cm×7cm 的矩形沙箱（如图 16-2 所示）。有时为了便于一些年龄较小的儿童制作沙盘，也可以使用较小的沙箱。也有为团体、家庭治疗准备较大些的沙箱。沙箱外侧涂深颜色或木本色，内侧为蓝颜色，目的是为了制作者挖沙时会有挖出"水"的感觉，代表着江河湖海。沙盘游戏治疗培养来访者对水的这种感受是很重要的。

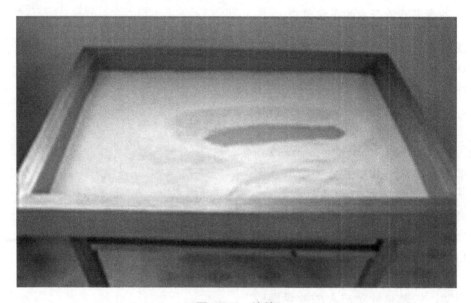

图 16-2　沙箱

（2）沙。沙在沙盘游戏治疗中发挥了极其重要的作用。沙盘游戏所使用的沙子没有太大讲究，可以采用海滩或河边的细沙，或从建筑工地上搜集来的沙子。沙子需要洗涤过滤和筛选几次，以免来访者特别是儿童不慎将沙揉入眼睛而引起感染。细密的沙子如同皮肤或丝绸，为来访者创造了一种理想的触觉和运动觉的体验，使其产生强烈的放松感和温馨感，为来访者架起沟通内心世界和现实世界的桥梁。

（3）沙具。沙具是来访者用以表现内心世界的语言符号，可以让来访者将自己无形的心理有形化。为了使沙盘游戏治疗顺利进行，一般需要准备以下几类沙具。

1）人物类。人物类沙具常被来访者用来当作真实生活中人物的象征，或者被用来当作对其有影响的某种人格原型,也可能是来访者个人人格的表达。一般需要准备不同年龄、性别或职业的人物沙具。

2)动物类。动物既可以指动物本身,也可以具有很多象征意义,如理智、勇敢、野蛮等人格象征意义。

3)植物类。植物往往用于环境营造,同时也象征着生命的能量、死亡与再生。植物生长于土地之上,也可以被认为与大地母亲和生产力有紧密联系。

4)建筑物类。植物、动物属于自然环境。建筑物作为社会环境,由于人的参与加工显得更为重要。如经典的、具有代表性的建筑物往往与文化有密切联系。

5)家具与生活用品类。各种家具和生活用品可以用来表现生活状态,从而表现出来访者内心秩序、界限、生活情趣等方面内容。

6)交通运输工具类。交通工具代表着移动和改变,象征着来访者生活中的渴望、亲近、逃离的力量。

7)食品、果实类。食物意味着滋润和营养,是维持生命所必需的。

8)石头、贝壳类。石头具有力量的象征,也有压力、稳定、坚固的含义。贝壳则具有女性的象征。

9)其他。对于不易用既有沙具表现的水、火、空气、土地等,可以通过创造新沙具或对原有沙具的简单加工来予以表现。如用沙箱底的蓝色、船只、鱼等表现水,用撕成条状的白纸或棉花表现瀑布和浪花;用火柴、蜡烛、炉灶表现火,或用红色皱纹纸表现火焰等。

与此同时,来访者在制作沙盘的过程中的推沙、移山、吹风等行为本身也是在表现内心世界,也应引起治疗师的关注。

(4)记录工具。沙盘游戏治疗室应配备一部一次性成像的照相机,可以将来访者制作的沙盘作品摄影后赠送给他们作为留念,也有利于日后分析和研究。也可以使用数码相机,将沙盘作品的照片在计算机上进行存放或处理,使用起来就更方便了。

三、沙盘游戏的操作过程

1. 沙盘游戏的引入

很多时候,成人可能会认为沙盘游戏是孩子的游戏,不愿意参与;还有一些人会害怕沙盘游戏是心理治疗师窥视来访者内心隐秘的工具而不愿意进行沙盘游戏。因此,沙盘游戏不适合咨询的初始阶段使用。一般情况下,当咨访联盟比较稳固,治疗师与来访者已经建立了较强的信任关系后,治疗师认为沙盘游戏能带给来访者较好的咨询效果时,可以开始引入沙盘游戏,这样,来访者就会比较容易和自然地接受沙盘游戏治疗。除非有的来访者就是为了进行沙盘游戏而来的,可以在一开始就直接进行。

在引入沙盘游戏时,心理治疗师要详细向来访者介绍沙盘游戏的来源、理论背景以及制作过程等内容,耐心回答来访者的疑问,帮助来访者了解和接纳沙盘游戏,这样才可以实现沙盘游戏的治疗效果。

在心理咨询过程中，沙盘游戏对以下场景可能具有突破的效果，主要包括：①在咨询过程中，来访者无法用语言表达自己的感觉或者想法；②来访者内心阻塞的感受非常强烈；③出现了印象深刻的梦境；④与咨询师的言语交流变得非常困难；⑤无法做出确定的决定；⑥其他咨询师认为可以适用于沙盘治疗的情形。

在向来访者介绍沙盘游戏的过程中，治疗师可以主动向来访者介绍沙盘游戏对解决其心理问题的优势和特点，诱发来访者的期待。例如，治疗师可以说："我咨询过几个类似于你现在情况的案例，通过沙盘游戏，他们的问题得到了很好的解决，你可以尝试一下。"

一旦来访者同意进行沙盘游戏，治疗师就可以顺理成章地向来访者详细介绍沙盘、沙具、沙以及制作过程。治疗师也可以向来访者行为示范，如移动沙子露出沙箱的底部，鼓励来访者感受箱底的蓝色好像水一样，而侧面的蓝色可以象征天空，治疗师还可以鼓励来访者以不同的方式触摸沙，感受沙盘的吸引力。

治疗师接着可以告诉来访者沙具摆放的规则，帮助他能够比较容易找到自己需要的沙具。同时治疗师也应该向来访者说明，沙盘制作也可以只用沙，不是一定要使用沙具的。治疗师还要让来访者明确了解，在他确定完全结束之前，可以对自己的作品进行任何改变，创造出他想要的任何东西。

治疗师的引导语一般是："请用这些沙具和沙箱，随便做个什么，你想怎么做就怎么做。"或者更详细一些："你可以按照自己的意思在沙中做出任何场景或者图像，或是编造任何故事。你想到什么就做什么。不管你做什么都可以，沙盘没有对错之分的。"治疗师可以根据自己的语言习惯来进行调整。

来访者可以坐着或站着，可以沉默或说话，也可以必要时向治疗师要求协助，尽量让来访者感觉舒服、自在、自然。治疗师只是作为一个陪护者见证沙盘游戏的过程，不参与沙盘的制作。

2. 制作沙盘的过程

向来访者介绍完沙盘游戏的有关设置之后，就可以进行沙盘的制作了。沙盘制作的整个过程包括两个步骤。

（1）挑选沙具。沙盘游戏的开始，治疗师需要告诉来访者："按照你的意思从沙具架上选择物件，你自己来完成沙盘，如果你找不到沙具可以问我，我可以告诉你在哪里找到或者可以用哪些沙具代替。在制作过程中我会保持沉默，除非你告诉我你需要我的帮助。"制作过程中，治疗师一般坐在沙箱的侧面，给来访者营造一个自由且安全的环境氛围，让来访者在沙盘制作过程中能体验到童年时在妈妈身边自由玩耍的感觉，安全而受到足够保护。治疗师在沙盘游戏中的角色就是一个见证者和守护者，默默见证来访者潜意识的表达和感受的浮现。治疗师还要保持共情理解的态度，设身处地地体验来访者的情感感受。治疗师不能在来访者制作沙盘的时候表现得无所事事，要以一种欣赏的态度观察来访者制作的过程，就如同在心理咨询过程中对来访者无条件积极关注一样。

（2）摆放沙具。在沙盘制作过程中，治疗师要记录下来访者选择及摆放沙具的顺序、来访者对沙具的处理方式，治疗师要注意来访者对哪些沙具特别感兴趣、特别回避或者反复犹豫不能放下等。在沙盘游戏制作的过程中，治疗师还要特别留意以下细节：①来访者接近沙箱、选择沙具以及创造沙盘的方式，咨询师要记录来访者的特征行为。②来访者挑选沙具的属性，如颜色、质地、尺寸、形状和大小比例。有些来访者会注意沙具大小比例协调，有些则不会；有时来访者会对沙具进行一些位置移动或方向调整。要注意来访者移动沙具时的举止及表情。③治疗师要注意人物或动物沙具的对立位置或者朝向，也要注意其他沙具朝向的方向，记录它们是否偏离或朝向其他沙具，偏离或朝向治疗师或来访者。④治疗师要注意沙具在沙箱的高度位置，高于或低于沙箱边缘，是否有沙具被埋起来或者隐藏起来，要注意沙盘是否构成几个能分辨出的不同区域以及区分的标准。

总之，在来访者制作沙盘的整个过程中，治疗师要全神贯注地观察来访者的制作过程。沙盘制作结束的时候，治疗师要注意记录沙盘制作开始的时间和结束的时间。如果来访者制作的速度过快，可以在下一个阶段多花一点时间帮助来访者进行深入的体验；如果来访者制作过程比较拖沓，咨询时间快到了，治疗师可以温和地向来访者提醒，并且建议把沙盘保留成现有的样子，下次咨询可以继续进行。治疗师要特别注意的是，不要在来访者制作沙盘的过程中试图插入自己的任何诠释和假设，即便是产生了，也只能在治疗阶段和来访者进行探讨。

3. 体验和重新配置沙盘

当来访者告诉治疗师自己的创作结束时，咨询师不要急于马上来解读沙盘，而是鼓励来访者：这是你的世界，请花一些时间畅游其中，不只用你的眼睛，同时也要用你的所有的感官来观察它、探索它、了解它和感受它。你可以保持沉默，也可以分享你的任何感受，我会一直陪在这里。这时，来访者会在咨询师的守护和鼓励下，再次回到沙盘作品中，体会到更深层次的潜意识内容。

这是一个安静反省的阶段，治疗师在这一阶段不需要做任何评价，保持无条件接纳来访者创作的态度即可。如果这时来访者说话，治疗师只需要进行一些反应性的回应即可；如果来访者表现出情绪，治疗师可以引导他更深刻地去感受和观察内心深处的意义，而不是急于提问题或进行诠释和建议。治疗师还可以建议来访者围着沙箱走一圈，从不同的角度观察和体会沙盘作品，从正面、侧面或上面看看自己创造的世界。一般体验的过程需要 5 分钟左右。当来访者体验过沙盘之后，有部分人可能希望改变自己的作品，治疗师可以说："既然你已经仔细体验过你的作品，你可能发现它就是你希望样子，有可能你有了新的发现，想对现在的世界进行改变，你可以移动、添加或者移出任何你觉得需要变动的沙具。"来访者进行调整后，治疗师要鼓励他重新体验，治疗师同时要对来访者的调整行为进行记录（见表 16 - 1）。

表 16-1 沙盘游戏过程记录

姓名		性别		年龄		咨询次数		沙盘次数	
序号	项目	内　　容							
1	作品完成时间									
2	沙具摆放顺序及移动频次									
3	动态记录									
4	沙盘命名									
5	沙盘照片									
6	沙具分类小结	植物类：＿＿个　　动物类：＿＿个　　建筑类：＿＿个 物品类：＿＿个　　交通工具类：＿＿个；人物类：＿＿个 抽象类：＿＿个　　其他类：＿＿个								

4. 理解和对话阶段

沙盘游戏治疗有效的作用机制之一就是将来访者的潜意识意识化，在治疗阶段，治疗师帮助来访者通过沙盘作品呈现的视觉化结果探索潜意识，为潜意识与现实搭建沟通的桥梁。

一般情况是，治疗师鼓励来访者介绍沙盘世界，并且讲述沙盘作品表达的故事（见表 16-2）。治疗师一般可以说："你是这个世界的创造者，而我对这个世界很好奇，你是否可以带我游览一番，详细向我介绍这个世界的故事，让我认识这个世界中的人物和沙具。"治疗师引导来访者详细介绍他所创造的这个世界的过程也是一种治疗。如果来访者保持沉默，治疗师也必须尊重他的需要，可以进行情感反应："你是否只是想陪伴你的世界一段时间而不想谈论它？"

由于来访者所创造的世界是其潜意识的流露，不管呈现的方式是什么样的，治疗师都需要对来访者所表达的内容持开放的态度。治疗师不得以任何方式来评论来访者创造的世界，因为这是来访者创造的世界，其他人是不可能完全理解的，所以治疗师不能把自己的理解强加给来访者。

当来访者描述自己所创造的世界时，治疗师要注意来访者的面部表情和身体反应，可以适当以中性语言来交流，如提问"在说到这个部分时，你身体哪个地方有感觉？什么感觉？"或者"你在讲述这一部分的时候看上去似乎有点悲伤，你能再详细地说一说吗？"如果来访者承认有情绪体验，治疗师可以鼓励来访者停留在情绪中，治疗师可以借此帮助来访者把情绪和现实联系起来。这也是一种治疗。

有时来访者会在沙中埋些沙具，或者他故意忽略某些沙具，这个物体往往具有重要意义。治疗师可以说："我发现那里有个某某，你能说一下它的事情吗？"这时候治疗师要观察来访者的反应并引导、接纳、倾听来访者的表达，特别重要的是，治疗师不要强行进行解释。

在整个对话阶段，咨询师可以持续鼓励来访者更广泛地去体验和探索世界。治疗师需要注意的是，将与来访者的对话集中在沙盘作品上，而不是来访者本身。例如，某来访者可能会在沙盘中摆放一条鲨鱼，放在一艘小船的后面，来访者表示小船上的人就是自己，并且说自己受到威胁。但治疗师应该说"这艘船上的人正被鲨鱼威胁"而不是"你正在被威胁"。治疗师需要保持这种中立的态度，才有利于来访者充分理解问题的解释。这一阶段通常需要 10～15 分钟。治疗师还可邀请来访者给沙盘作品命名："请再体验一下你创造的这个世界，如果你愿意，你可以给它起个名字。"

命名完成之后，治疗师需要帮助来访者把沙盘世界与现实进行连接。如让来访者把沙盘世界与现实世界的生活议题或回忆连接起来："你刚刚创造和经历的沙盘世界中哪些情况与你现实的生活有类似之处呢？这种类似给你了什么感受和想法？"

表 16-2　个体沙盘游戏的对话记录

序号	问题	应答	备注
1	你可以简单介绍一下你的作品吗？		
2	如果让你给作品起个名字，你会怎么说？		
3	整个作品中你最满意的是哪部分？请详述。		
4	你觉得哪个沙具对你吸引力最大？为什么？		
5	在整个过程中，有没有在哪个阶段觉得停顿或卡住了，或是哪个阶段特别顺利，请详述描述。		
6	整个作品中你最不满意的是哪部分？请详述。		
7	现在看着你的作品，你觉得有什么需要补充的吗？		
8	你觉得还有什么你想表达的没有在沙盘上表现出来的吗？请详述。		

(续上表)

序号	问题	应答	备注
9	如果你就作品提出问题，你想说什么？		
10	完成作品后，你有什么感觉？请详述。		
11	其他治疗师觉得需要了解的问题		

5. 沙盘作品的拍照和拆除

将来访者的作品拍照保存之后，如果来访者同意则可以拆除作品，治疗师可告诉来访者："今天的时间快要到了，现在你可以按照自己的意思保留这个世界，也可以调整这个世界，或者拆除这个世界。"如果时间允许，治疗师可以鼓励来访者自己完成这个拆除过程，帮助来访者从创造的世界回到现实之中。拆除他们自己创造的世界可以增强力量感，来访者会意识到自己有力量修正他们做过的事情，如补救过错。对于某些人来说，拆除沙盘世界意味着行动全部完成，有始有终。如果来访者不愿意拆除作品，不用强求，可以征求他的意见，由治疗师代为拆除或者保留到下次。

总的来说，治疗师要以一种欣赏、鼓励的态度来看待来访者的制作过程、作品本身以及语言表达等，等待来访者充分发挥本身具有的孜孜不倦的自我整合力量。治疗师可以在适当的时候给予一定的帮助，但一定不要代替来访者完成作品或者解读作品。治疗师要相信来访者自我实现的潜能，相信他有能力实现自性化。沙盘游戏的过程就是个人成长和整合的过程，治疗师要做的是传递给来访者信任、包容与支持，这种感受不是语言或行为的，而是来自心灵深处。

第二节　沙盘游戏的象征与分析

一、沙盘游戏的象征意义

沙盘犹如一张纸，沙具就是文字，来访者制作沙盘作品的过程就是用这种特殊的文字在沙盘的特定环境中表达自我的过程，表达的内容不仅停留在意识层面，而且还包括潜意识层面的意义。如一头骆驼，当来访者把它放在沙盘之中的时候，它可能不仅代表一种动物，也可能代表了吃苦耐劳或忍辱负重等来访者赋予的独特意义。必须明确的一点是，象征是相对稳定和绝对变化的统一，沙具的象征意义因来访者的差异而不同，哪怕同一个来访者在不同沙盘作品中，沙具的意义也有差异。治疗师需要仔细倾听来访者的倾诉，而非生搬硬套沙具的象征意义，否则，那很可能代表了治疗师自己的投射。

二、原型在沙盘中的表现

原型是荣格在分析心理学中提出的概念，这些原型形象可以通过具体的沙具形象呈现出来。

1. 人格面具

人格面具（persona）指一个人公开展示给其他人的一面，其目的在于规范行为以得到社会的承认，保证能够与他人，甚至不喜欢的人和睦相处，实现个人目的。沙盘游戏中代表自我像的沙具可以反映来访者人格面具的认识和评价。治疗师可以通过人类沙具表征的职业、角色、行为以及所处情境来判断来访者人格面具的内涵。如果自我像是动物，则要理解该动物的象征意义以及所处的情境。如果缺乏自我像，可能是来访者自我认识不清晰，提示来访者在具体环境中对如何佩戴人格面具感到迷茫。

2. 阿妮玛和阿妮姆斯

阿妮玛（anima）是男性心里中女性的一面，代表温柔感性、善解人意等女性特质，与阿妮玛相反，阿妮姆斯（animus）是女性心里中男性的一面，为女性提供了理想化的男性形象，那就是英勇强悍、聪明机智、才华横溢、体格健壮。要想使人个性和谐平衡，必须允许人格中的异性气质在人的意识和行为中得到展现。沙盘游戏中的阿妮玛或阿妮姆斯可能会单独出现，也可能会和自我形象一起出现。

3. 智慧老人

智慧老人原型是智慧和直觉的象征，在自我整合、自性实现过程中，智慧老人是人们解决问题和困惑所需的知识和判断力。沙盘游戏中，智慧老人可能是老师、名人或者神仙。智慧老人形象的出现，说明来访者面临着一种难以决定的窘境或一个急需解决的难题，希望获得智慧老人的帮助。

4. 上帝原型

沙盘游戏中上帝原型可以直接表现为如来、耶稣、真主安拉或其他神灵，也可能是老师、校长等权威代表，东方文化中的龙也可能是上帝原型。

5. 英雄

在沙盘游戏中，英雄原型可以是足球明星、漫画人物，或者是动物世界中的强大动物。青少年来访者制作的沙盘作品中出现英雄要多一些。

6. 阴影

阴影（shadow）是最隐蔽不易被察觉的部分。由于阴影的存在，人类存在不道德感、攻击性和易冲动的特点。个体往往把自己受排斥、受压抑的冲动投射到其他人的身上，很多时候，来访者自己也排斥和不接纳阴影部分。但只有当自我像与阴影相互协调时，个体才会感到自己充满生命力。沙盘游戏中怪兽、恶鬼等可能是阴影原型的代表。

三、常见沙具的象征意义

沙盘游戏中的物品都具有象征意义，但是治疗师必须注意的是，下文所讲的象征意义只是一种基于文化的普遍性理解，仅作为参考，具体到每个沙盘作品中的含义还需要来访者自己赋予。

1. 人物

人物可能是来访者自己不同人格面具的表现，也可能是来访者对生活世界中人格品质的表达，投射出来访者对待人际关系的态度。人物代表有：①宗教人物：代表超自然力量或者一种精神寄托。②父亲和母亲：父亲象征权威、坚毅、严格、男性气概和默默的关爱，也象征责任和保护者；母亲象征慈爱、宽容和温和。③医生护士：代表生命守护神。④老人：象征岁月或智慧。⑤儿童：象征内心的孩子气。⑥运动员：象征力量、运动、健康。⑦士兵：象征攻击性、愤怒、伤害和破坏。⑧机器人、卡通人物或超人类：象征对超自然力量的渴望和向往，是对自身潜能的向往。

2. 植物

（1）树木。沙盘作品中树木的生长状态可以代表来访者生命力的状态。①松树象征力量和不朽，因其在冬季常绿，也有承受力和忍耐力的象征意义；②柳树是月亮或女性的象征；③挂果的果树象征成就及收获，有时也比喻长寿、青春和婚姻；④圣诞树代表光明的重生，也可能是为了纪念难忘的日子；⑤竹子象征着生命的弹性、幸福和精神真理。

（2）花卉。美的象征，常用来比喻女性。花也使得沙盘世界变得绚丽多彩。①牡丹花大、形美、色艳和香浓，象征富贵、荣耀、繁荣和尊严。②菊花开放在秋天，是宁静与丰收的象征。③莲花象征着诞生及轮回，有佛教的圣洁之意。④玫瑰是西方传统中的典范之花，是神圣、浪漫、情爱的象征符号。白玫瑰代表清白、纯洁和童贞，红玫瑰象征着冲动、欲望和性感。

（3）草。沙盘作品中很少出现单株小草，而更多是成片的草坪，连接成草地、草原，表现出勃勃的生机。

3. 动物

通过考察沙盘作品中动物的象征意义，可以理解来访者潜意识中的人格内涵。这些拟人化的动物既可能是来访者本身所认同欣赏的品质具象化，也可能是其投射的恐惧对象。

常见动物有：①鼠嗅觉灵敏，胆小多疑，警惕性高，象征着机灵，加上鼠的繁殖力强，成活率高，也是生命力强的象征。②牛在中国常常被认为是吃苦耐劳的代表，还可以指脾气倔强。③虎多用作勇敢、威严和权势的象征。④兔代表乖巧敏感与可爱；⑤蛇是重要的象征形象，但不同文化背景对蛇的诠释千差万别，既可能象征未知与恐惧，也可能象征智慧和祥和，由于蛇身与男性体外性器官相似，因此，经典精神分析学派认为蛇是男性的象征，对蛇的恐惧可以解释为对男性性欲的恐惧。⑥羊是温顺、善良、柔弱的象征。基督教把羊形容为人性，容易在诱惑中迷失，必须依靠信仰的力量感化。⑦猴是聪明、进化的象征，也象征着多动、爱玩和调皮。⑧鸡最常见的象征意义是守信、准时。沙盘作品的鸡有时是为了塑造家园氛围而放置，因此具有家的含义。⑨狗。忠诚、警觉和保护主人是狗的普遍象征意义。⑩狮子是权威的代名词，具有王者风范，是天生的领导者。

鸟象征自由、自然，被视作天地之间的使者。不同种类的鸟其象征意义也存在显著的差异。①凤凰是吉祥的象征，自信、坚强、独立、刚烈。凤凰是鸟类中雌雄结合最完美的象征，是人的心理整合的象征。沙盘作品中出现凤凰可以认为是来访者自我整合的表现。②鹰是神性、褒义的象征，或是庄重、强大、威严等人格特征的表现。③猫头鹰象征着明智、耐性、反省、沉思等，④鸽子象征和平、慈善，也是信息联系的象征。⑤孔雀象征骄傲与尊严，孤芳自赏。

4. 物品

沙盘作品中出现的物品也因来访者的偏好而千差万别，理解这些物品的象征意义除了上溯其原型根源外，更主要从其功能上考虑其象征意义。①照明物：希望的象征。②乐器：渴望倾诉情感，期盼有人能倾听自己的烦恼或者喜悦。③食物：可能投射出来访者在物质上的需求或精神需求的匮乏状态，也有成就感的意思。④家具设备：家中家具数量的多少、摆放的结构表现了来访者心理的丰富程度和秩序状态。⑤镜子：象征着参考、真实和自我反省；⑥伞：保护的象征，伞所保护的往往就是来访者认为最为重要的。⑦武器：武器是暴力解决冲突矛盾的用具，是攻击性的象征，也象征自我保护、防御。

5. 建筑

①房屋。沙盘作品中的房子多是家或归宿的象征，还象征着来访者本人的心理。房屋的状态与来访者的心理状态有一定关系。②商业场所：象征着人际关系中的利益关系。③塔及庙宇。这些多是宗教活动场所，多象征精神上的宁静祥和，代表精神的皈依。④图书馆、加油站是自我能量补给的象征。⑤城堡象征由于感到不安、压迫，寻求逃避、保护的心理，同时代表强大的自我防御意识。⑥连接物。桥象征着沟通或连接作用。⑦篱笆、栅栏、墙均是交通的障碍，是界限的标志。

6. 交通工具

在沙盘作品中使用交通运输工具，来访者可以体验到一种运动和前行的感觉，往往象征着来访者渴望去到目的地的强烈动机，而每种交通工具的状态（如是停靠还是在行驶状态）都有不同象征意义，需要来访者详细描述才能正确理解。

第三节 案例报告与分析

10岁的男孩小飞是独生子（出于对来访者隐私的保护，名字为化名），与妈妈一起来到心理咨询室。爸爸工作很忙，经常不在家，妈妈全职在家照顾小飞。小飞与妈妈非常亲近。

小飞长得非常秀气，长长的睫毛，头发又黑又亮，学习成绩很好，老师也比较喜欢他，总是让他帮着管那些调皮的学生，妈妈每次开家长会都感到特别骄傲。但是三年级之后，妈妈发现小飞经常闷闷不乐，有时候还会无缘无故发脾气，有一次小飞在高速公路上突然要打开车门做出跳车的动作，吓了妈妈一大跳，同时老师反映小飞的成绩明显有下滑的趋势。妈妈感到很焦虑，担心小飞遇到了麻烦，但是她和老师沟通后也没有得到很明确的答复，妈妈每次问小飞，小飞则总是沉默不语。小飞的妈妈感到不知所措。她希望能帮助孩子能重新恢复快乐心情，所以在征求小飞的意见之后带着他来到了沙盘游戏治疗室。

一、治疗过程

1. 向小飞介绍沙盘游戏

治疗师之前和小飞及妈妈有过两次交流，了解了其基本情况。第三次咨询开始，治疗师耐心细致地向小飞和妈妈介绍沙盘游戏的原理及方法，同时介绍各种模具的类别和摆放位置，让小飞明白他可以选择任何沙具来进行任何形式的创造。治疗师温和耐心的态度有效地缓解了小飞的紧张和不安。

2. 守护与观察

小飞很有礼貌，他穿着简单干净，脸上带着腼腆的笑容，话不多，与妈妈非常亲近。妈妈带他走进沙盘室。一进去他脸上现出惊喜的表情，他小声问道："这么多玩具我都可以用吗？真的玩玩就可以让我高兴起来吗？"

治疗师鼓励小飞触摸沙，并主动介绍沙具的摆放，同时说明了一下基本规则：①不准扬沙。②不准故意破坏沙具。他还告诉小飞需要时可以向治疗师请求帮助，治疗师会一直在旁边陪伴他。小飞选择了一个小号的沙盘，在小心试探中开始了沙盘制作，治疗师在一旁默默记录整个过程。16分钟后小飞完成了沙盘，他向治疗师示意已经完成后，治疗师建议他再围着沙盘看看，有需要可以调整一下，小飞围着沙盘四个方向仔细地看了看，然后稍微动了动几个沙具（如图16-3所示）。

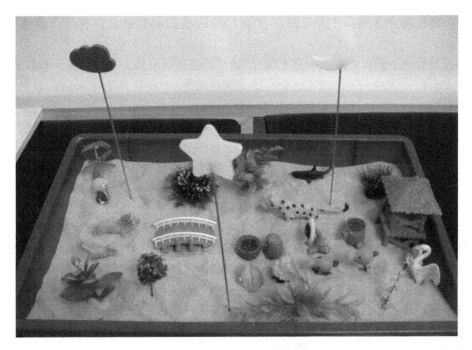

图 16-3　小飞的沙盘作品《植物大战僵尸之丛林作战》

3. 讲述沙盘的故事

治疗师邀请小飞分享他的沙盘故事："给老师讲讲你的沙盘故事好吗？看上去似乎是在打仗呢。"

小飞腼腆地笑笑，点点头，指着僵尸说："这个僵尸是很善良的，他很想和植物们当朋友，所以狮子和豹子就陪着他去植物的家，但是植物们似乎总是把僵尸当敌人，不肯和僵尸做朋友，还认为僵尸带着狮子、豹子是来打仗的，所以他们就排着队一起对付僵尸，而且参加的植物越来越多，他们都不听解释，只顾着打僵尸。他们越打，狮子和豹子越是不让僵尸过去，搞得僵尸连这座桥都通不过去，所以他只好在晚上趁着天黑过去，想绕过狮子和豹子，过去和植物们交朋友。"

治疗师说："一般很多人都觉得僵尸是带来危险的，但是你认为僵尸是善良的，为什么呢？"

小飞脸红了，说："为什么人们都习惯用外貌来判断人呢？僵尸虽然看上去很可怕，其实他很想交朋友的，但是他说的话没有人听，他很难过的。"

治疗师点点头，温和地说："僵尸很想交朋友，没有人听他的，他很难过。狮子、豹子和僵尸是什么关系呢？"

小飞说："狮子和豹子是僵尸的朋友，他们想保护僵尸，但是他们不知道僵尸想和植物交朋友，而且他们是吃肉的，不喜欢植物，他们还认为植物是僵尸的敌人，不同意僵尸和植物交朋友。"（停顿一下补充道）"但是狮子和豹子是好心的，他们是为了僵尸好。"说完，小飞的眼圈有点红。

治疗师稍微等了等，才开口说："僵尸知道他们的意思，会有什么感觉？想怎么做？"

小飞没有马上开口，过了一会才说："僵尸想走到那座桥上去，让狮子和豹子看看，植物并没有伤害僵尸……"过了一会，小飞又补充说："即使植物有误会，僵尸也能自己保护自己。"

治疗师会心一笑，然后指着对面的植物们，说："那你介绍一下这些植物们，同时也说说僵尸为什么要和他们交朋友，好吗？"

小飞的眼睛亮了，声音也提高了一些，开始绘声绘色地介绍起这些"各有特色的植物朋友"。在小飞的介绍中，治疗师了解到这些植物都是一些比较特别的角色，有一言不合就开炮的豌豆射手，但是他很聪明；有倔强的坚果超人，但是他值得信任；还有文静的太阳花，虽然她的反应有点慢，但是僵尸很喜欢她；还有新加入植物家族的大白鹅，话很多但是很善良，还有一只花豹和一条鲨鱼，它们原来是肉食动物，但是为了和植物交朋友，都改吃素了。小飞介绍这些特别的植物朋友的时候，眼睛闪闪发亮，语言也变得丰富很多，语气变得活泼很多。他说："没有一个植物是完美的，但是他们都是好朋友，他们很团结，在一起很开心，大声笑，大声说话，而且花豹和鲨鱼可以为了交朋友而改吃素，所以僵尸也可以的。"小飞抬起头，看着治疗师的眼睛，满脸通红，但是充满期待。

妈妈一直在旁边仔细地听着这个故事，她看上去有点惊讶。

4. 沙盘结束与拆除

治疗师让小飞用妈妈的手机给沙盘拍照后，询问小飞是否愿意拆除沙盘，小飞点点头，治疗师帮助小飞将沙盘拆除后，把沙具一一回归沙具架原位，顺利结束本次沙盘游戏治疗。

二、讨论与分析

这个沙盘体现了小飞内心的冲突，他是一个好学生，是父母的骄傲和老师的小助手，一直是妈妈生活的重心，被保护得很好。但是，随着逐渐长大与社会化的范围扩大，他发现其他人与自己的不同，值得欣慰的是，他拥有一双懂得欣赏他人的眼睛，能够看到他人值得认同的优点，而且他也能理解父母、老师对他的保护，但是这种过度保护限制了小飞交朋友的自由，他陷入一种矛盾中，感觉到两种期望的拉扯。通过这次沙盘游戏，小飞可以细致地审视自己，察觉自己，进而调整自己，自己找到解决的办法。

妈妈在一旁看着、听着，也了解了小飞内心的渴望，她明白了小飞希望多交朋友的愿望，也感动于小飞对其他人的欣赏，妈妈说："以后保护小飞不能只按自己的判断去，对他的朋友要更多地向小飞学习，去欣赏那些不一样的孩子们。"

三、追踪改变

在沙盘游戏治疗结束后的4周内，小飞的妈妈与治疗师通过电话沟通了两次，妈妈反映说自己对小飞的感觉有了更多理解，她以前一直以自己的视角来对待孩子，采取自己认为合适的方式去保护孩子，代替孩子做出决定甚至选择朋友。但是通过沙盘游戏，她开始意识到小飞有自己的价值观，有交朋友的需求，也意识到自己没有办法全方位保护小飞，应该放手让小飞自己去观察、判断和选择，这样对小飞的成长才是最有利的。妈妈反映她现在不仅对小飞的内心有了全新的角度察觉，对自己也有了更深刻的察觉，更多鼓励和主动倾听小飞的表达之后自己也觉得轻松很多，同时小飞也在悄然发生改变，她的脸上重新出现了笑容。

思考题

1. 沙盘游戏疗法的主要特点是什么？
2. 简述沙盘游戏疗法的操作过程。
3. 如何分析来访者的沙盘作品以及分析时有哪些注意事项？

第十七章 心理剧治疗

【本章要点】
1. 了解心理剧治疗的定义和主要特点。
2. 掌握心理剧治疗的基本理论和技术,在教师带领下体验心理剧过程。

【关键词】
心理剧(psychodrama),舞台(theater),导演(director),主角(protagonist),社会原子(social atom),角色理论(role theory),角色扮演(role playing),自发性和创造力(spontaneity & creativity),替身技术(doubling),镜照技术(mirroring),角色转换(role reversal)

现代心理剧治疗诞生于第二次世界大战期间,当时民众对心理健康的关注和需求非常强烈,临床心理学家在实践中创造出心理剧治疗。心理剧治疗借助了戏剧的很多元素,属于艺术治疗的形式,本章主要介绍心理剧治疗的基本理论和技术。

第一节 概述

心理剧(psychodrama)是集体心理治疗中最早出现的一种治疗方式,它是由奥地利精神科医生雅各布·列维·莫雷诺(Jacob Levy Moreno,1889—1974)(如图17-1所示)创立和发展的一种探索心理和社会问题的方法,它的特点在于不是让求助者简单地叙述,而是在团体中用表演的形式对心理事件进行探索,以演出的形式进行表达,整个团体的成员都被鼓励运用他们的自发性和创造性,找到问题的解决方案。随着心理剧治疗形式的推广,其应用范围已经不限于心理治疗层面,也被引入到教育、商业、社区、家庭、宗教等其他情境中。

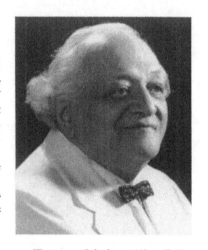

图17-1 雅各布·列维·莫雷诺(Jacob Levy Moreno,1889—1974)

一、心理剧治疗的定义

哲卡·莫雷诺(Zerka Moreno)将心理剧描述为:"你可以在当中探索生命,可以在没有惩罚的恐惧之下去冒险的历程。"心理剧是一种团体治疗方式,具有戏剧的艺术特点,即以舞台为景,借角色扮演来呈现个人内在心理历程,呈现方式多以剧场式人物角色扮演、情境模拟等方式，演出求助者的思想、感受、经历、人际关系甚至创伤或梦想，在此过程中，参与者进入他们的内在现实，透过戏剧行动，将长期埋藏的情感带到表面，释放情绪压力，治疗师透过分享、支持与接纳，带领团体创造一个能掌控的环境，通过暗示、提醒剧中的主角在真实事件中所忽略的关键点，自然地促进心理自我调整的功能运作并优化，在治疗主角的同时，也可以对有相关类似经验的现场成员们产生治疗性影响。

换言之，心理剧提供一个安全的场所及一群可以信任的成员，在心理剧专业人员（导演）的催化下，允许并引导成员探索和处理心理问题（如图17-2所示）。心理剧表现形式为戏剧形式，其核心在于安全地揭示深藏在求助者内心的症结，通过演出情境模拟和角色扮演，帮助求助者察觉到自己身上"看不见"的，但又无时无刻不在发挥作用的人格特质，从而起到提高察觉和修复创伤的效果。心理剧的目的在于帮助求助者提高解决现实问题的能力。

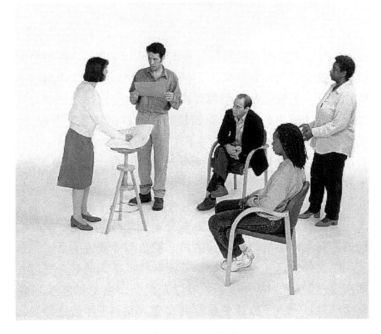

图17-2 心理剧

二、心理剧治疗的主要特点

心理剧是一种独特的艺术心理治疗手段，具有其独有的组成要素及结构，在运用时需要具备以下四个条件。第一，必要的设备，包括舞台，区分演出区域及观众区域，还有必要的道具。第二，人员职务及功能区分明显。谁是演员，谁是观众，谁来组织演出，谁来控制演出的导向，如何区分和转化角色等，在演出过程中需要加以区别，否则演出无法正常进行。第三，确认心理剧演出的目的。既然是团体心理治疗手段的一种，必须要明确治疗目标，因此，咨询师和团体成员在演出之前都要事先明确本次心理剧需要解决的问题是什么。第四，咨询师对心理剧的演出及导向需要进行引导和控制。既然心理剧是需要达到治疗目标的，其演出就不能想当然地随意进行，咨询师有责任引导团体成员在大胆表演的同时，及时引导剧情向治疗目标方向发展，同时要兼顾所有成员在此过程中的感受和反应，以期取得理想效果。

第二节 心理剧治疗的基本理论与技术

一、心理剧的要素

莫雷诺描述了心理剧方法中最基本的五项工具，即构成心理剧的五要素。

1. 舞台

舞台（theater）是心理剧演出的载体，所有演员和演出都是在舞台完成的，它提供一个多面向又极具弹性的空间，是整场演出的保护与共享空间。经典的心理剧舞台采取垂直、多层的概念设计，也就是第一层舞台作为暖身之用；第二层舞台作为访问主角的场所；第三层舞台是行动演出的空间；第四层是阳台，也就是上帝救世主所在的位置，这个概念源自莫雷诺儿时游戏的构想。

心理剧舞台设置的目的是帮助在场的所有人明确"舞台上"和"舞台下"的界限，能够比较清晰地分清想象和现实，界定出心理剧场和目前的现实生活。在舞台上可以有一些道具，如几张靠椅、一张简单的桌子、几个抱枕、一张地垫和其他各种小道具。

原则上，舞台需要有足够的空间，可以充分地展开肢体活动，同时应有足够的音响效果，使得在场的所有人能够清晰地听到主角、辅角和导演说的话。舞台灯光的运用要特别留意，除了照明之外，灯光可用作表达日夜转换，不同的灯光亮度，有助于保护主角，如主角在展现自己脆弱的情绪时，如果灯光太亮，主角可能感到尴尬而降低自发性；若此时转化柔和的灯光，可以让主角感到安全，有利于尽情地抒发真实的感受，而且特别设置的灯光可以激发表演者的各种情绪状态。如用红色可以表达一种紧张的情绪场景，用蓝色营造悲伤场景、天堂或海洋，用全黑追灯的形式表示隔离、孤独或个人的挣扎等感受；用黯淡的灯光帮助营造梦境。

2. 导演

导演（director）是在剧中使用心理剧方法来引导主角探究其问题的人。他协助演出的过程，是团体的领导者，也是主角的心理治疗师。导演有时退居于一个协同导演的角色，甚至是一个助理，以协助剧中其他各个角色完成演出。导演必须具有深厚的心理学和心理剧导演知识。在北美及一些欧洲国家都有训练心理剧导演中心，且有一定的训练制度，大多以国际哲卡·莫雷诺心理剧理论与技巧为主。

心理剧中导演的角色相当富有弹性，一位导演需要在各个角色间转换。因此，在训练过程中，导演除了需要有担任主角的经验，愿意一次次将自己的生命课题拿出来处理之外，更需要在不同的角色中演出，增加自己的体会以及扩大自己对各种角色的认识。比起传统的治疗师或团体领导者，心理剧导演需要具备更多的能力与技巧，以便协助主角去体验和完成许多与他生命课题相关的角色扮演。

作为导演，他在心理剧中应发挥的作用包括以下三个方面。

（1）观察与评估。在心理剧中，导演时常要保持客观的观察态度，一方面倾听主角的叙述，另一方面还要评估主角的人格特质与心理状态，能够发展足够的凝聚力，营造可以一起工作的团体气氛，并通过社会测量学来评估团体动力、团体互动模式。

（2）拟定治疗目标。导演主要根据主角的叙述，在演出过程中决定用什么样的心理剧技巧达到怎样的治疗目标：是让主角借此机会宣泄自己压抑已久的情绪，还是让主角在自己的演绎中了解目前的困境，还是让主角有行为练习的机会。

（3）保护主角。治疗者永远要担负起保护当事人在治疗过程中不会受到心理伤害的责任，担当心理剧导演更是如此。心理剧的主角在团体中袒露自己成长历程中的痛苦与隐私时，导演需要让主角得到更多的正面信息，以减少对主角的伤害。在演出中，导演有责任避免让指责与不谅解的声音出现。

3. 主角

主角（protagonist）是带来故事的那个人，也是"第一个进入心理剧的那个人"，其代表心理剧演出的主要人物，是剧中最重要的角色，团体的其他成员可以透过他来处理自己类似问题的部分。对于主角来讲，莫雷诺认为，每个人都是天才演员，具有自发的表演才能与演技，主角只要对导演和团队其他成员保持极大的信任感，有意愿把自己的困惑在心理剧场中表达出来，并有勇气面对自己的问题，就可以在导演的引导下，在团队成员的协助过程中演绎出自己的故事，同时在此过程中学习与成长，获得新的行为模式并自我完善。

莫雷诺指出，主角被要求在舞台上扮演他自己，创造雕塑出他自己私人的世界，在场的所有人都将进入主角的经验世界，用主角的眼睛去观察外在世界，以自己的内心去体会主角的感受。主角被要求做他自己，而不是个演员。

4. 辅角

辅角是除了导演和主角以外参与心理剧演出的成员，是从团体成员中选出来的。

莫雷诺认为，辅角是导演的延伸、探索跟引导，同时，他们也是主角的延伸，帮助主角想表达出的真实和想象的其他角色。辅角的功能有以下三个：身为一个演员来塑造出主角世界中所需要的角色，身为一个咨询员来引导主角，以及身为一个特别的调查者。

一般来说，在心理剧场里，任何一位观众都有可能成为辅角。不过，导演有时根据主角的剧情发展，希望能够更快地澄清主角的问题，会主动选择受过专业训练的人来担任辅角，让主角在专业辅角的支持下，觉察到自己的行为、思想以及态度，领悟导演的治疗目的。

此外，辅角中还有一个很特别的角色——替身，他是"第二个主角"，即在剧场中代替主角的位置去演出的人，这样的设置可以让主角抽身出来，置身剧外，看到替身代替自己演出的故事，以利于主角能从不同的视角看问题，同时提升解决问题的能力。

5. 观众

观众是指参加心理剧演出的其他人。观众的来源可以比较广泛，可以来自心理治疗团体成员、学校里的专题研究小组、同班同学等。心理剧的观众并非像一般传统的观众那样，他们常常可以主动参与探讨主角感受的活动。在心理剧中，观众代表了客观的眼睛，主角所陈述出来的主题和内涵能够被观众所接受，这对主角来说，象征着他可以被外界所接受，因此观众的支持力量是非常重要的。观众协助主角时，犹如舆论的回声筒，反映出他们对主角的评论与回应，可能是掌声，也可能是严重的抗议。

二、心理剧的过程

一个完整的心理剧，其过程一般分为暖身、演出、分享三个阶段。

1. 暖身阶段

暖身阶段也称为破冰阶段。因为心理剧的参与者可能彼此不认识，也来自完全不同的背景，因此，在开始正式合作演出心理剧之前，他们需要彼此了解，建立信任和合作基础。

暖身属于一种心理现象，是通过逐渐增加身心活动，使得内在的焦虑得以降低从而产生安全与信任，此时个体才会真正发挥自发性，表达真实感受。一旦调动起了个体的自发性，便产生无法预想的创造力。因此，暖身阶段的意义在于：①在团体内建立一种信任感和安全感；②在规则上允许非理性和直觉表现的出现；③表达对假定心理距离的感受，心理和人际距离是游戏的要素之一；④鼓励冒险性和对新事物探索性的行动。

心理剧中，暖身是用来帮助主角及辅角充分投入演出的必要手段。其实，除了开始阶段，心理剧的整个过程中，导演都在不断进行各种暖身的动作。暖身的对象包括主角、辅角甚至整个团体。导演本身也需要在进入团体之前先让自己暖身，以便激发出较高的自发性以利于开展工作。

2. 演出阶段

演出阶段是心理剧的主体部分，也是最具有治疗效果的部分。暖身结束后，主角被推选出来并带来了演出故事，在导演的帮助下选择辅角后开始演出，通过"行动"将问题从表面带入核心。导演帮助主角和辅角在舞台上充分表演这个剧的主要内容。其他团体成员，除非是担任角色，否则是不能坐在舞台上的。剧一旦开始上演，舞台就像是进行着某个仪式的地方，该发生在那里的事，就只在那个地方发生。在演出的过程中，导演会使用各类道具和各种技术。

3. 分享阶段

当演出结束后，分享是一个让团体可以宣泄并且整合的阶段，导演会鼓励成员们充分表达自己的情绪和感受，这也是一个"爱回去"的过程。导演不鼓励观众去分析，但鼓励认同和表达。心理剧的每个参与者都能发现自己跟主角的相似之处及不同之处，让成员开始反思并整理自己在整个心理剧中所学习到的内容，回顾刚才的演出与自己的联结是什么，成员们有机会在这个阶段交换他们的想法和感受，以及在自己生活中所出现的相似经验等。通常，一个成员的分享会触发其他成员一些新的感受，或者得到一些反省。同时，分享阶段可以让成员们宣泄自己的情绪，并逐步冷静下来，团体成员可以重新回到其个人现实世界。

分享可以作为整个演出的结束，相当重要，它的意义在于：①分享过程是参与演出的成员在团体中让他们再次整合的重要过程；②分享可以减少成员们在团体中感受到的孤独感；③分享可以通过其他成员的表达，协助主角寻找一些替代的方案来解决问题；④分享有利于团体对探讨的议题作总结和深化讨论。

三、心理剧治疗的基本理论

心理剧治疗本身并没有一个严谨、稳定的理论框架，支撑治疗体系的是莫雷诺在实践工作中赋予意义的基本概念和理论，如社会原子、角色理论、自发性和创造力、会心、心电感应、附加现实等。

1. 社会原子

莫雷诺认为，个体生活在关系网络中，每个正常运转的团体必须有一定数量的人际网络，社区或团体成员间会形成相互选择或排斥的关系，莫雷诺将这些关系称为社会原子（social atom）（如图17-3所示）。社会原子是个体与他人所连接的网络核心所在，其关系可以是情感的、社会的或文化的。

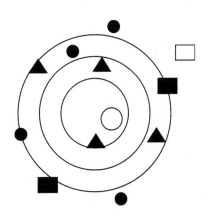

图17-3 社会原子示意

心理剧的治疗焦点是人际关系，治疗的目标是使角色带着自发性和创造性的力量在人际关系中胜任和有弹性地扮演适当的角色，通过对社会原子的理解，莫雷诺鼓励个体在心理剧的演出中表达新的看法，同时激发行动的可能性出现，从而自发性和创造性地解决人际关系冲突和心理问题。

2. 角色理论

角色理论（role theory）是心理剧治疗的核心理论。莫雷诺对"角色"的定义为：自我所采取的真实、有形的形式，自我能够在社会原子中体察到的象征性的呈现形式。换句话说，个体在某个特定时刻，对于涉及他人或其他客体的特定情境所采用的功能形式，如角色"学生"应该在"教师－学生"的特定情境中才具有功能。他认为，角色是"实际的且以具体形式存在于自我中"，因此，角色具有功能性。心理剧治疗认为，人出生时没有自我，而是在成长过程中通过角色学习而逐步形成自我的。当个人按照社会期待执行其地位中应有的权利和义务时，他就是在扮演这个角色。角色并非单独存在，而是具有配对关系，就是因为配对关系使得个人角色模式不仅是个人问题，也是群体问题，如"家长－孩子""老板－员工"等角色。对莫雷诺而言，心理剧治疗就是帮助个体释放自身的自发性，尝试新的角色，同时赋予旧角色以新的生命。

（1）角色的分类。莫雷诺将角色分为三个部分：①身心角色，指的是生活中的角色，它是我们出生后第一个发展出来的角色，如"男性"角色；②社会角色，指的是我们开始与他人产生互动后体察到的客观存在，个体的第一个社会角色一般是与照顾者互动逐渐发展出来的，如"儿子"角色；③心理/自我内在角色，指的是心理的、内心的角色，也就是内在定位的角色。心理角色经常在我们的想象世界中出现，并占有极其重要的位置。有时，我们对未来进行一些想象，假设我们在做或者不做什么事情，通过心理角色，它会协调我们想象的角色在现实生活中的实现。如"拯救者"角色会帮助个体想象自己正在帮助他人脱离困境从而获得强烈的心理认同感。有些内心角色会转变成真正的社会角色，如在实际生活中主动帮助他人可以实现"拯救者"的角色功能，但如果没有通过实际行为，则可能只能留在内在想象中。

（2）呈现角色的方式。莫雷诺提出了三种呈现角色的方式，这三种方式也是心理剧互动过程中的三个阶段。

第一阶段，角色获得（role taking）。这是最常见的形式，当我们谈到一个既定角色时，其实是在文化的影响下树立起的角色形象，而且会随着文化对此角色的定位变化而变化，如女儿向母亲学习如何成为一个母亲。

第二阶段，角色扮演（role playing）。个人在成长过程中与他人互动时，表现出早年角色学习中所习得的经验内涵。角色扮演有较大的自由发展与自由空间，可以根据情境需要适当改变演出。我们每个人在日常生活中都在进行着角色扮演，通过角色扮演，我们可以辨认和理解他人所使用的交往符号的意义并预知对方的反应。

正是由于个体具有扮演他人角色的能力，使人在大多数情况下能够对人际关系的困惑和冲突进行清晰地反思和自我调整，使得自己成为一个理性的心理健康的人，具有良好的适应性，能处理各类人际关系问题。

第三阶段，角色创造（role creating）。若个人在旧的互动关系中创造出新的角色内涵、文化，脱离了原来文化中楷模人物的影响，此时即进入个人所创造的新角色，这一过程具有高程度的自发性与创造性。当一个人可以创造角色，他会增加一些新的面貌在角色中或以全新面貌出现。

莫雷诺相信，一个人拥有的角色越多，生活品质就越好。心理剧治疗的目标就是在心理剧场的安全氛围中，不断地尝试不同的角色，增加个人的角色目录，创造新的角色，并重新评估个人的旧角色与新角色的矛盾，进而达到莫雷诺所定义的"自发"，也就是在旧环境中发展新反应或是在新情境中寻找适当反应，减少不当的行为渴望。

莫雷诺相信人类是天生的演员，而且拥有自然的行动渴望，需要以亲身的体验来认识世界，同时有将内在的情感状态表达出来的强烈需求。对不同角色的扮演、创作、改造、挖掘都是一种增强自我认知的过程，而这种过程只能在人际互动中产生。心理剧治疗所重视的正是这种互动的过程，而不仅限于内在角色的扮演。

角色扮演理论是心理剧的核心。心理剧为当事人提供了一个不同于日常生活的角色扮演舞台，为展现、宣泄和评估其所经历的心理冲突提供了一个自由和宽容的心理环境。这种独特的角色扮演环境具有激励创造性变化的作用。通过角色扮演，主角将现实自我和所扮演的角色分离，即使人们把自己和日常生活中所扮演的角色分离，形成角色距离。角色距离的形成使当事人可以从旁观者的角度重新审视和评估自己的心理困惑和冲突，改变以前对事态的看法，重新体验生活的价值和意义。

3. **自发性和创造力**（spontaneity & creativity）

自发是指面对一个新情境时，个人自然激起的反应，或是面对旧情境时，个体脱离过去经验的窠臼，创造出一种新方式来面对当前的问题。因为个体的反应通常会受到生活经验、角色、习俗与文化影响，所以自发就受到了限制。自发是一连串接收、思考、感受和行动的自然过程，当个体处于自发状态时，他的身体充满能量，并且能真正地感受到内在自我核心的运作。莫雷诺认为"自发性"是"创造力的容器"，是最能在生理、心理、人际等各层面促使人们发挥创造力的概念。

创造力暗指新的或不一样的事情成长，它并不只是冲动或随机的行为，而是具有建设性的意图。对莫雷诺而言，心理剧因为拥有自发及创作的能力，所以成为连接内在经验世界与外在现实世界的桥梁，因而拥有治疗的能力。

4. **会心**

会心（encounter），就是有能力去与别人相遇，能够在此时此刻尽可能地去觉察，且彼此能够在心中与别人角色交换。有时候，会心交流会使人惊奇，因为他们并未经过预演，也没有受到强迫。会心的概念让心理剧治疗从个人层面转入关系层次，也使得心理剧治疗有别于其他形式的心理治疗。

5. **心电感应**

心电感应（telepathy）是会心的中心概念，是人与人会心时所感应到的经验。当心电感应发生时,"个人对其他人有某种特定的敏感度,好像他们被相同的灵魂绑在了一起"。莫雷诺使用心电感应来描述人与人之间自然的吸引力、厌恶感或冷漠,它包括共情、移情与反移情。心电感应是一个人对另一个人的复杂感情,这种感情由此人的真实特质所引发;移情涉及将过去与其他人相处的经验带到目前的关系中,以致扭曲了真正的关系。个人所投射出来的每个移情历程,潜在里都是复杂的心电感应关系。凭借心电感应的力量,人们可以学习到新的方法且改变他们的行为。从这种意义上说,心电感应是一种与改变有关的治疗因素。

6. 附加现实

附加现实(surplus reality)是抽象的概念,指的是演出"从来没有发生过、将来也不可能会发生,或者根本不可能发生"的场景,支持了把幻想和欲望演出来的想法,而在现实生活中,这样的互动是不可能发生的。如在医院病床旁与家人做临终话别;与尚未出生的小孩对话;与某位古代圣人、耶稣、如来佛祖或其他宗教神灵对话;一个过去未受充分关心、滋养与保护的人,在心理剧场景中被关爱、保护、善待;假设自己是某位有权力的、广为人知的角色(如霸道总裁),做出某些在现实中所无法达成的事,体会飞翔、释放压力或做凡人无法做的事。

附加现实证实心理剧治疗是以现象学为基础的心理治疗,个人主观感受就是真实存在的状态之一。附加现实让人们可以在真实与想象之间自由穿梭,找到个体心灵的平衡点。

7. 宣泄

宣泄(catharsis)这个词的本义是指身体的净化,第一个将这个词使用在戏剧中的是亚里士多德,他将这个词跟希腊剧场中观众的情绪反应联结在一起。他发现观看悲剧时,观众会间接将自己的情感投入演员所演出的事件中,随着演出的进行而愤怒、流泪或开怀大笑。观看结束后,观众会产生强烈的畅快感觉,这就是宣泄——因为情绪的流动而创造出一种洗净自己生活中悲痛、哀伤与压力等负性感觉。

莫雷诺描述了两种类型的宣泄:①主角的行动宣泄;②透过认同而有的整合性宣泄。主角的行动宣泄属于消散式宣泄,在心理剧治疗中,主角而非观众的宣泄才是治疗的重心,而每一种消散式的宣泄必定有一种整合式的宣泄伴随而来。宣泄并不是心理剧治疗必需的,必需的是宣泄之后情感的整合。

心理剧治疗通过宣泄解除主角的紧张与束缚,使其从保守不变的角色中释放出来,领悟困扰并以创造性的方式面对问题。

8. 仪式/象征

仪式由一套不断重复的行为组成,其主要的目的是为了储存所累积的经验,提供人类做判断与选择的依据。仪式对于人类精神发展和超越具有重大作用。整个心理剧治疗的过程可以被视为一种仪式。仪式最常使用的方式就是协助人们处理未完成的事件,如跟过世的父母"道别"。

象征用具体事物表现某些抽象意义，可以使术语、名称，甚至是人们日常生活中常见的图像，如用太阳象征光明、用荷花象征洁身自好等。然而，象征物除了它传统的含义之外，往往还有着特殊内涵，多数指抽象的、模糊的或者未知的含义。因此，象征是组织经验、创造或形成意义框架的一个重要的心理机制。仪式具有高度的象征性。所有的仪式都有象征物和象征性行为。在心理剧治疗中，借由身体的象征性叙事，主角的经验得以形成意义；借由象征性的行为，主角得以重塑和改变心灵；借由象征性的态度，主角得以创造新的象征或对原有象征赋予新的诠释，实现心灵的超越和整合。

仪式和象征在心理剧治疗过程中提供了一个框架，在此，主角的生活经验将生成新的意义，能够接受生活的变迁，适应新的环境，并转换新的角度，重新诠释事物。

9. 隐喻

隐喻是表示某个情境的一种观念架构，它使人们能够借由某种熟悉的东西来理解某种不熟悉的东西，是人类理解世界的最基本方式之一。隐喻是对未知事物的一种说明，这种说明是通过某种"看起来似乎"已经被了解的事物对未知事物的相似性模拟。

在心理剧治疗中，身体、表演都被看作是隐喻。通过隐喻，生活成为戏剧故事，主角可以在一个安全空间内，以一种含有无限意义的而又能实践的方式证实自身存在，体验生活故事，引发洞见与改变，探寻新的隐喻以及新的方式，以此获得治疗。使用隐喻的作用在于：①从单一的演出中构建多重的意义；②将主角的内心具体地呈现在舞台上，让观众可以理解和感受到；③在主角与创伤性的信息之间创造出一个安全的表达空间。

综上所述，对莫雷诺而言，心理剧因为拥有自发及创作的能力，所以成为连接内在经验世界与外在现实世界的桥梁，从而拥有治疗的能力。其中，会心的概念让心理剧治疗从个人层面转入两人关系，进一步进入关系层次，也是心理剧治疗有别于其他形式的心理治疗的重要特征。心电感应是一种"具有治疗作用的爱"，一种与改变有关的治疗因素；附加现实可以让我们在真实与想象之间自由穿梭，找到自己心灵的平衡点；而角色理论是心理剧治疗的核心理论，对莫雷诺而言，治疗就是帮助人释放自身的自发性，尝试新的角色并赋予旧角色以新的生命。

同时，也正因为心理剧治疗自身松散的理论框架，使其可以与多种理论、思想相结合，表现出丰富的内涵：心理剧治疗会让主角进行宣泄，然而宣泄并不是心理剧治疗必需的，必需的是宣泄之后情感的整合；而仪式和象征为心理剧治疗提供了一个框架，在这个架构中，主角的生活经验生成新的意义，重新诠释事物；在心理剧治疗中，身体、表演都被看作是隐喻。通过隐喻，我们把生活当成戏剧故事，允许主角在一个可以生成无限意义的安全空间内，以有意义而又能实践的方式，体验和再创造他们的生活故事。

四、心理剧的常用技术

心理剧治疗是由莫雷诺发展出的一种特殊的心理治疗手段，在临床实践中，莫雷诺提出了很多技术形式，这里总结如下。

1. **替身技术**

让一个辅角站在主角的身后,与主角同台表演,甚至替主角说话,这个辅角即是替身(doubling)。替身可以模仿主角的内心思想和感受,协助主角表达出他先前无法充分表达的情绪和想法,并时常表达出潜意识内容。替身也可以帮助主角觉察到内部心理过程,引导主角表达出非语言思想和感受。替身可以发挥整合作用,加强主角与辅角的相互影响,从而帮助主角更清楚地觉察到他们自己的真实存在。替身技术是"心理剧治疗的心脏"。

虽然替身技术的使用能够有效降低主角的防御,促进心理的整合,但如果导演处理不当,反而会带来主角心智的分裂而非整合。因此,在使用替身技术时要谨慎而为。

2. **镜照技术**

当主角卡住时,导演会邀请主角离开场景,并请主角选择一个辅角来模仿主角的手势、姿态、表演中的语言,以反映其角色状态,此即镜照技术(mirroring)。在辅角的模仿过程中,主角观察由他人反映出来的自己的行为,像别人一样来看待自己。这个过程有助于主角形成更加准确、客观的自我形象。

镜照技术使主角好像看到了"镜子中的自己",拉开了主角与自身问题之间的距离。使主角能更客观地审视自己,跳出自设的僵局,从新的角度重新诠释生活。使用镜照技术时,需要团体以仁慈及共情理解来包容与认同主角,确保主角不被讥笑。

3. **角色转换**

角色转换(role reversal)即主角扮演他人的角色、自身的某个角色或者客体的角色。角色转换技术是"驾驶心理剧治疗的引擎",是可以带给主角尽可能多的察觉、解决与希望的技术。主角可以用别人的眼睛来看自己,同时经验到他人的世界,主要包括角色扮演、角色训练和角色交换三种形式。

(1)角色扮演。角色扮演是指让主角暂时脱离当前角色,承担他人的角色或扮演另一个自我。角色扮演可用于重新演出过去、现在或未来的情形——尤其是人际关系和处世技巧方面的问题——进而有机会检视和评估在该情境中的行为和角色表现。如在夫妻关系中,让丈夫扮演妻子的角色,从而能够理解妻子的想法和感受,达到重新评估"丈夫"角色的目标。

(2)角色训练。角色训练是运用心理剧技术来指导他人在困难情境中如何更为有效地表现,或者给予他们某种在真实生活中很难感受的角色体验,使求助者习得面向未来的新的行为方式。在社会剧情境中,通过讨论、示范、镜观技术和角色互换,团体所有成员都能参与进来,探索在各种情形下的自发性和角色灵活性,拓展自己的"角色库",学会特定情形下有效的角色表达。如通过模拟训练,使得销售人员具备更多销售技术,能更好完成工作。

(3)角色交换。角色交换是心理剧角色扮演理论的核心技术,是指主角和舞台上的其他人互换角色。在这一技术中,主角通过扮演与他有冲突的其他人的角色,可以更加深入地了解真实情况和对方的感受,增加人际关系的敏感程度;同时,对方的人际关系的歪曲信念也可以得到解释、探究和进行行为矫正。通过角色互换,主角可以重新整合、消化和超越束缚他们的观念。角色互换可以充分表达他们对现实的理解,从团体中的其他人那里获得关于他们的主观态度的反馈,这也是我们文化中常常说的"换位思考"。需要注意的是,在演出过程中,如果主角太害怕某个角色或代入某个角色过深时,角色转换技术不适宜被应用。

4. 独白

独白是指主角直接面对观众说话,表达自己的想法和感受。因为没有受到辅角的表演的影响,独白使主角有机会表达他自己或他人正在思考和体验而未直接表达的感受,甚至可以发掘一些之前未觉察的感受和思想。这种技术让主角有机会总结概括他的思想,表达他的情绪,更密切地检验情感和观念。

5. 重复

在剧情发展过程中,对那些刻画人物性格、揭示主题思想,以及体现当事人强烈内心冲突的关键场景、动作、语言、道具、细节乃至音响和灯光,再次演出一次或重复多次,可以达到强化作品感染力、激发团体自发性和创造性的作用。这种重复不是简单的重来,而是有发展、有变化、分层次的,在量变中孕育着质变。

6. 魔幻商店

魔幻商店是假想出来的一种商店,商店里面陈列的商品就是个人所希望具有的各种品质,这些品质就好比可以获得的魔幻愿望,但是主角必须用一些自己已经拥有的品质去交换。如某个人可能会希望以他所具有的竞争性品质交换一种关爱女儿的品质,该技术可以帮助这个人评价自己的优点,弄清楚是什么阻碍了他获得那些他想要的品质。

魔幻商店技术属于附加现实的一种具体技术,可以穿插在各种户外活动的场景设置中,如在郊游、爬山和穿越中边走边进行或休息时,主角遇到了魔幻商店,开始交易,也可同时开设多个商店同时进行交易。

该技术的基本思想在于主角和扮演店主的配角进行讨价还价的表演,店主可以决定主角是否能拥有那些被压抑的愿望。对那些不明确自己的价值所在、不明确目标,或者是对在赋予自我价值的优先权方面存在困难的成员,该技术特别有效。

7. 未来投射

未来投射(future projection)指的是一种非现实的假设的未来场景,通过主角当前的状况预见其未来,或是主角表达出的对于未来的期望。通过对未来的演绎,使主人公能够直观形象地觉察到自己的问题,或者使主人公更积极地面对现实。未来投射是基于现在预期的未来,在实际生活中是有可能实现的,属于附加现实技术的一种。

8. 附加现实

附加现实是主角内心体验的延伸和涌现,个体主观感受被当作真实存在来对待时的一种场景设置。与主角的内心体验连接的幻想、期待、欲望和幻觉都是可以演出来。附加现实演出来的可以是以前从来没有发生过的，也可以是未来都不可能发生的。

几种常用的附加现实场景：①与一位已经神奇地转变或者开放意识的重要人物一起审视和讨论一段关系，比如与从未深入沟通的父母进行开放的对话。②能对一个被堕胎的胎儿道歉，并得到原谅。③和某位圣贤、耶稣基督、神、佛陀或者其他神灵对话，获得开悟感受。④补偿场景。让一个过去未受充分关心、滋养与保护的人在场景中获得相反的被关爱保护与良好对待的经验。如重新回到母亲怀里体验被关爱的感受。⑤让个人得以去除或者改变某些让他或她觉得有罪恶感的行为的场景，如向已经逝世的重要他人道歉或者表达感激。⑥想象个人死后进入天堂，或在下一世中得以遇见某位重要人物，审视个人的生命，被赞扬或审判。⑦扮演某个有权力的广为人知的角色，或做出某些远超过现实所能达成的事，如成为伟人、改写历史等。⑧体会飞翔、超级大力或超越人类限制的能力，如成为超人或者神仙等。

未来投射属于附加现实的一种技术，但附加现实就不仅限于未来投射。

9. 雕塑技巧

这是从社会计量技巧中发展出来的一类具象化的表演技术。通常是让主角将他与家庭中成员之间的关系以雕塑（sculpture）的方法表现出来。例如，某成员可能将他放在父母之间，然后将其他成员排在他的后面或背向父母等，而这些成员彼此之间的距离皆不同，或许他自己与家人之间的距离最远，每个成员的姿势亦由主角摆布，一切完成后，即可让主角陈述整个雕塑的意义，以及对每位成员的感受，甚或与成员对话，由此即可演出一出心理剧。

10. 空椅子技巧

有时可以将一张空椅子（empty chair）放在舞台中间，让每位成员将这张空椅子想象为一位他想诉说的对象，从而展开对话，此时空椅子即是一个辅角。这种方法可使内射表面化，使求助者充分地体验冲突，由于求助者角色扮演中能接纳和整合内心中两个有冲突的角色，因此冲突可得到解决。同时，此技术可以协助求助者接触到他们潜藏内心深处的情感，以及连他们自己都可能否定的一面，暴露潜意识，而且借助此技术，求助者的情感会外显化，并有机会充分去体验它，而非仅止于讨论。结果可以帮助求助者了解此种情感是他们真正自我的一部分，如治疗师希望每一位成员都有机会上来对他生命中的某个人说几句感恩的话时，这空椅子即可代表每位成员心中的那位人士。

第三节　心理剧治疗实例

求助者的基本情况如下：19 岁的大一新生小杨，家境贫寒，父亲早亡，其与一个姐姐和母亲相依为命。初二上学期，其母亲突然自杀身亡，小杨怀着伤痕累累的心情离开了家乡，只身一人到外地求学，早早地品尝了生活的苦痛。一直以来，小杨努力学习，成绩不错，考上了不错的大学。小杨原以为上了大学，在新的环境下就可以忘记过去，找回自信，忘却痛苦。但整整一个学期过去了，小杨仍旧感到低落和悲伤，他常常一个人独处，不敢面对同窗舍友，在人群中很不自在，有时还会彻夜难眠。小杨清晰地感觉到，他还没有摆脱失去母亲的伤感，那些伤感和无助仍旧缠绕着他，他无法融入新的大学环境。小杨不愿意这样度过大学时光，因此，他怀着胆怯的心情走进了心理剧成长团体，希望能获得帮助，了却他终日的不安，用平常的心态面对自己的生活，改善人际沟通的模式，顺利度过大学时光。

1. 暖身阶段

导演安排了一个小小的热身活动，让每个团体成员都适应团体的氛围和增加彼此的熟悉程度与信任感。接着，导演让每个成员分享自己过去的生活，并讲述自己印象最深刻的事情。小杨带着冒险一试的心情，第一次叙述了他的成长经历，他悲伤的语调和对母亲的思念打动了团体，他被选为本场心理剧场的主角。

2. 演出阶段

在导演的引导下，小杨选择了一位辅角扮演自己的妈妈。通过附加现实技术，小杨与其母亲重逢的一幕幕在观众面前呈现。

第一幕——与母亲的倾诉。进入角色的小杨见到离别已久的母亲，放声痛哭，不断地说着："你为什么离开我？你为什么选择自杀？"他向母亲哭诉着当年弱小的他是如何面对这突如其来的噩耗，没有人告诉他母亲为什么如此突然而决绝地离开。小杨哭诉着当年的自己如何面对亲戚与乡亲们的冷落，他怀着巨大的痛苦回到学校却无法向他人倾诉，他如何咬紧牙关继续求学，因为他知道妈妈希望他能考上大学。在心理剧现场，小杨充分地宣泄着自己的痛苦、悲伤和无助。

第二幕——角色转换。当小杨逐渐平静之后，导演实施了角色转换，让小杨扮演他的母亲，扮演母亲的辅角则扮小杨。当小杨以母亲的眼光审视自己的时候，自发地对"儿子"（辅角扮演）说："妈妈很爱你，因为有你，妈妈才不会让奶奶和乡亲瞧不起，你是妈妈的宝贝。""妈妈也舍不得离开你，可是妈妈的命太苦了，妈妈是没有办法了才这样做的。妈妈没有勇气，妈妈很羞愧，希望你原谅妈妈。"

这时，扮演"儿子"的辅角对着"妈妈"（小杨）说："妈，我好累，虽然我上了大学，可是，我总是不敢面对我的同学，只能一个人待着，好像一只受伤的小鹿。""妈妈"（小杨）说："儿子，勇敢些，不要像妈一样，胆小怕事，逃避责任，与奶奶家不来往。走你自己的路，不要太苦了自己。我们家有你一个大学生真是妈妈的骄傲！"小杨的情绪慢慢平静下来，他感受到了妈妈的痛苦与不忍，开始能理解妈妈的无助和无奈。

第三幕——离别告白。导演设置的附加现实是小杨与他的母亲在校园里的大草坪上见面。（场景布置：以绿色的纱布为草坪，深绿色的纱布裹在参与者的身上，让他们蹲下，看似小灌木）

小杨偎依在"母亲"（辅角）的身边，幸福地微笑着。他心中曾有的不安与退缩早已不见踪影，小杨告诉"母亲"（辅角）："妈，我会时常打电话给奶奶，大伯和幺叔对我很关心，幺叔还说到这边来打工顺便看我，姐姐前年已经出嫁了，她生了一对双胞胎儿女，现在过得很好，很幸福，和姐夫一起开了一家小店。姐夫对我也很好……妈，同学对我也很好，我也要学习着与他们相处，就像您原来教我的，别人对我好，我要加倍对别人好。"

"母亲"（辅角）一直温柔地微笑看着小杨，轻轻拉着小杨的手，等他慢慢说完，然后由衷地说："妈妈一直会在你的心里陪着你，妈妈心里也有你。""你现在这样好，身边的人也对你这样好，我很放心，我相信你一定会越来越好。""妈妈可以放心走了。"小杨依依不舍地拉着妈妈的手，虽然眼里闪着泪花，但是他还是扬起手和妈妈说了再见。

3. 分享阶段

观众和所有的团体成员跟随着小杨共同分享他在剧中所触摸到的情感体验，有的人体验到小杨的痛苦与无助，有了共鸣；有的人感受到了母爱的伟大，不禁想起自己的母亲；有的人还感受到了小杨内心的坚强和执着，深受感动。每个人都通过这个心理剧感受到了自己情感的震撼，在导演的鼓励下说出了自己的心得。小杨也通过这次心理剧感受到了前所未有的力量和自信。

思考题

1. 心理剧治疗的核心目标是什么？
2. 结合你的实践，与同学谈谈在心理剧治疗过程中，主角、辅角及观众的感受各有哪些，并分享这种感受给自己带来的影响。

第十八章　家庭治疗

【本章要点】
1. 了解家庭治疗的定义和主要特点。
2. 掌握各种家庭治疗的理论基础、主要观点和治疗理念。
3. 重点掌握家庭治疗的基本流程和基本治疗干预技术。

【关键词】

家庭治疗（family therapy），家庭生命周期（family life cycle），心理动力学家庭治疗（psychodynamic family therapy），认知行为家庭治疗（cognitive-behavioral family therapy），结构式家庭治疗（structural family therapy），家谱图（genogram），家庭雕塑（family sculpting）

家庭治疗（family therapy）作为心理治疗的一种形式，以家庭为对象，将关注的焦点从个体转向家庭关系，通过促使家庭或更大系统的改变而促进家庭成员的改变。家庭治疗超越了个体治疗只关注个人内在的心理冲突、人格特征、行为模式的局限，把人及其症状放在整个家庭背景中去了解并治疗。因此，家庭治疗的出现，被视作心理治疗领域的革命性变化。

第一节　概　述

家庭治疗作为一个专业术语，最早是由美国著名精神分析大师阿克曼（Nathan Ackerman，1908—1971）（如图 18-1 所示）于 20 世纪 50 年代提出的。他认为异常的人来自异常的家庭，与其说病人需要帮助不如说整个家庭需要帮助，进而提倡治疗师把治疗重点从病人的"个体"立场推展到"家庭"整体。他于 1937 年发表论文，将家庭看作社会单位，家庭成员参与整个会谈，因此，阿克曼被称为家庭治疗的创始人之一和比较正规的家庭治疗的代表，也被有些学者称为"家庭治疗鼻祖"。

在阿克曼之前，阿德勒（A. Adler）在 20 世纪 20 年代就认识到家庭与儿童和青少年问题行为有着密切的关系。他在维也纳建立了 30 多个儿童

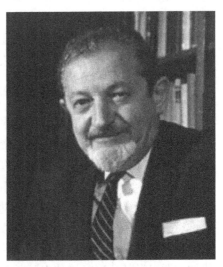

图 18-1　纳森·阿克曼（Nathan Ackerman，1908—1971）

指导诊所，并进行家庭治疗。因此，有的学者将阿德勒看作是家庭治疗的先驱。

一、家庭治疗的定义

家庭治疗是心理治疗的一种形式，它从系统、动态的角度看待问题，将关注的焦点从问题或症状转向了家庭关系，通过会谈、行为作业及其他非言语技术消除心理病理现象，促使家庭或更大的系统的改变，达到处理和消除问题或症状的目的。个体的异常心理及行为，不仅仅是发生于个体内部的过程，而且也是社会现象，受到人际系统内互动模式的影响，或者其本身就是对于系统过程的反应或干预调节。所以家庭治疗以家庭为对象，关注家庭成员的互动关系及其模式，从中寻找个体心理问题的根源，发现问题产生的家庭动力机制，从而来解决个体或家庭所共同面临的问题。

二、家庭治疗的特征

家庭治疗和个体治疗都是心理治疗的形式，是了解人类行为的方式，但家庭治疗挑战了个体治疗"以个体为整个心理范畴的中心"的基本信念，将所存在的问题或症状从个体转向了关系，通过家庭系统或包括更大机构在内的系统的改变，达到处理和消除问题的目的。虽然家庭治疗和个体治疗的最终目的都是促使个体的改变，但在治疗理念和治疗模式上存在较大差异。相对于个体治疗而言，家庭治疗的特点主要体现在以下三个方面。

1. 以家庭整体为治疗对象

家庭治疗与个体治疗的最大不同是它们的关注焦点不同，个体治疗较多地关注个人的心理结果、行为动机、性格、情感等，即使问题由他人造成，也主要通过个人心理调整进行解决。而家庭治疗面对症状行为，关注的是家庭整体，以家庭为对象，从家庭的结构、家庭成员的角色与关系、沟通情况等方面去考察症状行为产生的原因、动力，并通过调整家庭结构和家庭成员间的关系，完善家庭功能，最终实现解决问题的目标。

2. 从家庭人际关系背景中分析家庭问题

家庭治疗的另一个重要特点是采用系统观点。从系统论出发，家庭治疗认为，认识是环境的产物，要受所处的环境的影响，个体表现出来的问题不仅仅是个体的问题，还与其所处的环境息息相关，鉴于家庭在个体发展中的重要作用，家庭治疗更强调家庭结构和功能在个体思想和行为上的作用，把个体问题看作是家庭成员互动关系的结果。因此，家庭治疗虽然也考察个人的心理运作机制，但更关注个人心理背后的人际关系图景，思考家庭中的人际关系是怎样或至少部分地造成症状问题的。"标签病人"真正表达的是家庭的失衡或功能不良。虽然家庭治疗流派对症状产生的原因阐述不一，但对症状的本质以及从家庭环境的人际关系背景中寻找心理行为障碍的原因等方面，他们的观点是完全一致的。

3. 从家庭发展阶段寻找个体心理行为障碍的原因

Erik Erikson 提出的心理社会阶段论将人生划分为 8 个阶段，每个阶段对应着一种发展关键以及在这一发展关键正常或异常时出现的典型表现。受此启发，Jay Haley 于 1973 年提出了家庭生命周期（family life cycle）概念，并将其引入了家庭治疗领域。他认为："症状往往出现在家庭生命周期发生变化、中断之时。此时，症状是一种信号，表示家庭在克服其生命周期某一阶段的问题时遇到了麻烦。"Carter 和 McGoldrick 将家庭生命周期从家庭中的子女成年期开始划分，共有 6 个阶段（见表 18-1）。以下简单介绍各个阶段对应的情感发展过程，以及家庭在每个发展时期应该做出的适应性变化。

表 18-1 家庭生命周期

家庭生命周期	情感发展过程的关键	要求的变化
1. 子女成年	接受亲子分离	自我与原生家庭分化；建立亲密伙伴关系；在工作中建立自我
2. 通过婚姻建立家庭：年轻夫妇	承担新人际系统的责任	成家；调整与家庭和朋友的关系
3. 养育幼年子女的家庭	接受新家庭成员	接受父母角色；调整夫妻关系，给孩子空间；调整与原生家庭及祖父母的关系
4. 养育青少年子女的家庭	增加对于家庭边界的弹性；容忍子女的独立性	调整亲子关系，使孩子学会处理家庭内外关系；重新关注婚姻与事业；操心赡养老人
5. 子女解离、求偶、结婚	接受家庭成员离开及新成员进入	调整夫妻关系；与子女发展成年人之间的关系
6. 晚年的家庭	接受代际角色转换	保持亲密夫妻关系、功能；选择家庭及社会角色；用老年人的经验与智慧支持子女的中坚角色、空间；直面自己的后事；回顾人生

家庭随着时光流逝而发展变化，在生命周期的每一个阶段，家庭作为一个整体在功能和结构层面上都会产生一些变动。面对这些变动，家庭需要做出相应的调整，才能适应这些变动，使得家庭继续顺利发展，否则，发展就会因此耽搁或停滞不前，而且这些困难也会带进下一阶段的家庭发展中。如小夫妻初为父母，为适应新生婴儿，他们简单的夫妻关系要调整与原生家庭的关系以满足抚养孩子的需要，如果与原生家庭在抚养孩子上达不成一致，将产生问题，如婆媳矛盾。家庭生命周期的概念为治疗师提供了一个有用的、确定家庭发展阶段可预期的框架。了解到家庭发展所处的阶段，结合表现出来

的问题，就能够大致明白家庭哪些发展任务未能很好解决，并从中找到个体心理障碍的原因，明确家庭需要做出什么样的改变才能消除问题。

第二节 家庭治疗的基本理论

一、鲍恩取向的家庭系统治疗

鲍恩最初是精神分析取向的治疗师，后来成为家庭系统理论的奠基人。在精神科临床工作中，他对家庭关系的作用产生了浓厚的兴趣，在深入研究精神分裂症患者家庭的基础上，结合系统理论，他提出了家庭系统理论，并逐渐完善。他认为，情感困扰的产生与维持源于个体与他人的关系联结，家庭成员在思想、情感与行为上都与家庭系统存在关联，家庭的主要问题是情感融合，主要任务是自我分化。情感融合表现为家庭成员间情感的过度联系，它和家庭功能失调有着直接的关系；自我分化则是家庭成员健康成长的目标。另外，他非常重视家庭成员代际间的影响，上一代没有解决的问题会传给下一代，即多代传承，当然，家庭的这个情感系统也是自然系统的一部分。

鲍恩把家庭概念化为一个情绪单元、一个连锁关系网络，认为只有将家庭置于多代或历史框架中分析时，才能达到最好的理解。他提出了8个环环相扣的概念来构建其理论。

1. 自我分化

自我分化（self-differentiation）是鲍恩理论的基石。他所说的分化有两种：一种是个体自我情感与理智的分化，即个体在面对生活情境时能够不受情绪、情感的支配，独立地分析与思考。一般来说，分化程度的高低直接影响着个体的心理发展水平。情感与理智分化程度低的个体不能将理智从情感中分离出来，智力受情感影响，以致他们不能很好地进行客观理性的思考，表现出对他人及家庭的盲目依附。最为常见的两种表现是：①过度情感依附，缺少主见，犹豫不决，害怕负责任，不敢做决定；行为上表现为过分依赖他人，不敢表达自己的真实想法，认为别人是对的，害怕出错，瞻前顾后。②过分地在乎自己的看法而忽略他人和情境，表现出焦虑、易怒；行为表现为焦虑、急躁，喜欢掌控，行为专断，逆反心理强。分化程度高的个体，能够平衡情感与理智的关系，也就是说，他们既能够产生强烈的情感和自发性的行为，同时也有很好的自制力和独立思考能力，能够客观地看待事物。

另一种是个体的自我与他人的分化，这一分化使个体将自己与他人相区别，获得自我认同感，这种源自家庭起源的分化能够使人们对自己的思维、情感、知觉、行动承担起个人责任。自我分化差的人在人际层面上也常有两种表现：①过度亲密体验、过分依附他人而丧失了自己的独立性，与人纠缠在一起；行为上过度的情感依附，忽视自己的价值，在意他人的评价。②缺少亲密体验，过分展示自己的独立，而疏离他人；行为上过分自我，拒绝与他人建立亲密关系。而自我分化良好的个体，有清晰的人际边界、较高的自我价值和独立的思想，在压力情境下可以做出合理的判断和决定，同时也照顾到与他人的亲密关系，既能关注他人的需求，又不会自动化地受他人影响。

鲍恩认为，自我分化的核心是个体与其父母关系的分化，健康的个体能够不断地与父母进行情绪上的分离。自我分化程度高的人能自主地和他人发展亲密关系，也能很好地坚持自己的立场和信念，不随波逐流；而分化程度低的人往往会形成和别人的情感融合，忽视自己真正的需求，不能形成真正健康的亲密关系。

2. 三角关系

三角关系（triangles）是指家庭中如果两个人之间有冲突，产生了紧张状态，他们可能会"伸出双手"将第三个人拉进来缓解这种紧张和焦虑。三角关系不是普通的三个人之间的关系，而是一种病态关系，形成三角关系的根本原因是情绪系统产生了焦虑。如在家庭中我们会发现，父母偶尔会在孩子面前抱怨配偶的不是，这些看似是小抱怨却表现出父亲（或母亲）想与孩子结成同盟。当夫妻双方的矛盾把孩子卷入到三角关系中，孩子出现打架、逃学、越轨等异常行为，恰恰是无意中缓和父母冲突的表现。孩子把他们矛盾的焦点转移到自己身上，这样父母往往会站到统一战线上来共同解决孩子的问题。三角关系能在一定程度上暂时缓解冲突或紧张，但是问题依然没有得到解决，它只是把冲突冻结在原点，这样长时期地回避问题会破坏家庭关系的基础。

三角关系的四大基本特征：①一个平衡的两人关系因第三人的加入而出现不平衡，如孩子的出生让和谐的夫妻出现矛盾。②一个平衡的两人关系因第三人的离去而出现不平衡，如孩子上学离开家庭让过去稳定的家庭出现不平衡；③一个不平衡的两人关系因增加第三人而出现平衡，如夫妻争吵，一方与孩子结盟而出现相对平衡；④一个不平衡的两人关系因第三个人的离去而出现平衡，如存在婆媳矛盾的家庭中，婆婆离开家庭后，夫妻的关系改善。

3. 核心家庭情感过程

鲍恩认为，原生家庭中缺乏自我分化会导致与父母的情感隔离或阻断，而在自己的婚姻中又得到融合。核心家庭融合程度越高，焦虑和潜在的不稳定性发生的可能性也就越大，这样双方交往最终会引起家庭问题的出现，鲍恩把问题分为四种类型：①父母之间情感疏远。②婚姻冲突。每个人都坚持认为自己是对的，指责对方的种种毛病。③夫妻中有一方出现了身体或情感机能障碍。④将问题投射到一个或更多的孩子身上，两人关系系统扩展为三人关系系统，父母将其焦虑焦点转移到某个孩子身上，把孩子拉进来缓解他们之间的矛盾冲突。

4. 情绪阻断

情绪阻断（emotional cut-off）是指当家庭系统面临外部压力或内部冲突时，孩子往往因感受到太多的家庭压力，而试图在情绪上和家庭分离。情绪阻断是极端的情感疏远，这种阻断可以是现实的距离，也可以是心理距离，以避免与他人接触，阻断往往发生在焦虑水平和情绪依赖水平高的家庭里。孩子从小习得用情绪阻断来解决对父母依恋的问题，在他们组织新家庭后，也可能用类似情绪阻断的方式解决对配偶的强烈依恋问题。

5. 家庭投射过程

家庭投射过程（family projection process）指父母将不成熟与缺乏分化的状态传给其子女的过程。如当夫妻感情疏远时，妻子极易将自己的生活重心放到孩子身上，这种情感的投射不同于关怀，而是一种焦虑、挣扎性的关切，孩子情感上的发展也会受到这一焦虑性依恋关系的影响，发展成为一个自我分化度低的人。家庭投射过程的强度与父母不成熟的程度或未分化的程度以及家庭体验到的应激或焦虑水平有关。

6. 多代传递过程

多代传递过程（multigenerational transmission）是鲍恩理论中最独特、最吸引人的一个观点。鲍恩指出，分化程度在多代间传递，严重的功能失调是家庭情绪系统延续数代酝酿而成的。值得注意的是，鲍恩认为年长的兄姐对年幼弟妹也会有影响。

7. 出生的排行

鲍恩认为，孩子在家中的出生顺序和某些固定人格特征有关。如家庭中排行老大的比较有责任感，较为自信和有主张，对权力及权威的认同强于其他孩子。中间的孩子易被忽视，因而在成长中有强烈的被认同的需求。家中老小则是被关注、被保护的对象，倾向认同被压迫的地位。鲍恩意识到夫妻间的交互作用模式可能与对方在其原生家庭中的位置与他或她在家庭情绪系统中的特定角色和功能有关。如两个老小结婚，可能会在责任上感到负担过重；相反，两个老大结婚，可能会因为彼此都习惯作决策而导致过度竞争。

8. 社会情感过程

鲍恩在关注家庭内部关系的同时，也注意到了外部社会环境对家庭的影响。社会中的情感历程，会如同一个大的背景情境，影响所有的家庭成员。社会情感过程概念所形容的是日渐增长的社会焦虑，如人口增长、高犯罪率。此外，鲍恩还将性别、阶级与种族歧视视为不愉快的社会情感过程。

二、结构取向的家庭治疗

家庭治疗的结构模型是由米纽庆及其同事于20世纪60年代末到70年代初建立起来的，最初是米纽庆为治疗贫困家庭的问题而发展的一种理论和一套特殊的干预技术，而后发展成为结构理论，故称为结构式家庭治疗（structural family therapy）。家庭治疗的结构模型是在结构功能理论的背景下产生的，同时依据系统控制论、结构功能理论和依恋理论建立起来的。结构模型以系统控制论为指导，以家庭结构的整体性、家庭层级组织、自我调整和控制为研究重点，通过理论指导和治疗实践相结合，米纽庆发现改善家庭结构和动力进而改变个人及整个家庭，可使问题得到解决，家庭得到健康发展。

家庭治疗的结构模型认为，家庭当前存在的问题通常是因为家庭结构的缺陷和不恰当的等级关系造成的，所以应将治疗的重点放在纠正家庭的结构、组织、角色与关系上。结构模型有两个基本假设：①家庭是一个系统，整个系统由家庭成员组成，系统中的每个成员扮演着特定的角色，他们之间相互影响、相互依赖。②家庭结构是抽象的，影响和规范着家庭成员的行为。家庭内部应该存在一定的界限，清晰的界限有助于维持彼此间的分离，同时也增进对整个家庭系统的归属感。否则，家庭结构不合理，就可能会产生问题。结构式家庭治疗有以下四个重要的概念：家庭结构、家庭规则、子系统和界限。

1. 家庭结构

家庭成员彼此之间一次次互动，形成了家庭结构（family structure）。如一个家庭中父亲非常认真，常常挑剔他人，习惯性指责妻子做得不够好。孩子在父母的争吵中会介入吗？他会在何时、何地与谁发生联结呢？是远远观望、帮母亲争辩还是和父亲站在一边指责母亲抑或是其他的选择？这个模式最初可能是不稳定的，但随着数的增加，相似的模式不断地重复并固定下来，如这个儿子会和爸爸一起指责妈妈的不足。结构式家庭治疗观察整个家庭对话的历程，观察在这个历程中每个人的位置、每个人的体验、彼此之间的互动以及互动的结果。

2. 家庭规则

家庭规则（family rules）是指家庭默默遵守的潜隐规则，家庭系统通过家庭规则来管理整个家庭。如家庭成员按照彼此的期待行动，他们知道什么是被允许的，什么事情是被禁止的。这些规则无须说出口，所有的人都自觉遵照执行，如遵守时间的规定（迟到是不被允许的），节约的规则（不可以乱花钱，要节省），不能哭泣（哭泣是软弱的表现）的规则，只能做正确的决定（不能犯错）的规则，等等。依照家庭的不同规则，会产生符合家庭的不同行为，如为了符合关于"家庭只能做正确的决定"这样的规则，家庭成员在做决定时可能会显得犹豫不决，反复思考，也会提前花费时间做很多评估和调查。家庭规则由于已被家庭成员深深内化，很多时候只是自觉地遵守却很少被觉察。

3. 子系统

家庭由很多子系统（subsystems）组成，家庭按照性别（男与女）、代际（父母与孩子）、功能划分次系统，包括男人子系统、女人子系统、夫妻子系统、亲子子系统、手足子系统、祖父母与孙子子系统，一个人可以同时属于多个子系统。

4. 界限

家庭系统、次系统及个人与外部环境之间那一层无形的线为界限（boundaries）。米纽庆通过家庭界限来评估家庭的功能，适当的家庭功能需要清晰的界限。界限不清会导致各种家庭问题,其中界限僵化表示次系统与本系统很少有联结,子系统过度限制,仅允许彼此间很少的接触,处于疏离状态,看起来它既独立又孤立。如某个强迫症青年的家庭,父母和他在家庭中几乎没有任何联结,连吃饭也在各自的屋子里进行,3个人每天回家待在3个房间,各自在家庭中几乎零交流。这种僵化的界限过分地限制了彼此的关系,从而限制了情感的交流和支持。在缺少支持和理解的家庭中,这个青年的强迫症症状也不断加重。另一种是模糊界限,表示子系统与其他系统强烈地缠结在一起,过分卷入,每个人的角色是可以变换的,同时可以过度介入其他人的生活,系统中由于其他系统提供了很多保护而损害了子系统成员的主动性。如一个家庭中,夫妻关系疏离,妻子将更多的精力投注在儿子身上,过分卷入与儿子的子系统中,对儿子过分保护,产生紧密的依恋关系;有时又对儿子非常不满,大发雷霆,两个人关系纠缠在一起,使儿子的进取心和主动性受到影响,也影响儿子自信心的形成。界限是否清晰对一个家庭是否幸福影响很大。界限清晰时,家庭系统可以将家庭信息很完整地输出,也可传入新的信息进来,称为开放的系统。当界限僵化或模糊时,家庭系统既不愿向外传输信息,也对外界不感兴趣,成为封闭系统。

结构式家庭治疗师认为,家庭组织的功能失调是家庭成员症状的出现与维持的主要原因。因此,改变家庭成员症状的最有效的方式就是直接有针对性地改变家庭结构,协助整个家庭系统的发展,从而消除症状并鼓励个体的成长。治疗的目标就在于结构的改变,而问题的解决只是整体目标的副产品而已。

在传统的个人取向的治疗中,治疗师一般将个人问题视为治疗的重心,只了解与个人有关的资料,所以整个治疗的参与者只是来访者本人。然而,结构式家庭治疗认为治疗过程需要整个家庭的参与,通过改变家庭的内在结构来解决问题。在这一过程当中,治疗师扮演着一个指导性的领导角色,他们并不去解决实际问题,而是帮助调整家庭的功能,以便家庭成员能够自己解决问题。治疗师介入到患者的家庭当中,在治疗过程中要反复察觉自身的感觉、态度、与家庭的距离以及自己在更大的家庭治疗系统中所扮演的角色,通过家庭成员的反应检验自己所形成的假设和设计介入的治疗技术。

第三节 家庭治疗的基本过程

一、家庭治疗的初次会谈

初次会谈是治疗过程的关键时刻,这一阶段的主要目的是与家庭建立联结,并且能够预设是什么使得家庭当前的问题一直维持下去,以启发家庭主动地去思考。这一阶段的工作需要完成以下几个内容。

1. 介入来访家庭

建立良好的治疗关系,成功地介入家庭是初次会谈的关键和首要任务。介入

(joining）是指来访家庭成员与家庭治疗师融为一体，感到被治疗师理解、尊重和关心，介入在家庭治疗中是非常重要的，它是未来工作的基础。如果治疗师不能成功地介入来访家庭，与家庭成员建立安全而牢固的治疗关系，那么治疗师的所有努力包括评估和治疗都会受阻，家庭将不愿与治疗师分享较为敏感的信息，对治疗师的建议也会有强烈的拒绝和抵制，甚至会导致治疗中断或提前结束。

介入贯穿初次会谈的整个过程，开始于治疗之初，即家庭进入治疗室的那一刻。首先，家庭治疗师做一个必要的简短的自我介绍，包括治疗师的姓名、专业背景、从业情况等，使家庭能够了解治疗师。接着，治疗师与来访家庭进行一些简单的社交谈话，可以请家庭成员做自我介绍，也可以问他们从事什么工作，或是他们喜欢哪些娱乐活动，了解家庭成员的兴趣和成就。这既向家庭传达了治疗师对家庭成员的关心，也达到了开始正式讨论问题前的"破冰"目的，让来访家庭感到舒适自在。此外，治疗师通过简单的交流，找到与来访家庭共通的话题，这可为治疗师介入家庭创造良好的机会；若没有共同点，治疗师则需要创造共同点，让来访家庭成员有亲和、开放的治疗气氛，这对于初次会谈中治疗关系的建立很重要。

2. 强调治疗的必要设置

在简单交流之后，治疗师要向家庭强调治疗的一些基本设置，包括治疗协议、保密原则及治疗中录像等事情，一般这些事情称为"管理性"事务，它与治疗的很多内容都有关系。在处理管理性事务时，就可以发现评估甚至干预的重要机会。如一位坚持不允许录音、录像的来访者可能会在后续的评估中表现出对人强烈的不信任，这也是治疗的关键环节。

3. 确定家庭治疗的期望和目标

在初次会谈中，治疗师应明确来访者对治疗的目标和对治疗方式的预期，以确保来访家庭的需求与治疗师所能提供的帮助相统一。家庭对治疗的期望主要包括两个方面：一是对治疗的目标，期望治疗达到什么效果；二是治疗目标之外的期待，如治疗的方式、治疗的时间以及参与治疗的人员，治疗结束后治疗效果能否巩固、如何巩固等。

开门见山的提问有助于治疗师了解家庭的期望。简单有效的提问方式如下：如"我应该如何帮助你？""你们想要我为你们做点什么？""你们来这里希望得到怎样的帮助？"通常，来访家庭可能需要同时解决多个问题，这时，治疗师应了解家庭对这些问题相对重要性的看法，从而确定治疗目标。如治疗师可以对家庭成员说："由于治疗过程中每次我们不能同时解决好几个问题，只能讨论或优先解决一个问题，给你们两分钟时间，可以商量一下，在你们所提出的问题中，哪个最重要，哪个最不重要？"来访家庭可能对治疗目标没有明确概念，或无法明确指出问题所在，这时治疗师需要与来访家庭协商用几次会谈来探索和明确其问题及对治疗的期望目标。来访家庭对治疗可能会有不切实际的期望或目标，这时治疗师应先认可来访者的目标，再修订并重新确定家庭的治疗目标，以使其更切实际、更易实现。家庭成员对治疗的期望目标可能是不一致的，这时治疗师需要创造性地重新确定目标，使他们的目标能够一致或者能够结合起来，如家长的期望目标是看到他们处于青春期的孩子表现得更成熟、更负责，而孩子却期望有更多的自由空间。家长与孩子的共同愿望是他们希望孩子或自己能够顺利成为一个成人，并且在享受一个成人的权利的同时需要承担相应的责任。这时，治疗师可以就这一共同愿望与家长和孩子进行讨论，从而将家庭目标统一结合起来，即治疗师与该家庭工作的重点就可以聚焦在帮助孩子获得更多的自由和权利的同时，发展其承担更多责任的能力。

在家庭治疗中，治疗师在清楚了家庭的治疗目标和期待后，要确定自己是否适合以及能否胜任为该家庭做治疗，即家庭治疗涉及的问题是不是在自己的职业范围内，自身是否具备有效处理家庭问题所需的技巧、训练或者经验。当治疗师感到自己并不适合或不能胜任为来访家庭做治疗时，需要及时为家庭安排转介。

二、家庭治疗的进程

家庭治疗的进行在实际操作过程中会有很多变化，但是从开始到结束，家庭治疗都要遵循一个大致的程序。一般来说，主要包括三个阶段：早期阶段、中期阶段和结束阶段。

1. 早期阶段

在早期阶段，家庭治疗师的工作重点是如何将其在初次会谈中提出的假设细化为是什么促使家庭的问题一直存在，如何着手解决家庭问题，如何发现家庭需要改变的内容，并促使改变发生。家庭治疗师无论遵循何种家庭治疗模式，运用何种治疗策略和技巧，在早期阶段都会始终坚持积极介入家庭，与家庭建立良好的治疗关系，并且与家庭共同寻找问题的所在，进而寻求家庭改变的方向。一般来说，家庭治疗早期阶段主要包括以下治疗内容。

（1）界定主要冲突。高效的家庭治疗应高度关注家庭冲突的内容。在早期阶段，治疗师的首要任务是在治疗室将家庭冲突呈现出来。一般来说，主动预约、自愿接受治疗的家庭在与家庭治疗师建立基本的治疗关系后，通常会主动倾诉家庭中存在的问题或冲突。如一个因孩子存在强迫症状前来治疗的家庭，在治疗师询问家庭成员当前最想解决的问题是什么，或者是希望治疗师在哪方面提供帮助与支持之后，家庭成员就会开始描述孩子的症状，如每天上床睡觉时必须将鞋摆放整齐，鞋尖朝外，重复检查二三十遍才能入睡，非常痛苦等。而对于由其他机构（如学校、法庭等）转介来的来访家庭，治疗师则需关注家庭与转介他们来的相关机构的关系，在与家庭成员建立基本治疗关系、基本信任关系的基础上，家庭成员才有可能将家庭问题或冲突告诉治疗师。为了有效地界定家庭当前的主要冲突，治疗师需要慎重思考，家庭需做出怎样的改变才能解决与转介机构的冲突，才不会让家庭成员有麻烦。

（2）挑战无效的家庭互动。在早期阶段，家庭治疗的主要策略由建立联盟变为挑战性的行动和尝试。当家庭中被认为有问题的成员出现时，治疗师可以通过提问来直接挑战线性因果关系。如询问家庭成员：他们是怎样参与其中的？在家庭成员问题形成或处理中扮演什么角色？他们是如何反应的？如来访者说："我们家有问题的是明明，他就知道玩，一点儿也不听话。"挑战性较强的治疗师可以问："当明明不听话时，你是怎么处理的？"挑战性较小的治疗师可能会问："明明不听话的主要表现是什么？""你是何时关注到明明这个问题的？""明明不听话对你会有什么影响？"

治疗师的挑战可以是尖锐的，也可以是温和的，这主要取决于家庭治疗师对家庭的评估以及治疗师偏好的治疗风格。挑战的目的是将问题转移到家庭互动中来，而不是责备家庭成员。挑战无效家庭互动的最佳方式就是指出阻碍家庭互动的模式。一个有效的公式就是："你的 X 行为越多，他的 Y 行为越多。相应地，你的 Y 行为越多，她的 X 行为越多。"如将 X、Y 替换为"喋喋不休"与"放手不管"，治疗师可以这样向家庭提出挑战，"你越是喋喋不休，他就越是放手不管。相应地，你越是放手不管，她喋喋不休的行为越多。"

值得注意的是，治疗师在挑战家庭的无效互动时，需要做的是将家庭互动中的无效行为呈现给家庭，而不是告诉家庭成员如何做。这样做可以避免家庭的关注点从自身的问题转移到治疗师的个人建议上。如治疗师："当你没有将孩子看作一个有独立思想、独特个性的个体时，孩子就会感到很自卑、不被尊重，你无法理解孩子此时此刻的情绪与感受，孩子就会感到伤心、无助。"来访者："那我应该怎么面对，应该怎么做？"治疗师："我不清楚，你们才是解决问题的专家，你可以问问家庭中的其他成员。"同时，治疗师要注意倾听家庭成员的感受和观点，这是促进家庭改变的关键。当家庭成员自身的观点没有得到倾听或没有被理解时，他们是不会考虑他人想法的。家庭成员在自我保护和对抗的情况下，也无法长时间互相倾听。

（3）安排家庭作业。治疗师给家庭成员布置家庭作业，可以用来检验治疗的适应性，观察家庭成员是否积极执行改变措施。同时，也可让家庭成员清楚自己在问题中的角色，告诉家庭成员只需要关注，无须努力改变，建议培养新的互动关系的方法。典型的家庭作业包括：①对于将过多精力放在孩子身上，总是把孩子放在第一位的妈妈，建议她更多地为自己着想，并更多地考虑与孩子爸爸的沟通；②让爱争执的父子轮流讲自己的想法与感受，另一方只可以倾听，不允许说话，在听的时候要关注对方的言行，并在对方讲完后给予适当的反馈；③建议过度依赖的家庭成员要练习独处，并学会自己做一些事情。

治疗师在布置家庭作业时应慎重处理以下两种情况：一是避免布置容易引起家庭冲突的作业，如青春期的中学生与父母协商家庭规则；二是避免布置有讨论难度的家庭作业，困难的讨论最好是在治疗室中治疗师在场的时候进行，这样治疗师可以担任仲裁者的角色。

2. 中期阶段

治疗的中期阶段一般包括 5～10 次会谈，治疗师需要帮助家庭成员具体练习行为与关系的改变，在继续增加家庭成员对家庭问题以及治疗努力方向的认识的基础上，治疗师应将治疗的重点放在家庭成员心理与行为的改变上，让家庭成员在相互反应过程中，练习新的行为与适应模式，建立合适的处理方式。

（1）治疗的焦点是帮助家庭成员自我表达，直到相互理解。治疗师需要运用各种具体方法，鼓励家庭成员超越批评和指责，直接谈论自身的所思所想及他们的期望，并能认识到他们各自在无效交往模式中的责任，从而协助来访家庭改善个人及彼此之间的关系。治疗师应鼓励家庭成员增加互动，学会如何自我表达，如何相互理解，从而使家庭成员相信并依靠自己的力量。在这一过程中，非常重要的是，治疗师不要扮演太积极的角色，治疗师越积极，家庭成员就会越被动。试想，若由治疗师来筛选所有的交谈，那么家庭成员就不能学会自己去处理彼此之间的关系，并且只要在治疗关系中，他们就可以持续应付下去。因此，治疗师为了鼓励家庭成员之间更多的互动，需要退后一步并观察家庭互动的过程。当家庭成员谈话陷入僵局、困境的时候，治疗师不要过分干涉或批评，而应该指出问题或鼓励家庭成员继续交流。当家庭成员因过于关注家庭的冲突而表现出烦躁和抵抗时，治疗师可以通过家庭与治疗师之间的讨论以及家庭成员的内部讨论，来调节家庭成员的焦虑。

（2）治疗师要时时处理家庭治疗过程中所产生的阻力。一旦发现冲突、焦虑升级，对话变成了对抗性和破坏性的时候，治疗师要及时打断他们的交流。此外，在此阶段，家庭成员面对改变总是有一种矛盾的心态，让家庭成员放弃那些长期以来被认为是"生活"的东西时也难免会阻抗。因此，治疗师要时时处理家庭对行为关系改变、建立新的行为模式所产生的阻力，适当地调整家庭系统的平衡变化与发展，以避免"跷跷板"现象，家庭成员犹如站在跷跷板上，一边上来，另一边却下去了，即家庭中的一些成员向好的方向发展时，而另一些成员却向更坏的方向发展。

3. 结束阶段

结束阶段是完整家庭治疗过程的一个重要环节。这一阶段的工作对家庭治疗的质量有很大影响。家庭治疗师如何判断治疗工作结束的时机，如何准备治疗工作的结束，结束治疗时需考虑哪些特殊问题，这些是家庭治疗成功结束需要注意的重要问题。正如俗语所说，"好的开始是成功的一半"，也可以说，"好的结束是成功的另一半"。成功的结束在家庭治疗中有着重要的意义，主要体现在两个方面：一方面，结束可以给予家庭及家庭治疗师持续成长的力量。从来访的家庭来看，成功的结束能够巩固和强化家庭在治疗中取得的进步与收获。同时，对于需要转诊的家庭，成功的结束能够增加家庭在新的治疗师那里有良好体验的可能性。从家庭治疗师来看，成功的结束能够帮助治疗师了解自己如何能够在最大程度上帮助来访者，并建立自己的自信心和价值感。另一方面，成功的结束意味着治疗师与来访家庭关系的终止。家庭治疗师与家庭在工作过程中建立起了紧密的联结，恰当的处理、成功的结束可以帮助家庭治疗师与来访家庭更好地应对终结治疗关系带来的丧失感，并且在治疗结束后，家庭仍能维持良好的功能，继续发展与成熟。

（1）评估家庭治疗的目标收获，即对整个家庭治疗结果进行总结性评价。在帮助家庭评估收获时，家庭治疗师可以通过提问的方式，让家庭成员清楚阐述他们获得的改变以及他们认为是什么促进了改变的发生，或者请家庭成员从专家的视角审视家庭在解决问题的过程中取得的成功。这种总结性评价一方面可有助于来访家庭巩固治疗收获，增强自我依赖的信心；另一方面，也有利于家庭治疗师专业能力的提高，双方按照治疗目标及其核查标准逐项检查。来访家庭常常是从初次会谈时的问题开始回顾，并依据当前的思想、情感与行为，以及其他人的评价来介绍家庭成员的改进情况。这样的结束评估虽费时较长，但却是一种较为积极有效的做法。家庭在评估收获过程中，可能会发现某些尚存在的问题，在结束治疗前应及时进行探讨与解决。

（2）探究与结束相关的丧失感。在即将结束治疗之际，家庭治疗师与来访家庭会对双方关系产生一种被称为分离焦虑的情感。来访家庭会感到即将失去一位可以依赖的朋友或导师，并将在没有家庭治疗师支持的情况下独自面对未来的生活，因而出现或强或弱的焦虑反应，当治疗接近尾声时会产生丧失感。丧失感在社会支持有限的个体身上会表现得特别强烈，因为他们缺少可用于补偿治疗关系丧失的其他社会关系。对这种焦虑反应与丧失感，治疗师需要与家庭作一些讨论，帮助家庭明白他们因为结束治疗而产生的焦虑、丧失感和被遗弃的感觉，并不会影响家庭继续向前成长与改变的能力。

探究离别的感受，一方面帮助来访家庭建立独立处理问题的信心，另一方面治疗师要向来访家庭保证自己对家庭的友谊，并且保证治疗师对家庭是开放的，可以随时与他们取得联系或者再来访。有些家庭希望以较低频率继续治疗，不希望结束治疗。对此问题有三种观点：一是将其看成是家庭对治疗师过分依赖的信号，二是认为这是完全合理且贴近来访家庭需求的安排，三是认为应提倡延续治疗来巩固治疗效果。当家庭提出继续治疗时，治疗师应仔细评估这一要求背后的动机。一方面，这可能确实是一种依赖的表达，特别是家庭提出要更频繁地会见治疗师。通常，来访家庭生活中很少有像治疗师一样和家庭保持强烈情感联系的人，这时，治疗师可帮助家庭建立他们自己的社会支持系统，从而降低对治疗师的依赖。另一方面，继续治疗的要求并不一定都是过度依赖的信号。部分家庭希望定期与治疗师会面来维持家庭关系的健康稳定发展。对于这样的家庭，治疗就像是定期的体检一样，来访者的确希望继续成长，此时，治疗师被当作教练或是人生导师，而非危机处理者和问题解决者。因此，如果治疗是作为预防手段或者是促进家庭成长的方式，那么治疗师可以接受定期会见来访家庭，如治疗师可持续每隔三个月便与家庭会见一次，以此来促进家庭的持续成长并继续丰富家庭成员的关系。

（3）为家庭提供具有建设性的建议。治疗师要花一定的时间与家庭讨论，在结束家庭治疗后应注意哪些事情，如帮助家庭接受改变是一件"进两步退一步"的事情，如何面对家庭未来可能出现的短期的复发，需要往哪个方向继续努力以改善家庭关系，如何运用在治疗中学到的家庭治疗的理念、方法与技术去处理家庭将来会遇到的新问题，家庭成员如何善用自己的长处与潜在能力去照顾自己及家庭成员，使得家庭的改变及家庭成员的继续成长与成熟等。这些具有建设性的讨论与建议可以让家庭意识到，家庭问题可能会反复，也可能会出现新的问题，但这些都不是大问题。重要的是，经过治疗家庭有了变化，让家庭治疗师和家庭看到了希望，同时促进家庭成员产生更强的信心，能够在未来依靠自己的力量独立应对问题。

综上，家庭治疗是一个过程，是由不同步骤和阶段组成的。各阶段之间相互重叠、相互关联，形成一个完整的统一体。每一阶段各有侧重点，但它们都由治疗的目标统一起来，形成和谐的乐曲。家庭治疗师就是乐曲的指挥者，当我们深刻地理解了家庭及治疗进程，掌握了更多的家庭治疗方法与技术之后，我们在家庭治疗过程中就能更加灵活自如。

第四节　家庭治疗常用策略和技术

一、提问技术

个别治疗着重探讨来访者个人的问题，家庭治疗则关注整个家庭，主要是通过提问的方法促使家庭互动。无论是哪种家庭治疗取向，提问的作用在于能够透过来访者的症状或问题发现家庭的互动关系、互动模式，从而促进家庭成员对关系和症状意义的领悟。

1. 线性提问

线性提问是基础性提问，治疗师通过线性提问调查事情的来龙去脉，掌握有关的基本情况。如对于产生厌学症状的小明，治疗师可以询问：症状何时开始出现？之前孩子在学校的表现如何？当时家庭是什么状况？症状有何发展？期间家庭有何变化？学校采取了何种措施？等等。线性提问一般直接指向家庭表述的问题，以获取与问题相关的信息。

2. 关系式提问

来访家庭总是会集中诉说症状本身，或某一个人的问题，借助关系提问，治疗师要设法将症状问题变为一个关系问题。关系性提问的要点是抓住家庭成员诉说内容或行为中隐藏的和其他成员的关系，不从症状本身，而是从相互作用的角度发问。如会谈一开始，如果发现有重要家庭成员没有来，就可以问："爸爸怎么没来？"一下子就可能引入关系的讨论；再如父母在治疗中常常会力图表现自己能正确教育孩子，总是提示孩子要有礼貌，这时可以问："我看到妈妈好像对你总是不太满意，是吗？"又如，父母一方在讲述孩子问题时，另一方常常打断说："不对，是这样的……"可以问一方或双方："你们说话总是这样吗？"总之，关系性提问的特点就是问题总是和两个或多个人的关系有关，或者会将一个人拉进来。

3. 循环性提问

循环提问是米兰派治疗的一个特色。循环性提问着力于探索家庭关系模式。一般地，治疗师会就某一问题，询问家庭成员相互之间的情绪或感受，或者直接询问家庭成员关于彼此关系的看法。如对于上例中小明的家庭，可以询问父亲："你如何看待小明的情况？"询问母亲："你觉得丈夫是如何看待小明的问题？"询问小明："父母如何对待你的逃学？"等等。通过循环提问，治疗师得以了解来访家庭的互动规则，同时，也能够引导家庭将注意力从症状转移到相互之间的关系上，让家庭成员重新审视各自的责任及互动方式。通过几轮提问，便可勾画出一个家庭内的关系格局及其对不正常行为的影响。一般这种讨论所涉及的问题应尽量集中于积极的方面。这种看似间接的方式对于治疗师保持中立也很重要，在不直接与"行为当事人"直接对质、交锋的情况下，就可以通过别人的话语传达自己要说的意思。

4. 差异性提问

当家庭出现问题，人们习惯于关注问题症状，而忽视一些积极因素。治疗师在提问中设立有差别的对比情境，引导家庭看到症状行为出现的条件，为减少症状出现频率、扩展无症状的时间、行为和场所提供有效帮助。如对于厌学的小明，可以询问家庭：症状最严重时是什么样？在学校严重还是家里严重？学校科目中哪个是最不喜欢的，哪个是比较喜欢的？什么样的家庭环境有助于学习？什么样的情况最影响学习？通过这些差异性提问获得的反馈信息，能够反映出来访者受外部何种因素的干扰、干扰的程度以及来访者的自控情况，这不仅有助于让来访者意识到自身应当承担的责任，而且让家庭反思其能够为症状表现者创造的有益条件。

5. 假设性提问

假设性提问是对现实相反的情形或面向未来可能发生的情况所做的提问。通过假设，让来访家庭看到问题的多重角度，从而让来访家庭对解决问题产生新的思路、新的想法，促进他们反思家庭成员相互间的关系，推动家庭结构、功能的调整。假设性提问可以分为反馈式和前馈式提问两类。

（1）反馈式提问。这是对于现实相反的情形所做的假设提问。如：假如你不为孩子做那么多，你觉得孩子能做好吗？假如你能更多地关注你的爱人，你觉得情况会怎么样？这种提问，引导来访者从另外一种可能没有考虑过的角度来重新考量现在的关系模式，并暗示来访者在问题中的责任。

（2）前馈式提问。这是面向未来可能发生的情况所做的假设提问。如：如果孩子重新开始上学，你们会怎么做？假如孩子总不愿去上学，你们怎么办？或者对孩子提问：如果你总不去上学，将来怎么办？如果明天就去上学，你会怎么做？治疗师通过前馈式提问，引导个人和家庭构想关于未来的家庭关系、事务安排等，使家庭对问题产生新的可能反应，将家庭导向积极健康的新关系模式。

二、画家谱图

家谱图（genogram）是一种将家庭现实结构和关系直观化的方法，既可以用作治疗师评估家庭情况，本身也可以作为一种治疗技术。通过画家谱图，可让家庭成员产生领悟。萨提亚认为，家谱图是一种家庭重塑的工具。其实，可以用很多方式将家庭关系直观地表达出来，但为了能够共享和分析，家庭治疗用较为统一的符号及其结构方式来呈现家庭关系或结构。

1. 家谱图绘制的目的和内容

由于家族内人群有相当多的内容,如亲情关系、疾病遗传、精神疾病、物质成瘾、暴力虐待、性问题等。在制定前需要明确收集信息的目标以及方向,明确探寻内容的隐私程度,需要确定家谱图包含的代际数量,列出、整理、采访历史及现状信息,最后需要较为清晰地列举家族成员之间的亲属关系,以及情感关系。

2. 根据规范绘制图谱

家谱图的基本符号有其公认的意义,同时有规定的结构绘制方式,可以通过搜寻软件或相关范例进行系统绘制。一般来说,最年长的家族成员在上端,最年幼的在下端,如图18-2所示。

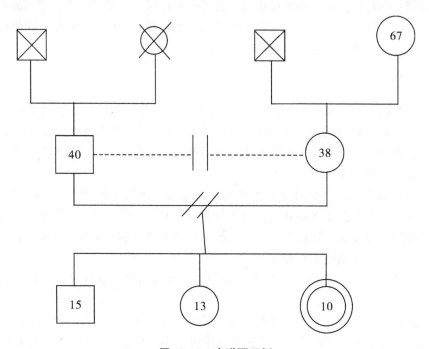

图18-2 家谱图示例

有个案如下:瑶瑶(10岁),因注意力缺陷多动障碍(ADHD)被学校建议接受治疗干预。她在班上是"破坏分子",在家里也"不守规则"。瑶瑶的父母关系一直不好,在她7岁时离异,瑶瑶有一个哥哥(15岁)和一个姐姐(13岁),目前都在读中学。瑶瑶的爷爷奶奶及外公都已经去世。爸爸(40岁)和妈妈(38岁)都是独生子女,妈妈和外婆(67岁)保持着良好关系。

三、家庭雕塑

家庭雕塑(family sculpting)是一种非语言的经验性技术,是让家庭成员将自己置于一种空间上的安排，构成一个戏剧性的场面。这个场面中，家庭成员取各自姿态，这些姿态较为夸张，然后相对静止地处于某个位置，形同一组雕塑。治疗师通常请家庭中某一个成员担任"导演"，决定每个成员的姿态和位置，所得出的场面就象征性地代表了这个成员对家庭关系的观点。每个家庭成员像一尊塑像身处"导演"的作品之中，治疗师提示他们体验自己身在其中的感知和感受，以达成对家庭关系的觉察或醒悟。

治疗师也可根据自己对家庭关系或结构的觉察，自己担任"导演"，帮助家庭成员看到他们存在的问题。如当看到已是青年的孩子还像婴儿一样依赖父母，而父母又对这样的事习以为常或享受其中，双方在这样的关系中都不舒服，可能其中某一人成了这种不协调关系的"发病者"。治疗师可能会让孩子像婴儿一样依偎在父母的怀中，甚至做出吃奶的姿势，以促成他们的醒悟。

四、模拟家庭

模拟家庭通常用来训练家庭治疗者。方法是设定一种情境，如一个精神病患者的家庭，有学员扮演模拟家庭的角色，以切身体会个中角色的关系以及这种关系对成员带来的影响。模拟家庭也可以作为家庭治疗的工具，通过模拟家庭的角色扮演，让家庭成员在某种家庭情境中去感受他们自己，有时会产生意想不到的领悟。

让家庭成员模拟彼此的行为表现，如女儿扮演她所看到的父亲，儿子扮演他所看到的母亲，母亲扮演她所认为的父亲，父亲扮演他眼中的女儿。有时，可以让有冲突的两个成员互换角色，如让爸爸演儿子，儿子演爸爸，模拟一段真实发生的冲突事件。

根据来访家庭的真实结构关系和故事设计一个剧情，由家庭成员在这个情境中扮演他们自己，所不同的是，剧中他们要假装这是发生在另外一个家庭里的故事，通过模拟，扮演者可能会体会到许多新的东西。如果有录像机则更好，事后可将他们扮演的剧情放出来，这样治疗师可和每个家庭成员共同讨论他们在戏中的表现和真实表现之间的异同及感受。

五、沟通游戏

不能进行良性沟通，是许多功能失调家庭的共同特点。家庭成员在沟通中总是发生冲突，久而久之，会形成一些固定的沟通方式，只要在一起讲话，就会不自觉地重复，不论沟通内容是什么，行为方式本身已造成不快。这样，成员在家庭中很难体会到一致性沟通带来的正面感觉。沟通游戏是让家庭成员体会一致性沟通带来的正面感受，并产生新的行为方式。

台湾学者吴就君曾发展出一个六个步骤的沟通游戏，很有特色。具体的六个步骤是：①让两个人（母亲和父亲、父亲和孩子等）背对背，彼此交流，和家庭中经常出现的一种沟通情境很相像，如父亲在看报纸或电视，孩子在做作业，父亲和孩子谈学习的问题；②让他们转过身，面对面注视对方，但不触碰对方，也不交谈；③让两个人相互注视，彼此触碰，但不许说话；④要求两个人闭上眼睛，彼此触碰，如握手，但不说话；⑤眼光接触，相互交谈，但不触碰；⑥让他们相互交谈、眼光接触、相互触摸同时进行，并试着和对方争论，但结果总是争论不起来。

在这样的游戏中，游戏者会体会到另一个人的感受，而且在相互接触的沟通中，即使观点不同也不会出现冲突。这既是一种新经验的学习，也会带来对平时家庭中不良沟通的反思。家庭治疗发展出的技术很多，一些在个体治疗中使用的技术也会被治疗师迁移到家庭治疗之中，如行为治疗中的"行为契约"等。

六、布置家庭作业

家庭作业是治疗师留给家庭的、需要在家庭情境中完成的具有治疗干预性的任务。在结束一次会谈时，治疗师与家庭一起协商，共同确定下次会谈前应当完成的家庭作业。这既是对治疗效果的巩固，也能够促进家庭的持续变化；既能够让治疗师看到家庭如何接受指导，也能够让家庭看到在家里做些改变会怎么样。不过，治疗师需要清楚掌握来访者的家庭状况，并与来访家庭建立良好的治疗关系，才能够使之得到较好的执行，否则可能引起阻抗，甚至使治疗终止。下面介绍几种常用的家庭作业类型。

1. 单双日作业

要求症状表现者或与症状表现者密切相关的家庭成员，在星期一、三、五（单日）和星期二、四、六（双日）做出截然相反的行为，使其领悟不合意的行为，并选择进步的方向。少儿的许多问题，有时更多地与其父母不当的管教方式有关，如有些父母对孩子管教过严，孩子往往性格懦弱、自卑、封闭等，这时可以要求父母在星期一、三、五继续原有的管教方式，但在星期二、四、六时，要给予孩子自由的空间，让孩子能够自己安排事务。对于成人的问题，更重要的是其自身的改变，治疗师也可以通过这种截然相反的行为促使症状表现者反思。治疗师应安排家庭成员观察并记录这种对比。

2. 善意惩罚

以善意的惩罚方式，如弹脑门、贴纸条、做家务等，直接对不合意行为或关系进行干预。如对孩子觉得母亲唠叨、母亲觉得孩子不听话的情况，可以给出双方重复次数的限额，母亲提醒孩子超过5遍，孩子可以给母亲善意惩罚；当母亲提醒孩子3遍，孩子仍然不行动，母亲就可以给孩子善意惩罚。目的不在于惩罚，而是通过弹脑门这样的举动干预原有的行为模式，促进个人反思。宋代有个叫赵概的人，南京虞城人，他每做一件好事或有一个好念头，就取一颗白豆放入一个盒子中，相反，就取出一颗黑豆放入另一个盒子中。到了晚上，他通过比较黑豆与白豆的数量来检查自己这一天里的过失和长进。起初，黑豆常常比白豆多，时间长了，黑豆渐少，白豆增多，赵概终于成为一位德高才优之人。赵概能够如此自省，超越自我，完善自我，这实际上也是一种自我善意惩罚的方法。

3. 记秘密红账

人们往往容易看到别人的缺点，而忽视了别人的优点和进步。特别是在家庭发生矛盾时，往往习惯于翻旧账（治疗师戏称为"记黑账"），结果问题越发纠缠不清。与"记黑账"相反，治疗师要求家庭秘密记录表现者的进步和良好表现，不准记录不良表现，并且只能在会谈时由治疗师当众公布；也可以私下要求家庭成员相互秘密记录对方或整个家庭成员的进步和优点。这将减少家庭对症状的过分要求，并诱导症状表现者做出合意行为以获得表扬。记秘密红账，需要有数量上的要求，如必须记满15条才能进行下次会谈。适当的压力将有助于家庭成员更努力地去发现观察对象的优点和进步之处，对于表示有困难的家庭，更要让他们明白这一作业是必要的。

4. 悖论干预

悖论干预，在精神医学词典中是这样界定的：策略性的介入处理技术或技巧，在表面上看来似乎与治疗目标背道而驰，但事实上是设计来使个体克服阻抗，促进改变或达成进步。这一技术特别适用于有抵触或抵抗的家庭，这是因为家庭治疗师假设前来求助的家庭会抵制所提供的帮助，家庭治疗可能变成一场权利的争夺，治疗师试着帮助家庭成员去改变，破坏了先前的家庭动态平衡。

在治疗中，对于有些症状，治疗师运用这种似乎有悖于情理的方法，反而能够促进问题的解决。一种方法是治疗师要求症状表现者故意保持或加重症状行为。如对于注意力容易分散的学生，让他在上课时分散注意力去观察干扰自己的事物；对于强迫性思维的症状表现者，要求他将经常思考的问题集中起来想个够；对于担心失败的症状表现者，要求他睁大眼睛坚决不睡觉。这种方法放大症状体验，有助于症状表现者的深入体悟，往往能起到"刹车"作用。另一种方法是合意的行为不让症状表现者或家庭去做，不合意的行为反而让症状表现者或家庭去做。如对社交恐惧而不愿入门的人，要求他不能出门，有时反而能激起症状表现者出门锻炼的愿望；对经常吵架的夫妻，要求他们每周定期吵架，没事吵架，有时往往能促使夫妻反思各自的不当行为。

思考题
1. 什么是家庭治疗？家庭治疗的原则有哪些？
2. 家庭治疗有哪些主要的基本技术？
3. 如何运用家庭治疗的提问技术？

第十九章　团体心理治疗

【本章要点】
1. 了解团体心理治疗的定义、类型、特点、功能、目标和原则。
2. 重点掌握团体心理治疗的作用机制和发展阶段。
3. 掌握团体心理治疗的基本技术。

【关键词】
团体心理治疗（group psychotherapy），疗效因子（therapeutic factors），精神分析团体咨询（psychoanalytic group counseling），行为主义团体咨询（behavioral group counseling），认知主义团体咨询（cognitive group counseling），会心团体（encounter group），人际相互作用分析（transactional analysis）

第一节　概　述

一、团体及团体心理治疗的界定

1. 团体及其特征

团体是两个或两个以上独立的个体通过彼此互动、互相影响而形成的个人集合体。一个有意义或有功能的团体，必须具备四个要素：①有一定规模。即两个以上的人组成。②彼此有共识。即有共同的目标、理想、兴趣、价值，志同道合，荣辱与共，共识越强，团体的凝聚力就越大。③互相影响。即成员有互动，彼此了解、关怀、支持、鼓励、欣赏、协助等属于正向互动。而彼此挑剔、责备、讽刺、挖苦、欺骗、打击等属于负向互动，团体内成员若缺乏互动，则冷漠且无生机，成员之间正向互动越多，则团体越健康越有活力。负向互动越多，则团体可能离心离德、分崩离析。④形成规范。即通过共识和互动，形成团体规范，且为大家所遵守。明文的规范如生活公约、校规、法律等。潜在的规范则是团体成员间的一种默契，包括道德、风俗、习惯等。规范越清楚，且为大家所遵守，团体越健全、稳定。

2. 团体心理治疗的定义

团体心理治疗（group psychotherapy）是在团体情境中提供心理帮助与指导的一种心理咨询与治疗的形式。它是通过团体内人际交互作用（human interaction），促使个体在交往中通过观察、学习、体验，认识自我、探讨自我、接纳自我。调整和改善与他人的关系,学习新的态度与行为方式,以发展良好的生活适应的助人过程。

一般而言,团体心理咨询是由 1～2 名领导者(leader)主持,根据团体成员问题的相似性组成团体,通过共同商讨、训练、引导,解决成员共有的或相似的心理障碍。团体的规模因参加者的问题性质不同而大小不等,少则 3～5 人,多则十几人到几十人。通过几次或数十次团体活动,参加者就共同关心的问题进行讨论,相互交流,共同探讨,彼此启发,支持鼓励,使成员观察、分析和了解自己的心理行为反应和他人的心理行为反应,从而改善人际关系,增强社会适应能力,促进人格成长。

专栏 19-1

团体心理治疗之父——普拉特

团体心理治疗的发展是针对人类在不断变化的世界中的各种社会需要而产生的。随着社会政治、经济、文化的发展和变迁,人们的适应出现许多新的特点和问题,早期的团体工作主要是协助个人适应社会的变化,最早出现在 19 世纪中期的英国。在团体治疗发展的过程中,最早尝试团体形式用于心理咨询与治疗的是英国的内科医生普拉特(J. H. Pratt)。20 世纪初,由于受科技发展水平及医疗条件限制,患者肺病缺乏有效的治疗方法,患者只能终身带病并有可能传染他人,被社会人士所恐惧、回避,得不到世人的接纳与理解,这无疑对病人是雪上加霜。因此,患了肺病长期住院的病人,情绪低落,意气消沉,心情抑郁。1905 年,在波士顿做内科医生的普拉特见此情境,将住院的 20 多位肺病患者组成了一个团体,他称之为 class,并采取讲课、讨论、现身说法的形式开展团体心理治疗。团体每周聚会 1～2 次,普拉特亲自向患者讲解有关肺病的常识、治疗及疗养方法,鼓励团体成员激发战胜疾病的勇气和信心。他还专门请几位适应较好的患者现身说法,讲述他们如何面对疾病不气馁,克服身心适应不良症状。他们以积极态度对待疾病的事实,为其他患者树立了榜样,提供了示范,其他患者从他们身上看到了希望。通过团体讨论,成员在认识上相互启发,情感上相互理解支持,消除了因患肺病而产生的沮丧情绪与消极的态度,改变了不适应的心理行为,能够乐观地面对疾病,面对现实,面对生活。普拉特的团体治疗的探索取得了成功,参加者纷纷报告自己的收获,反响强烈。因此,普拉特被认为是团体心理咨询与集体心理治疗的先驱。他的实践和尝试具有重要的开创性意义。他当年采用的治疗方法、技术目前仍在使用。例如,酒精依赖或药物依赖的"团体治疗会",由病人以本人的亲身经历与体验去勉励其他病人克服困难,去戒毒戒酒。

二、团体的类型

关于团体心理咨询的分类还没有一个统一的标准。根据团体心理咨询所依据的理论分类,有精神分析团体治疗、行为团体治疗、个人中心团体治疗、认知行为团体治疗等；根据团体心理咨询功能分类，有成长性团体心理咨询、训练性团体心理咨询、治疗性团体心理咨询；根据参加团体的对象分类，有儿童团体、青少年团体、大学生团体、成人团体等。美国团体工作专业协会（ASGW）为四种类型的团体设定了如下的培训标准：任务/工作团体、辅导/心理教育、咨询/人际问题解决、心理治疗/人格重塑（1991）。

1. 任务/工作团体

这种团体是以完成特定任务或工作为目的，目标非常明确，而非以改变个人为宗旨，通常只会面1次或少数几次。如工作团队、讨论团体、学习团体、委员会等。团体运作历程可区分为开始、转换、工作及结束阶段。成员最好少于12位而较有效率。任务完成时，团体也就解散了。领导者的角色在于使团体成员将注意力集中在任务上，并促进讨论和相互作用。

2. 辅导/心理教育团体

这种团体通常运用教育功能，预防个人或人际的困扰问题。它通常以一种不具威胁性的方式进行团体活动或讨论；内容常包括个人的、社交的、职业的、教育的信息，由10～40位功能健全的人所组成。团体领导者为成员提供不同主题的信息，然后从团体成员那里得到反馈和评论。领导者担当教育和引导讨论的角色。一般只有1次聚会。如"怎样更有效率地应对生活中的压力"，帮助参加者学会应对压力的技巧。

3. 咨询/人际问题解决团体

这种团体主要是通过团体成员的互动以促进成员的成长和改变；强调团体动力和成员间的人际关系，通过成员间的互动和互相反馈，目的在解决成员发展上或情境性的困扰，团体通常由有一般性生活困扰的人所组成，人数5～8人，不超过12人。平均进行6～16次团体活动。在团体中，成员有机会探索和发展个人目标，并更好地认识自己和他人，改善人际沟通，以及评估自身的价值观念。领导者需要广博的知识。

4. 心理治疗/人格重塑团体

这种团体通常在医疗机构进行，对象是有异常行为或严重心理困扰的人，目的是促进其心理健康。团体通常由受过临床和团体领导专业训练的专业人员带领。成员人数从2～12人不等。因为要对成员的人格和行为做深度的探索和分析，团体的开展常需要数月至数年时间。人数一般为5～8人。

三、团体的性质

1. 结构式团体与非结构式团体

结构式团体（structural group）是指事先做了充分的计划和准备，安排有固定程序的活动让成员来实施的团体咨询。此类团体有预定的目标，比较注重针对团体所要达到的目标，设计活动以引导成员参与团体学习。在这类团体中，团体领导者的身份易辨认、角色明确，经常需要采用较多的引导技巧，促进团体内互动。而成员自主性与自发性的行为相对减少。这类团体的优点是团体早期就能增加团体成员的合作，减低参加者的焦虑，容易聚焦。一般比较适合青少年，如大、中学生团体。

非结构式团体（unstructured groups）是指不安排有程序的固定活动，领导者配合成员的需要，根据团体动力的发展状况及成员彼此的互动关系来决定团体的目标、过程及运作程序。领导者常潜入团体中，身份不易被觉察，主要任务是催化、支持，多以非指导方式来进行。非结构团体也会适当运用团体活动和练习。像"大家谈"团体就是典型的非结构式团体咨询。一般适合年龄较长、心智成熟、表达能力较强的人。

2. **同质团体与异质团体**

同质团体由于成员在人格特质、教育程度、成长背景、个人经验等方面相近和相似，沟通起来比较容易，有助于成员之间的交互作用及彼此的相容性，一般适合应用在学习团体、成长团体和专业人员训练团体。

异质团体成员的经验、背景、特质、条件不同，呈现出多样性，通过成员丰富的多样性及不同的人格特质，可以互相刺激，彼此观摩学习，让团体的发展更具多样性。一般适用于治疗团体、任务团体和创意性思考团体。

3. **开放式团体与封闭式团体**

开放式团体中成员会有所变化，当团体中有人离开时，团体会同意新的成员加入。成员的随时更替可以为团体带来新的刺激，注入新的资源，但是由于彼此熟悉度不够，会影响相互的认同与接纳，团体的发展会受到影响。一般适用于主题性的研讨和工作团体，此时成员的新老重替对团体影响不大。

封闭式团体自始至终成员固定不变，彼此熟悉，信任感高、安全感强，团体有凝聚力，团体发展顺畅，团体目标容易达成。但是，由于缺乏外来刺激，创新程度会减低，凝聚力过强会导致团体思考的僵化，一般适合于需要情感度高、凝聚力强的训练团体。

4. **发展性团体与治疗性团体**

发展性团体的功能属于预防性和教育性的，比较重视知识的传授，适合于一般教育性、辅导性的团体。

治疗性团体的功能除了预防和发展，兼有治疗性的功能，一般适用于成长性、训练性和咨询团体。

5. **自愿性团体与非自愿性团体**

自愿性团体指团体成员是因个人兴趣和需要主动要求参加团体，所以在团体中成员学习意愿高，参与动机强，有心去改变自己。

非自愿性团体的成员是被迫来团体的，缺乏学习的动机，团体学习的效果不佳。例如，学习成绩差的学生或进行行为矫治的团体。带领非自愿性团体，应先尝试与成员建立互动关系，才能开始带领团体。

四、团体心理咨询的特点

1. 团体心理咨询影响广泛

个体咨询的过程是咨询员与求询者之间单向或双向沟通的过程，而团体心理咨询是多向沟通过程。对每一个成员来说，都存在多个影响源，每个成员不仅接受来自团体中每位成员的帮助，同时也可以成为帮助其他成员的力量。个别咨询情境中较缺乏这种"我助人人，人人助我"的合作、互助、分享的关系和气氛。此外，在团体情境下，成员可以同时学习模仿多个团体成员的适应行为，从多个角度了解自己、洞察自己。团体过程中，成员之间互相支持、集思广益，共同探寻解决问题的办法。

2. 团体心理咨询效率高

团体心理咨询采用"一对多"的形式，即一个领导者可以同时指导多个来访者。这增加了咨询人数，以节省咨询的时间与人力，团体心理咨询还可以符合经济的原则，提高了咨询的效益。

3. 团体心理咨询对领导者的要求高

团体咨询情境中，人际互动复杂而多变，领导者仅有个别辅导技巧是不够的，必须敏察团体的特质和动态，使用各种"催化"技巧，以发挥团体的潜力。

4. 团体心理咨询效果易巩固

团体心理咨询创造了一个类似真实的社会生活情境，为参加者提供了社交的机会。成员在团体中的言行往往是他们日常生活行为的复制品。在充满信任的良好的团体气氛中，通过示范、模仿、训练等方法，参加者可以尝试与他人建立良好的人际关系。实践的结果容易迁移到日常生活中。

5. 特别适用于人际关系适应不良的人

一般而言，个别咨询适合处理个人深度情绪困扰问题。而有些人因为缺乏客观的自我评价，缺乏对他人的信任，过分依赖或过分武断，难以与他人建立和保持良好的、协调的人际关系，这些人际关系的不适应，均可经由团体心理咨询来改善和矫正；并且，以团体咨询处理人际关系问题，通常优于个别辅导。

五、团体心理咨询的功能

团体心理咨询之所以被广泛应用，是因为它具有积极的功能。一般而言，团体心理咨询具有教育、发展、预防及治疗四大功能。这四大功能相互联系、相互渗透，在咨询过程中共同起作用。

1. 教育功能

团体咨询的过程被认为是一个通过成员相互作用，来协助他们增进自我了解、自我抉择、自我发展、进而自我实现的一个学习过程。团体咨询的过程还有助于培养学生的社会性，学习社会规范、适应社会生活的态度与习惯，以及互相尊重、互相了解、少数服从多数的民主作风，促进学生德智体全面发展。

2. 发展功能

咨询心理学强调发展的模式，它试图帮助咨询对象得到充分发展，扫除其正常成长过程中的障碍。团体方式的活动，不但可提供成员必要的资料，改进其不成熟的偏差态度与行为，而且能促进其良好的发展与心理成熟，可以培养成员健全的人格及协调的人际关系。团体咨询能给予正常学生以启发和引导，满足他们的基本需要、社会需要与自我需要，促进他们自我了解，改善人际关系，学到建立充满信任的人际关系所需要的技巧和方法，养成积极面对问题的态度，对自己充满信任，对生活充满信心，对未来充满希望。可以说，团体咨询的积极目的在于促进人的发展。

3. 预防功能

团体咨询是预防问题发生的最佳策略。通过团体咨询，成员对自己有了更多的了解，懂得了什么是适应行为，什么是不适应行为。团体咨询提供了更多的机会，让成员之间彼此交换意见，互诉心声，研讨以后可能遇到的难题及可行的解决办法，增强处理问题的能力，这可以预防心理问题的发生或减少心理问题发生的概率。同时，团体咨询中，领导者不仅能发现那些需要个别咨询的人，并及时予以援助，同时也能使所有成员对心理咨询有正确的认识、积极的态度，心理上有所准备，一旦需要帮助，能够主动求助。这也起到了预防心理问题发生与发展的作用。

4. 治疗功能

治疗是减轻或消除已经表现在外的不正常行为。许多心理治疗专家强调人类行为的社会相互作用。在团体方式下，由于治疗的情境比较接近日常生活与现实状况，以此处理情绪困扰与心理偏差行为易收到效果。

六、团体心理咨询的局限性

团体心理咨询有优越于个别咨询的地方，在咨询中有非常重要的作用。特别对于人际关系适应不佳的人有特殊用途。但任何事物都有其长处及局限性，团体心理咨询也不例外。

（1）在团体情境中，个人深层次的问题不易暴露。

(2) 在团体情境中，个体差异难以照顾周全。
(3) 在团体情境中，有的成员可能会受到伤害。
(4) 在团体过程中获得的关于某个人的隐私事后可能无意中泄露，给当事人带来不便。
(5) 团体心理咨询对领导者要求高，不称职的领导者带领团体会给成员带来负面影响。

因此，团体心理咨询并不适合所有的人。

七、团体心理咨询的目标

任何一个团体心理咨询都必须有清晰而明确的目标。对团体领导者而言，团体目标具有导向与评估作用。团体目标如同领导者带领团体时的"地图"一般，清楚了解目标是团体领导最重要的概念，也是领导者运用各种技巧的基础。例如，何时或如何切话、引话等技巧，都需根据团体目标而定，甚至在设计团体时，团体的种类、大小、聚会时间等也随目标的不同而不同。团体心理咨询的目标也为领导者提供了一把尺子，用来评估团体的效果。

相对于团体成员，团体目标具有聚焦与坚持功能。团体心理咨询的目标可以帮助成员把注意力集中到活动中，心往一处想，劲往一处使。团体心理咨询的目标同样可以使成员有更多的坚持，不为过程中的暂时困难而泄气，而是不断努力、进取，直至达到目标。

团体咨询作为一种有计划的咨询活动，为了取得预期的结果，必须有明确的目标，同时也必须遵循一定的原则，因此，领导者对团体的目标要有深刻的认识。无论哪种特殊目的的团体咨询，在团体活动过程中都会包含一般目标。具体可概括为以下6条：

(1) 通过自我探索的过程帮助成员认识自己、了解自己、接纳自己，使他们能够对自我有更适当的认识。
(2) 通过与其他成员沟通交流，学习社交技巧和发展人际关系的能力，学会信任他人。
(3) 帮助成员培养责任感，关心而敏锐地觉察他人的感受和需要，更善于理解他人。
(4) 培养成员的归属感与被接纳感，从而更有安全感、更有信心面对生活中的挑战。
(5) 增强成员独立自主、自己解决问题和抉择的能力，探索和发现一些可行而有效的途径来处理生活中的一般发展性问题，解决冲突矛盾。
(6) 帮助成员澄清个人的价值观，协助他们做出评估，并做出修正与改进。

八、团体心理咨询的原则

为了发挥团体咨询的作用，完成团体咨询的目标，获得理想的效果，团体咨询中应遵循以下一些基本原则。

1. **专业原则**

团体心理咨询是一种有组织的活动，也是一项有计划的工作，应由接受过专业培训的人员负责，事先应制订周详的实施计划。团体领导者应具有丰富的能力与经验来引导团体发展。此外对团体的效果要有客观的评鉴与记录。

2. **民主原则**

民主原则有助于促使团体保持轻松的气氛，维护团体秩序，增强团体的凝聚力。为此，团体领导者应以团体普通一员的身份，尊重每一位参加者，并参与团体活动，鼓励成员发挥自己的主动性，与他人平等沟通，共同关心团体的发展。

3. **共同原则**

团体咨询是针对成员共有的问题而组织的，因此，团体咨询进展过程中始终要注意成员共同的志趣和共同的问题，使个人与团体相互关注，保持共同的信念、共同的利益和共同的目的。例如，人际关系团体咨询活动的参加者都有想学习和他人相处的技术的共同愿望。

4. **启导原则**

咨询的根本任务是助人自助，因此团体咨询过程中，应本着鼓励、启发、引导的原则，尊重每个人的个性，鼓励个人发表意见，重视团体内的交流与各种反应，适时地提出问题，激发成员思考，培养成员分析问题与解决问题的能力。

5. **发展原则**

在团体咨询过程中，领导者要从发展变化的观点看待团体成员的问题，用发展变化的观点把握团体的过程。不仅要在问题的分析和本质的把握上善于用发展的眼光做动态考察，而且在对问题的解决和咨询结果的预测上应具有发展的观点。

6. **综合原则**

团体咨询的理论、方法、技术种类繁多。只局限于某种理论和方法往往难以使团体咨询获得满意的效果。因此，领导者应该了解各种理论和方法，根据团体咨询的任务和性质，综合选取有效的技术，以达成团体咨询的目标。

7. **保密原则**

尊重每一个团体成员的权利及隐私，是团体咨询中必须坚持的基本原则。在团体咨询过程中，团体成员出于对团体领导者和其他成员的高度信任，或者被团体真诚、温暖、理解的气氛深深感染，而把自己不被人知道的隐私全部暴露出来，从成长及治疗的角度讲是非常有意义的。但是，如果领导者或其他成员有意或无意地议论个人的隐私，会给暴露者带来伤害，也损害了团体咨询的形象。保密的原则要求领导者在团体开始时向全体成员说明保密的重要性，并制定保密规则供大家遵守，不在任何场合透露成员的个人隐私。离开团体要承诺对团体中发生的人和事不传言、不议论，保护成员个人的隐私权。如果需要研究或发表，必须征得本人同意，并隐去真实姓名，确保当事人的利益不受损害。

但保密不是绝对的，当当事人的情况显示他或其他人确实处在危险边缘时，应采取合理措施，通知有关人员或组织，或向其他专业咨询人员请教。从根本上讲，这样做仍是为了保护当事人的利益。

第二节　团体心理治疗的作用机制

团体心理咨询怎样帮助团体成员？哪些因素导致人产生改变？与个别咨询相比，采用团体的形式进行心理咨询时，团体的互动过程会出现一些独特的治疗因素，产生积极的治疗机制。

一、疗效因子

曾被美国精神医疗期刊评价为最具影响力的教科书之一，更被广大团体心理咨询与治疗专业工作者视为圣经的《团体心理治疗理论与实务》，第一章就谈疗效因子（therapeutic factors）。他认为，治疗性的改变是一个非常复杂的过程，而且是经由人类各种经验错综复杂的交互作用而产生的。这种交互作用被称为11种疗效因子。

1. 灌输希望（instillation of hope）

希望的灌输和维持对所有心理治疗都是重要的。希望不仅让成员继续治疗，而且对治疗方法的信心本身就有治疗的效果。团体领导者必须尽一切努力来提升成员对团体治疗疗效的信心。治疗师应该善用这个因子，定期提醒成员对自己进步的注意。

2. 普遍性（universality）

许多成员进入团体之前都有焦虑不安的想法，认为自己的不幸是独特的，他们有这种恐惧或不能为他人接受的问题、念头、冲动和幻想。而且，这种独特感常常因为社会孤立而扩大，使深入的亲密关系无法形成。在团体中，当听到其他成员袒露与自己相似的焦虑时，彼此会产生共鸣，看到大家的共同性，不再认为自己的问题特殊。

3. 传达信息（imparting information）

在团体中，领导者提供的教导式指引，包括心理健康、心理疾病等，以及治疗师或其他成员对生活问题所提供的忠告、建议或直接指导等，都能起到心理教育的功能。

4. 利他主义（altruism）

在团体中，成员不仅在有互相施与受的连锁关系中受惠，也由给予的行为本身得到收获。刚开始接受治疗的成员给予意愿比较低，自觉无法为他人提供任何有价值的意见。在团体初期，他们就认为自己是一个包袱，当发现自己对别人很重要时，才会振作，其自尊才会有所提高。

5. 原生家庭的矫正性重现（the corrective recapitulation of the primary family group）

大多数成员进入团体时都带着从家庭中所感受到的非常不满意的经验。团体在许多方面都类似家庭，许多团体由一对男女治疗师带领，尽可能地努力模拟类似双亲般的轮廓，成员根据其假想的世界，以与双亲及兄弟姐妹互动的方式来与领导者及其他成员互动，如依赖、抗拒、竞争。由此，团体可以提供大量具有矫治性的可能。固有的角色会不停地被探索和调整，并不断鼓励成员探索关系和尝试新行为，成员与治疗师一起解决问题，修通长久以来未完成、未处理的过去的事情。

6. 发展社交技巧（development of socializing techniques）

社会学习，即基本社交技巧的培养，是所有治疗团体中的疗效因子。在团体中，时间较长的成员会获得高度成熟的社交技巧。他们学会如何有效地回应别人，指导解决冲突的方法，他们不会主观地批评，而且会善于体验和表达同理心。这些技巧对成员将来的社会互动有很大帮助。

7. 行为模仿

许多证据显示，在团体中治疗师的示范行为会影响成员。行为模仿（imitative behavior）是一种有效的治疗力量。团体成员在团体过程中靠尝试，一点一滴地学习他人的行为，继而放弃不适用的行为。

8. 人际学习

人际学习（interpersonal learning）是一个宽广且复杂的疗效因子，它既是团体治疗的重要因素，也是团体情境中独特的历程。团体是社会的缩影，每个成员的人际形态终将在团体沟通中呈现出来，通过心理修通移情、矫正性的情绪经验，发展出辨认不适应的人际行为的能力并改变它。

9. 团体凝聚力

团体凝聚力（group cohesiveness）是团体成员被团体及其他成员所吸引的程度。有凝聚力的团体，成员会彼此接纳、支持，而渐渐在团体中发展出有意义的关系。在这种情境下，成员较能表达，即自我探索；能察觉，即统整以前不能接纳的自我；且较能与别人有深刻的关系。成员在有凝聚力的团体中提高自尊，团体成员为获得团体尊重而习得社会行为。

10. 情绪宣泄

情绪宣泄（catharsis）在治疗过程中很重要，许多治疗师都努力在团体中帮助成员释放压抑的感情。情绪宣泄是人际互动的一部分。研究表明，开放的情绪表达对团体治疗的过程极为重要。

11. 存在性因素

治疗中的存在因素包括责任、基本孤独、必然性等。Yalom 在设计相关问卷时涉及这样一些项目：了解到生命有时候是不公平的；了解到生命中某些痛苦和死亡是不可避免的；了解到无论我和别人多亲近，我仍然需要独自面对人生；了解到我必须对自己的生活方式负责，无论从别人那里得到多少指导和支持。存在治疗的重要概念是人类以两种方式来处理生存的终极问题：一种是压抑和忽视自己的生存情境；另一种是感受万事万物的存在，真诚地活着，接纳各种可能性和限制，意识到自己对生命的责任。治疗师与成员同时存在，同在是所有疗效因子中蕴含的助人力量。

二、团体的治疗性影响机制

团体咨询有四大影响机制，即在团体中获得情感的支持、尝试积极的体验、发展适应的行为、重建理性的认知。

1. 在团体中获得情感的支持

（1）情绪宣泄。每一个人在生活中都会有不如意的时候，常会有许多苦闷的心情。由于没有机会向别人倾诉，或者不能向别人透露，这些痛苦的情绪只能压抑在心中，久而久之会影响身心健康。团体咨询创造了一种被保护的环境、被理解的场所，团体成员可以将内心隐抑的消极情绪发泄出来，不但不会受批评被嘲笑，反而会得到关心与安慰。一次彻底的情绪宣泄，很可能使自己得到释放，更清楚地认识自己，不再无意义地被过去的痛苦所束缚。情绪宣泄不仅包括消极的情绪，也包括正面的情绪。比如某人有令人极其兴奋的好消息，马上告诉别人，使团体其他成员受之感染，共享喜悦，也是情绪宣泄。在团体中可以公开地表达自己的情绪与感受，与他人分享或分担是治疗的重要条件。

（2）发现共同性。心理适应不良的人常常会有一个特点，就是当自己遭到不幸、遇到困难、犯了错误时，常常自责自怨，误以为天底下就自己最倒霉、最不幸。尤其是有些内容羞于启齿，自己无法接受，加重了心理的负担与痛苦，只好在自羞自惭中折磨自己，结果严重地影响了情绪和生活。在团体咨询过程中，通过相互交流，有机会从其他成员身上发现与自己类似的经历、遭遇，共同的困难和体验，顿时会获得一种释然感，从而不再认为自己的问题是世界上唯一存在的和独特的，不再自怜自责。一种同病相怜、风雨同舟的感受使得个体放松自己，减少防卫心理，互相帮助，共同面对问题。

（3）被人接纳。一个人生活在社会上，如果不被家人、朋友等接受与容纳，就会感到孤苦伶仃、无所依托。若被人拒绝或排斥，更令人孤独、寂寞、压抑，从而导致心身疾病。团体咨询过程中，团体对成员表现出一种支持，传递着"不管你是谁，都接纳你"的信息，从而使参与者感到自己是团体的一分子而感到安心、踏实、温暖、归属。这将使成员敢于表现真实的自己。

（4）满怀希望。充满希望是有效地从事任何活动的重要因素。当团体成员抱有改善的期望参加团体咨询，本身就有积极的价值。在团体内，被他人接受、关心，可以进一步增强信心。当看到其他成员有进步时，会得到启迪；知道团体帮助其他成员解决了与自己相类似的问题，从中会受到鼓舞；当看到自己有了一点进步时，就更有信心，更充满希望。

2. 在团体中尝试积极的体验

（1）享受亲密感。有些人从小没有经历过温暖的家庭生活或体会亲近的人际关系，所以对人际关系持有消极或否定的看法和态度。这种人需要去尝试积极的团体经验，享受人与人之间应该有的基本关系。在团体咨询中，成员之间会形成很亲密的关系，可以体会到互相关心、互相爱护、互相帮助的友好情谊，从而建立进一步的信任感。在这种关系中，成员也认识到日常生活中的许多人际隔阂是如何通过团体发展而消除化解的，更增强了与他人建立良好人际关系的愿望与信心。

（2）增强归属感与认同感。在团体咨询过程中，当团体凝聚力形成并增强时，会让团体成员产生强烈的归属感和认同感。成员会明确地意识到自己是团体中的一员，要保持和团体一致的认识和评价，以团体为荣，爱护团体的形象及荣誉，并且以同舟共济的精神去应付外界。这种团体的认同感和归属感也是社会生活中非常重要的经验。

（3）观察团体行为与领导关系。有些人不习惯复杂的人际关系，不善于与领导相处，常常出现不适应行为。在团体中，我们通过团体成员间的一系列互动，观察、体会人际关系如何形成，人际沟通如何进行以及各种微妙的人际反应，各种团体的心理和行为表现，同时，从领导者的言行中体验与领导建立良好关系的作用及愉悦感，从而学习在自己的实际生活中如何参与、如何把握。

（4）体验互助互利。有些人在社会生活中因为不能肯定自己的价值而感到惶惑不安，缺乏自信，使自己失去很多发展的机会。团体咨询中，领导者鼓励支持成员之间互相帮助。每一个成员在帮助他人的过程中，会发觉自己对别人很重要，感到自己存在的价值，从而获得欣喜感、满足感和自信心。助人是快乐之本，受助是成长之源。在团体中的互助互利是一种积极的人生体验，这种体验不仅在团体中可以充分感受，而且会扩展到成员今后的生活中，使责任的承担和助人的行为继续下去。

3. 在团体中发展适应的行为

（1）提供安全的实验环境。团体就像是一个社会生活的实验室，成员在其中可以自由地进行实验，去观察、分析经由这个实验场所所表现的资料，去体会自己平常在社会环境中与人相处容易出现的问题。当成员尝试改变行为时，可以从团体中得到反馈，就地练习改变，而不会付出很大的代价。因为在这个实验室里，成员可以反复实验，不断寻找实践新行为的方式。

（2）相互学习，交换经验。对一些人而言，心理不适应的原因在于他们缺少有关生活的各种知识与资料，缺乏社会生活经验。在团体咨询中，通过讨论和交流，成员彼此之间会传递有关资料，交换各自成功的经验，提出直接的忠告与劝喻。团体领导者也可以用直接教导的方式传授知识，如沟通原则、沟通技巧等，并鼓励成员就刚获得的知识结合个人体验谈感受，使他们对人生有更深刻的思考，并拓展他们的视野。

（3）尝试模仿适应行为。有效的治疗通常包括示范和仿效。团体咨询为成员提供了一个多元的社会及角色模范，使他们可以通过团体经验进行仿效性学习。在个别咨询中，来询者可仿效的只是咨询员一个人，在团体咨询中除了领导者外，还可以有其他成员的行为可模仿、可参考。个人可以根据自己的需要和特征，有选择地寻找仿效对象。

（4）学习社会交往技巧。对每一个人来说，在成长过程中，社会性学习是重要的历程。人类的问题在本质上通常都是社会性的，是发生在人与人的交往和共同生活当中。如何透视别人的动机，了解他人的用意，如何使人喜欢接近，如何避免别人的误会，如何向人解释说明，如何拒绝别人不合理的要求，等等，都是生活在现实社会里必须学习的社会生活技巧。但有不少人缺乏这些基本而又重要的生活交往技巧。团体咨询为成员提供了机会，让他们试验和发现自己与别人交往的能力，评价个人的人际关系情况。通过团体的交互经验，成员不但看清楚自己的社交情况，还可以具体学习基于对别人的信任和关爱所发展出来的基本礼仪，以及有效沟通和融洽共处的方法。

4. 在团体中重建理性的认知

一个人的社会适应程度及心理健康水平很大程度上与他们的认知有关。片面的、错误的认知和非理性的信念往往是个体产生抑郁、自卑、焦虑、恐惧、痛苦等不良情绪的原因。非理性的信念具有绝对化、过度概括化、糟糕至极三个特征，在日常生活中是很普遍的，它影响人的行为，常常会给人带来情绪困扰，引发心理障碍。特别是对自我的非理性信念、对人际交往的非理性信念使人难以适应社会生活。团体咨询为参加者提供了一个彼此深入了解的机会，提供了客观了解他人并和自己对比参照的机会，可以使参加者更清楚地认识自己和他人，建立新的自我认同模式和对他人的接纳态度，纠正过去不良的认知，建立合理的信念。如："我并不是生活中唯一承担痛苦的人，其实生活中每个人都会有这样或那样的痛苦和忧虑。""我并不像我以前想象的那么无助，我和别人一样拥有许多可利用的社会资源。""我并不是一无是处，我也有很多他人欣赏的地方，我比以前认为的可爱得多。"

第三节 团体心理治疗的理论取向及其特点

团体心理咨询是心理咨询的主要形式之一，心理咨询的理论为团体心理咨询提供了理论基础，也为团体心理咨询的方法提供了依据。各学派的创立与发展，各有其背景与基础，逐渐形成一整套理论。了解心理咨询在不同理论指导下的团体目标、领导者的任务、团体基本技术，可以为学习者构建自己的团体咨询理论打下基础。

一、精神分析团体咨询

精神分析团体咨询与治疗是将精神分析的理论、原则和方法应用于团体成员的一种形式。其目的在于揭示团体中每个成员的核心冲突，使之上升到意识层面，以此促进成员的自我了解，认识并领悟自己被压抑了的种种冲动和愿望，最终消除症状，较好地适应和处理各种生活情境与挑战。

沃尔夫建立了团体的心理分析技术和方法，如移情、自由联想、梦以及现时行为的历史决定因素。他强调原生家庭的再创造，以及自我人格强度系统性退化的控制能力。当事人对伙伴和团体领导者的反应揭示了其与原生家庭中重要他人的关系，是一个动力学象征性的线索。这些反应虽然源自于此时此地，但其根源却可追溯到当事人的早期经验系统。分析式团体的推动作用取决于个体本我或个体自我的创造性成长。

穆兰和罗森保认为，再造当事人的家庭过程是一个"退化-重建"式的探索，即通过退回到一个人的过去来实现人格重建的目标，其特征是创造性地投入生活的社会意识和能力。他们将分析式团体视为"人生的片段"，它在许多方面重复了原生的家庭。团体领导者要了解产生于团体成员之中以及团体成员和领导者之间的各种家庭式的关系。团体领导者最好实施很少的结构性工作，而且团体是异质的，代表了日常生活的不同层面。这种异质性增加了团体作为一个缩微社会的可能性，有利于团体成员重新体验到在家庭情境中所产生的矛盾和冲突。

1. 咨询的目标

心理分析团体咨询与治疗的目标在于为成员提供一种重新体验早年家庭关系的气氛，使成员能发掘出那些影响现在行为的、被压抑的情感，促进成员提高洞察力，激发成员矫治性的情绪经验。

2. 团体领导者的任务

在心理分析团体中，领导者的任务是致力于创造一种接纳性的宽容气氛以增进团体成员的互动。领导者要有客观、温暖而不偏不倚的态度，目的是要促进成员投射与移情作用的发生。在团体中，领导者需示范简明、真诚和直率，在团体摇摆不前时，保持乐观的态度。领导者必须注意团体中的个别差异，鼓励成员自由地表达自己。当出现各种抗拒与移情现象时，领导者要解释它们的意义，并协助成员勇敢面对并妥善处理。

3. 团体基本技术

（1）自由联想。团体过程中，自由联想是鼓励成员揭示被压抑或潜意识内容的过程，以便能达到对自己心理动力更深刻的洞察。成员们常常被要求报告自身的经验，团体讨论保持充分开放，允许其他成员提出任何内容。这种方法还可以促进团体的整体性和对团体历程的积极参与。

（2）梦的解析。当在团体中公开并讨论梦时，成员对隐藏在它背后的动机和未解决的问题可以获得新的认识，从而带出有价值的领悟。讨论中，成员们还可以学习到用一种具体的方式来应对那些他们过去无法面对的情感和动机。

（3）解释。解释包括领导者的提示、认同、澄清、界定、联结、比较等具体方法。解释的目的是揭示症状背后的潜意识动机，指出成员行为中防御和逃避的成分，促使成员对其产生症状的潜意识冲突获得领悟，从而导致行为的改变。在进行解释时，团体领导者必须指出并解释行为的潜在意义。成员可运用适当时机准确地解释内容、整合新的材料，从而产生新的洞察。

4. 操作程序与方法

（1）个人心路历程的回顾阶段。了解当事人生活中每一发展阶段的需要满足情况、挫折和危机情况，寻找人格冲突和心理障碍的根源。

操作方法如下：请团体成员回顾自己过去在人格发展的每一阶段的情况，并探讨现时心理问题的联系。然后，两人一组相互分享自己的分析并交换看法。领导者对每个成员的自我分析情况进行整合，围绕下列问题展开分析与讨论：①当事人在各个发展阶段存在着哪些挫折和危机？②挫折和危机与当事人现在的心理问题有何联系？③当事人是如何处理危机的？做出了哪些抉择？④目前当事人正顺着什么方向发展？

（2）自由联想和梦的分析阶段。

操作方法如下：①通过自荐或抽签选定某个成员做示范样本，根据上一个环节对自己心路历程进行分析或报告自己的某个梦境，先由自己进行自由联想；②鼓励全体成员对其进行自由联想和随意讨论，讲出自己对那个人的第一印象；③示范后，鼓励全体成员互相进行自由联想和梦的分析，帮助他人揭示出内在的情感，减少防卫性，激发洞察潜在心理冲突的能力，对现时的问题和过去经验之间的关系产生顿悟。对于少数不愿意袒露内心的当事人，领导者可以使用当事人童年中不同时期的家庭照片进行诱导。比如说："当你看着这些照片时，你产生了哪些想法和情感？"

（3）解释和修通阶段。解释是指团体治疗者帮助团体成员指出和解释其自由联想、梦、抗拒和移情的潜在意义；而修通则是指当事人改变抗拒性和旧有的反应模式的艰巨过程。解释要注意下列原则：解释要针对当事人自己还没有明白，但他们已准备好去接受并能够接受的内容；解释应当在当事人情绪上能够接受的程度范围内，由浅入深地进行；解释要把握好适当的时机进行，时机不恰当的和不成熟的解释反而带来过度的焦虑或使当事人拒绝接受并采取更大的防卫；要注意解释的措辞和表达方式，用提问或假设的形式来组织解释更容易为当事人所考虑。

二、行为主义团体咨询

按照行为主义的观点，个体的不适应行为或各种神经症都是个体在其生活环境中学习到的错误行为，它也可以通过重新学习而被改变或使之消退。在行为主义团体咨询中，团体是训练和学习的场所。团体为成员提供更多的机会以提示和激励成员改变不适应行为，学习新行为。团体成员实施新行为而得到的强化不仅来自于领导者，也来自于成员之间的相互作用，这种社会环境的强化作用比个别行为治疗更有效。

1. **咨询的目标**

团体行为治疗的目标同样是协助成员排除适应不良行为，并学习有效的行为模式。团体行为咨询与教育过程相类似，教导成员建立有关学习方法的新观点，尝试更有效的改变其行为、认知、情绪的方法。

2. **团体领导者的任务**

在行为咨询团体中，领导者常扮演行为矫治的专家、教师或训练师角色。在团体中，领导者主动传授方法给成员，教给成员应对技巧和行为矫正方法，以便成员能在团体外进行实践。行为咨询的团体，在协助成员确定治疗目标后，将要达到的行为目标分解为具体的小目标，使用逐步改变的方式，从具体而容易改变的小目标开始较容易达到预期的结果。在团体中，领导者适当的行为和价值观将为成员提供示范。领导者还需要收集资料，对成员的问题进行不断的评估，以确定对每一个成员的治疗效果。

3. **团体基本技术**

行为咨询法的主要技术是以行为和学习原理为基础而发展出的各种具体行为咨询策略，常使用的技术包括系统脱敏法、肯定训练、厌恶治疗、强化和支持、教导、示范作用、回馈，以及各种挑战和改变认知的方法。领导者负责积极地教导，并使团体进程能遵从预先确定的活动计划实施。在团体的初期阶段，重点在建立团体凝聚力，鉴别要被矫正的问题行为；团体工作阶段需要按照成员的问题，分别使用不同的治疗策略和技术；团体结束阶段，领导者主要关心如何使成员把在团体中学习到的适应行为迁移到日常生活中去。

4. **操作程序与方法**

以自我管理行为模型为例。

步骤1：选择目标。

（1）一次确定一个靶结果目标。目标应该重要、可测量、能够实现、积极。靶结果目标包括：①所希望的表现（或消失）的水平；②预定达到目标的日期。

步骤2：监测靶行为。

（1）选择适当的靶过程目标。

（2）在实施行为改变策略之前先对靶行为进行基线评估。

（3）开始记录与过程目标有关的行为数据。注意：①行为发生后即时记录；②使用纸笔、计数器、跑表等工具记录行为；③记录行为的频数、持续时间或行为产品数。

步骤3：改变环境因素。

继续记录靶行为，一开始要避免肯定会产生不希望的行为的情境。改造情境，以便使你易于觉察自己正在做什么；限制会诱发"坏"行为的刺激；使所希望的行为易于出现;确定与失调行为不相容的那些替代行为。

步骤4:获取有效结果。继续记录靶行为,继续维持环境的改变。

(1) 区分行为结果,确定它是具有强化性质还是惩罚性质。

(2) 组织强化匹配,以使:①适宜行为及时得到强化;②容易取得强化标准;③对通过过程目标的行为制定一个渐进的强化时间表;④强化物有足够的价值或力量使之有效;⑤按一个程序计划进行强化,以产生最大的激励作用——短期的、中期的和长期的;⑥坚持用图表形式精确、系统地记录行为;⑦可以以书面形式制定一份行为合同。

(3) 承诺并写下该承诺:当不按规定行事时处罚自己(或者与一位支持者签订合同,同意放弃某样对自己有实际价值的东西)。

(4) 用物理手段诱发痛苦。

步骤5:巩固收获。

继续记录靶行为,继续评估维持环境因素的改变,维持自然结果。

(1) 建立一个有效的评估-反馈系统,以保证可以对自我管理进行调整、重新定义或改变方向,以达到和维持靶结果目标。

(2) 维持自然结果:①逐步撤销自我记录活动;②在自然环境中保持最多的改变;③维持自然的强化匹配;④逐步撤销人工强化匹配;⑤谋求社会支持;⑥应用自我管理方法于其他方面。

三、认知学派团体咨询

认知治疗团体咨询是指在团体情境下将认知疗法与行为疗法相结合,帮助团体成员产生认知、情感、态度、行为方面的改变。按照认知-行为疗法的基本观点,个体的心理障碍和行为问题产生于错误的思维方式以及对现实的错误感知。因此,只有帮助个体学会辨识并且改善这些不合理的信念、价值观、感知、归因等认知及其过程,才有可能有效地改变不适应的行为。

1. 咨询的目标

认知治疗团体的目标同样是协助成员消除非理性与自我挫败的观念,并以更坚韧、更理性的观念取代之,从而改善成员个人不适应的情绪和行为,并处理其生活中可能产生的各种不愉快事件。

2. 团体领导者的任务

团体领导者的任务是教导成员为自己的情绪困扰反应负责,协助他们辨别并摒弃导致他们产生困扰的非理性信念。团体领导者在团体过程中不断地担任解释、教导、再教育的工作。领导者的首要任务是向成员显示他们如何突破自己的困境,澄清其情绪、行为困扰与其价值观、信念和态度之间的关系,并协助成员正视并积极面对自己的非理性、不合逻辑的思想,认识自我挫败的行为和非理性信念之间的联系,教导他们如何改变自己思考和行为的模式。

3. 团体基本技术

认知治疗团体的基本技术是积极性教导。领导者通过探测、面质、挑战、强制性的指导，示范并教导理性的思考方法，团体中强调思考、驳斥、辩论、挑战、说服、解析、说明和教导、鼓励，甚至直接反驳与训诫，尽一切可能证明成员的自我言语以及对事件的看法是不合理的，然后再协助成员采用较合理而健康的方式思考。在团体中，领导者广泛使用的行为技术有角色扮演、行为研究、家庭作业以及肯定训练等。

4. 操作程序与方法

以情绪压抑、自卑、人际沟通困难的团体为例。

（1）观察行为，预演示范。领导者描述日常生活中的一些情境，如在餐馆点菜，服务员推荐菜谱时的情境，或上司要自己按照某种可能落后的方式完成一件事时的情境，或同学、同事向自己提出某项自己不愿意接受的事情等情境。请3～4名参加者分别扮演三种行为模式。请参加成员谈谈每种行为在表达方式、技巧、心情等方面的体会。让其他成员一起学习鉴别无主见行为、攻击性行为和肯定性行为三者之间的风格和后果的区别。

（2）重建认知。领导者讲解观念与行为之间联系的认知行为主义的理论，帮助参加者认知重建，了解自己的不适应行为与错误的观念之间的联系，如常见的认知障碍有："我这样做，别人会怎样想呢？""不用试了，我注定会失败。""我曾经有个很好的机会，可我竟然错过了，现在已为时太晚。"分别让参加者发表感想，不断追溯自己焦虑和恐惧的认知来源，并要求回家后记录有关思想进展的日记。指导者有选择地对日记进行点评。参加者学会以新的思维观点替代原有的功能不良性假设。

（3）自我表达训练。①第一轮训练可让每一个参加训练者轮流站起来即兴表达自己对时局或某件社会新闻（如球赛等）的见解，发言结束时其他成员均应鼓掌给予鼓励，然后请发言者闭上眼睛，其他成员用举手的方式表示是否给予通过，不能过关者下一轮再演讲一次。②第二轮训练可以让参加者对他所熟悉的某个对象进行赞扬性评价，用上述同样的方法进行评价。③第三轮训练以辩论性话题为主，将参加者按单双数随机分成正反题两组，每次两人进行辩论表演，其他人观看并以掌声给予助威。

（4）真实性检验训练。鼓励成员冒险去做一些自己原来不敢做的事情，挑战害怕、难堪的神经质恐惧感。可选择如下练习内容，例如，在校园散步时戴着耳机，任意高声哼歌曲或讲外语；在公众场合（如食堂）高声向同学询问时间或开几句玩笑；向陌生人打听某件事；穿奇装异服；等等。在做这些事情时，其他成员可以给予赞同或嘲笑类的评论，使表演者感到一点治疗性压力。然后鼓励练习者不要顾及别人的想法和反应，坚持自己想做的事情，并逐渐将在团体训练中取得的经验迁移到生活的情境中去。

四、人本主义学派团体咨询

会心团体咨询也称为交朋友小组、坦诚团体，是美国人本主义心理学家罗杰斯倡导并首创的团体咨询方法，它的理论基础是罗杰斯的个人中心疗法理论。罗杰斯深信，每个人都有一种内在的需要，以成长和提高自己，每个人都具备解决自身问题的能力和动机，心理适应不良的人也如此。团体咨询的目的不是为了治疗，而是在于促进个体的发展，包括了解自我、寻找自信心、建立协调的人际关系、促进个人成长和自我实现。为此，团体咨询在于创造一种融洽、真诚的气氛，建立一种信任、理解的关系。

会心团体咨询的目的是说服人们降低社会屏障，不受心理防御机制的阻碍，揭示自己最核心的情感，即真实的自我，以使每个成员都被其他人如实地看待，并从其他成员中得到关于自我肯定和否定的反馈，以便真正地认识自我、培育和增加自尊心，增强自我意识和责任感，改变自己的适应不良行为，体会生活的丰富意义。因此，参加会心团体的成员主要是健康的正常人或抱有某些烦恼的正常人。参加的动机多半是为了了解自己、探索自己成长的障碍，旨在改善和发展自己。所以，会心团体也可称为个人成长团体。

1. 咨询的目标

咨询的目标在于鼓励成员以此时此地的经验与感受彼此坦然会心，利用团体的互动克服疏离感，鼓励成员活在当下，使成员发展开放、诚实、自然的特质，表现出新的适应的行为。

2. 团体领导者的任务

个人中心治疗的团体领导者实质上是团体的一个催化者。领导者的角色以其本身存在的方式与态度为基础，而不是利用技术促成当事人的改变。也就是说，领导者的态度可促使当事人改变人格，而非其知识、理论、技术。个人中心学派认为，治疗者是促使当事人改变的一种工具，作为一个催化者，其功能在于建立一种治疗气氛。

3. 团体基本技术

积极倾听、感受的反应、澄清、支持、连接、摘要、分享个人经验、非批评性、与成员会心、支持与面质、肯定成员的自我决定能力、随着团体的自然发展而不试图指导团体发展等。

五、人际相互作用分析团体

人际相互作用分析（transactional analysis，TA）亦称沟通分析，是由美国精神分析学家柏恩1959年创立的一种心理治疗的理论和方法。柏恩认为："社会交往的单位称为相互影响。当两三个人或更多的人相互碰在一起时，迟早某人要说话，或者向其他人的出现致意。这叫相互作用刺激。另外的人就会说一些或做一些与这种刺激有某种联系的事，那就是相互作用反应。"相互作用分析是以精神分析原理为基础创立的一种简便易行的治疗方法，用于检查"我对你做些什么，你反过来对我做些什么"一类的相互作用；并确定在具有多重性质的人格中，父母意识、儿童意识与成人意识的哪一部分会出现，确定交往双方关系是相辅、互补，还是矛盾、冲突。相互作用分析治疗的目的是协助人们了解他们与别人互动的本质，教育来询者改变生活态度，对人际交往获得深刻的领悟力，建立自尊的、成熟的人际关系。

1. 咨询的目标

相互作用分析的理论与方法着眼于人与人之间的互动、沟通的研究，非常适用于团体咨询。相互作用分析的目的是通过分析相互作用的类型，帮助人们确立一个强有力的成年自我状态，从而促进人的成熟、成长，建立良好的人际关系。相互作用分析团体给予成员某种程度的觉察，协助成员去除与他人互动中所使用的不好的脚本或游戏，激发成员重新检视早期的决定上，能应用自己新的觉察，做出新的、有效的决定，对生活的方向做出新的抉择。在团体中，成员可以观察到他人的变化与示范，逐渐了解自己的人格结构，并学会如何与他人沟通。另外，团体可以帮助成员把焦点放在自己的早年决定上。许多人都受到有关自我价值及个人能力的早年决定的束缚，不能发挥自己的能力。而在团体中，与其他成员的互动则给他们充足的机会去练习作业并履行契约。团体中的互动使成员增加对自我与他人的觉察力，帮助他们把焦点放在生活中要改变的事情上，并能重新做出决定。

2. 团体领导者的任务

相互作用分析团体领导者扮演着教师的角色，教导成员如何去了解和认识所玩的游戏、成员沟通时所表现的自我状态，还有生活计划中自我妨碍、自我挫败的情况，发展处理人际关系的策略。

3. 团体基本技术

（1）结构分析。目的在于协助成员学习如何鉴别和分析他们的自我状态，以便能够改变他们感到僵直的行为模式。成员们意识到其父母、成人、儿童的自我状态的内容与功能，探索个人的思维、感觉与行为模式。

（2）沟通分析。TA 理论认为，沟通是来自某一个人自我状态的刺激以及另一个人自我状态的反应。三种自我状态所发出的刺激和反应形成了各种形式的沟通，主要有三种类型：①互补沟通。来自一个自我状态的信息，收到了来自另一个人特定自我状态的预期反应。这是一种符合正常人际关系的自然状态下的反应，是人们所预期的反应。这种交流，在相互影响中刺激和反应是平行的，如父母状态对父母状态，成人状态对成人状态。②交叉沟通。指当一个人发出信息后，没有得到预期的反应，相互作用是交叉的、矛盾的，这时交流就会中断，甚至发生冲突。如夫妻一方以成人对成人的状态发出信息，但另一方却以父母对儿童的状态回应。③隐含沟通。是一种最为复杂的交流方式。隐含交流总是涉及两种以上自我状态。真正的信息往往没有明确表达出来，而是隐含在另一种社交客套的交流中。这种方式不宜多用，常会引起误会和不必要的麻烦。例如，太太成人自我对先生成人自我说："你看我这新衣好看吗？"而心理却隐含着"哎呀！你整天都没注意到我的新衣服"（儿童自我对成人自我）的暧昧状态。

(3) 游戏分析。强调学习观察和理解为什么会发生游戏、它们的结果是什么、为何使人们相疏远，协助成员学习如何终止和避免游戏。

(4) 生活脚本分析。鉴别一个人的生活风格，它与沟通分析和游戏分析都有关。生活脚本有助于说明成员们是以怎样的方式获得一个脚本，以及说明他们如何运用以这个脚本为基础判断预期行为的策略，目的是要帮助成员们获得改变早期规划的机会。团体参与者被要求回忆童年时所喜欢的故事，了解他们是怎样适应于这些故事及故事怎样融入现在的生活经历。团体活动中重演他们生活脚本的各个部分，使成员了解童年时不加批判地接受的种种禁令、对这些指令的反应及所做出的抉择、现在为维持这些早期抉择所运用的游戏和骗局。团体提供支持性的机会，成员讨论、探索自己。

(5) 重新决定方式。核心是协助那些正处于儿童自我状态的成员做出重新抉择。具体做法是使他们重新体验早期情境，就像它们在现实重演一样，从而帮助成员走入他们的儿童自我状态，并从那一角度出发做出新的决定计划。做法按团体阶段不同来实施。

4. 操作程序与方法

(1) 团体初期阶段。先建立良好关系，取得信任，愿意说出问题；然后审查成员有关改变的实际契约，强调的重点放在成员现在要采取行动做一些能够促成改变的事。

(2) 团体的工作阶段。在完成契约后，进行游戏与分析，主要是了解如何支持和维持痛苦的经历，使他们为自己承担责任。领导者创造团体气氛，使成员迅速意识自己的行为和想象怎样维系长期的不良情绪，激励他们发现替代性的选择。

(3) 团体后期阶段。一旦从儿童自我状态重新做出一个抉择，团体成员们会发现当事人的声音、躯体和面部表情的变化。成员被鼓励在团体中报告新经验替代旧经验的故事，通常接受团体支持新抉择的语言和非语言的抚慰。最后激励成员把团体情境中的改变转换到他们日常生活中去。

第四节　团体心理咨询的发展阶段

团体运作是一个很复杂的过程。团体从形成到结束往往要历经几个发展变化阶段，这些阶段是贯穿团体辅导全过程的连续体，了解团体带领的发展阶段，对团体领导者与团体成员均具有重要的意义。

一、团体初创阶段

1. 团体初创阶段的任务

这一阶段团体成员最重要的心理需求是获得安全感。领导者的主要任务是使协助成员相互间尽快熟悉，增进彼此了解，澄清团体目标，订立团体规范，建立安全和信任关系。这是团体进行下去的前提条件。

2. 成员的反应

一开始，互不相识的人为了参加团体心理咨询而走到一起来了，一方面很想知道团体其他成员的背景、问题；另一方面又会有点恐惧或是焦虑，怕不被人接纳，又怕在他人面前出丑。在这一阶段，有些成员因担心自己的言行不会被他人接受而小心翼翼。有的成员会故意表现出令人不快的言行；试试到底团体里气氛是否安全，考验团体是否能接受他所有的行为和情绪。有时候，团体还可能会出现一阵沉默、尴尬的气氛，这是成员在思索问题、寻找方向的表现。

3. 团体契约或规范的建立

团体初创阶段一项重要的工作是建立团体规范，成员通过讨论提出，并严格遵守，这是团体咨询活动顺利进行的保证。规范内容一般包括：

（1）保守秘密。在团体活动中，成员应该尽量敞开心扉。但在团体活动中了解的信息必须保守秘密，今后不传播、不评论。团体外不做任何有损成员利益的事。

（2）坦率真诚。团体活动中，成员应以坦率、真诚、信任的态度相待，不掩饰自己的真情实感。对他人的表露提供反馈。

（3）不与外界接触。团体活动期间，把注意力集中到此时此地，尽量少与外界接触，以免影响情绪，干扰活动。如打电话、听广播、看报纸、欣赏音乐等。保证参加所有活动。

（4）避免与少数人交流。活动中应尽量争取机会和团体内每一个人都有交流的机会，避免只与自己喜欢的人交流。

4. 初创阶段的方案设计

这一阶段的活动应该是比较简单且容易让成员互相认识的游戏或活动。领导者在选取时，最好选自己比较熟悉的，对其运作及可能发生的状况有所掌握的活动，以便顺利地带领成员投入活动。活动进行期间要让成员有轻松的感觉。活动一般可以分为静态讨论问题为主与以动态活动为主两类。初创阶段的活动应以加强成员之间的认识和沟通为主，使成员建立信任的关系。这一阶段常采用的活动有非语言式的交流形式，也有语言交流形式。随着活动的逐渐深入，成员的关系也由表及里、由浅入深，相互认同、相互信任，慢慢形成相互合作的团体气氛。

5. 开始团体的具体操作

以下介绍六种团体初创时期开始团体的做法。咨询师可以根据自己所带团体的特点参考。

（1）先对团体的目的及性质做开场白后，团体成员相互初步认识。此模式最常用于心理教育及任务或工作团体，有时也适用于治疗性团体。

（2）一个详细的指导说明，并将有关此次团体事宜说得十分清楚，接着就进入团体的内容，通常为较工作取向的团体，以协助成员进入工作状况。

（3）开始时简短地介绍团体的性质，进一步说明团体的内容，较适合于任务、工作团体，于第一次聚会时互相交换意见，并清楚团体的目标及认识成员。

（4）开始时，先以简短的团体介绍，进而把团体分成两组，讨论团体的目标，再回到大团体分享及讨论，可以增进成员讨论机会。

（5）先对团体做简单介绍，进而让成员完成"语句完成形式问卷"。此问卷的目的在引导团体成员把焦点专注于团体的目标，此方式适用于工作或任务导向的团体、心理教育性及咨询治疗性团体。

（6）先进行一个介绍性练习，而练习的项目中最后一项是团体成员对此团体目标最大的期盼，此种方式不仅帮助团体成员介绍自己，并可将焦点投入团体的目标。

二、团体过渡阶段

1. 过渡阶段的任务

这一阶段团体成员最重要的心理需求是被真正接纳和有归属感。团体领导者必须面对并处理的任务是：创造一个有利于建立信任感的环境；处理成员的焦虑与期待；清楚团体的负面情绪和冲突；了解并指出成员冲突的真实寓意；在接受成员挑战时树立不防卫的行为榜样；减少成员对领导者的依赖；加强成员个人的责任感；引导成员直接而有效的面质；鼓励成员表达他们对团体的感情和反应；帮助成员更深一层地表达个人心理的反应，使团体进步到彼此有效地建立成熟关系的阶段。

2. 成员的反应

在团体发展的过渡阶段，团体中会出现各种不同形态的抗拒心理，团体成员的焦虑程度和自我防卫都很强。此时，成员的矛盾心理比较普遍，一方面担心自己不被他人接纳，想追求安全而把自己包裹起来；另一方面又想冒险说出自己心中的话而跃跃欲试，并企图找出自己在团体内的位置。他们通过互相探索、解决矛盾，互相适应来找出他们在团体内互相间的关系。对于团体领导者，成员也会仔细审视是否值得信赖，甚至公开挑战，以试探领导者能否适当处理问题。

3. 过渡阶段的方案设计

这一阶段的活动应该是增进团体成员之间的信任，加强团队合作。团体领导者必须冷静沉着面对，主动、真诚而积极地关心每一个成员，协助他们了解自我防御的行为方式及处理冲突的情境，鼓励成员谈论与此时此地有关的事情，说出内心的话，学习接纳自己和他人，建立支持和接纳的气氛，协助他们成为团体中独立自主的一分子。

4. 焦虑与矛盾冲突的控制

团体转换阶段的焦点问题是成员的焦虑和心理防御行为的不断增加。这些负性情绪与行为将会被随后而来的各个阶段的真诚袒露和信任感的建立所替代。通常，成员通过对自己或团体陈述或询问的形式来表达他们的焦虑与抗拒。一般来说，成员的焦虑产生于害怕让别人在超出一般公众认识的程度上认识自己，或害怕遭遇他人的批评和误解，或产生于需要更多的组织结构，或源于缺乏对团体情境中的目标、规范以及所希望的行为的明确认识。领导者要善于识别出成员的这些焦虑反应。

比如：①我想知道这些人是否真正了解我，他们是否关心我。②我在这里公开袒露自己到底会有什么好处。即使它真的有益，那么当我在团体之外尝试做同样的事情，它也同样奏效吗？如果我失去控制又将会怎样？③在这里我能在多大程度上接近其他人？④我能在多大程度上对这些人公开我的情感和心理世界？

矛盾冲突在团体的转换阶段扮演着中心角色，成员可能对他人采取相当批评性的态度，却不愿意去知道别人对自己的看法。转换阶段是一个团体成员之间和成员与领导者之间，争取权力并建立一种社会等级秩序的时期。控制是团体转换阶段非常突出的核心问题，这种控制在团体中经常表现为竞争、敌对、运用各种手段谋求利益、争取领导地位、频繁地讨论决策和责任分派的程序。

对焦虑与矛盾冲突的控制有以下两种方法。

首先，领导者与团体成员要充分认识到这些矛盾冲突存在的客观性和不可避免性。领导者要承担识别引发负性情感的团体行为的主要责任，这些常见的团体行为包括：①成员保持冷漠，隐藏在一种观察者的面具背后。②成员产生过多的言语行为，以询问、建议的形式，或是以干扰他人来跳开原来的主题，主动地干预团体的历程。③支配整个团体，讽刺挖苦、贬低他人所付出的努力，要求他人注意自己。

其次，要采取合适的方法解决这些矛盾与冲突。对于此时此地事件的重要感受的第一次表达，往往与对其他团体成员或对团体领导者的负面态度有关。表达负面情感是检查团体自由度和信任度的一种有效方法，团体成员会通过"当他们并不友善和蔼时，在多大程度上被接受"这样的测试，来考察这个团体是否一个能表达不同意见、产生并表露负性情感以及体验人际冲突的安全场所。

5. 向工作阶段过渡

随着团体成员彼此互动，尊重和接纳增加，团体形成共识，凝聚力增强，成员获得更多的满足感和更多的活动参与积极性。此外，成员也会发现个人的行为主动权掌握在自己手上，只有主动改变自己的行为，才能改变自己的生活。对团体过程中自己所承担的责任也会更加明晰，并愿意主动利用团体来达到自助和互助的目标。团体领导者的任务是协助成员认识个人行为的主动权，体验和建立责任行为，鼓励成员彼此尊重，在团体中学习做求助者，也做助人者。

三、团体工作阶段

1. 工作阶段的任务

这一阶段，团体领导者的主要任务是协助团体成员解决问题。领导者不仅要示范，而且要善于用团体的资源，在充满信任、理解、真诚的团体气氛下鼓励成员探索个人的态度、感受、价值与行为，深化对自我的认识；将领悟化为行动，进一步增强成员之间相互支持和帮助，鼓励成员尝试新的行为。

2. 成员的反应

团体成员最主要的需求是利用团体解决自己的问题。团体发展到这个阶段，团体凝聚力和信任感已达到很高的程度。成员充满了安全感、归属感，互相接纳，互诉衷肠，开放自我，表露出更多的个人资料及其生活中问题，并愿意探索问题和解决问题，即成员彼此谈论自己或别人的心理问题和成长体验，争取别人的理解、支持和指导。利用团体内人际互动反应，发现自己的缺点与弱点、存在的不足，努力加以纠正。同时也表现出真诚地关心他人的行为。成员从自我的探索与他人的反馈中尝试改变自己的生活，并得到其他成员的支持、鼓励。此时的领导者也必须开放自我，分享其他成员的感受，并设法使成员在团体进行过程中集中注意力，朝向团体目标和个人目标，做有益的改变。把团体作为实验场所，练习改善成员的心理与行为，以期能扩展到现实社会生活中。

3. 工作阶段的方案设计

这一阶段采取的团体活动形式和方法因咨询目的、问题类型、对象不同而不同。有的团体主要采取讲座、讨论、写体会、写日记等形式，有的团体采用自由讨论的形式，有的团体主要采用行为训练、角色扮演等方法，有的团体则采取一系列活动的形式。比如，由神经衰弱者组成的团体，通常先由领导者系统讲授有关神经衰弱的知识，然后成员通过深入讨论，认识病情、分析原因、寻找解决对策。成员主要通过讨论交流，彼此沟通，达成共识，从他人身上领悟自身的问题，从他人的意见中得到启发。最后通过写体会深入思考探索，确立信心，写出改进办法。发展性团体大多通过一些有趣的活动。比如自我探索、价值观探索、相互支持、脑力激荡等活动，以及活动后的交流分享来帮助团体成员成长。

4. 团体凝聚力与团体效能

团体工作阶段的一个关键性因素就是团体凝聚力的形成。所谓团体凝聚力（group cohesiveness），是指团体成员与领导者共同努力采取行动而形成团体整体感的结果。它是团体目标活动的心理结合力，包括团体的吸引力、满意度、归属感、包容度和团结感等指标，它也是团体成功的必要条件，为团体提供向前发展的动力。

团体凝聚力是团体中的一个基本的治疗因素。凝聚力是一个团体建设性成果的重要决定要素，注重现时问题的团体几乎总是很有活力和凝聚力的，而那些成员只是谈论与现时无关问题的团体，很少会发展出很大的凝聚力。

一个具有高凝聚力、富有成效的工作团体通常会具备如下典型的特点：

（1）着眼于此时此地的问题解决。成员学会了直率地讨论他们在团体活动中所感到和所做的事，愿意进行有意义的彼此交流和分享。他们互相交谈，而不是谈论对方。他们更注重于团体中所发生的事情，而不是团体以外的人的经验。

(2) 团体成员更加充分地确定自己的目标和关心的问题，并学会愿意自我承担责任。

(3) 团体成员愿意在团体之外工作和实践，以实现行为的改变。他们能够认真完成家庭作业，愿意将自己在实践新的思想、行为和感受方式中所遇到的任何困难，带到团体聚会中来讨论。他们愿意努力在日常生活情境中整合情绪、行为和思想，能够更好地监控自己是否仍以过去原有的方式进行思考和行动。

(4) 大多数成员感到自己被团体所包容。那些不太活跃的成员知道他们是被欢迎参与的，而他们缺乏参与的行为表现并不会阻碍其他成员从事有意义的工作。那些一时难以体验联结或归属感的成员，可自由地将这个问题带到团体聚会中，成为有效工作的一个焦点。

(5) 团体似乎成为一个交响乐团，成员彼此互相倾听和共同从事有成效的工作。虽然成员可能有时仍会寻求领导者的指导，但他们也往往会主动引导自己向想要发展的方向前进。

(6) 团体成员不断评价他们对团体的满意度，如果他们看到团体活动需要改变的话，就会采取积极的步骤做出调整。在一个有成效的团体中，成员能够认识到在所获得的成果中也有他们所付出的一份力量。如果他们没有得到想要的，通常也会觉得至少为别人做出了贡献。

四、团体结束阶段

1. 结束阶段的任务

这一阶段团体成员要面对自己的团体经验做出总结，并向团体告别。领导者的主要任务是使成员能够面对即将分离的事实，给予成员心理支持，并协助成员整理归纳在团体中学到的东西，肯定成长，鼓舞信心，将所学的东西应用于日常生活中，使改变与成长继续，使团体心理咨询画上一个圆满的句号。过于仓促或过于拖拉的结束都会影响团体心理咨询的最终效果。

2. 结束阶段成员的反应

在这团体咨询的最后阶段，由于分离在即，一些成员心中充满离愁别绪，同时想利用最后的机会表露自己希望、害怕的情绪，以及对别人的观感。领导者要把握好这个机会，处理成员心中的离愁，为分别做好心理准备，并认真总结整个团体过程，并协助成员做出个人的评估，鼓励成员充满信心去面对生活。

3. 结束阶段的方案设计

这一阶段常采取的活动有总结会、联谊会、反省会、大团圆等。通过前几个阶段的互动，原来互不相识的人已成为朋友，团体气氛和谐亲密，情绪高涨，身心放松，心情畅快，相互信任。在这种气氛下，离别多少都会有些伤感。因此，需要安排好结束。团体结束后,也可以在必要时召集成员重新聚会,进一步交流,了解团体心理咨询的实际效果。

第五节 领导团体的基本技术

一、团体心理咨询师的角色

1. 领导者的角色

团体心理咨询中,领导者的角色是显而易见的,他必须利用自己的知识和技巧使团体成员发挥他们的能力,实现他们的个人目标。为此,他要设计一套团体心理咨询的计划,提供适当的学习机会,控制整个情境,为团体成员建立行为模式,促进意见交流,让成员尽量表达他们的思想、情感和意见。在团体心理咨询过程中,团体领导者始终是个舵手,把握着前进的方向。具体工作包括活动前的动员,活动中的启发、鼓励、引导,活动结束时的总结,事后的效果追踪、反馈等。

2. 调解员的角色

团体心理咨询过程中,团体成员之间在沟通上可能产生矛盾,甚至引发冲突;个别成员不遵守团体规范现象也可能出现。这时,领导者就要做一个调解人,去协调这些矛盾和纷争。只有妥善处理好这些矛盾,团体才可能顺利发展。

3. 教育家的角色

团体心理咨询中,领导者常常担当教育工作者的角色。在必要的时候要像老师一样为团体成员讲授新的概念、理论与方法,提供新信息,介绍新价值。同时,他还要以身作则为团体成员作示范,以适当的行为为团体成员提供模仿的榜样。

4. 好朋友的角色

团体心理咨询中,成员之间的互相依赖非常重要,而这种依赖感的产生要靠领导者自身在团体中的表现。团体领导者切记自己并不是一个控制者,也不是团体的主角和团体所有动力的来源。虽然他承担指导任务,但同时他也是团体一个成员,应该与其他人一样积极地参与互动。因此,领导者需要常常把自己当作团体内一个普通成员,认真地专心聆听他人的表达,专心地观察成员的一举一动,全身心地接受,而不妄加评判。在必要的时候做真诚的自我剖析,让成员了解自己。在这种互动中,领导者是团体成员的知心朋友,这种平等的、依赖的、尊重的、亲密的、融洽的气氛,能使团体成员减轻自我防卫心理,真实地表现自己、安全地探索自己。

5. 治疗师的角色

在团体心理咨询过程中，领导者常常是团体的代理人，代表团体的整体利益去和外界打交道。比如，团体心理咨询在某地青年之家举办，团体成员在此期间的生活、活动需要当地有关部门的支持，如活动器材、活动场地等；团体需要外出访问时，领导者要出面联络，因而领导者就成了团体的总代表。

6. 应处理好的三对角色

有时，团体心理咨询过程中，团体领导者的角色是相互矛盾的。中国台湾蔡坤荣和王淑卿认为，成长团体的领导者有三对角色必须处理好。①团体领导者必须扮演专家的角色，而且也需要是成员的角色。②团体领导者必须扮演"局外人"的角色，也必须扮演"局内人"的角色。③团体领导者既是团体中的中心人物，又要做到以团体成员为中心。这三对矛盾的角色说明在团体咨询过程中领导者的角色所具有的多样性与矛盾性，他所处的情境是非常复杂的，要把握好并非易事。

二、团体过程中领导者的职责

1. 注意调动团体成员参与积极性

领导者应积极关注团体内每一个成员，认真观察他们的心态变化，激发成员大胆表达自己的意见、看法，鼓励成员相互交流，开放自我，积极讨论，引起大家对团体活动的兴趣。

2. 适度参与并引导

指导员应根据团体的实际情况，把握自己的角色，发挥领导者的作用。在团体形成初期，成员相互尚不了解，团体气氛尚未形成，领导者要以一个成员的身份参与活动，为其他成员做出榜样。当引导成员开始讨论共同关心的问题时，领导者应注意谈话的中心及方向，随时适当引导。对不善于表达的成员给以适当的鼓励，适当制止过分活跃成员的言行，始终把握引导团体活动朝向团体心理咨询目标方向发展。

3. 提供恰当的解释

团体心理咨询中，当成员对某些现象难以把握或对某个问题分歧过大而影响活动顺利进行时，领导者需要提供意见、解释。解释的时机和方式因团体活动形式的不同而不同。比如，在以演讲、讨论、总结形式活动的团体内，领导者可在开始时就成员的共同问题进行系统讲授。在提供解释时应注意表达简洁、通俗易懂、联系实际、深入浅出，避免长篇大论和过分专业化。同时，整个咨询活动中的解释应适度，以免影响成员的独立思考。

4. 创造融洽的气氛

团体心理咨询过程中，领导者最主要的职责之一是创造团体的气氛，使成员之间互相尊重、互相关心，使团体充满温暖、理解、同情、安全的气氛，在这种气氛中，团体成员可以真实地、毫无顾忌地、坦率地开放自己，在成员彼此互相接纳的气氛中获得成功。

三、领导团体的基本技术

1. 积极倾听

积极倾听（active listening）是指领导者要听到团体成员说话的内容、声音和肢体语言的信息，更要让谈话者感觉到自己的讲话正在被领导者关注。对于领导者而言，积极倾听既是一种友好的态度，也是一种清楚觉察人际信息的能力。有经验的领导者不但要倾听团体发言者表达的内容，而且也必须尽力听到所有团体成员的心声，即使对于沉默的成员，领导者仍希望尽可能觉察他们的想法和情绪体验。领导者往往使用扫视团体的非语言姿势，去觉察成员的面部表情和身体移动的状况。

2. 反映

反映（rejection）是指领导者以重复方式来传递对团体成员说话的内容和情绪体验的了解。反映可分为内容反映和情感反映。内容反映要求领导者将谈话成员的主要言谈、思想加以整理后，再反馈给当事人，以使其有机会再次来剖析自己的困扰，重新组合那些零散的事件和关系，深化谈话的内容。情感反映要求领导者将成员的语言和非语言行为中所包含的情绪、情感内容整理后反馈给当事人，以协助其觉察和接纳自己此时此刻的感受。反映技术可以有助于良好咨询关系的建立和发展。

反映的目的在于：一是协助说话的成员对自己所表达的想法和感受有更深入的觉察，二是让说话者感觉到领导者愿意了解的态度和能够了解他的感受的能力。在带领一个团体时，领导者可以针对个别成员、几个成员或整个团体成员来使用反映技术。举例如下：

阿雄：找工作对我而言很困难！我讨厌走进一个会让自己感觉像在乞求别人施舍的地方。

阿霞：对！我也这么觉得！有时我宁可呆在家里，我一想到必须面对那些傲慢的接待人员，我就害怕。

领导者：你们两位似乎谈到找工作最辛苦的事情，就是必须面对那种在人之下的卑微的感觉。

3. 澄清

澄清（clarification）是指领导者协助成员清楚觉察自己的叙述。领导者可以借助发问、复述和利用其他成员来实现澄清的目的。领导者运用澄清技术的意义在于：①可协助成员搞清楚自我表达的目标所在。②可使团体其他成员积极参与团体讨论，对团体产生兴趣和活力。③有利于确定团体内的有效沟通，混乱的信息如果没有及时而适度地澄清，将使团体产生挫折并使团体能量枯竭。举例如下：

阿华：我想要一只狗，但我妈妈就是不同意！我知道那是为我好，她说我不会好好照顾它，就像我以前照顾那只可爱的小猫一样！可是那时候我只有7岁呀，现在我已经13岁了。如果我现在拥有一只狗的话，我肯定在学校的表现会更优秀。我真的希望妈妈对我不要这么吝啬。

领导者：有没有人能了解阿华对妈妈以及宠物这件事的感觉？

阿真：我可以！阿华有时会感到孤单，她觉得有只宠物做朋友能帮助她；若有一只可爱的小狗，她就有了谈话和游玩的好伙伴，能使她觉得好些，而且会使她在学校的表现更好些。她认为妈妈吝啬，但是我认为她其实知道妈妈不是吝啬，她只是不想照顾这条狗，她可能像我的妈妈一样，觉得照顾小孩就已经足够了。

领导者：阿真，听起来好像是这样的！阿华，你觉得如何？

4. 面质

面质（confrontation）是指领导者指出成员存在于各种态度、思想、行为之间的矛盾。面质的意义不是要告诉成员做错了什么事情，也不是领导者向成员表达自己不同的观点的机会，而是向成员直接指出其存在的混乱不清、自相矛盾、实质各异的观点、态度或言行。面质分为三种类型：①成员的现实自我与理想自我的差异；②成员的思维、情感与实际行动之间的差异；③成员自己的体验与成员的领导者对其体验印象的差异。举例如下：

领导者1：你总是取自于团体，却从未给过你自己的任何东西。（批评消极性面质）

领导者2：我观察到你很少在团体中发言，我很想听听你发言。我想知道是否沉默对你来说很合适，或者是否你很愿意再说点什么。你是否觉得有什么东西妨碍着你表达自己的感受和想法？（建设性面质）

5. 概述

概述（summarizing）就是领导者将团体成员的口语叙述、情绪感受和行为进行分析综合，以整理过的形式向成员表述出来。概述可以看成是一个谈话主题或一次团体活动的总结。概述的重要意义在于：①给成员或当事人一种运动感，感到在探索思想、情感以及问题原因方面取得的进展；②给成员或领导者对前一段会谈内容有一个重新审视的机会，成员通过这次自我审视也许能更好地认识自己，或得到补充的资料，或得到反馈以确定领导者是否准确地理解自己；③概述往往构成团体会谈的一次单元式，给予成员和领导者一个喘息的机会；④聚焦讨论的焦点，使团体讨论的主题更加突出，防止团体讨论的观点过于宽泛和重复。

布拉默认为，领导者使用概述技术时需要注意的是：①领导者要留心成员谈话时所涉及的各种主题和情绪性的流露。②将关键性的观念、情感的基本意思加以综合，用概括的语句表达出来。③防止增添新的东西。④确定是否需要做出概述，或请团体成员来做概述，明确做概述的动机和欲实现的意图。概述可以用于团体的开场，尤其是当上次团体尚有未完成的任务，或部分成员有强烈的兴趣持续这个主题时；也可以用在某次团体结束阶段。举例如下：

领导者：到目前为止，我们谈到一些有关想要在生活中所做的改变。阿雄和阿文都谈到工作的改变；阿蓝说想在某些主要方面改进与丈夫的关系。另外，有些伙伴说他们想回学校。阿丽，我想那是你；其他的一些人则希望能更快乐。现在我希望你们每一个人都花5分钟时间仔细想一想自己所盼望的改变是什么。为了得到自己想要的，现在必须放弃些什么。

6. 微型演说和提供信息

微型演说（mini-lecturing）是指在带领团体的过程中，领导者需要针对某些主题做3～5分钟的小型演说，来帮助团体的焦点集中、深入，或协助成员解答其心理困惑。成功的微型演说的关键点是简洁明了地提供新而有趣的信息。一个有经验的领导者的微型演说往往会做到言之有物、生动有趣、切题，具有很强的针对性，而且充分考虑到了团体的性质。

提供信息（giving information）是指领导者针对团体成员所关心的问题提出建议，给予指导性或参考性的信息，协助成员思考其问题和做出决策。信息提供技术旨在使成员从领导者那里以及团体讨论中学习资讯和经验，通过领导者的简短评论，领导者可以将适宜的信息或忠告提供给成员。需要指出的是，过多地提供信息或忠告将会阻碍当事人独立性的自我发展。举例如下：

这是一个为婚龄不足两年的年轻夫妇所开的团体，其目标是使其婚姻更加美满和谐。在第二次团体中，某成员问了如下问题。

阿秀：婚姻能不能不用这么努力就可以一帆风顺？什么时候可以这样？

领导者：请让我针对这个问题来表达一下我的意见。大多数婚姻都需要努力，尤其是在婚姻的头几年，夫妇以一种不同的方式去了解彼此，当然，差异还会持续浮现，使得彼此必须讨论。头两年必须辛苦地创造婚姻，并不意味着那就不是好的婚姻。现在让我告诉大家三种有利于维持美满婚姻的方法……（领导者演说了约5分钟）

7. 鼓励和支持

鼓励（encouraging）和支持（supporting）反映的是领导者对团体成员的一种接纳态度和能力。这种态度和能力对于协助成员处理面对新情境的焦虑以及成员间真诚分享个人想法或感受时，很有价值和意义。因为，成员经常会担心在别人面前的表现很糟糕，有时会害怕自己在团体中说错话，有时会恐惧真实的自我揭露。有经验的领导者需要主动提供鼓励和支持，协助成员释放不必要的焦虑和担忧。领导者传递鼓励和支持信号的方式有：①语言鼓励和支持。例如，领导者说："人们在团体中可能会有些紧张，不过当我们彼此有更多的了解或更清楚团体是什么时，这种感觉将会慢慢地消失。"②非语言的方式。例如，温和的声音、点头、微笑、愉悦的面部表情、开放接纳的身体姿势等。举例如下：

领导者：文昌，你开始告诉我们你在性方面的问题，我看到你在分享这些私人性的问题时，觉得有些困扰、害怕，我想你应该注意到我们大家都在认真地听，并没有批评你的意思。我们不是在这里对你或任何人做批评的，我们是要尝试彼此帮助和支持。

8. 团体基调的设定

团体基调的设定（group tone setting）是指领导者为所带领的团体建立的一种心情和团体气氛。领导者必须考虑为团体设定什么性质的基调，这对整个团体的气氛和态度来说，是很微妙的、很重要的。领导者要认识到团体的基调是通过自己的行动、语言以及允许团体中发生何种事情而设定的。例如，有攻击性的领导者会不自觉地营造出一种抗拒、紧张的团体基调；鼓励分享的领导者则会建立起正向、积极的团体气氛。

在建立何种基调的团体时，领导者必须自我思考如下问题：①这个团体是严肃的还是轻松的？②这个团体是面质的还是支持的？③这个团体是正式的还是非正式的？④这个团体是任务取向的还是社交取向的？

领导者：让我们开始吧！（成员仍散坐在各处，并继续吃东西）我希望一开始你们能简单地谈谈自己，可以说任何你认为重要的或你想说的事情。

领导者：大家晚上好！我是王强，来自心理健康中心，今天将担任这个团体的领导者。在我们开始之前，我想说一下我们这个团体应遵循的基本规则。首先，我希望你们做自我介绍，说出你的名字、职业，以及为什么想来参加这个团体。

9. 自我开放

自我开放（self-disclosure）也称自我揭露，是指领导者将自己过去的或现在的经验、体会、感受与团体成员进行分享的技术。自我开放的主要作用是：①有助于个人或团体经验的分享；②有助于建立和发展信任的、坦率开放的团体气氛和咨询关系；③给成员一种示范作用，领导者向成员示范在团体中可以分享的深度，来促进当事人或团体成员进行自我剖析和自我开放；④作为营造团体基调的重要方法。举例如下：

领导者：现在，请你们想一想在你们的生命中对你影响最大的3个人，然后我们才开始分享。不过，我先示范如何作这种分享。在我生命中最重要的人是我母亲，她之所以重要，是因为她总是支持我，并保护我免受我父亲的伤害。我父亲是一个酒鬼；我的哥哥……

10. 非语言反应技术

所谓非语言反应，是指通过表情、眼睛、声调、语速、姿势和手势等实现信息的交流。非语言的交流和反应在传递比较微妙的感受、情绪和情感上，往往比语言方式更真切、可靠和有效。

（1）眼睛的有效运用。眼睛的运用作为非语言性活动，是交换信息和表达情感的重要手段。领导者在带领团体的过程中，需要了解如何运用眼睛来收集有价值的资料，邀请和鼓励成员向团体发言，制止成员谈话。

领导者可以通过环视团体来收集成员有意义的信息。有经验的领导者不仅会聆听和注视正在发言的成员，而且还善于将眼光平均分配给其他团体成员，与整个团体保持一种视线的移动和交流，以留意其他团体成员对谈话者所说的非语言反应的线索，例如，点头、摇头、面部表情、肢体变换或移动、流泪等。

（2）声音的技术。领导者的声音形态包括音调、音高、音速和音量，这些都对发挥团体效能起着重要而微妙的媒介作用。领导者要善于运用声音的技术来设定团体的基调、气氛、步调和内容，以及邀请成员发言或切断成员的谈话。运用声音设定团体的基调、激发团体活力、调整团体步调。

11. 截断技术

截断（cutting off）是指领导者以非惩罚性的方式终止成员的谈话，以使团体朝预定方向前进的技巧。截断技术适用的情境包括：①当成员漫谈时；②当成员意见和团体目标有冲突时；③当成员的谈话内容不正确时；④当领导者想转移话题焦点时；⑤当团体临近结束时；⑥当成员之间发生争吵时；⑦当成员试图拯救其他成员时。

在团体中有时会出现这样的现象，团体焦点集中在一个成员身上，而这个成员或在漫谈，或离题太远，或避免做更深层次的自我探索。这种状况明显地影响其他成员，领导者如果不予阻止，将会扼杀其他成员的能量与热情。对此，领导者要根据团体计划选择三种可能的策略，截断谈话：一是以漫谈者为焦点，二是以漫谈者的话题为焦点，三是换人换话题。举例如下：

领导者：阿静，请先停一下。让我们问你一些有关你和你父亲的问题。我要求你们每个人都想一些问题去问阿静，这样可以使她更深入地探索在这种情境下的情感。谁想问阿静问题？

阿建：我有问题要问。我们怎样才能帮到你呢？你所做的就是来这儿，给我们讲故事。你真的需要获得帮助吗？

阿静：我想得到团体的帮助。但我将要说的是……

领导者：等等，阿静。谁还有问题要问？

阿虎：我们有什么办法能让你停止否认你父亲是个酗酒者吗？

阿静：（泪流满面）我不想让父亲成为一个酗酒的人，我确实需要帮助。

截断漫谈并以漫谈者的原来话题为焦点。领导者有时需要将焦点集中在漫谈者所述的话题上，以避免使成员出现被阻断的感觉。举例如下：

领导者：阿静，我们来听听其他人谈谈他们和父母的关系。有没有人和阿静有类似的经验？

截断漫谈并换人换话题。如果漫谈者所述主题与团体目标相冲突，或团体临近结束时，领导就需要换人与换话题来切断漫谈，并重新引导团体的进行。举例如下：

领导者：阿静，请停一下。我想我们必须往前推进。我要转移注意力到下一个我想你们会感兴趣的活动或主题上。

12. 引导技术

引导（drawing out）技术是指领导者诱发团体成员发言的方法。领导者使用引导技术的目的在于：①促使成员更好更多地参与团体之中；②协助那些在团体中分享、表达有困难的成员，使其从交谈中获益并提升自信心；③希望团体进行更深层次的自我探索；④使团体焦点转移或保持的一种有效途径。对于团体中保持沉默的成员，领导者可能要考虑使用必要的引导技术。一般来说，领导者最好先分析沉默的原因，然后再决定是否进行引导，以及如何引导。成员保持沉默的可能原因有：恐惧心理、正在思考与体验、沉静的人格、心不在焉、缺乏心理准备、厌倦或困惑、不投入团体或缺乏信任感。举例如下：

这是一个治疗团体的第一次聚会。领导者在团体组建前的会谈中了解到阿虎的动机，知道他很害怕在众人面前说话。

领导者：阿虎，你还没有分享参加这个团体的动机呢？我觉得你在害怕其他人会怎样看你。我想说的是，我们来这里的目的不是为了评判或批评其他任何人，相反，我们是彼此帮助。你们同意我的话吗？（成员们点头）阿虎，帮助你的最好方法就是敢于谈论你的问题。

阿虎：面对人说话真是很困难的。我也不知道我为什么会是这个样子。

领导者：我知道你有些不清楚，但我希望借着在这里的分享以及个别咨询的机会，你能更加了解自己。

阿虎：（看看地板）好吧！我会试试看的！我知道你们可能都会认为那很恐怖，但是上个月我已经在一群十几岁的女孩面前表露过自己。

领导者：（很快地扫视一下成员的面部表情，看到他们都很关注）阿虎，如果你抬起头来看看，你会发现这里并没有人像你所想象的那样糟糕，认为你是人渣。

四、团体心理咨询师的成长

1. 观察学习

新手治疗师可经由观察有经验的团体治疗师带领团体的过程而获益良多。相比较个体治疗的隐秘性，团体治疗更多的公开性使得新手治疗师能够作为观察者参与其中。需要注意的是，无论采取单面镜观察、录像还是让观察者居于团体圈子外围的观察模式，团体成员必须被告知有观察者存在及其目的。对于团体带领者而言，也许一开始成为被观察的对象会有些许不自在，但一旦其投入到工作中，渐渐不那么注意观察者的存在，就会变得越来越自在，这对于身处其中的新手治疗师、带领者、团体成员都有好处。另外，团体结束后带领者与观察者的谈论至关重要。一方面，带领者能够获取观察者不一样的视角，而这经常会对治疗过程很有价值；另一方面，观察者可将自身的疑问提出，并获得带领者的解答，如干预背后的理由，等等。

2. 督导

在构成治疗核心的艰辛的团体工作历程，很多情况在书中无法一一描述清楚，此时，督导确实能对实习治疗师的培训产生有益的、独特的贡献。与个体治疗的督导相比，团体治疗的督导更为复杂、费事。就掌握成员的特质本身而言，这就是一个艰巨的任务，实习生需要对治疗有详细叙述，探讨每个来访者的语言与非语言信息及他们自身的参与情况，这样才会有足够的资料寻求督导。与此同时，督导师不仅要像临床医生一样倾听，而且要像老师一样讲解。高效的督导师能够想学生所想、了解他们最关切的问题、帮助他们度过困难，并且提供关心和支持。

3. 个人团体体验

强调个人的参与是教育和学习团体治疗最重要的方法。研究发现，有 $1/3 \sim 1/2$ 的团体治疗训练课程提供了某种类型的个人团体体验。并且，当参与者自愿加入，不仅仅把它当成培训课程，而是把它当成长机会来看待时，体验性团体效果会更加明显。这样的经验提供了许多别处无法得到的学习。深入其中，你可以从情绪层面学习过去只能用理智理解的事情。

思考题

1. 简述团体心理咨询的功能。
2. 阐述团体心理咨询的4个发展阶段。
3. 在你看来，团体心理治疗的领导者应如何进行自我提升与成长？具体有哪些途径？

参考文献

[1]（美）罗伯特·内米耶尔. 哀伤治疗：陪伴丧亲者走过幽谷之路[M]. 王建平，何丽，闫煜蕾，译. 北京：机械工业出版社，2016.

[2]（美）斯蒂芬·G. 吉利根. 艾瑞克森催眠治疗理论[M]. 王峻，译. 北京：世界图书出版社，2007.

[3]（爱）希尔达·洛克伦. 不同理论视角下的危机心理干预[M]. 曾红，译. 北京：知识产权出版社，2013.

[4]（美）欧文·D. 亚隆. 存在主义心理治疗[M]. 黄峥，张怡玲，沈东郁，译. 北京：商务印书馆，2015.

[5]（美）卡尔·R. 罗杰斯. 当事人中心治疗：实践、运用和理论[M]. 李迎潮，李孟潮，译. 北京：中国人民大学出版社，2004.

[6]（美）斯蒂芬·A. 米切尔，玛格丽特·J. 布莱克. 弗洛伊德及其后继者：现代精神分析思想史[M]. 陈祉妍，黄峥，沈东郁，译. 上海：商务印书馆，2007.

[7]（美）威廉姆斯. 改善情绪的正念疗法[M]. 谭洁清，译. 北京：中国人民大学出版社，2009.

[8] 伍新春，胡佩诚. 行为矫正[M]. 北京：高等教育出版社，2005.

[9]（美）施瓦茨，尼科尔斯. 家庭治疗基础[M]. 林丹华，译. 北京：中国轻工业出版社，2005.

[10]（美）帕特森. 家庭治疗技术[M]. 方晓义，译. 北京：中国轻工业出版社，2004.

[11]（美）纳尔逊. 另辟蹊径：焦点解决短期治疗实践[M]. 程灶火，王国强，译. 北京：人民卫生出版社，2011.

[12]（美）弗朗辛·夏皮罗. 让往事随风而逝[M]. 吴礼敬，译. 北京：机械工业出版社，2014.

[13]（美）贝克. 认知疗法基础与应用：第2版[M]. 张怡，孙凌，王辰怡，译. 上海：中国轻工业出版社，2013.

[14]（美）莱希. 认知治疗技术：从业者指南[M]. 张黎黎，译. 上海：中国轻工业出版社，2005.

[15]（日）高良武久. 森田心理疗法实践：顺应自然的人生学[M]. 康成俊，商斌，译. 北京：人民卫生出版社，2004.

[16]（美）欧文·D. 亚龙. 叔本华的治疗[M]. 易之新，译. 太原：希望出版社，2008.

[17]（美）欧文·D. 亚龙. 团体心理治疗[M]. 李敏，李鸣，译. 北京：中国轻工业出版社，2010.

[18] 樊富珉.团体心理咨询[M].北京：高等教育出版社，2005.

[19]（英）保罗·威尔金斯.心理剧[M].柳岚心，译.北京：中国轻工业出版社，2009.

[20]（美）卢卡斯.心理治疗中的首次访谈[M].邵啸，译.北京：中国轻工业出版社，2014.

[21]（美）约翰·麦克劳德.心理咨询导论：第3版[M].潘洁，译.上海：上海社会科学院出版社，2015.

[22]（美）科里.心理咨询与治疗的理论及实践：第1版[M].谭晨，译.北京：中国轻工业出版社，2010.

[23]（澳）迈克尔·怀特.叙事疗法实践地图[M].李明，党静雯，曹杏娥，译.重庆：重庆大学出版社，2011.

[24]（美）罗纳德·西格尔.正念之道·每天解脱一点点[M].李迎潮，李孟潮，译.北京：中国轻工业出版社，2011.